《临床药物治疗学》第 2 版编写人员

主　编　苏媛淇　熊存全　邹艳萍

副主编　黄泓轲　凌　柏　薛　强　龙　波

编　者（以姓氏汉语拼音为序）

岑菲菲（乐山职业技术学院）
常　静（无锡卫生高等职业技术学校）
陈　琼（长沙卫生职业学院）
刁爱芹（泰州职业技术学院）
冯文平（贵州健康职业学院）
郭　威（云南技师学院／云南工贸职业技术学院）
黄泓轲（乐山职业技术学院）
蒋　鸣（江苏医药职业学院）
凌　柏（盐城市第一人民医院）
刘小东（重庆医药高等专科学校）
龙　波（重庆大学附属肿瘤医院）
马晓茜（山东医学高等专科学校）
苏媛淇（重庆医药高等专科学校）
谭　娇（重庆医药高等专科学校）
熊存全（江苏医药职业学院）
薛　强（重庆医药高等专科学校）
张富东（乐山职业技术学院）
张海红（南昌医学院）
张　蕾（黑龙江护理高等专科学校）
张小东（红河卫生职业学院）
邹艳萍（四川中医药高等专科学校）

第 2 版前言

党的二十大报告指出要把保障人民健康放在优先发展的战略位置。为全面贯彻党的教育方针，落实立德树人根本任务，推进健康中国建设，我们通过广泛的行业企业及教材使用院校调研，联合行业企业专家，包括临床药师、临床专科医师等对第 1 版教材进行了修订，供药学、临床医学及相关专业教学使用，旨在培养德才兼备的高技能人才，同时也为临床医药工作者提供参考，提高基层防病治病和健康管理的能力。

本教材结合执业药师资格考试要求及临床实际，系统地阐述药物治疗的基本理论和方法，使学生初步了解合理用药的基本知识和重要原则。本次修订按照模块－项目－任务进行编排，对接工作领域与岗位典型工作任务，突出岗位特色。全书按照"合理用药基本理论→合理用药岗位技能→合理用药专业知识→合理用药技能提升"四个模块编写，更加符合知识积累与能力递进逻辑。模块一为合理用药基本理论，主要介绍与药物治疗相关的基本概念和共性规律，包括临床药物治疗学的内容与任务、药物治疗的过程、用药安全问题的识别与防范、特殊人群合理用药等内容。模块二为合理用药岗位技能，主要包括合理用药基本技能和合理用药综合技能。模块三为合理用药专业知识，以常见病为纲，对每一种疾病，依据其病因和发病机制，再对应药物的作用机制，阐述药物治疗疾病的目标和切入点。重点讨论了在各种疾病状态下，该如何选择和使用药物，包括疗效评价及用药注意事项。模块四为合理用药技能提升，包括合理用药综合技能提升及合理用药综合技能应用，主要包括处方用药、问病荐药、慢性病管理以及常见疾病药物治疗方案制订实训。各项目设置了"学习目标""岗位模拟""赛场直击""考证聚焦""知识拓展"等栏目，突出能力培养目标，满足"岗课赛证"融通需要，并利用信息化技术将数字资源与纸质教材有效融合，通过手机扫描书中二维码可获取富媒体资源，有助于提升师生信息素养，推动终身学习，推进教育数字化。

本教材凝聚了每一位编者的辛勤劳动和智慧，也得到了各参编单位和高等教育出版社的大力支持，在此一并表示崇高的敬意和衷心的感谢。本教材编写分工如下：苏溪淇、熊存全、邹艳萍负责全书的统稿和审定。苏溪淇编写模块一项目一、模块四项目一任务一和任务二、模块四项目二任务八；刁爱芹编写模块一项目二；蒋鸣编写模块一项目三；谭娇编写模块一项目四；郭威编写模块二项目一；冯文平编写模块二项目二、模块四项目二任务九；黄泓轲编写模块三项目一；邹艳萍编写模块三项目二；薛强编写模块三项目三、模块四项目一任务三；常静编写模块四项目二任务一；张富东编写模块四项目二任务五；陈琼编写模块四项目二任务七；张小东编写模块三项目四；张蕾编写模块三项目五、模块四项目二任务二；张海红编写模块三项目六；熊存全编写模块三项目七和项目十二、模块四项目二任务四；凌柏编写模块三项目八和项目十；龙波编写模块三项目九；刘小东编写模块三项目十一；马晓茜编写模块三项目十四、模块四项目二任务三；岑菲菲编写模块三项目十三、模块四项目二任务六。

本教材中涉及的药物剂量、用法等，不作为临床用药依据，具体药物的用法、用量等请遵医嘱或参照药品说明书。

尽管在教材编写过程中我们力求尽善尽美，但由于编者学术水平有限，难免有疏漏或不当之处，敬请广大师生在使用过程中提出宝贵意见，以利再次修订时进一步完善。

苏溪淇　熊存全　邹艳萍
2024 年 10 月

"十四五"职业教育国家规划教材　　国家职业教育药学专业教学资源库配套教材

高等职业教育药学专业"岗课赛证"融通新形态一体化系列教材

临床药物治疗学

（第2版）

主　编　苏瑷淇　熊存全　邹艳萍

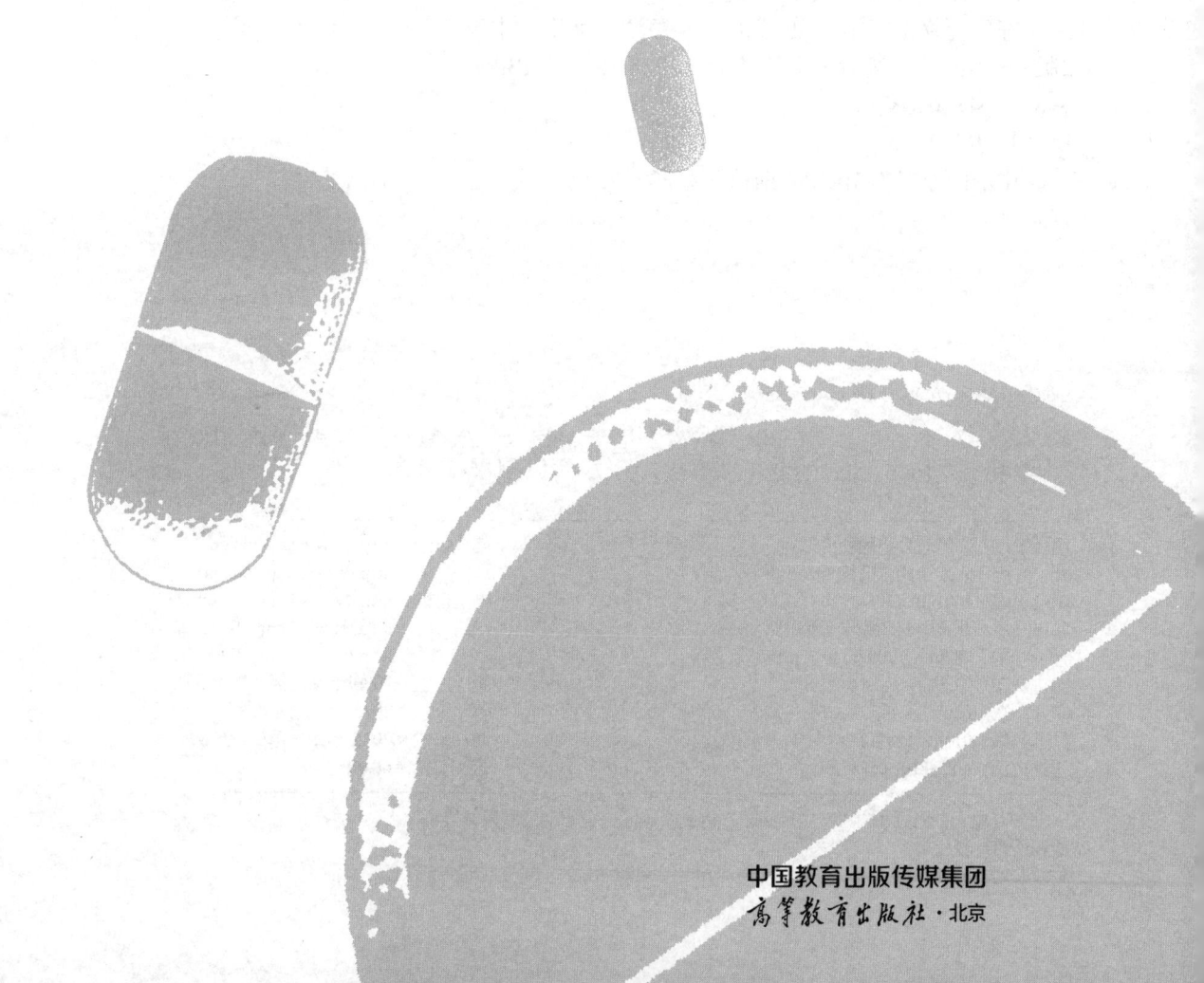

中国教育出版传媒集团
高等教育出版社·北京

内容提要

本书是"十四五"职业教育国家规划教材、国家职业教育药学专业教学资源库配套教材、高等职业教育药学专业"岗课赛证"融通新形态一体化教材,根据高等职业教育药学专业教学标准、课程目标及岗位任务编写而成。全书分为四大模块:模块一为合理用药基本理论,主要介绍与药物治疗相关的基本概念和共性规律;模块二为合理用药岗位技能,主要介绍合理用药基本技能和合理用药综合技能;模块三为合理用药专业知识,主要介绍在各种疾病状态下,该如何选择和使用药物,包括疗效评价及用药注意事项;模块四为合理用药技能提升,主要包括处方用药、问病荐药、慢性病管理及常见疾病药物治疗方案制订实训。

本书将纸质教材与数字资源融合,通过扫描书中二维码,可以直接观看与课程内容相关的视频,从而更好地利用碎片化时间随时随地学习。教师如需获取本书授课用配套PPT,请登录"高等教育出版社产品信息检索系统"(https://xuanshu.hep.com.cn/)免费下载。

本书主要供全国医药类高职院校药学、药品经营与管理、临床医学等相关专业教学使用,也可作为国家执业药师资格考试的参考用书。

图书在版编目(CIP)数据

临床药物治疗学 / 苏湲淇,熊存全,邹艳萍主编. 2版. -- 北京:高等教育出版社,2025.2. -- ISBN 978-7-04-063687-1

Ⅰ.R453

中国国家版本馆CIP数据核字第2024E51Z52号

LINCHUANG YAOWU ZHILIAOXUE

| 策划编辑 | 吴 静 | 责任编辑 | 吴 静 | 封面设计 | 王 鹏 | 版式设计 | 杜微言 |
| 责任绘图 | 马天驰 | 责任校对 | 马鑫蕊 | 责任印制 | 张益豪 | | |

出版发行	高等教育出版社	网　　址	http://www.hep.edu.cn
社　　址	北京市西城区德外大街4号		http://www.hep.com.cn
邮政编码	100120	网上订购	http://www.hepmall.com.cn
印　　刷	北京中科印刷有限公司		http://www.hepmall.com
开　　本	787mm×1092mm 1/16		http://www.hepmall.cn
印　　张	27.75	版　　次	2020年9月第1版
字　　数	620千字		2025年2月第2版
购书热线	010-58581118	印　　次	2025年5月第2次印刷
咨询电话	400-810-0598	定　　价	69.00元

本书如有缺页、倒页、脱页等质量问题,请到所购图书销售部门联系调换
版权所有　侵权必究
物　料　号　63687-00

第 1 版前言

党的二十大报告提出,"推进健康中国建设。人民健康是民族昌盛和国家强盛的重要标志。把保障人民健康放在优先发展的战略位置,完善人民健康促进政策""加强重大慢性病健康管理,提高基层防病治病和健康管理能力"。21世纪药学工作的重点是新药创制和药学服务,而药学服务正在由过去的面向药品模式向面向病人模式转变,由过去的药品供应为主向合理用药为主转变。加快药学服务高质量发展,满足人民群众日益增长的医疗卫生健康需要,离不开高素质药学人才的培养。为贯彻党的教育方针,落实立德树人根本任务,培养适应新形势下药学服务工作需要的高素质药学人才,推进健康中国建设,我们通过广泛的行业企业调研,与校外的行业企业专家,包括临床药师、临床专科医生等共同编写了这本《临床药物治疗学》特色教材,可供药学、临床医学及相关专业教师与学生使用,同时也为临床医药工作者提供参考,以提高基层防病治病能力。

本教材结合职业资格考试要求及临床实际,系统地阐述药物治疗的基本理论和方法,使学生初步了解合理用药的基本知识和重要原则,并融入课程思政元素,始终强调以病人为中心,制订个体化药物治疗方案,以最低治疗风险,获得最佳疗效,旨在培养学生"敬佑生命、救死扶伤、甘于奉献、大爱无疆"的职业素养。

本教材分为理论和实训两篇。理论篇共 19 章:前 5 章主要介绍与药物治疗相关的基本概念和共性规律,包括绪论、药物治疗的过程、药品不良反应监测、用药咨询和健康教育、特殊人群用药等内容;后 14 章以常见病为纲,对每一种疾病,依据其病因和发病机制,再对应药物的作用机制,阐述药物治疗疾病的目标和切入点,重点讨论了在各种疾病状态下该如何选择药物,如何使用药物,包括疗效评价及用药注意事项。实训篇包括处方调剂与处方点评实训、八种常见疾病的药物治疗方案制订实训、抗菌药物合理应用实训及用药咨询和用药指导实训。各章节设置了"学习目标""案例导入""知识拓展""岗位对接"等栏目,并利用信息化资源与纸质教材有效融合,通过手机扫描二维码获取富媒体资源,通过微课、动画、PPT、习题等信息化资源,促进学生学习的时效性,推进教育数字化。

本教材凝聚了每一位编者的辛勤劳动和智慧,也得到了各参编单位和高等教育出版社的大力支持,在此一并表示崇高的敬意和衷心的感谢。本教材编写分工如下:苏湲淇、熊存全、邹艳萍拟订本书编写提纲,负责全书的统稿和修改。苏湲淇负责编写第一章及实训一;刁爱芹负责编写第二章;蒋鸣负责编写第三章;郭威负责编写第四章及实训十二;常静负责编写第五章第一至三节及实训三;谭娇负责编写第五章第四至六节及实训二;黄泓轲负责编写第六章;邹艳萍负责编写第七章;龙波负责编写第八章第一、二节;张蕾负责编写第八章第三、四节及实训四、实训七、实训九;张小东负责编写第九章;尹兴令负责编写第十章;张海红负责编写第十一章;高垚负责编写第十二章;凌柏负责编写第十三章及实训十、实训十一；陈琼负责编写第十四章；熊存全负责编写第十五章；刘小东负责编写第十六章及实训五、实训六；姚伟负责编写第十七章；张富东负责编写第十八章；马晓茜负责编写第十九章及实训八。

  本教材中涉及的药物剂量、用法等，不作为临床用药依据，具体药物的用法、用量等请遵医嘱或参照药品说明书。

  尽管在教材编写过程中我们力求尽善尽美，但由于编者学术水平等多种原因，难免有疏漏或不当之处，敬请广大师生在使用过程中提出宝贵意见，以利再次修订和进一步完善。

苏湲淇 熊存全 邹艳萍
2023 年 5 月

目 录

模块一 合理用药基本理论

项目一 认识临床药物治疗学 2
- 任务一 理解临床药物治疗学的内涵与发展 3
- 任务二 识别临床药物治疗学与药学服务的关系 4

项目二 药物治疗的过程 8
- 任务一 认识药物治疗的基本过程 9
- 任务二 理解药物治疗方案的制订 12

项目三 用药安全问题的识别与防范 22
- 任务一 药品不良反应的识别与报告 23
- 任务二 药源性疾病的识别与防范 29
- 任务三 用药错误的识别与防范 35

项目四 特殊人群合理用药 41
- 任务一 理解妊娠期和哺乳期妇女合理用药 42
- 任务二 理解小儿合理用药 47
- 任务三 理解老年人合理用药 53
- 任务四 理解肝肾功能不全患者合理用药 58
- 任务五 理解驾驶员合理用药 66
- 任务六 理解运动员合理用药 70

模块二 合理用药岗位技能

项目一 合理用药基本技能 76
- 任务一 用药咨询 77
- 任务二 用药指导 81
- 任务三 健康教育 88

项目二 合理用药综合技能 92
- 任务一 问病荐药 93
- 任务二 处方调剂 101
- 任务三 慢性疾病管理 108

模块三 合理用药专业知识

项目一 神经系统疾病的药物治疗 116

目录

  任务一 脑梗死的药物治疗 …………………………………………… 117
  任务二 阿尔茨海默病的药物治疗 ………………………………… 122
  任务三 帕金森病的药物治疗 …………………………………………… 127
  任务四 癫痫的药物治疗 ………………………………………………… 133
 项目二 精神疾病的药物治疗 ……………………………………………… 140
  任务一 精神分裂症的药物治疗 ………………………………………… 141
  任务二 抑郁症的药物治疗 ……………………………………………… 149
  任务三 焦虑症的药物治疗 ……………………………………………… 155
 项目三 心血管系统疾病的药物治疗 ……………………………………… 161
  任务一 心力衰竭的药物治疗 …………………………………………… 162
  任务二 冠心病的药物治疗 ……………………………………………… 171
  任务三 高血压的药物治疗 ……………………………………………… 176
 项目四 呼吸系统疾病的药物治疗 ………………………………………… 188
  任务一 急性上呼吸道感染的药物治疗 ………………………………… 189
  任务二 肺炎的药物治疗 ………………………………………………… 195
  任务三 支气管哮喘的药物治疗 ………………………………………… 201
  任务四 肺结核的药物治疗 ……………………………………………… 206
  任务五 慢性阻塞性肺疾病的药物治疗 ………………………………… 212
 项目五 消化系统疾病的药物治疗 ………………………………………… 218
  任务一 胃食管反流病的药物治疗 ……………………………………… 219
  任务二 急性胃肠炎的药物治疗 ………………………………………… 223
  任务三 消化性溃疡的药物治疗 ………………………………………… 227
  任务四 肠易激综合征的药物治疗 ……………………………………… 235
  任务五 胆石症和胆囊炎的药物治疗 …………………………………… 240
 项目六 血液系统疾病的药物治疗 ………………………………………… 245
  任务一 缺铁性贫血的药物治疗 ………………………………………… 246
  任务二 巨幼细胞贫血的药物治疗 ……………………………………… 250
  任务三 再生障碍性贫血的药物治疗 …………………………………… 253
 项目七 泌尿系统疾病的药物治疗 ………………………………………… 259
  任务一 慢性肾小球肾炎的药物治疗 …………………………………… 260
  任务二 肾病综合征的药物治疗 ………………………………………… 264
  任务三 尿路感染的药物治疗 …………………………………………… 269
  任务四 慢性肾衰竭的药物治疗 ………………………………………… 273
 项目八 Ⅰ型超敏反应的药物治疗 …………………………………………… 279
 项目九 内分泌及代谢性疾病的药物治疗 ………………………………… 289
  任务一 甲状腺功能亢进症的药物治疗 ………………………………… 290
  任务二 甲状腺功能减退症的药物治疗 ………………………………… 296

任务三	糖尿病的药物治疗	301
任务四	血脂异常的药物治疗	308
任务五	高尿酸血症的药物治疗	314
任务六	骨质疏松症的药物治疗	320

项目十　风湿性疾病的药物治疗 328
　　任务一　类风湿关节炎的药物治疗 329
　　任务二　骨关节炎的药物治疗 337

项目十一　慢性疼痛的药物治疗 343

项目十二　病毒感染性疾病的药物治疗 354
　　任务一　病毒性肝炎的药物治疗 355
　　任务二　获得性免疫缺陷综合征的药物治疗 359
　　任务三　带状疱疹的药物治疗 365
　　任务四　手足口病的药物治疗 369

项目十三　抗菌药物的合理应用 374
　　任务一　认识抗菌药物的药动学及耐药性特点 375
　　任务二　合理应用抗菌药物 379

项目十四　中毒的药物治疗 387
　　任务一　中毒的一般处理 388
　　任务二　有机磷酸酯类中毒的药物治疗 391
　　任务三　镇静催眠药中毒的药物治疗 395
　　任务四　金属和类金属中毒的药物治疗 399

模块四　合理用药技能提升

项目一　合理用药综合技能提升 406
　　任务一　实施处方调剂服务 406
　　任务二　实施问病荐药服务 408
　　任务三　实施慢性病用药服务 409

项目二　合理用药综合技能应用 411
　　任务一　普通感冒的问病荐药 411
　　任务二　消化性溃疡的问病荐药 412
　　任务三　缺铁性贫血的问病荐药 414
　　任务四　荨麻疹的问病荐药 415
　　任务五　冠心病的处方用药 417
　　任务六　感染性疾病的处方用药 419
　　任务七　高血压的慢性病管理 421
　　任务八　糖尿病的慢性病管理 423
　　任务九　血脂异常的慢性病管理 424

参考文献 427

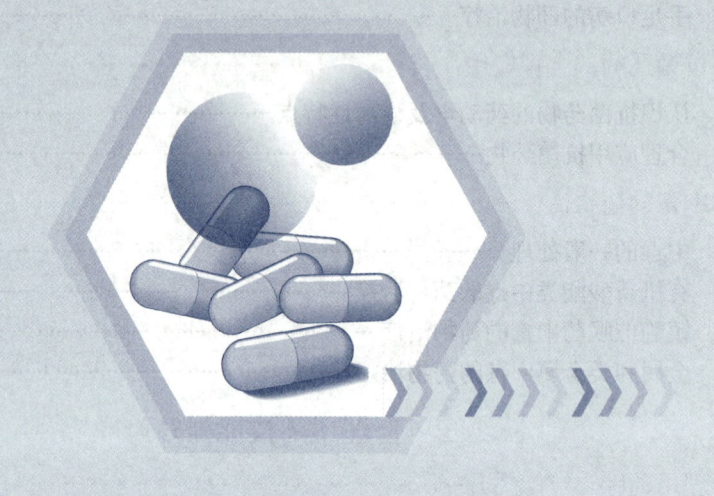

模块一
合理用药基本理论

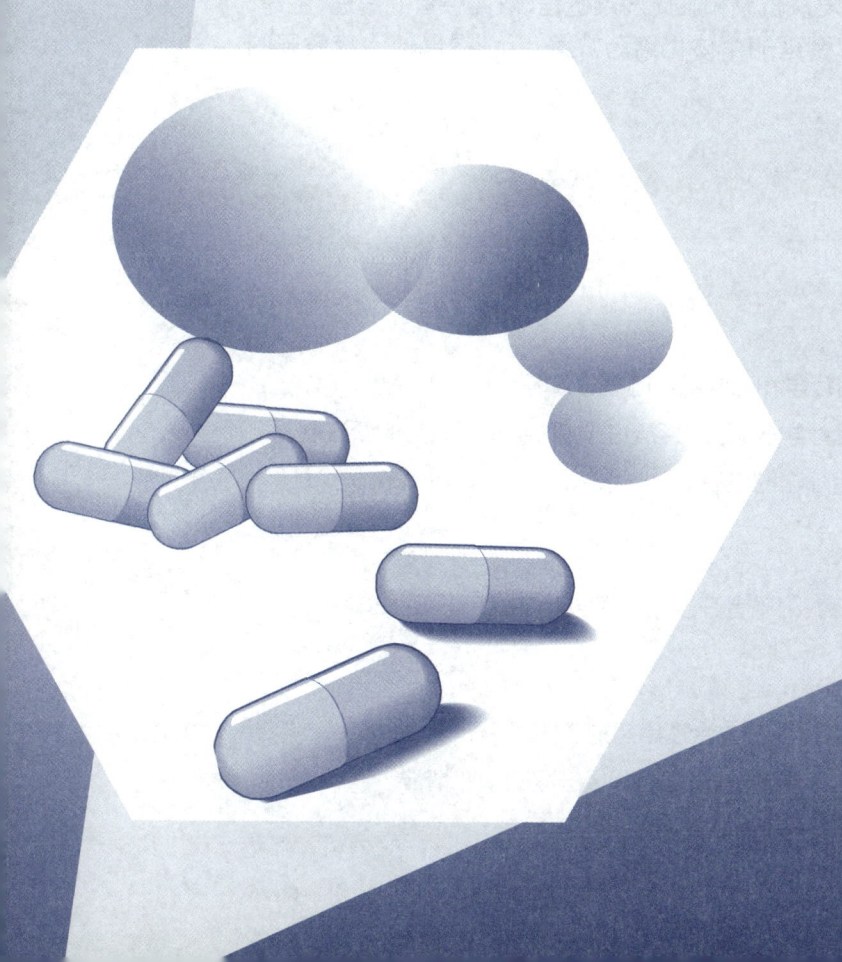

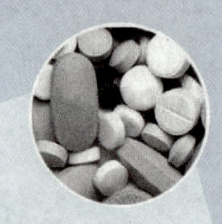

项目一
认识临床药物治疗学

药物(drug)是指可以改变或查明机体的生理功能及病理状态,用以预防、诊断和治疗疾病的物质。按其来源可将药物分为天然药物、人工合成药物和基因工程药物等。目前随着医疗科技的发展,药物的种类飞速增加,给临床药物治疗提供了更多的选择,但同时也给医药工作者带来了新的挑战。

药物治疗是指对机体疾病采用有治疗或预防作用的药物,使疾病好转或痊愈,保持身体健康,是疾病临床治疗中应用最广泛的基本手段。药物治疗学是应用药学相关专业(包括药理学、临床药理学、生物药剂学等)基础知识,针对疾病的发病机制和临床发展过程,依据患者的病理、生理、心理和遗传特征,制订合理的个体化给药方案,以获得最佳治疗效果的科学。

学习目标

知识目标
1. 阐释临床药物治疗学和药学服务的概念。
2. 描述临床药物治疗学的研究内容与主要任务、药学服务的新进展。
3. 简述临床药物治疗学的进展。

技能目标
根据药学服务的内容,对患者开展药学服务工作。

素质目标
1. 认识临床药物治疗学,树立合理用药的职业意识。
2. 认识临床药物治疗学的发展,强化积极进取的职业精神。

任务一　理解临床药物治疗学的内涵与发展

一、临床药物治疗学的内涵

临床药物治疗学(clinical pharmacotherapeutics)是一门集药理学、诊断学、内科学为一体的学科,主要研究临床合理选择药物用于预防、治疗疾病的理论和方法。它的主要任务是应用基础医学、临床医学与药学的基本理论与知识,结合患者疾病的临床资料,研究临床药物治疗实践中合理选用药物进行药物治疗的策略。其目的是指导临床药学工作者制订和实施合理的个体化药物治疗方案,以获得最佳疗效和最低治疗风险。临床药物治疗学为药学学生提供合理药物治疗的基本知识和技能,帮助学生了解如何合理用药,是一门夯实临床药学服务基础的实践性课程,是临床医学与药学之间的桥梁。

临床药物治疗学是临床药师实施药学服务、参与临床药物治疗活动的理论基础,其核心是合理用药。合理用药的含义是以药物、疾病的理论知识为基础,结合患者具体情况,安全、有效、经济、适当地使用药物。

岗位模拟 >>>>

任务情境

患者,男,4岁。因着凉后出现流涕、咳嗽、体温38.8 ℃,家长给服用阿莫西林干糖浆、盐酸吗啉胍片及小儿速效感冒冲剂2天,病情未见好转,遂来医院就诊。诊断为上呼吸道感染。处方:复方氨基比林注射液1 ml,肌内注射以退热。0.9% 氯化钠注射液100 ml+头孢拉定粉针剂3 g,5% 葡萄糖注射液100 ml+ 炎琥宁注射液0.2 g,5% 葡萄糖氯化钠注射液100 ml+ 氨苄西林钠粉针剂2 g,ivgtt,一日内分4次注射;其他对症治疗。经上述治疗12天后,患者病情未见好转,且出现腹泻症状,水样便中可见膜状物,转院后做血常规、粪便常规加细菌培养检查,最终诊断为上呼吸道感染(病毒性)合并假膜性肠炎。

任务要求

1. 根据患者疾病情况分析原因。
2. 分析患儿出现的假膜性肠炎属于哪种不良反应。

二、临床药物治疗学的发展

医药,从萌芽开始,就和药物治疗紧密联系在一起。最早的药物是从天然植物和矿物中取得的,神农尝百草的传说,某种程度上就是人类祖先以原始的方式在万千植物中寻找治病良药的历史。但这种寻找药物的方式无疑是危险和低效的。事实上,植物在进化过程中,会产生各种各样的毒素以保护自己。人类用了数千年的时间,也不过从万千植物中筛选了极其有限的种类,再经过艰苦的努力将其改造成农作物予以种植,但是在生产实践的过程中,人类获得了丰富的药物治疗的知识以及防治疾病的经验。

19世纪初,人们开始采用实验方法去研究药物对机体生理生化功能的影响,传统药物的药理作用及作用机制得以被陆续发现和证实,药物治疗逐步向科学化方向发展和演变,药理学开始成为一门学科。20世纪,人们开始通过人工合成化合物去探索新的药物来源。随着科学技术水平不断提高,人们对药物的认识开始从宏观到微观,对药物的使用也从传统经验用药到依据科学理论与循证医学用药。临床药物治疗学就是为了适应临床用药的需求而产生的。一方面,随着医药技术的发展,药物的种类飞速增加,这在给人们提供更多药物选择的同时,也使如何合理选择药物成为日益突出的问题;另一方面,临床用药常缺乏科学的指导,从而使不合理用药成为危害人类健康的主要矛盾。因此,合理使用药物成为临床用药的核心问题,而临床药物治疗学通过科学系统地阐述药物治疗的原则和方法,有助于提高医药工作者应用临床药物的能力,也有利于提升患者的治疗效果。

知识拓展

临床药物治疗学与各学科的关系
——技术进步促进学科发展,学科融合助力合理用药

临床药物治疗学与药理学:药理学主要是研究药物与机体之间相互作用机制与规律的科学,重点介绍药物的理化性质、药理作用、作用机制、用途和不良反应等;而临床药物治疗学更加强调针对疾病如何选用药物,制订和实施合理的个体化药物治疗方案。

临床药物治疗学与循证医学:两者关系密切,循证医学强调在临床医疗实施过程中,通过寻求客观的科学证据,制订合理的治疗方案,将其应用于临床药物治疗中,以获得最佳的治疗效果。

临床药物治疗学与药物基因组学:药物基因组学是临床药物治疗学的基础,它将人类功能基因的信息应用于合理用药,通过药物基因组学的技术增加药物治疗的有效性和安全性,实现个体化用药。

任务二 识别临床药物治疗学与药学服务的关系

一、药学服务的概念

药学服务是指药师应用药学专业知识向公众(包括医、药、护人员和患者及其家属)提供直接的、负责任的、与药物应用有关的服务(包括药物选择、药物使用知识和药物信息等),以提高药物治疗的安全性、有效性、经济性和适宜性,改善和提高人类的生活质量。该理念被提出以来得到了药学界的广泛认同,开展药学服务已成为医院药学发展的方向。药学服务是以患者为中心的主动服务,注重人文关怀。由于致病因素的复杂性,要求在药物治疗的过程中关注患者的心理、行为、环境、经济、生活方式、职业等影响药物治疗的各种因素。药学服务的目的是促进患者合理、安全地使用药物,达到身心全面康复。

药学服务的对象包括患者及其家属、医护人员、卫生工作者及健康人群,而不是局限于住院或门诊患者。

二、药学服务的目的

药学服务的目的是使患者得到安全、有效、经济、适宜的药物治疗,改善和提高患者的身心健康,实现改善患者生活质量的既定结果。这些结果包括:① 治愈疾病;② 阻止或延缓疾病进程;③ 消除或减轻症状;④ 防止疾病或症状发生。

药学服务还可以促进药师工作职能的转变。药师的传统职能是配制和发放药物,随着医院药学的发展,药师工作的重点已经由"以药物为中心"转变为"以患者为中心"。现代技术逐步取代了药师的传统工作,比如以自动发药机代替药师发药,这就迫使药师为自己寻找新的发展前途,药学服务应运而生。药学服务这一新的工作模式要求药师直接面向患者,为患者的药物治疗承担专业责任,提供专业的用药指导。药学服务将大大发挥药师的专业特长,为药物治疗把关,从而提高药物安全性,减少药物不良反应的发生率和致死率。药学服务有助于促进合理用药的广泛开展,减少医药资源的浪费,减轻患者的经济负担。

三、药学服务的内容

在药物治疗过程中,药物的使用需要通过不同人员的参与和协作才能完成,包括医师正确地诊断和开处方,药师及时准确地调配药物,护士正确地执行医嘱,患者依从医嘱正确地用药。药学服务贯穿于整个用药过程,包含与患者用药相关的全部需求,除了传统的处方审核、处方调剂工作外,还包括处方点评、静脉药物配置、药学信息服务、药物咨询服务、参与临床药物治疗、开展治疗药物监测、进行药物不良反应监测和报告及健康教育等(表 1-1-1)。

表 1-1-1　药学服务工作的具体内容

项目	工作内容
处方审核	审核处方的规范性和完整性、用药的适宜性与合理性
处方调剂	自接受处方到交付药品的全过程
处方点评	对处方书写的规范性及处方用药的适宜性进行评价
静脉药物配置	将肠外营养液、细胞毒性药物和抗菌药物等静脉药物集中配置
药学信息服务	收集药物安全性和疗效等信息,建立药学信息系统
药物咨询服务	药师应用所掌握的知识提供合理使用药物的个体化专业建议的过程
参与临床药物治疗	和临床医师一起参与制订和实施合理的个体化药物治疗方案
开展治疗药物监测	测定血液中药物浓度,利用药代动力学的原理使给药方案个体化
进行药物不良反应监测和报告	及时发现药物不良反应,采取相应的防治措施,减少药源性疾病的发生
健康教育	开展健康知识讲座,提供科普教育材料及药学咨询等

岗位模拟

任务情境

陈女士,26岁,执业药师,市级某医院药学部药师,主要承担临床药学及药学服务工作。

任务要求

1. 分析该药师开展药学服务的目的。
2. 说出该药师工作中的具体内容。

四、药学服务的进展

(一) 药学治疗监护

药物治疗监护是指通过药师提供的药学服务,达到优化药物治疗和改善患者治疗结局的目的。2004年,由美国多家药师协会/学会共同定义了药物治疗管理的概念:通过重整患者的医嘱或药物治疗方案,评估药物治疗的安全性、有效性和经济性,核查患者的用药依从性。药物治疗管理是范围广泛的专业活动,包括但不限于执行患者的评估和/或全面的药物审查、制订治疗计划、监测药物治疗的有效性和安全性、提高患者的用药依从性,并记录与医师的沟通和联系,以确保药师逐个评估每位患者使用的药物(处方药、非处方药、替代药物、传统植物药、维生素或营养补充剂等),确认每种药物是否适用于病情,是否有效并达到治疗目标,存在合并症及患者正在服用其他药物的情况下是否安全,患者是否有能力或愿意按医嘱服药。近年来,药师利用其丰富的药物知识使目标人群受益,特别是患有多种慢性病如糖尿病、哮喘、高血压、高脂血症和充血性心力衰竭的患者。

知识拓展

药物治疗问题的七种类别
——擅于发现与分析,解决安全用药问题

美国 Strand 教授和同事对于实践过程中可能出现的药物治疗问题进行分类,从而方便教会执业者去确认、解决和预防药物治疗问题。这些问题包括:

1. 患者有适应证需要药物治疗,但目前没有给予药物。
2. 患者没有用药的合理适应证却正服用该药物。
3. 患者正在服用一种药物,但对于病情没有效果。
4. 患者没有服用足够剂量的药物以达到治疗效果。
5. 患者正在遭受服用药物导致的不良反应。
6. 患者正在服用过量的药物,且引起了毒性反应。
7. 患者不能或不愿意遵从医嘱服用药物。

该方法使得执业者可以预测治疗结局,干预患者的药物治疗。

(二) 药学干预

药学干预即对医师处方的规范性和适宜性进行监测:其一是依据《处方管理办法》对处方的规范性(前记、正文、后记的完整性)逐项检查,同时对处方用药的适宜性进行审查和抽样评价;其二是依据《中国国家处方集》《中华人民共和国药典临床用药须知》《临床诊疗指南》和临床路径等,对长期药物治疗方案的合理性进行干预,对处方的适宜性(诊断与用药)、安全性、经济性进行干预,对药物的用量、用法、疗程、不良反应、禁忌证、有害的药物相互作用和配伍禁忌等进行监控,发现问题与医师沟通,及时调整用药方案。干预手段涉及开始新的药物治疗、增加剂量、减少剂量、终止药物治疗、为患者提供具体的药物信息或信息解释等措施。

总之,药学服务的宗旨是提高患者的生命质量和生活质量,不能单纯针对疾病症状对症用药,需综合考虑患者年龄、职业、既往病史、家族史、遗传和基因组学、经济状况等因素,既治疗病症,同时又从预防疾病发展和避免用药不良后果等多方面来选择综合的治疗方案。

视频:药学服务的开展

岗位模拟 〉〉〉〉

任务情境

患者,男,68岁。多尿、多饮、乏力2年。2年前无明显诱因出现多尿、多饮、口干、全身乏力,无多食及体重降低。在当地医院查尿糖阳性,诊断为糖尿病。给予二甲双胍,治疗1个月后症状缓解,即停药。以后症状反复出现,间断服药,3天前上述症状加重,查空腹血糖 9.6 mmol/L,餐后 2 小时血糖 14 mmol/L。

任务要求

1. 分析该患者是否能确定为糖尿病。
2. 分析该患者在以往的诊断和药物治疗方面存在的问题。
3. 如果你是该患者的第一责任药师,请问你如何帮助该患者科学、合理地控制和改善其疾病症状?

考证聚焦 〉〉〉〉

单项选择题

以下关于药学服务的内涵,说法错误的是(　　)。
A. 是在临床药学工作的基础上发展起来的
B. 药师应用药学专业知识向公众提供与用药相关的服务
C. 仅包括药品供应和药品调剂服务
D. 以期提高药物治疗的安全性、有效性、经济性和适宜性
E. 最终目的是改善和提高人类生活质量

思考题

1. 什么是临床药物治疗学?它的核心是什么?
2. 什么是药学服务?药学服务的对象包括哪些?

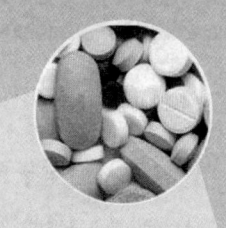

项目二
药物治疗的过程

目前在临床实际工作中,对患者在药物治疗过程中的作用普遍重视不够,很多临床工作人员将患者作为治疗的被动承受者,这一观点不利于药物治疗方案的实施和监测,应加以改进。在很多疾病治疗过程中,患者的主观感受不仅重要,有时甚至无法被客观检测指标所替代,对治疗方案的疗效评估具有重要价值。不仅如此,治疗方案的经济性标准对不同经济背景的患者而言也有差异,所以患者也应作为药物治疗方案制订的重要参与者。这一观点与药学服务过程中"以患者为中心"的理念一致。本项目就药物治疗的基本过程进行阐述。

学习目标

知识目标
1. 阐述药物治疗的基本过程、药物治疗方案制订的基本原则。
2. 简述治疗药物监测、给药方案调整的基本概念。

技能目标
1. 根据病情的轻重缓急和患者的实际情况,制订合理的药物治疗方案。
2. 根据治疗药物监测的结果,对标准剂量方案进行相应调整,实行个体化用药。

素质目标
1. 认识药物治疗的基本过程,树立严肃认真、实事求是、一丝不苟的工作态度。
2. 认识治疗药物选择的基本原则,树立良好的职业道德和行为规范。

任务一　认识药物治疗的基本过程

药物治疗是临床上最常用、最基本的疾病治疗手段，是临床医师与药师利用可支配的药物资源对机体的异常生理、病理或病理生理状态进行矫治的过程。药物治疗的对象是患者，治疗成功与否，是药物、机体、疾病三者相互作用的结果。因此，首先要根据患者的症状、体征及实验室检查结果做出正确诊断，然后拟订治疗目标并选择适当的药物及其剂型、剂量和疗程，开具处方并指导患者用药。在药物治疗过程中，要依照治疗目标检查治疗效果，如符合预期结果则继续原治疗方案，如发现不符合预期结果，则要对药物治疗的各环节进行检查并做出相应的调整。

岗位模拟　>>>>

任务情境

患者，女，40岁。有对称性关节僵硬、疼痛和肿胀，晨起加重，无感染病史，初步诊断为类风湿关节炎。在无其他禁忌证的前提下，医师拟用阿司匹林进行诊断性治疗。

任务要求

请结合患者基本情况，分析为什么可使用阿司匹林作为诊断性治疗药物。

一、明确疾病诊断

正确诊断是正确治疗的开始。临床诊断可分为病因诊断、病理解剖诊断、症状诊断和病理生理诊断，需要综合分析各种临床信息才能确定，包括患者主诉、体格检查、实验室检查和其他特殊检查等。任何疾病都有一个动态的发展过程，在疾病的不同阶段有其需要及时处理的特殊问题，正确的诊断意味着对疾病的致病因素、病理改变与病理生理过程有较清楚的认识。在此基础上，应使治疗措施准确地针对疾病发生发展的关键环节，促使病情向好的方向发展。药物是疾病治疗的主要措施，在医师做出正确诊断的前提下，临床药师才能协助医师制订适宜的药物治疗方案，才能对患者实施正确的药物治疗。

在实际工作中，有时某种疾病的诊断依据可能并不充分，但症状明显，治疗又是必需的，此时仍需依据现有的症状、体征和检查结果做出初步诊断，以便进入下一步治疗。当诊断完全不明时，如果盲目地对患者进行对症治疗，有时会造成严重后果。

二、确定治疗目标

治疗目标是在对疾病和患者自身情况充分认识的基础上确立的期望疾病治疗达到的最终结果。目标的确立不仅要从疾病本身出发，更应从患者综合情况去考虑。

治疗目标越明确，治疗方案越简单，选择药物就越容易。但是，治疗目标往往需要既能改善患者目前的病理生理状态，又能改善患者的远期生活质量，这导致了药物治疗方案的复杂性,也影响着患者可能获得的最大疗效。例如,控制血压是高血压治疗的首要目标,但是治疗高血压需要终身用药,治疗目标不仅是严格控制血压,更应是降低心脑血管并发症的风险并降低病死率;针对妊娠期妇女的药物选择,不仅要考虑妇女的疾病,还要考虑药物对胎儿的潜在危险。

治疗目标的确定实际也设立了一种对治疗结果的期望,建立了医患双方对治疗结果的评估标准。需要注意的是,患者对治疗结果的期待有时会与医药工作者确定的治疗目标有所不同,当这种期待在治疗中未能实现时,就可能导致患者对医药工作者的不信任,从而影响患者对治疗的依从性。例如,对急性腹痛的患者,其家属希望立即镇痛,而医师则需要在诊断明确后再用药。此时,要通过与患者有效交流,使患者对自己疾病的治疗效果产生正确的预期。

三、制订治疗方案

针对一个治疗目标往往有多个治疗方案、多种治疗药物,需要综合考虑患者的情况和药物的药理学特性,按照安全、有效、经济、适宜的原则,确定治疗药物的种类、剂量、给药时间、给药方式、给药疗程等,选择最佳治疗方案。例如,对类风湿关节炎患者,在确定治疗方案前有必要了解患者过去有无溃疡史,是否应用阿司匹林发生过不良反应,经济承受能力如何,家族中是否有其他遗传相关性疾病患者等。基于这些信息,从非甾体抗炎药中选择一个合适的药物。如果患者不能耐受阿司匹林,没有溃疡史,且需要低费用治疗,则可考虑选用布洛芬。

确定给药方案时还要注意药物在患者体内的药动学特性,如果患者与药物消除有关的主要器官患有疾病,会使药物的消除减慢,则需要对用药方案进行调整。如布洛芬主要经肾消除,因此治疗前须评估患者的肾功能,若肾功能正常,则根据布洛芬的半衰期(约 2 小时)给药,每日给药 3~4 次。推荐剂量 200~400 mg,每日 3 次。如果患者有肾功能减退,则应适当减少用药剂量。选用缓释制剂可减少给药次数,但会增加治疗成本。

四、开始药物治疗

治疗方案确定后,医师为患者开具书写清楚、格式规范的处方,这意味着药物治疗的开始。但药物治疗能否达到治疗目标,除了取决于治疗方案外,也不能忽视患者因素。如果患者不依从治疗或错误用药,仍然不能发挥预期疗效,甚至会引起严重的不良反应。随着保健意识的增强和医药水平的提高,患者越来越不愿意被当作药物治疗的被动接受者,而是希望拥有对称性的信息,甚至会提出很多自己的意见,而且有些疾病或症状的治疗过程常常需要患者自我监测。因此,临床医药工作者应向患者提供必要的信息,指导用药,使患者成为知情的合作者,提高患者的依从性。例如,需要向患者解释药物将会怎样影响其疾病过程或症状,为什么在症状缓解后不要立即停用抗菌药物,哪些不良反应常见且不影响继续用药(如轻微头晕,不开车就不影响继续用药),哪些不良反应即使轻微也必须引起高度重视(如服用有潜在骨髓抑制作用的药物后出现的咽痛),需要长期用药治疗时为什么要定期复查,出现哪些情况需要改变治疗方案(如胃肠道出血),以及用药过程中出现哪些毒副作用需要立即就诊等。

知识拓展

诊断性治疗
——辩证思维指导实践创新

诊断性治疗是指医师在不能完全判断病情的情况下,不能确定是什么疾病时,按照经验和推理判断进行的一种治疗手段,用以帮助医师证明其对病情的判断是否正确。

疾病的诊断是一个过程,就像侦破案件一样,有些线索会陆续浮现,再增加相应的侦测手段,所以确诊还需要时间和新的线索。医学的特殊性是,有些疾病暂时无法确诊,但治疗的方向正确,也可以相对"有的放矢"地用药,比如一些临床症状不典型、病原学诊断依据不足的疑似肺结核感染患者,诊断性治疗往往是最有价值、最有效的诊断方法。

五、评估和干预

药物治疗是否达到预期治疗目标是决定是否继续、调整或终止治疗方案的关键因素。在治疗目标确立时,实际上就同时设定了反映疗效的观测指标与不良反应的观察终点。在治疗过程中,通过对这些指标和终点进行监测来评估治疗效果,进而对治疗方案进行适度干预。针对具体患者,"首选"药物和"标准"方案并不一定能产生最佳治疗效果。虽然基因型分型和治疗药物监测等措施有助于个体化用药,但目前优化药物治疗方案最实用的方法仍然是治疗—监测—治疗的反复尝试。

对治疗药物的监测有两种方式。① 被动监测:向患者解释出现治疗效果的表现,告知患者如果无效或出现不良反应时应做什么,由患者自己监测治疗效果。② 主动监测:依据疾病类型、疗程、处方药量等因素确定复诊时间,进行必要的指标检测,由医师评估治疗效果。

治疗有效:患者按治疗方案完成了治疗,疾病已治愈,则治疗可停止。如疾病未治愈或为慢性病,治疗有效且无不良反应,或存在不良反应但不影响治疗,可继续治疗。如出现严重不良反应,应重新考虑治疗方案是否需要调整,如检查对患者的指导是否正确,有无药物相互作用,调整所选择的药物和剂量等。

治疗无效:患者按治疗方案用药后没有达到治疗目标,无论有无不良反应,都应重新审视治疗过程,例如诊断是否正确,治疗目标与治疗方案是否合理,药物剂量和疗程是否恰当,给予患者的指导是否正确,患者是否正确服药(依从性)和对治疗的监测是否正确等。若能找到治疗失败的原因,则可提出相应的解决办法,否则应停药,避免对机体造成不必要的损害,贻误治疗时机和浪费资源。需要注意的是,无论何种原因停止药物治疗时,都切记不是所有的药物都能立即停药,有些药物(如神经系统用药、糖皮质激素、β受体阻断药等)需要经过逐渐减量的过程才能停药,以防止出现停药反跳或撤药综合征。

考证聚焦

单项选择题

1. 正确治疗的开始是(　　)。
   A. 正确诊断　　　　B. 确定治疗目标　　　　C. 制订给药方案
   D. 书写处方　　　　E. 发药
2. 药物治疗的基本过程是(　　)。
   A. 明确疾病诊断、确定治疗目标、拟订治疗方案、开写处方、评估和干预
   B. 明确疾病诊断、确定治疗目标、制订治疗方案、开始药物治疗、评估和干预
   C. 明确疾病诊断、明确治疗目标、选择治疗药物、开始药物治疗、评估和干预
   D. 确定治疗目标、选择治疗药物、开始药物治疗、评估和干预
   E. 药剂学、药动学、药效学、治疗学过程
3. 下列表述中不正确的是(　　)。
   A. 临床医师要综合分析各种临床信息(患者主诉、病史、体格检查、实验室检查和其他辅助检查等)才能明确诊断
   B. 治疗目标即疾病治疗预期达到的最终结果
   C. 治疗目标就是缓解症状、对症治疗
   D. 制订治疗方案时应综合考虑患者的情况和药物的药理学特性,确定适当的剂量和疗程
   E. 开始治疗时应对患者进行详细的用药指导,以提高患者的用药依从性

任务二　理解药物治疗方案的制订

在明确诊断和确定治疗目标后,需根据病情的轻重缓急和患者的实际情况,选择能够缓解症状、减轻痛苦或纠正病理过程且不良反应少或轻微的药物给予治疗。

岗位模拟

任务情境

患者,女,56岁。诊断为稳定型心绞痛,1个月前发病,病史和各种检查无其他异常,确定的治疗目标是尽快终止发作。

任务要求

请根据患者疾病情况,制订适合该患者的药物治疗方案。

一、治疗药物选择

随着医药工业的发展,应用于临床的药物数量日益增多,大量新药的涌入给医师、患者用药带来了很大困惑。不过,这些所谓新药中的绝大多数仍是现有药物的同类药,

真正作用方式全新和作用机制未知的药物极少。临床药物虽有数千种,但从药理学上分类仅有约70类。同一类中的药物具有相同的作用机制、类似的分子结构,它们的疗效、不良反应、禁忌证和相互作用等也相似。同一类药物中多数药物名称具有共同的词干,如质子泵抑制剂中有奥美拉唑、兰索拉唑、泮托拉唑和雷贝拉唑;β受体阻断药中有普萘洛尔、拉贝洛尔、阿替洛尔等。因此,开始选择药物时,应首先着眼于选择哪类药物而不是选择哪种具体药物。一般来说,针对同一个目标仅2~4类药物有效,在此范围内确定好药物的种类,再根据每种药物的作用特点,选择符合治疗目标的具体治疗药物。

一般来说,治疗药物选择的基本原则是安全、有效、经济、适宜。

(一) 安全

安全是药物治疗的前提。药物在发挥防治疾病作用的同时,可能对机体产生不良反应或改变病原体对药物的敏感性,从而可能造成器官功能或组织结构损害,产生依赖性或病原体耐药性。因此,药物必须要经过临床前药理和毒理学评价以及临床试验,确定能够满足基本安全要求后才可以进入临床应用。

药物选择时安全问题主要考虑的内容包括:① 药物的禁忌证。禁忌证是由药物的作用机制和患者的病理生理特性决定的,同一类药物的作用机制相同,通常禁忌证也相同,应按照规定的注意事项使用药物。② 配伍用药。一般不宜过多。过多类型或相似副作用的药物合用时,会加重不良反应,且药物之间可能产生相互作用或因配伍不当而造成有效成分损坏或失效。③ 特殊人群。妊娠及哺乳期妇女、小儿、老年人、肝肾功能不全者、过敏体质者等,因其生理、生化功能有异于一般人或病理变化影响着药动学和药效学,故对易发生用药安全问题的高风险人群,某些药物要禁用。④ 加强观察。为了避免和减轻不良反应,用药前应了解患者的体质和既往用药史,在用药过程中加强观察,如发生不良反应,立即进行分析,决定是否停药或采取何种适宜措施。对于某些规定在用药前必须做皮试的药物,应认真执行皮试,以观察有无过敏反应发生,经评估认为安全后再按常规应用。

知识拓展

药物临床前安全性评价
——筑牢安全责任意识,确保人民用药安全

药物临床前安全性评价又称非临床药物安全性评价,是指在实验室条件下用实验系统进行试验,对治疗药物的安全性进行评估,发现并评价药物对动物机体的潜在毒性作用、毒性表现、靶器官损伤的可逆性。药物临床前安全性评价是新药进入最终临床试验和最终批准前的必要程序和重要步骤,其研究内容包括一般毒性(急性毒性、慢性毒性)研究、病理组织学研究、生殖毒性试验、遗传毒性研究、安全药理学研究、调查研究、毒性和安全性生物标志物的研究。

药物安全性问题产生的主要原因包括以下三个方面:

1. **药物固有的生物学特性** 药物具有双重性,即在产生防治作用的同时也可能产生不良反应。因此,应该在药物的研发阶段严格把关,避免对机体可能产生严重不良反应的药物上市,对已上市的药物要加强不良反应监测。

2. 药物制剂中的有毒有害物质超标准或有效成分含量过高　应通过严格执行药品生产质量管理规范(GMP)和药品经营质量管理规范(GSP),对药品生产、流通、储存过程严格把关。

3. 药物的不合理使用　药物使用的剂量过高,疗程过长,停药过程太突然,配伍不合理以及长期使用药物过程中未能按要求及时监测重要脏器功能等,都属于药物不合理使用范畴。同一种疾病由多位医师诊治,交叉使用多种同类药物,造成药物资源的浪费或药物的不良相互作用,也是不合理用药的表现。

但安全性是相对的,对某些非致死性疾病或妊娠期妇女的药物治疗,安全性要求很高,哪怕很轻微的不良反应或发生率很低的不良反应也是难以接受的。但对肿瘤等一些致死性疾病或可能导致其他严重后果的疾病的药物治疗,安全性要求可以适当降低,因为挽救生命比减少一些不良反应可能更有价值。

(二) 有效

有效是选择药物的首要标准,是药物用于临床、达到预期疗效的唯一保障,无效药物是没有临床应用价值的。药物有效指药物的作用应是确切的,所选药物的适应证应与病情相符合,给药(包括剂量、时间间隔和给药方式等)要与患者状况相符合。

药物能否发挥应有效应,取决于药物浓度能否达到最低有效血药浓度,因此理想的药物应具有很好的药动学特性,采用简便的给药方案即可达到所需的治疗浓度。药物有起效快慢的差异,维持时间长短的不同,也有效能强弱的区别。为了尽快起效,可选用快速起效的药物,或采用首剂加倍的方法。例如,尽快缓解心绞痛需要用硝酸甘油舌下含化,尽快缓解剧烈疼痛需注射吗啡类镇痛药,而不是口服阿司匹林类药物。

药物的药效学特征是药物治疗有效的基础,药物效应的发挥主要是通过与靶点结合后引起机体生理生化功能改变而实现的。因此,要达到理想的药物治疗效果,必须综合考虑药物和患者两方面的因素,只有在患者的实际获益大于药物带来的不适或损害的情况下,才考虑使用药物,药物治疗的有效性才有实际意义。

1. 药物方面因素　药物的生物学特性、理化性质、剂型、剂量、给药途径及药物之间的相互作用等因素均会影响药物治疗的有效性。应根据病情选择针对病因或对症治疗的药物,选择生物利用度高且能维持有效血药浓度的剂型和给药途径,尽量避免合用可能产生不良相互作用的药物,以取得满意的治疗效果。

2. 患者机体方面因素　患者年龄、性别、精神状态、病理状态、遗传特征和生物节律等对药物治疗效果均可产生重要影响。许多疾病的早期药物治疗最有可能取得满意疗效,所以抓住最佳的治疗时机很重要,如肿瘤的治疗。机体生理、心理状态良好,积极配合药物治疗也是取得满意疗效的关键。因此,采用积极的支持疗法改善患者生理状况,并教育患者保持客观态度也很重要。近些年发展起来的药物基因组学可帮助我们了解某些个体疗效可能不理想的遗传学基础,筛查可能对某种药物代谢消除有重要差异的个体,这对保证患者取得满意疗效有重要意义。

3. 药物治疗的依从性　依从性即患者遵从医嘱或治疗建议的程度,对药物治疗效应有很大的影响。患者不依从可能造成机体对药物作用缺乏应有的反应,如疾病进一步发展,可导致急诊和住院治疗概率增加,甚至死亡的危险性增加。因此,医药工作者耐心向患者讲解治疗方案、提高其依从性,是保证药物治疗效果的重要手段。

(三) 经济

经济是合理用药的基本要素。药物治疗的经济性是指以消耗最低的药物成本实现最佳的治疗效果。根据有效性和安全性原则选择的药物可能超出了患者的支付能力,从而影响其依从性,所以在选择药物时,要考虑到治疗成本、患者的经济情况、医疗保险情况等。治疗的经济性表现为:① 控制药物需求的不合理增长,改变盲目追求新药、高价药的现象。② 控制有限药物资源的不合理配置。③ 控制被经济利益驱动的不合理过度药物治疗,如随意选用进口药或高价药。因此,在保证治疗质量的前提下应选用价廉易得的药物品种,在考虑应用贵重药物时,应对其性能与价格进行综合分析,决定是否值得使用。

另外,考虑药物的治疗成本时应注重治疗的总支出即治疗总成本,而不是单一的药费。较高的药费支出有可能(与低费用药物相比)缩短住院日数,避免或减轻不良反应,帮助患者早日恢复工作,使患者从住院费、不良反应治疗费和工资损失中获得充分补偿,治疗成本反而降低,因此这种具有成本效果(cost-effectiveness)的药物也是值得选用的。

近些年来,如何控制医疗费用的快速增长已成为世界各国共同关注的难题。在我国,药品费用增长是医疗费用急剧增长的主要原因之一。造成药品费用增长的因素有两个方面:一方面是不可控的客观因素,包括人口增加和老龄化、疾病谱改变、慢性病患病率增加、环境污染和药品研发成本大幅增加等;另一方面是可控的管理因素,包括药品价格管理体系存在某些缺陷、医院补偿机制不完善、药物使用不合理、药品销售行为不规范以及抗菌药物滥用等。因此,要控制药品费用急剧上升趋势,既要遏制用药不合理现象,也要从多方面采取综合治理的措施。

药物经济学的兴起为控制药品费用的不合理增长提供了一种可借鉴的方法,它是经济学在药物治疗评价中的应用,具体地说是将现代经济学的基本原理和方法应用于临床治疗中,结合药物流行病学、决策学和统计学从全社会角度开展研究,区分、衡量和比较不同医疗计划、服务或治疗的成本、风险和效益。

在临床药物治疗中,药物经济学评价的药物治疗结果主要有三种形式:① 以临床指标、生命质量指标或健康指标等客观指标表示的药物治疗结果,即效果,如发病率、治愈率或不良反应发生率等。② 以货币值表示的药物治疗结果,即效益,如某方案收益多少人民币或美元等。③ 以主观指标表示的药物治疗结果,即效用,如患者对治疗结果的满意程度、舒适程度和与保健相关的生活质量等。

药物经济学通过成本分析对比不同的药物治疗方案或药物治疗方案与其他治疗方案的优劣,设计合理的临床药学监护方案,保证有限的社会卫生保健资源发挥最大的效用。药物经济学评价在药物治疗中的应用包括:① 为临床医疗决策提供指导,以实现最小的投入获取最佳的结果,并有助于成本低、效果好的药物选入医院药物目录。② 评价药学服务质量,如治疗药物监测降低了药物不良反应发生率,缩短了住院日,节省了相关费用。③ 通过对风险和收益的论证,为新药开发提供决策依据。④ 为药品生产和经营提供参考依据,以减少决策运行中的损失,或在遵循药品价格制订原则的前提下适当降低药品的价格。

(四) 适宜

用药适宜是实现合理药物治疗的基本要求,也是用药过程合理性的评判指标,即要求将适宜的药品,以适宜的剂量,在适宜的时间,经适宜的途径,给适宜的患者,使用适宜的疗程,达到最终治疗目标。概括地讲,药物治疗应根据用药对象的生理与疾病状况,选择最为适宜的药物,使其药效学与药动学特点都能满足治疗的需要,剂量恰当准确,给药途径适宜,尤其注意合并用药合理,目的是充分发挥药物的治疗作用,尽量减少药物对人体所产生的危害,减轻由于给药操作不当给患者带来的痛苦,从而迅速、有效地治愈疾病或缓解症状,控制疾病的发展,尽早恢复健康。

药物治疗的适宜性原则体现了"以患者为中心"的指导思想。以治疗高血压为例,对于合并有冠心病、心力衰竭及肾功能不全的老年高血压患者,不宜选用可引起血压明显波动而增加死亡率的短效二氢吡啶类钙通道阻滞药,也应慎用可加重心力衰竭的受体阻断药。选择既可降低心脏负荷,又可增加肾血流量,同时还能提高生存质量的血管紧张素转换酶抑制剂是最适当的。如能合用小剂量噻嗪类利尿药则可增强其降压作用,若再能联合中医辨证论治,则可获得更好的治疗效果。同时遵循个体化用药原则,给药剂量为成人剂量的 1/2~2/3,尽可能以最小维持量达到最佳降压水平。依据药动学特点及患者对治疗的依从性,选择长效、口服制剂。又如,一些病因不明或目前尚无有效治疗手段而又严重危害人类健康的疾病较易出现药物过度治疗,表现为超说明书用药、剂量过大、疗程过长、轻症用重药等。临床上,某些癌症患者的死因不是癌症本身,而是过度化疗,如白细胞过低仍然坚持高强度化疗,导致患者骨髓功能衰竭合并感染而死亡等。因此,在药物治疗过程中要把握适宜性,即在明确疾病诊断的基础上,从病情的实际需要出发,确定适当的剂量、疗程与给药方案,使药物的作用发挥得当,达到治疗疾病的目的。

二、给药方案制订

病情和药物基本确定后,需制订临床给药方案,确定药物剂型、给药剂量、给药途径、给药时间、给药间隔及给药疗程等,以维持有效血药浓度。

制订给药方案时,首先必须明确目标血药浓度范围。目标血药浓度范围一般为文献报道的安全有效范围,特殊患者可根据临床观察的药物有效性或毒性反应来确定。药物手册和药物说明书中推荐的标准剂量方案大多数是能够保持有效血药浓度的平均剂量,一般是基于药物临床试验的研究结果制订的,属于群体模式化方案。由于多数情况下患者间的个体差异是有限的,故在初始治疗时,对安全、低毒的药物采用标准剂量方案获得预期疗效的概率是最大的。目前常用的确定标准剂量方案的方法有以下两种:

(一) 根据半衰期制订给药方案

1. 半衰期 <30 分钟的药物　维持这些药物的治疗浓度有较大困难。治疗指数低

的药物一般静脉滴注给药;治疗指数高的药物也可分次给药,但给药间隔越大,维持量也越大,这样才能使药物在体内的浓度始终高于最低有效浓度。如青霉素的给药间隔(4~6小时)比其半衰期(约30分钟)长很多倍,可用剂量为80万~2000万 U/d。

2. 30分钟 < 半衰期 ≤ 8小时的药物　主要考虑治疗指数和用药的方便性。治疗指数高的药物,可每1~3个半衰期给药1次,甚至频率还可以更低;治疗指数低的药物,每隔一个半衰期给药1次,也可以静脉滴注给药。

3. 8小时 < 半衰期 ≤ 24小时的药物　每个半衰期给药1次,如需立即达到稳态血药浓度,可首剂加倍。

4. 半衰期 >24小时的药物　每日给药1次较为方便,也可提高患者对医嘱的依从性。如需立即达到治疗浓度,可首剂加倍。

(二) 根据平均稳态血药浓度制订给药方案

通过调整给药剂量或给药间隔,达到平均稳态血药浓度。此方案是以平均稳态血药浓度(c_{SS})作为制订给药方案的指标。

$$\bar{c}_{SS} = \frac{F \cdot D}{k \cdot V_d \cdot \tau} = \frac{F \cdot D}{Cl \cdot \tau} \qquad 式(1-2-1)$$

$$D = \bar{c}_{SS} \cdot Cl \cdot \tau / F$$

对某一药物制剂,其消除速率常数(k)、表观分布容积(V_d)或清除率(Cl)、生物利用度(F)基本上恒定,只能通过调节给药剂量(D)或给药间隔(τ)达到所需平均稳态血药浓度。

例1:某药 $\bar{c}_{SS}$=0.004 mg/ml,F=0.270,Cl=5400 ml/h,如果 τ=6小时,问剂量为多少?

解:$D = \bar{c}_{SS} \cdot Cl \cdot \tau / F$ = 0.004×5400×6/0.270=480(mg)。

制订给药方案时,还要考虑有效血药浓度范围,如果血药浓度范围很窄,且半衰期很短,为了减少血药浓度的波动,可增加给药次数。

然而,有些药物如强心苷,治疗剂量与中毒剂量之间差距很小,每个个体对其耐受性和体内消除速率有所不同,故临床用药稍有不慎就容易中毒甚至死亡。此外,有时由于患者脏器的病变,可影响到药物的正常吸收、分布、代谢和排泄,常规用药可能无效或出现中毒。因此,在制订给药方案时应注意个体化用药,充分考虑药物方面和患者机体方面的因素对药物作用的影响。当不能完全确定患者个体化因素时,先按常规剂量开始治疗,再对患者用药后疗效、不良反应和/或血药浓度等指标进行评估,获得精确的个体数据,根据重新计算的给药剂量进行新一轮治疗,必要时可对给药方案再次进行调整,直到获得满意的个体化治疗方案。

知识拓展

单剂量给药制剂
——创新服务保障用药安全

美国从20世纪60年代开始使用单剂量给药制剂(unit dose distribution system,UDDS)。UDDS就是调剂人员把患者服用的各种药品固体制剂(如片剂、胶囊剂等),借助分包机,用铝箔或塑料袋热合后,按一次剂量单独包装。上面标有药名、剂量、剂型、适应证、用法和注意事项等,便于药师、护士及患者自己进行核对,避免了过去发给患者散片,无法识别、无法核对的缺点,方便患者服用,也防止服错药或重复服药。由于重新包装,也提高了制剂的稳定性,减少了浪费,保证了药品使用的正确性、安全性和经济性。

三、给药方案调整

如果通过治疗药物监测发现采用标准剂量方案没有获得预期的效果,但诊断正确,药物的选择、患者依从性等方面均没有问题,则说明该患者的个体药效学和/或药动学特征与群体参数存在明显偏离,应对标准剂量方案进行相应调整,实施个体化用药。下面介绍几种简单易行的方法。

(一) 稳态一点法

按标准剂量给药,当血药浓度达到稳态时,采血测定血药浓度,若此浓度与目标浓度相差较大,可根据下式调整方案:

$$D'=D \times \frac{c'}{c} \qquad 式(1-2-2)$$

对某一药物制剂,D 为原剂量;D' 为矫正剂量;c 为测定浓度;c' 为目标浓度。

使用该公式时注意:① 该公式适用于血药浓度与剂量呈线性关系的药物。② 必须在血药浓度达到稳态后再采血。

此方法简单易行,但是对于半衰期长的药物需耗费较长时间。

例 2:某药半衰期为 6 小时,每 8 小时用药一次,每次 100 mg,2 日后该药血药浓度为 4 μg/ml(该药最低有效浓度为 6 μg/ml,最高血药浓度为 9 μg/ml),试调整用药剂量。

解:该药半衰期为 6 小时,故 2 日后达到稳态血药浓度。

该药最低有效浓度为 6 μg/ml,故若 $c'=8$ μg/ml,$D=100$ mg$\times 3$,$c'=4$ μg/ml,则 $D'=100\times 3\times 8/4=600$(mg)。

若按每日给药 3 次,则每次剂量为:600÷3=200(mg)。

故该患者可改为每 8 小时服药一次,每次 200 mg。

(二) 重复一点法

个体差异明显的药物,可根据其个体参数值来制订、调整给药方案。利用此法只需采血 2 次,即可得到与给药方案相关的两个重要参数:消除速率常数 k 和表观分布容积(V_d)。

方法:给予患者 2 次实验剂量,每次给药后在消除相的同一时间采血一次,准确测定 2 次血样浓度,按下述公式计算 k 和 V_d。

$$k=\frac{\ln\frac{c_1}{c_2-c_1}}{\tau} \qquad 式(1-2-3)$$

$$V_d = \frac{De^{-k\tau}}{c_1} \qquad 式(1-2-4)$$

式(1-2-3)和式(1-2-4)中,c_1为第一次所测血药浓度值;c_2为第二次所测血药浓度值;D为实验剂量;τ为给药间隔时间。

使用该法时注意:① 该法不能在血药浓度达到稳态时使用。② 应在消除相采血。③ 血样测定必须准确,否则计算的参数误差较大。

例3:给某患者静脉注射某药物的试验剂量为100 mg,6小时后采血,测得c_1为1.65 g/ml,同时立即给予第二个试验剂量100 mg,6小时后第二次采血,测得c_2为2.5 g/ml,求k和V_d。

解:c_1=1.65 g/ml,c_2=2.5 g/ml,τ=6 小时

$$k = \frac{\ln\frac{1.65}{2.5-1.65}}{6} = 0.111/h$$

$$V_d = \frac{100e^{-0.111 \times 6}}{1.65} = 31.14 \text{ (L)}$$

求得该患者的k为0.111/h,V_d为31.14 L。

四、治疗药物监测

药物治疗过程中往往需要进行治疗药物监测(therapeutic drug monitoring,TDM)。TDM是通过测得血药浓度和观察药物临床效果,探讨患者血药浓度与临床疗效及毒性反应之间的关系,调整给药方案,从而使治疗达到理想效果的一种方法。

开展TDM的基本条件:① 血药浓度与药理效应有显著的相关性,否则无法从血药浓度数据推测药效情况;② 已知药物的血药浓度范围,否则给药方案的调整没有目标;③ 具有快速、稳定、灵敏、特异的检测方法,否则实施TDM不具有可行性。目前临床上TDM主要适用于:① 治疗范围窄,毒性大且不易鉴别的药物,如茶碱、地高辛等。② 个体间血药浓度变化较大的药物,如三环类药物等。③ 呈非线性动力学特征的药物,如苯妥英钠、阿司匹林等。④ 肝肾功能障碍的患者使用主要经肝代谢、肾排泄的药物,如氨基糖苷类抗生素、利多卡因等。⑤ 长期使用可能蓄积的药物。⑥ 合并用药产生相互作用而影响疗效的药物。⑦ 常规剂量下易出现毒性反应的药物。⑧ 新生儿、婴幼儿及老年人用药。临床治疗时常需进行TDM的药物见表1-2-1。

表1-2-1 临床治疗时常需进行TDM的药物

药物类别	代表药物	推荐取血时间	有效血药浓度	半衰期
强心苷类	地高辛	给药后8~24小时	0.8~2 ng/ml	33~36 小时
	洋地黄毒苷	给药后8~24小时	13~25 ng/ml	5~7 日
抗心律失常药	奎尼丁	谷浓度	2~5 mg/L	5~7 小时
	利多卡因	给药后6~12小时或负荷量后1小时	1.5~5 mg/L	1~2 小时

续表

药物类别	代表药物	推荐取血时间	有效血药浓度	半衰期
抗心律失常药	普鲁卡因胺	谷浓度或负荷量后即刻或维持量后2小时	4~10 mg/L	2.5~4 小时
	胺碘酮	谷浓度	0.5~1.5 mg/L	13~60 日
	丙吡胺	谷浓度	2~5 mg/L	5~6 日
	普罗帕酮	谷浓度	0.15~2 mg/L	5~8 小时
抗癫痫药	卡马西平	谷浓度	4~12 mg/L	10~65 小时
	苯巴比妥	谷浓度	10~40 mg/L	50~144 小时
	氯硝西泮	谷浓度	13~90 mg/L	26~49 小时
	丙戊酸	谷浓度	50~100 mg/L	7~10 小时
三环类抗抑郁药	阿米替林	谷浓度	0.1~0.25 mg/L	17~40 小时
	丙米嗪	谷浓度	0.2~0.3 mg/L	10~20 小时
抗躁狂药	碳酸锂	给药后12小时	5.5~7 mg/L	12~24 小时
抗精神病药	氟哌啶醇	谷浓度	5.2~15 mg/L	21 小时
氨基糖苷类抗生素	庆大霉素	注射后0.5~1小时	2~10 mg/L	2~3 小时
	妥布霉素	注射后0.5~1小时	2~10 mg/L	1.9~2.2 小时
抗风湿药	水杨酸盐	给药后1~3小时	25~300 mg/L	2~3 小时
抗哮喘药	茶碱	谷浓度或负荷量后0.5小时	10~20 mg/L	5~6 小时
免疫抑制剂	环孢素	注射后0.5~1小时	0.1~0.45 mg/L	10~27 小时

考证聚焦 >>>>

一、单项选择题

1. 治疗药物选择的原则是指应用的药物要达到（　　）。
   A. 安全、有效、稳定　　　　　　B. 安全、有效、经济
   C. 有效、经济、适宜　　　　　　D. 安全、有效、经济、适宜
   E. 安全、稳定、经济
2. 制订给药方案时首先要确定的是（　　）。
   A. 目标血药浓度范围　　B. 药物中毒剂量　　　　C. 患者体重数据
   D. 药物半衰期　　　　　E. 患者生理状况
3. 不需要调整给药方案的情况是（　　）。
   A. 血药浓度低于最低有效剂量
   B. 血药浓度波动在治疗浓度范围内
   C. 血药浓度高于治疗上限药物浓度
   D. 患者用药后出现药物中毒表现
   E. 患者用药过程中出现肾衰竭

4. 下列哪项最可能影响患者对治疗的依从性?(　　)
A. 安全性　　　　　　B. 经济性　　　　　　C. 有效性
D. 方便性　　　　　　E. 规范性
5. 不属于制订药物治疗方案原则的是(　　)。
A. 确定治疗目的,选择合适药物
B. 选择合适的剂型和给药方案
C. 药物与非药物疗法的结合
D. 尽可能多地选择配伍,达到治疗目的
E. 强调早治疗

二、配伍选择题

下面公式中各符号代表的含义

$$\bar{c}_{SS}=\frac{F \cdot D}{k \cdot V_d \cdot \tau}$$

$$D=\frac{\bar{c}_{SS} \cdot Cl \cdot \tau}{F}$$

[1~3题共用备选答案]
A. V_d　　　　　　　B. Cl　　　　　　　C. F
D. τ　　　　　　　E. D
1. 代表给药间隔时间的是(　　)。
2. 代表生物利用度的是(　　)。
3. 代表表观分布容积的是(　　)。

[4~7题共用备选答案]
A. 安全性　　　　　　B. 有效性　　　　　　C. 规范性
D. 经济性　　　　　　E. 患者依从性
4. "注意个体化用药"体现(　　)。
5. "利大于弊才有实际意义"体现(　　)。
6. "控制被经济利益驱动的过度药物治疗"体现(　　)。
7. "以最低的药物成本,实现最好的治疗效果"体现(　　)。

思考题

1. 试述药物治疗的一般程序。
2. 药物治疗的选择原则是什么?

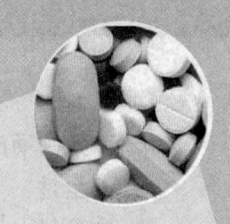

项目三
用药安全问题的识别与防范

药品具有双重性：一方面可用于防病、治病；另一方面也会危害机体，引起患者生理、生化功能紊乱和组织结构变化等。随着临床上药品种类的不断增加，药品不良反应/事件呈明显上升趋势，2023年全国药品不良反应监测网络收到"药品不良反应/事件报告表"241.9万份。因此，开展药品不良反应报告和监测工作对加强药品上市后安全和风险控制，加强质量监督和质量分析工作，最大程度地减少药品不良反应的发生率，有着至关重要的意义。

本项目主要学习药品不良反应的识别与报告、药源性疾病的识别与防范、用药错误的识别与防范，拟达成下述学习目标，为药品监管提供科学有力支撑，以避免或减少用药安全性问题，切实保护和促进公众健康。

▶▶▶▶ 学习目标

知识目标

1. 阐释药品不良反应、药源性疾病、用药错误等基本概念。
2. 区分药品不良反应的类型、用药错误的等级。
3. 描述药品不良反应监测报告程序、常见药源性疾病诊断与治疗方法、用药错误防范的要点。
4. 简述常见药源性疾病、用药错误的原因。

技能目标

1. 能对药品不良反应进行关联性评价并正确处理药品引起的不良反应。
2. 能规范填写药品不良反应/事件报告表。
3. 能发现和处置常见的用药错误并正确填写报告。

素质目标

1. 充分认识"事物的两面性",理解监测药品不良反应的重要意义,提高合理用药的意识。
2. 强化用药安全意识,提升服务"健康中国"的职业使命感。

任务一 药品不良反应的识别与报告

药品不良反应是药品的固有属性,一般来说,所有药品都会存在或多或少、或轻或重的不良反应。药品不良反应监测是药品上市后安全监管的重要支撑,其目的是及时发现和控制药品安全风险。我国药品不良反应报告数量逐年增长,与欧盟、美国等国家和地区药品不良反应报告数量发展趋势相同。对药品的风险更了解,风险就更可控,对药品的评价也更加有依据,监管决策才更加准确。同样,在医疗实践中,及时了解药品不良反应发生的表现、程度,并最大程度地加以避免,是保证患者用药安全的重要措施。

岗位模拟

任务情境

患者,男,49岁。因肺部感染入院治疗,血常规检查白细胞(WBC)$13×10^9$/L。给予注射用头孢唑林钠 5 g+10% 葡萄糖注射液 500 ml 静脉滴注,每日 1 次;羧甲司坦片 0.5 g,口服,每日 3 次。用药过程中患者面部出现红色皮疹,同时伴有呕吐、口唇发绀、末梢苍白,血压 60/40 mmHg,立即停止输液,给予抗休克治疗后,患者病情逐渐稳定。

任务要求

1. 试分析引起该患者不良反应的原因以及工作中如何避免。
2. 思考针对该患者的不良反应,应予以何种药物治疗。

一、药品不良反应的分类

(一) 药品不良反应相关概念

1. **药品不良反应**(adverse drug reaction,ADR) 指合格药品在正常用法用量下出现的与用药目的无关的有害反应,包括副作用、毒性反应、后遗效应、过敏反应、继发反应、特异质反应等。由用药不当所引起的反应,如错误用药、滥用药物、超剂量和应用伪劣药品等导致的不良后果都不属于药品不良反应。

2. **药品不良事件**(adverse drug event,ADE) 世界卫生组织(WHO)将不良事件也定义为不良感受,是指药物治疗过程中所发生的任何不幸的医疗卫生事件,而该事件不一定与药物治疗有因果关系,包括药品标准缺陷、药品质量问题、药品不良反应、用药失误及药品滥用等。

3. **严重药品不良反应** 指因使用药品引起以下损害情形之一的反应:① 导致死亡。② 危及生命。③ 致癌、致畸、致出生缺陷。④ 导致显著的或者永久的人体伤残或者器官功能的损伤。⑤ 导致住院或者住院时间延长。⑥ 导致其他重大医学事件,如不进行治疗可能出现上述所列情况的。

4. 新的药品不良反应 指药品说明书中未载明的不良反应。说明书中已有描述,但不良反应发生的性质、程度、后果或者频率与说明书描述不一致或者更严重的,按照新的药品不良反应处理。

(二) 药品不良反应类型

药品不良反应有多种分类方法,通常根据其与药理作用有无关联将药品不良反应分为 A、B、C 三种类型。

1. A 类药品不良反应 又称剂量相关性不良反应,是药物本身药理作用的延伸和发展,反应程度与药物的体内浓度高低(或剂量大小)密切相关。其特点是:具有明显的剂量依赖性和可预见性,停药或减量后症状减轻或消失,有明确的时间关系,与药物常规的药理作用密切相关,发生率高而致死率相对较低。药物的副作用、毒性反应、继发反应、后遗效应、首剂效应、停药反应及药物依赖性等均属于 A 类药品不良反应。例如,阿托品在解除胃肠痉挛的同时引起的口干等腺体分泌减少的不良反应,氨基糖苷类引起的听力下降,镇静催眠药引起的中枢抑制不良反应随着剂量增加而加重。本类型不良反应发生的频率和强度与用药者的年龄和性别、机体的生理和病理状态均有较大关系。例如,肾功能障碍时,主要经肾排泄的药物如地高辛等排泄速度减慢,血浆药物浓度升高。

2. B 类药品不良反应 又称剂量不相关性不良反应,是指由于药物性质的变化或者用药者的特异体质引起的不良反应。其特点是:反应的性质通常与药物的常规药理作用无关,反应的强度与用药剂量无关,难以预见,发生率低,致死率高,具有明确的时间关系。本类型不良反应包括过敏反应和特异质反应。例如,青霉素引起的过敏性休克;先天性葡萄糖-6-磷酸脱氢酶缺乏的患者在应用维生素 K 时出现的溶血。

3. C 类药品不良反应 发生机制尚不十分明确,大多在长期用药后出现。其特点是:潜伏期长,没有明确的时间关系,难以预测,用药史复杂,难以用试验重复。本类型不良反应主要包括致畸、致癌、致突变。例如,长期服用避孕药导致乳腺癌、血管栓塞;妊娠期服用己烯雌酚导致子代女婴甚至是第三代女婴发生阴道腺癌。

二、药品不良反应的监测与报告

药品不良反应监测与报告是指药品不良反应的发现、报告、评价和控制过程。

(一) 监测的目的和意义

1. 弥补药品上市前研究的不足 虽然新药上市前都会进行临床研究,但是由于上市前的临床试验存在局限性,例如病例少,研究时间短,试验对象与上市后的实际用药人群有差别,用药方案与观测指标受限等,导致一些发生率低、潜伏期较长的药品不良反应只有在药品上市后广泛应用的过程中才有可能被发现和认识。例如,拜斯亭是拜耳公司于 1997 年上市的用于治疗高脂血症的药品。截至 2001 年,发达国家集中报告了 52 例服用此药期间因横纹肌溶解、肾功能不全的不良反应而死亡的病例。因此,拜耳公司于 2001 年 8 月将其从全球市场上撤出。

2. **防止严重药害事件的发生、蔓延和重演**　通过药品不良反应监测可以及时发现重大药害事件，防止药害事件蔓延和扩大，保障公众健康和社会稳定。通过药品不良反应监测，曾发现多名患者疑因使用了齐齐哈尔某制药有限公司生产的亮菌甲素注射液导致肾衰竭的事件，后经原广东省食品药品监督管理局、广东省卫生厅等部门的紧急、妥善处理，事态迅速得到了有效控制。

3. **促进临床合理用药**　药品不良反应监测与报告通过如《药品不良反应信息通报》《药物警戒快讯》等形式和媒体向临床医务人员和患者提供更多的药品安全信息和不同药品临床常见不合理用药具体现象，有助于提高医护人员、药师对药品不良反应的警惕和识别能力，提示医务人员选用比较安全的药物品种，避免配伍禁忌，从而更好地指导其临床合理用药，提高用药水平，降低用药不良风险。

4. **为遴选、整顿和淘汰药品提供依据**　药品上市后再评价的主要内容包括药品有效性、药品不良反应和药物经济学研究。作为药品上市后再评价工作的组成部分，药品不良反应监测与报告工作在对药品安全性评价方面发挥着重要作用。例如，鱼腥草注射液说明书记载其具有清热、解毒、利湿的功效，主要用于肺、尿路及部分妇科感染，但随着在临床的应用，很快就有了引发过敏性休克的临床报道。2006 年 5 月，国家监测数据库共收到鱼腥草类注射剂严重不良反应 258 例，因此原国家食品药品监督管理局决定暂停鱼腥草注射液等 7 个注射剂的使用和审批。可见，通过药品不良反应监测，发现药物安全性问题，提出安全性建议，如修改说明书，更科学合理地指导人们用药，可以遴选出临床应用中更安全、有效的药品，为国家基本药物目录和非处方药的药品遴选提供有力的依据。

5. **促进新药的研制开发**　药品不良反应是药物治疗作用以外的表现，在不同的适用范围、使用方法或给药剂量时，某种不良反应可能会成为新的治疗作用，可以为新药的开发提供新思路。

知识拓展

药物警戒与药品不良反应
——以患者安全为首要责任

WHO 将药物警戒定义为：发现、评价、认识和预防药品不良反应或其他任何与药物相关问题的科学研究和活动。药物警戒关注的是药品不良反应及其他可能与药品相关的问题。药品不良反应以药品和反应存在可疑因果关系为特征，即由医疗专业人员报告或评估后认为反应与治疗存在可能的相关性。药物警戒所检测的对象可以理解为"人体使用药品后产生的风险"，这些风险可能来源于药品本身，如药品的天然属性、设计缺陷或药品质量不合格，也可能来源于医务人员或患者对药品的使用不当。药物警戒是在药品不良反应监测理论和实践的基础上发展起来的，并对药品不良反应监测进行了扩展和充实，逐渐形成自身完整的理论体系。药物警戒是人们开展不良反应监测之后，对药物安全性日益认识和重视，进而提出的比药品不良反应监测更系统、更全面、更科学的定义。

(二) 监测报告系统

药品不良反应的监管组织机构主要包括行政监管机构和技术监督机构。药品不良反应监测的行政管理工作主要由药品监督管理部门负责,各级卫生行政部门协助参与。药品不良反应的技术监督机构则由国家级、省级及设区的市级、县级药品不良反应监测中心构成。

(三) 监测报告程序

1. **个例药品不良反应** 医疗机构、预防保健机构、药品生产企业和药品经营企业发现或获知药品不良反应或事件应详细记录、核实、调查、评价、处理并填写《药品不良反应/事件报告表》,于 30 日内向所在地的市级药品不良反应监测中心报告,其中新的、严重的药品不良反应/事件应于发现或获知之日起 15 日内报告,死亡病例须立即报告;有随访信息的应及时报告;新药监测期内的国产药品应当报告该药品的所有不良反应;其他国产药品报告新的和严重的不良反应;进口药品自首次获准进口之日起 5 年内,报告该进口药品的所有不良反应,满 5 年的,报告新的和严重的不良反应;个人发现药品引起的新的或严重的不良反应,可以向经治医师报告,也可以向药品生产、经营企业或者当地的药品不良反应监测机构报告。

目前,我国医院药品不良反应报告一般由医师、药师及护士填写报告表,然后交临床药学室,该室对收集的报告进行整理、加工,对疑难病例由医院药品不良反应监测组分析评定,再全部上报辖区药品不良反应监测机构和国家药品不良反应监测中心。国家药品不良反应监测中心将有关报告再上报 WHO 药品监测合作中心。

2. **药品群体不良事件** 药品生产、经营企业和医疗机构获知或者发现药品群体不良事件后,应当立即上报所在地的县级药品监督管理部门、卫生行政部门和药品不良反应监测机构,必要时可以越级报告。同时填写《药品群体不良事件基本信息表》,对每一病例还应当及时填写《药品不良反应/事件报告表》,通过国家药品不良反应监测信息网络报告。同时,药品生产企业立即开展调查与自查,详细了解药品群体不良事件的发生、药品使用、患者诊治以及药品生产、储存、流通、既往类似不良事件等情况,分析事件发生的原因,必要时应当暂停生产、销售、使用并召回相关药品,于 7 日内完成调查报告,报所在地省级药品监督管理部门和药品不良反应监测机构。药品经营企业应当立即告知药品生产企业,同时迅速开展自查,必要时应当暂停药品的销售,并协助药品生产企业采取相关控制措施。医疗机构应当积极救治患者,迅速开展临床调查,分析事件发生的原因,必要时可采取暂停药品的使用等紧急措施。

设区的市级、县级药品监督管理部门获知药品群体不良事件后,应当立即与同行政部门联合组织开展现场调查。省级药品监督管理部门与同级卫生行政部门联合对设区的市级、县级的调查进行督促、指导,进行分析、评价,并及时将调查结果上报国家药品监督管理局和国家卫生健康委员会。对全国范围内影响较大并造成严重后果的药品群体不良事件,国家药品监督管理局应当与国家卫生健康委员会联合开展相关调查工作。

3. **境外发生的严重药品不良反应** 当进口药品和国产药品在境外发生严重药品不良反应时,药品生产企业应当填写《境外发生的药品不良反应/事件报告表》,自获知之日起 30 日内报送国家药品不良反应监测中心。必要时于 5 日内提交原始报表及相关信息，国家药品不良反应监测中心应当对收到的药品不良反应报告进行分析、评价，每半年向国家药品监督管理局和国家卫生健康委员会报告，发现提示药品可能存在安全隐患的信息应当及时报告。

进口药品和国产药品在境外因药品不良反应被暂停销售、使用或者撤市的，药品生产企业应当在获知后 24 小时内书面报国家药品监督管理局和国家药品不良反应监测中心。

4. 定期安全性更新报告　药品生产企业应当对本企业生产药品的不良反应报告和监测资料进行定期汇总分析，汇总国内外安全性信息，进行风险和效益评估，撰写定期安全性更新报告。设立新药监测期的国产药品与首次进口的药品，应当自取得批准证明文件之日起每满 1 年提交一次定期安全性更新报告，直至首次再注册，之后每 5 年报告一次；其他国产药品，每 5 年报告一次。汇总时间应当在汇总数据截止日期后 60 日内。国产药品与进口药品（包括进口分包装药品）的定期安全性更新报告分别向省级药品不良反应监测机构和国家药品不良反应监测中心提交。

（四）药品不良反应关联性评价

1. 评价依据　由于药品不良反应产生的机制和影响因素错综复杂，遇到可疑药品不良反应时，需要进行认真的因果关系分析、评价，以判断是否属于药品不良反应。

（1）时间联系：用药与不良反应事件的出现有无合理的时间联系？例如：氰化物中毒死亡仅需几秒；青霉素引起的过敏性休克或死亡在用药后几分钟至几小时发生；吩噻嗪类引发肝损害一般为服药 3~4 周以后出现。

（2）既往报道和评述：反应是否符合该药已知的不良反应类型？

（3）去激发反应：停药或减量后，反应是否消失或减轻？

（4）再激发反应：再次使用可疑药品是否再次出现同样反应事件？

（5）影响因素甄别：反应事件是否可用合并用药的作用、患者病情的进展、其他治疗的影响来解释？依据不良反应事件分析的五条原则，将关联性评价分为肯定、很可能、可能、可疑、不可能五级。

2. 评价方法　目前对不良反应的评价，国际上有多种方法，如 Karsh 和 Lasagna 法、计分推算法及 Bayes 不良反应诊断法等，其中以 Karsh 和 Lasagna 法最为常用。国家药品不良反应监测中心在此方法基础上分为五级标准，见表 1-3-1。

表 1-3-1　药品不良反应因果关系评价表

标准	肯定	很可能	可能	可疑	不可能
合理的时间顺序	是	是	是	是	否
是否符合已知药品不良反应类型	是	是	是	否	否
去激发可以改善	是	是	难以判定	难以判定	否
再激发重现	是	不明	不明	不明	不明
反应可用其他因素解释	否	否	难以判定	难以判定	是

肯定:用药时间顺序合理;与已知药品不良反应相符合;停药以后反应停止或减轻;再次使用,反应再现,并排除其他影响因素。

很可能:用药时间顺序合理;与已知药品不良反应相符合;停药后反应停止或减轻;无法用患者疾病进行合理解释。

可能:用药时间顺序合理;与已知药品不良反应相符合;患者疾病或其他治疗也可造成这样的结果。

可疑:用药时间顺序合理;与已知药品不良反应相符合;不能合理地用患者疾病解释。

不可能:不符合上述标准。

赛场直击

中国健康促进基金会(MKM)中国药师职业技能大赛
情境咨询试题单

一、试题背景

在医院药学服务咨询处,患者张女士前来咨询,对话如下:

张女士:药师,您好,我有个用药的问题想要咨询一下。

药师:您请讲。

张女士:我患高血压3年多了,上个月医生给我换成了卡托普利缓释片和氢氯噻嗪片,卡托普利缓释片37.5 mg,一日1次,一次1片;氢氯噻嗪片25 mg,一日1次,一次1片。最近我老是干咳,您说和这药物有关系吗?

药师:请问您还吃着什么其他药物吗?有没有感冒着凉或者其他症状?

张女士:没有。

二、答题要求

1. 请根据以上情境,回答患者问题。
2. 如需更换用药,应如何调整?

考证聚焦

综合分析选择题

患者,女,28岁,体重80 kg。12年前于颅脑外伤后出现癫痫全面强直-阵挛性发作,间断有失神发作,最初服用丙戊酸钠缓释片,后因效果不佳,陆续加用奥卡西平片、拉莫三嗪片,三药合用至今已3年;另外间断服用碳酸钙片、骨化三醇胶丸。现患者出现低钠血症,血钠121 mmol/L。

1. 导致该患者血钠降低的药物可能是(　　)。

A. 奥卡西平片　　　　B. 丙戊酸钠缓释片　　　　C. 拉莫三嗪片

D. 碳酸钙片　　　　　E. 骨化三醇胶丸

2. 丙戊酸钠的有效血药浓度为(　　)。

A. 40~100 μg/ml　　　B. 4~12 μg/ml　　　　　C. 2.5~15 μg/ml

D. 10~20 μg/ml　　　　　E. 15~40 μg/ml
3. 因患者计划妊娠,需调整给药方案,应首先考虑更换的药物是(　　)。
A. 奥卡西平片　　　B. 拉莫三嗪片　　　C. 丙戊酸钠缓释片
D. 碳酸钙片　　　　E. 骨化三醇胶丸
4. 关于抗癫痫药使用注意事项和患者教育的说法,错误的是(　　)。
A. 应长期规律用药
B. 停药时应逐渐减量
C. 停药后复发率为 20%~40%
D. 若持续 1 年以上无癫痫发作,可停药
E. 复发多在停药后 2 年内发生

任务二　药源性疾病的识别与防范

药源性疾病(drug-induced disease,DID)是指药物在预防、诊断、治疗疾病过程中,因药物不良反应、药物相互作用及药物使用不当引起病理性改变或组织结构损害而出现的各种临床异常症状。近年来,其发生率有明显上升趋势。因此,科学、合理地使用药物,以避免和减少药源性疾病的发生是必须重视的问题。

岗位模拟

任务情境

患者,女。因上呼吸道感染给予注射用阿莫西林钠 4.5 g,加入 0.9% 生理盐水 250 ml 注射液中静脉滴注,用药后 1 小时患者出现下腹胀痛、血尿,后出现无尿。B 超提示双肾积水,包膜下积液;肾功能检查显示血尿素氮 8.37 mmol/L、肌酐 163 μmol/L。诊断为急性肾衰竭。遂停药,给予碱化尿液,采用经皮肾盂穿刺置管引流术,术中见双输尿管阻塞,尿道内有大量结晶。给予相关治疗,患者情况逐渐好转。

任务要求

分析该患者发生急性肾衰竭最可能的原因,并阐明依据。

一、药源性疾病的诱发因素

1. **药物因素**　药物是引发药源性疾病的根本原因,不仅与制剂的选择和主要成分有关,也与其分解产物以及制剂中的溶剂、稳定剂、色素、赋形剂、污染物等相关。药物间的相互作用、剂量过大、不良反应、毒性反应、继发反应、后遗效应、致癌、致畸、致突变等均可能引起药源性疾病。例如,清开灵注射液可致过敏反应,严重者可发生过敏性休克;非甾体抗炎药(NSAIDs)及糖皮质激素常诱发消化道出血;某些药物本身有毒性作用,如氨基糖苷类抗生素有明显的耳毒性和肾毒性;血液制品可能引起艾滋病、乙型肝炎、丙型肝炎;2006 年我国发生的亮菌甲素注射液事件就是由于制剂中用二甘醇代替丙二醇所造成。

2. 患者因素　患者的年龄、性别、体质及遗传基因、饮食习惯、疾病状态等与药源性疾病息息相关。如新生儿的灰婴综合征是由于新生儿肝酶发育不全，肾排泄功能较弱，氯霉素在体内蓄积所致；慢性肝、肾损伤患者由于药物在体内的代谢及清除率降低，使药物血浆半衰期延长，血药浓度增高；老年患者药物代谢过程缓慢，肝、肾功能减弱，免疫功能逐渐降低，易发生变态反应，引起药物过敏和中毒；苯妥英钠由羟化酶代谢，在羟化酶正常人群中的半衰期为30~40小时，正常人的日剂量为600 mg，而羟化酶缺乏者300 mg/d即可引起明显的神经毒性。

3. 不合理用药　除上述因素外，药物使用不当也是导致药源性疾病的主要原因之一。不合理用药的原因主要有：① 新药不断上市和药物信息量突飞猛进，医师难以全面掌握所有药物的知识和同一药物的不同剂型，或习惯性用药，遴选药物不适宜，用法用量不适宜，给药频次不合理，给药途径不合理，都有可能引起药源性疾病。② 药师未严格按照"四查十对"调配药物或护士因工作疏忽造成用药方法不当，如滴注速度过快、给药时间错误或忽视用药注意事项和禁忌证等也可发生药源性疾病。③ 患者依从性差，自身滥用、误用或不遵医嘱自服、乱服药物，如接受糖皮质激素治疗的患者突然停药则易引起反跳等不良反应。

二、常见药源性疾病

1. 药源性胃肠道疾病　口服给药是最方便、最容易被患者接受的给药途径。药物口服后经胃肠道吸收而作用于全身，或直接作用于胃肠道局部，因而最易发生不良反应，引起药源性胃肠道疾病。NSAIDs是消化性溃疡的主要病因之一，阿司匹林、布洛芬、吲哚美辛、萘普生、吡罗昔康等，均曾有引起胃出血、胃穿孔、十二指肠溃疡穿孔、大便隐血的报道。即使选择性的环加氧酶（COX）-2抑制剂塞来昔布等理论上能够避免消化道出血的新品种，实际上也不能完全避免。糖皮质激素可刺激胃酸和胃蛋白酶的分泌，同时可抑制胃黏膜细胞的更新，长期使用糖皮质激素可加重原有的胃和十二指肠溃疡，引起出血或穿孔。

抗菌药物对胃肠道的损伤主要是化学刺激所导致，如头孢菌素类：头孢哌酮可引起过敏性胃肠黏膜水肿，导致消化道出血；喹诺酮类可致腹痛、恶心、呕吐或血便；甲硝唑可引起上消化道黏膜损伤。

抗肿瘤药如长春新碱可引起麻痹性肠梗阻；氮芥、氟尿嘧啶、甲氨蝶呤也可引起恶心、呕吐。

2. 药源性肝疾病　又称为药物性肝损伤，是指药物治疗过程中肝受药物毒性损害或发生不良反应所致的疾病。由于药物主要在肝内代谢，所以肝往往作为靶器官而遭到损害，是主要的药源性疾病之一，如抗生素类药物引起肝损害占药源性肝病的25%。大环内酯类如罗红霉素、克拉霉素、阿奇霉素可引起黄疸、瘙痒、发热、腹痛、转氨酶升高；四环素类可引起脂肪肝；磺胺类可引起肝细胞坏死，出现类似肝炎的表现，发热、关节痛、皮疹及嗜酸性粒细胞升高等。

抗结核类药物如异烟肼、利福平、吡嗪酰胺、乙胺丁醇等对肝有不同程度的毒性，联合用药更容易发生肝损害、肝功能异常。

解热镇痛药几乎都具有肝毒性,其中大部分肝损害是非剂量依赖性、变态反应所致,但对乙酰氨基酚和阿司匹林造成的肝损害是剂量依赖性的、可预见的。过量服用对乙酰氨基酚仍是最常见的药源性肝疾病的原因。阿司匹林被认为是导致瑞氏综合征的一个重要因素,儿童瑞氏综合征是一种合并肝功能障碍的快速进展性脑病,常见于新生儿,起病凶险,死亡率极高。

抗甲状腺药物中的丙硫氧嘧啶引起的肝损害也很常见,但通常很短暂;甲巯咪唑可以引起淤积型肝损害。大多数抗肿瘤药物对肝有不同程度的损害,可见恶心、乏力、腹胀、腹泻等肝损害症状以及转氨酶升高、黄疸、肝大等,肝损害的病理特征可以是肝细胞变性、坏死或发展为脂肪肝、肝纤维化甚至肝硬化等。

3. **药源性肾疾病** 临床上常用的药物及其代谢产物多由肾排出,有些高浓度毒性物质从肾排出,可引起肾损害。药物引起肾损害的发生机制可分为:① 药物引起的肾毒性。② 药物引起的变态反应性肾损害。③ 药物在肾小管形成结晶引起的尿路梗阻。④ 药物引起的溶血所致的肾损害。⑤ 药物通过对血流动力学的作用引起肾灌注减少所致的肾损害。导致肾损害的药物大致分为抗菌药、NSAIDs、镇痛药、免疫抑制剂及抗肿瘤药。NSAIDs 抑制前列腺素合成可使血管不受控制地收缩造成严重的肾功能恶化,但不常见。最常见的是轻度的和无症状的恶化,停用 NSAIDs 后可迅速恢复。甲氧西林、磺胺类、利福平、噻嗪类、呋塞米、苯妥英钠、别嘌醇、西咪替丁等均可引起急性间质性肾炎。很多药物特别是氨基糖苷类抗生素、两性霉素 B、造影剂及环孢素易引起急性肾小管坏死,应用时应特别注意。用氨基糖苷类抗生素治疗超过 7 日,30% 的患者出现肾毒性,表现为多尿或血清肌酐升高。放射性造影剂引起肾毒性主要是由于肾血管强烈收缩,引起肾小球滤过率降低及肾小管低氧。

4. **药源性血液疾病** 药物诱发的血液病比较常见,其发生率约占全部药源性疾病的 10%。导致各种血液病的药物各有不同,有的药物可致多种血液病。

药源性再生障碍性贫血(简称再障)是目前药源性血液病中最严重的一种类型,预后较差,病死率高。氯霉素是引起再障最常见的药物,国内外资料表明,在药物引起的再障中,由氯霉素引起者占 52%~61%。解热镇痛药如吲哚美辛也是诱发再障的重要药物。其他如氨基比林、阿司匹林、对乙酰氨基酚也可引起再障。抗肿瘤药如氮芥、环磷酰胺、白消安、甲氨蝶呤、阿糖胞苷、阿霉素、羟基脲等都可引起再障。

吩噻嗪类药物是粒细胞缺乏症最常见的原因,其中以氯丙嗪最多见。抗风湿药如保泰松、吲哚美辛也是常见的致病药物。其他致病药物还有甲巯咪唑、甲硫氧嘧啶、丙硫氧嘧啶、磺胺类药、氯霉素等。

药源性血小板减少症的发病率仅次于粒细胞缺乏症。凡可引起再障的药物都可选择性地作用于骨髓巨核细胞系统,引起血小板减少。常见致病药物有阿司匹林、水杨酸、保泰松、吲哚美辛、呋塞米、氯霉素、苯妥英钠、利福平、肝素、异烟肼、奎尼丁、抗癌药、磺胺类药等。

药源性溶血性贫血约占药源性血液病的 10%。溶血性贫血产生的原因主要有:① 患者先天缺乏葡萄糖 -6- 磷酸脱氢酶,导致红细胞对药物敏感,当患者接触磺胺、伯氨喹等药物时,可引起本病。② 免疫性溶血性贫血分为甲基多巴型和青霉素型,甲基多巴型的溶血是可逆过程,停药后可恢复,青霉素型与 II 型、III 型变态反应有关。

5. 药源性神经疾病 药物对神经系统的影响很常见。

药源性头痛是指药物直接或间接作用引起的头痛。镇痛药滥用是药物引起头痛的最常见原因。治疗头痛的药物可引起头痛,但不会在无头痛史的患者中诱发头痛。此类药物包括:氨基酚衍生物、阿片制剂、巴比妥类、苯二氮䓬类、吡唑酮衍生物、非那西丁、吩噻嗪类、抗组胺药、可待因、对乙酰氨基酚、水杨酸盐、吲哚美辛等。此外,防治偏头痛的药物麦角胺、普萘洛尔长期服用亦可导致偏头痛加重。其他引起药源性头痛的药物还有灰黄霉素、甲氟喹、血管扩张药、咖啡因、丙戊酸钠等。

药物可以引起或加重癫痫发作,尤其是对患癫痫或有其他危险因素的患者。凡是作用于中枢神经系统或能透过血脑屏障的药物均可能引起惊厥或加剧癫痫发作。国内有关药物引起癫痫发作报道较多的有抗精神病药物、抗菌药、抗癫痫药、心血管系统用药、皮质激素类药物、麻醉药、呼吸系统用药、血液系统用药等十余类。如抗精神失常药引起癫痫发作多见于用药初期(1~15日),突然增加剂量,或有器质性脑病的患者。地西泮、阿普唑仑等突然停用或急剧减量均可引起癫痫发作。抗癫痫药过量使用、撤药或停药过快,或合用减少抗癫痫药吸收或加快其代谢的药物均可引起反跳性或加剧癫痫的发作。喹诺酮类药物尤其第三代氟喹诺酮类药物,脂溶性高,易通过血脑屏障,激发脑部兴奋性神经元过度放电而引起癫痫发作。

其他药源性神经疾病有药源性耳聋、药源性视神经损害、药源性帕金森综合征、药源性重症肌无力等。

6. 药源性心血管疾病 药源性心血管疾病的损害类型主要有心律失常、心房颤动、心动过缓、心力衰竭、高血压、血栓栓塞性疾病、心肌毒性等。

现有抗心律失常药物均有不同程度的致心律失常作用,如奎尼丁、普鲁卡因胺、胺碘酮等可致心室复极异常,引起QT间期延长,常可导致恶性心律失常。普罗帕酮、维拉帕米、利多卡因、氟卡尼等也可致心律失常,严重时可造成心搏骤停。

洋地黄类药物中毒者多伴发心律失常,常表现为室性心律失常、心房颤动及心房扑动、窦性心动过缓、窦性停搏和房室传导阻滞等。

β受体阻断药如普萘洛尔、美托洛尔等可抑制窦房结及房室传导,因而可引起或加重心律失常、心力衰竭,导致心动过缓、低血压及房室传导阻滞。

硝酸酯类药物的扩血管作用可产生低血压甚至休克,致冠状动脉灌注压降低及反射性窦性心动过速,可诱发或加重心绞痛,多见于硝酸甘油含服或静脉滴注时。

口服或静脉注射西咪替丁可出现心率增快、窦性心动过缓和窦性停搏;口服或静脉注射雷尼替丁能明显减慢窦性心律。

三、药源性疾病的诊断与治疗

(一)药源性疾病的诊断方法

1. 追溯用药史 药源性疾病发生于用药之后,因此用药时间与发病时间的关系对于诊断有重要意义。认真仔细地询问患者治疗疾病的过程,了解其用药史是诊断药源性疾病的关键。

2. 确定用药时间、用药剂量与临床症状发生的关系　不同药源性疾病的潜伏期长短是不同的,青霉素致过敏性休克在用药后几分钟至几小时出现。药源性肝损害多在用药后1个月左右出现。因此,根据不同药源性疾病的潜伏期,确定用药时间与临床表现的关系密切与否是药源性疾病诊断的重要依据。一些药源性疾病的轻重随剂量变化,剂量加大时症状加重,剂量减少时症状减轻。因此,可根据症状随用药剂量增减而加重或减轻的规律判断致病药物。

3. 询问用药过敏史和家族史　某些药源性疾病在首次发生时很难确定,再次用药后,发生相同的症状时,医师才考虑到药源性疾病的可能。特异体质的患者可能对多种药物发生不良反应,甚至家族成员也曾发生过相同的药源性疾病。因此,注意询问患者既往使用同种或同类药物是否出现同样的临床症状,以及药物过敏史和家族史,对确立药源性疾病的诊断有很大的帮助。

4. 排除药物以外的因素　只有排除原发病、并发症、继发症、患者的营养状况以及环境因素的影响后,才能确诊药源性疾病。

5. 致病药物的确定　首先应根据药物应用的先后顺序、既往用药状况以及相关的不良反应报道,确定哪种药物或哪几种药物相互作用引起的可能性最大,然后决定停用或改用其他药物,并继续观察患者停药后病情的变化。若停药后症状缓解,也可作为药源性疾病诊断的相关依据之一。

6. 必要的实验室检查　依据药源性疾病的临床特征对患者进行嗜酸性粒细胞计数、皮试、致敏药的免疫学检查、血药浓度监测或药品不良反应激发试验等;根据病情检查患者受损器官系统及其受损程度,如进行体格检查、血液学和生物化学检查、心电图检查、超声检查、器官系统的功能性检查等。

7. 流行病学调查　有些药源性疾病在单个病例发生时,很难得出正确的诊断,而是要依据许多病例报告或经流行病学调研后方能确定。如霍乱患者使用庆大霉素后出现急性肾衰竭,由于霍乱本身容易导致肾衰竭,所以难以确定肾衰竭是否和庆大霉素有关。流行病学调查显示,用过庆大霉素的患者肾衰竭的发病率是未用患者的5倍以上,从而确定了霍乱患者使用庆大霉素可导致急性肾衰竭。

知识拓展

历史上的药害事件
——健康所系　性命相托

汞剂(20世纪初):欧洲曾应用甘汞(氯化亚汞)作为婴儿的轻泻剂和驱虫剂,可导致儿童发生肢端疼痛、口腔发炎、牙龈肿胀、流涎、脱发、牙齿脱落等。经过长期的流行病学调查,证明是由于使用含汞药物所致。1939—1948年间,仅在英格兰和威尔士地区,死于含汞药物中毒的儿童就有585人,其中多数是在3岁以下。

黄热病疫苗(1942年):1942年,美国军队里曾普遍接种黄热病疫苗,结果在接受预防注射的300万军人中,有28 000人发生传染性肝炎,死亡62人。调查发现,在117批黄热病疫苗中有9批疫苗的血清中混进了患传染性肝炎已痊愈的志愿者的血清。

沙利度胺(20世纪60年代):沙利度胺于1957年首先在德国上市,因能治疗孕妇的妊娠呕吐，上市后不久就被推广到十几个国家。1961年10月，三位德国医师在当时西德的妇产科学会议上报告了一些海豹肢畸形儿的病例，引起了大家的重视，以后其他地方也有相关报告。通过长时间的流行病学调查，证明这种畸形与患者的母亲在妊娠期间服用沙利度胺有关。该药在17个国家共引起1万多人出现海豹肢畸形。此外，该药还引起有时能威胁生命的多发性神经炎1300多例。

拜斯亭（2001年）：拜斯亭于1997年上市，1999年进入中国市场。美国FDA收到31例因拜斯亭引起横纹肌溶解导致死亡的报告，其中在12例报告中患者联合使用了吉非罗齐。据FDA资料记录，拜斯亭引起致死性横纹肌溶解反应显著多于已经上市的其他同类产品，且多发生在大剂量及与吉非罗齐等其他降脂药物的联合使用中。2001年8月8日，拜耳公司宣布主动从全球市场（除日本外）撤出该药。

（二）药源性疾病的治疗

1. **及时停药，去除病因**　及时停药不仅能终止药物对机体继续损害，而且有助于临床判断引起药源性疾病的药物。当发生可疑药源性疾病时，如果不能确定哪一种药物是致病因子，可逐个依次停药、停用所有药品或改用其他治疗方案。在某些特殊情况下，尽管致病药物已经确定，但由于治疗需要而不能停用，此时应权衡利弊，根据患者病情做出正确的选择。

2. **加速排泄，延缓吸收**　临床医师可采用输液、利尿、导泻、洗胃、催吐、吸附、血液透析等办法，加速药物的排泄，延缓药物的吸收。

3. **应用拮抗剂**　利用药物的相互拮抗作用来降低药理活性，从而减轻其不良反应。例如，鱼精蛋白可使肝素失去抗凝活性，可用于肝素引起的自发性出血。

4. **对症治疗**　药源性疾病多有自限性特点，停药后无须特殊处理，待药物自体内消除后，症状可以缓解。症状严重时须进行对症治疗。例如，皮肤过敏症状可用抗过敏药物治疗，发热用解热镇痛药治疗，过敏性休克则应按过敏性休克抢救治疗等。

赛场直击 ▶▶▶▶

MKM中国药师职业技能大赛
情境咨询试题单

一、试题背景

王女士，父亲患有精神分裂症，使用奋乃静控制得不错，最近出现四肢震颤、坐立不安。

二、答题要求

根据以上情境分析该患者出现此种现象的原因。

考证聚焦

综合分析选择题

患者,女,65岁,52岁绝经。自述腰痛半年,加重2个月,腰椎影像学检查提示腰2和腰3椎体压缩性骨折,骨密度检查提示重度骨质疏松,既往有高血压、高脂血症和系统性红斑狼疮等疾病,长期口服缬沙坦80 mg,qd,阿托伐他汀20 mg,qn,阿司匹林10 mg,qd和泼尼松75 mg,qd。1个月前因反流性食管炎加用奥美拉唑20 mg,qd。否认不良嗜好,否认食物药物过敏史。

1. 与该患者骨质疏松发病相关性较大的药物是( )。
   A. 缬沙坦　　　　B. 阿司匹林　　　　C. 阿托伐他汀
   D. 泼尼松　　　　E. 奥美拉唑
2. 能明显缓解该患者腰痛症状的药物是( )。
   A. 戊酸雌二醇　　B. 鲑降钙素　　　　C. 阿仑膦酸钠
   D. 碳酸钙　　　　E. 维生素D
3. 关于该患者骨质疏松治疗的说法,错误的是( )。
   A. 推荐每日补充维生素D 400 IU
   B. 每日钙推荐摄入量为1000~1200 mg
   C. 因有反流性食管炎,可选用双膦酸盐注射剂型
   D. 双膦酸盐类药物可引起一过性"流感样"症状
   E. 应用双膦酸盐类药物前,需评估肾功能

任务三　用药错误的识别与防范

药物治疗是临床诊断和治疗疾病的重要手段,而用药错误会影响患者对医疗机构的信心并增加医护成本。《中国用药错误管理专家共识》将用药错误定义为:药品在临床使用及管理全过程中出现的、任何可以防范的用药疏失。这些疏失可导致患者发生潜在的或直接的损害。

岗位模拟

任务情境

患者,女,34岁。癫痫,伴肝损害。患者服用苯妥英钠,每日0.3 g,又因胃溃疡服用西咪替丁片,5日后,出现苯妥英钠中毒症状,肝损害加重,血清转氨酶升高。

任务要求

1. 试分析该患者引起肝损害的主要原因。
2. 结合患者的症状表现给予安全用药相关建议。

一、用药错误的基本知识

(一) 用药错误的原因

1. 管理因素　①国家相关法规或医疗机构管理制度落实不到位。②管理部门监管不到位,缺少专职的管理机构和人员。③监测网不统一。④未建立健康的安全用药文化。

2. 流程因素　①医疗机构内部缺乏有效沟通,诸多用药环节衔接不畅,如换班及口头医嘱等环节;②从处方到用药整个过程中的信息系统发生错误。

3. 环境因素　①工作环境欠佳,如光线不适、噪声过强、工作被频繁打断等。②工作空间狭小,药品或给药装置等摆放混乱。

4. 设备因素　①信息系统落后,不能发挥基本的用药错误识别和防范功能。②设备老化,易出故障。③新型设备应用不熟练,程序配置错误,医务人员未能及时识别并采取相应措施。

5. 人员因素　①知识不足。②未遵守规章制度或标准操作规程。③培训缺失或培训内容欠妥、陈旧或错误。④人力资源不足。

6. 药品因素　①药品名称、标签、包装等外观或读音相近。②特定剂型、特殊用法(如鞘内注射)。③给药剂量计算复杂。④药品储存条件特殊的环节和类型。

(二) 用药错误的分级

根据用药错误造成后果的严重程度,参考国际标准,可将用药错误分为以下九类:

A类:客观环境或条件可能引发错误(错误隐患)。

B类:发生错误但未发给患者,或发给患者但患者未使用。

C类:患者已使用,但未造成伤害。

D类:患者已使用,需监测错误对患者的后果,并根据后果判断是否需采取措施预防和减少伤害。

E类:错误造成患者暂时性伤害,需要采取预防措施。

F类:错误对患者的伤害可导致患者住院或延长住院时间。

G类:错误导致患者永久性伤害。

H类:错误导致患者生命垂危。

I类:错误导致患者死亡。

上述九类可归纳为四个层级。第一层级:无错误,包括A类;第二层级:有错误无伤害,包括B、C、D类;第三层级:有错误有伤害,包括E、F、G、H类;第四层级:有错误,死亡,包括I类。

二、用药错误的防范

(一) 技术策略

用药错误防范的技术策略主要包括四个方面,按其有效性由强到弱分为四级。第一级:实施强制和约束策略,包括执行国家对于医疗机构药品"一品两规"的规定,使用药物通用名、预混、预配、计算机系统限定用法、用量、给药途径,暂停使用,医疗机构药品品种数量限定,抗菌药物的分级使用限制,以及抗肿瘤药物的分级使用限制等。第二级:实施自动化和信息化,包括计算机医嘱系统、电子处方、单剂量自动分包机、整包装发药系统、条形码等。第三级:制订标准化的标识和流程,包括高危药品标识,听似看似药品标识,药品多规格标识,标准操作流程,以及指南、共识、技术规范等。第四级:审核项目清单和复核系统,包括处方审核,对高危药品和细胞毒性药物配置加强核对,以及使用两种不同方法确认患者身份和药品等。

(二) 管理策略

1. **建立用药安全相关法规及管理组织**　国家相关部门应尽快出台用药错误监测报告管理办法,并完善用药安全相关法律法规,统一报告监测途径,实现医师、药师、护士等信息共享,打破行业壁垒,加强横向联合。医疗机构应该设立内部的用药安全管理组织,建议在药事管理与药物治疗学委员会领导下,成立医疗、护理和药学等部门共同参加的工作小组,建立本医疗机构用药错误监测与报告管理体系,并纳入医疗机构质量管理体系。医疗机构应建立健全用药安全相关规章制度和技术操作规范并实施,包括药师"四查十对"的管理规定、护士"三查七对"的管理规定、超说明书用药规定、自备药管理制度、高危药品管理制度、毒麻精放药管理制度以及临床试验用药管理制度等。

2. **倡导健康的用药安全文化**　医疗机构应倡导非惩罚性用药安全文化,让每一位医务人员都认识到用药错误监测与报告是保障患者用药安全、提高医疗质量、降低执业风险的一项积极而有意义的工作。鼓励临床医师、护士和药师等人员主动参与用药错误的监测报告。医疗机构应制订有效措施保障落实,保护当事人、报告人和患者的信息。

3. **配备充足的人力资源**　医疗机构应配备充足的人力资源,减少或避免医务人员因工作负担过重引发疲倦、注意力不集中等人为因素造成的用药错误。

4. **加强基于岗位胜任力的专业技能培训**　医疗机构应加强医务人员基于岗位胜任力的专业技能培训,将用药错误的识别和防范作为培训内容之一。做好新职工的岗位培训,加强专业技能考核,实现理论到实践的转变,减少因专业知识及技能欠缺而引起的用药错误,及时分享用药错误案例,防患于未然。

5. **提供必要的工作空间和自动化信息化设备**　医疗机构应改善医务人员的工作环境,尽可能提供足够的工作空间和适宜的工作环境;配备自动化设备,加强信息化建设,减少不必要的人工操作。

6. **建立合理、简明、顺畅、严谨的工作流程**　医疗机构的用药过程是一个涉及内部多个部门、多个岗位,需协调多个环节共同完成的过程。科学、简明且可追溯的流程,清晰、严谨且可操作的岗位职责,有利于提高质量,提高效率,保证患者安全;而冗长、繁杂的流程往往是产生用药错误的重要原因之一。在构建了适宜的组织管理系统和医疗安全文化、恰当的人员配备和培训之后,还需要借助适宜的信息化设备和顺畅合理的标准操作流程,提高工作效率和保障用药安全。

(三)用药错误的处置与报告

1. **用药错误的处置**　用药错误一旦发生,医务人员应积极实施处置措施。E 类及以上的错误,医务人员应迅速展开临床救治,将错误对患者的伤害降至最低,同时积极报告并采取整改措施。A~D 类用药错误虽未对患者造成伤害,但亦应引起医务人员及医疗机构管理者的重视,除积极报告外,应及时总结分析错误原因,采取防范措施,以减少同类错误发生的可能性。

医疗机构应建立用药错误紧急处理预案以及院内的紧急报告制度。对于涉及群体和多发的用药错误事件,应建立有效的紧急响应流程。

2. **用药错误的报告**　发生用药错误,鼓励自愿报告。卫生部(现国家卫生健康委员会)于 2012 年成立合理用药国际网络(INRUD)中国中心组临床安全用药组,并建立全国临床安全用药监测网,接收各级医疗机构的用药错误报告。监测网在国家卫生健康委员会医政司和各省市卫生厅(局)的指导下,设立国家级、省市级和医疗机构级三级结构,由《药物不良反应》杂志社和首都医科大学宣武医院负责具体工作。用药错误采取网络实时报告,监测网具备数据统计和分析功能。报告内容应真实完整准确。INRUD 中国中心组临床安全用药组用药错误报告表(2022 版)见表 1-3-2。

表 1-3-2　INRUD 中国中心组临床安全用药组用药错误报告表(2022 版)

错误发生时间　　___年__月__日__时__分	发现错误时间　　___年__月__日__时__分
错误是否已累及患者　□是　□否　□不详	患者是否已使用错误药品　□是　□否　□不详

错误分级	第一层级:无错误 　□A 类:客观环境或条件可能引发错误(错误隐患) 第二层级:有错误无伤害 　□B 类:发生错误但未发给患者,或者发给患者但患者未使用 　□C 类:患者已使用,但未造成伤害 　□D 类:患者已使用,需监测错误对患者的后果,并根据后果判断是否需采取措施预防和减少伤害 第三层级:有错误有伤害 　□E 类:错误造成患者暂时性伤害,需要采取预防措施 　□F 类:错误对患者的伤害可导致住院或延长住院时间 　□G 类:错误导致患者永久性伤害 　□H 类:错误导致患者生命垂危 第四层级:有错误,死亡 　□I 类:错误导致患者死亡

续表

患者伤害情况	☐无明显伤害 ☐抢救　措施： ☐残疾　部位、程度： ☐暂时伤害　部位、程度： 　　　　恢复过程：☐住院治疗　☐门诊随访治疗　☐自行恢复　☐其他_____ ☐死亡　直接原因：_____　死亡时间：___年__月__日__时__分
错误内容	1. 品种　☐品种　　☐剂型　　☐适应证　☐禁忌证 2. 用法　☐漏给药　☐给药途径　☐给药顺序　☐给药技术　☐重复给药 3. 用量　☐用量　　☐规格　　☐数量　　☐疗程　　☐给药频次　☐给药时间 4. 相互作用　☐溶媒　☐配伍　☐相互作用 5. 其他　☐其他　☐患者身份
引发错误的因素	1. 处方因素　☐缩写　　☐抄方　　☐口头医嘱　☐处方辨认不清 2. 药品因素　☐分装　　☐稀释　　☐标签　　☐药名相似　☐外观相似 3. 环境因素　☐环境欠佳　☐货位相邻　☐拼音相似　☐设备故障　☐多科室就诊 4. 人员因素　☐疲劳　　☐知识欠缺　☐培训不足　☐技术不熟练 5. 其他　☐其他
发生差错的场所	诊室（☐门诊　☐病房）☐药房　☐护士站　☐社区卫生站　☐患者家中　☐静脉配制室　☐其他
引起错误的工作人员	1. 医生　☐住院医师　☐主治医师　☐副（正）主任医师　☐实习医生　☐进修医生 2. 药师　☐初级药师　☐主管药师　☐副（正）主任药师　☐实习药师　☐进修药师 3. 护士　☐初级护士（师）☐主管护师　☐副（正）主任护师　☐实习护士　☐进修护师 4. 其他　☐患者及家属　☐其他_____
其他与错误相关的人员	☐医生　☐药师　☐护士　☐患者及家属　☐其他_____
发现错误的人员	☐医生　☐药师　☐护士　☐患者及家属　☐其他_____
错误相关药品	通用名　　　　　　　批准文号　　　　　　剂型 规格　　　　　　　　生产厂家
有无药品标签、处方复印件等资料	☐有　☐无

简述事件发生、发现经过、处理情况及改进措施：

患者信息	性别	☐男　☐女	年龄	岁／月	体重	
	诊断					
报告人信息	报告人		科室		联系电话	邮箱

知识拓展

用药错误与药品不良反应
——厚药德、明药规

用药错误是指药品在临床使用及管理全过程中出现的任何可以防范的用药疏失,这些疏失可导致患者发生潜在的或直接的损害。药品不良反应(ADR)是指合格药品在正常用法用量下出现的与用药目的无关的有害反应。ADR 是药品的自然属性,一般而言,医务人员报告 ADR 无须承担相关责任,国家法规亦明确规定不得以 ADR 为理由提起医疗诉讼;而用药错误属于人为疏失,当事人常需要承担一定的责任。

赛场直击

MKM 中国药师职业技能大赛情境咨询试题单

一、试题背景

患者,女,72 岁。因帕金森病服用司来吉兰(5 mg,qd),近期因抑郁症开始服用帕罗西汀 20 mg,qd,后出现精神错乱、发热、大量出汗、过度换气、四肢震颤。

二、答题要求

根据以上情况分析该患者出现此种现象的原因。

考证聚焦

综合分析选择题

患者,女,34 岁。受凉后出现发热、流涕、鼻塞等感冒症状,自行服用对乙酰氨基酚及其他复方感冒药。为尽快改善症状,自行加量并增加给药频次。用药 2 天后出现厌食、恶心和呕吐症状,诊断为对乙酰氨基酚中毒。

1. 宜选用的中毒解救药物是(　　)。
   A. 普萘洛尔　　　B. 氟马西尼　　　C. 谷胱甘肽
   D. 乙酰半胱氨酸　　E. 二巯丙醇

2. 对乙酰氨基酚有单次给药剂量和每日总剂量的限制,超剂量服用可能损伤的器官是(　　)。
   A. 骨关节　　　B. 耳蜗神经　　　C. 肺
   D. 心脏　　　E. 肝

思考题

1. 简述药品不良反应的分类及特点。
2. 简述药源性疾病的治疗方法。

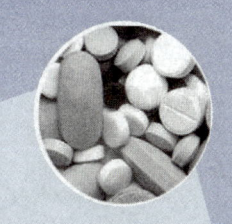

项目四
特殊人群合理用药

在临床药物治疗过程中,患者常伴有不同的情况,尤其是妊娠期和哺乳期妇女、小儿、老年人、肝肾功能不全患者等特殊人群,因其生理、病理等与普通人群存在较大差异,有着不同的药动学和药效学特征,对药物的反应也不同,临床用药需要充分考虑这些因素,以发挥药物的治疗作用,避免或减轻药物的不良反应。

本项目主要学习特殊人群合理用药,为今后的药学服务工作打好基础。

学习目标

知识目标

1. 归纳各类特殊人群的临床用药原则。
2. 阐述各类特殊人群的用药注意事项。
3. 知晓各类特殊人群的生理特点。

技能目标

1. 能够结合各类特殊人群的特点正确选择药物,开展用药咨询、用药指导、协助拟订药物治疗方案等药学服务。
2. 学会判断常见治疗药物的不良反应并提供处理方案,为患者提供用药教育和健康教育。

素质目标

1. 理解各类特殊人群的用药特点和要求,形成个性化用药的临床思维。
2. 指导各类特殊人群的合理用药,养成严谨、细致、认真的服务意识。

任务一　理解妊娠期和哺乳期妇女合理用药

妊娠期和哺乳期是妇女的特殊生理期,此期间用药关乎母体和胎儿、新生儿的健康,若用药不当会产生不良影响。合理用药是确保母婴健康的重要措施之一。

岗位模拟

任务情境

患者,女,28岁,妊娠12周。3天前不慎淋雨后出现鼻塞、流涕、打喷嚏,而后感到畏寒、头痛、咽痛,前来就诊。体格检查:体温39 ℃,脉搏80次/分,呼吸18次/分,血压125/75 mmHg,咽部充血,心肺及其他未见异常。血常规:白细胞$6×10^9$/L,中性粒细胞55%,淋巴细胞40%,单核细胞3%。医师诊断为:上呼吸道感染。医师给出下列处方:

Rp.
利巴韦林注射液　0.5 g
5%葡萄糖注射液　500 ml
Sig.　ivgtt　bid
复方氨酚烷胺胶囊　10粒
Sig.　1粒　bid　po

任务要求

1. 请收集处方中药物的说明书,并认真阅读。
2. 请审核该处方的合理性。
3. 请结合案例谈谈妊娠期患者临床用药的基本原则。

一、妊娠期妇女药动学特点

为适应胚胎及胎儿生长发育的需要,孕妇体内发生一系列适应性的生理改变。由于胎儿、胎盘及内分泌系统的变化,孕妇对药物的吸收、分布、代谢和排泄等体内过程,与正常成人比较,均有不同程度的差异。

1. **药物的吸收**　妊娠期间胃酸分泌减少,可使弱酸类药物如阿司匹林等的吸收减少,但弱碱类药物如阿片类则吸收增加。同时,胃肠蠕动减慢、减弱,胃排空时间延长,胃肠道平滑肌张力减退,使口服药物的吸收延缓,血药浓度达峰时间后移且峰值偏低。此外,妊娠早期出现的恶心、呕吐等消化道症状,可降低口服药物的吸收率。

2. **药物的分布**　妊娠期妇女的血浆容积增加35%~50%,可"稀释"血药浓度,故给予相同剂量的药物,妊娠期妇女的血药浓度低于非妊娠期妇女。由于血容量增加,血浆白蛋白浓度降低,导致生理性的血浆蛋白减少,从而使药物血浆蛋白结合率下降,游离型药物占比明显增加,药效增强(对于高血浆蛋白结合率的药物影响更为显著),药物易通过胎盘屏障进入胎儿体内。同时,妊娠期体重增加,体内脂肪率提高,将使脂溶性药物的表观分布容积增大。

3. **药物的代谢** 妊娠期妇女肝脏微粒体酶活性下降,肝脏的生物转化功能有所下降,药物的清除减缓,半衰期延长,易产生蓄积性中毒。同时,有些孕妇因胆汁分泌减少,从而胆汁淤积,对经胆汁排泄和存在肝肠循环的药物影响很大。

4. **药物的排泄** 妊娠期妇女的肾血流量和肾小球滤过率增加,可加速水溶性物质或药物的排泄,如肌酐、水溶性维生素等,但在妊娠晚期,由于肾动脉受压或某些疾病如妊娠高血压等疾病状态,可能导致肾功能减退,延缓药物的排泄。

二、药物在胎盘的转运特点

(一) 药物在胎盘的转运

母体–胎盘–胎儿构成一个共同的生物学和药动学单位,胎盘作为连接体,不但具有代谢和内分泌功能,而且具有生物膜特性,进入胎儿体内的药物必须通过胎盘屏障。药物在胎盘的转运部位是血管合体膜,膜的厚度与药物的转运呈负相关,与绒毛膜表面积呈正相关。妊娠晚期,血管合体膜的厚度仅为早期妊娠的10%左右。胎盘转运药物的主要方式有简单扩散、主动转运、胞饮作用、经膜孔或细胞间裂隙转运等。

(二) 胎盘对药物的生物转化

胎盘中有酶系统,具有生物合成和分解等功能,部分药物在胎盘转运时会进行生物转化,药理活性或理化性质发生改变。有些药物生物转化后更易透过胎盘屏障进入胎儿体内,如母体血液中的葡萄糖需经胎盘磷氧基化,转变为果糖后转运至胎儿体内。有些药物经生物转化后失活,如肾上腺皮质激素可的松、泼尼松经胎盘可转化为灭活的酮衍化物,而地塞米松通过胎盘时则无代谢,可直接进入胎儿体内。因此,若治疗孕妇疾病可选用泼尼松,而治疗胎儿疾病则应选用地塞米松。

(三) 影响药物经胎盘转运的因素

胎盘对药物转运的程度和速度受以下因素影响:

1. **药物的理化性质**

(1) 药物的脂溶性和解离度:脂溶性药物经胎盘转运较快,水溶性药物相对较慢,甚至难以通过。多数药物为弱电解质,当药物分子处在非解离状态时,脂溶性较高,易通过胎盘;而解离后脂溶性降低,不易通过胎盘。

(2) 药物分子的大小:小分子药物比大分子药物的扩散速度快。分子量为250~500的药物易通过胎盘;分子量在700~1000的药物,如多肽及蛋白质穿过胎盘较慢;分子量大于1000的药物则很难通过胎盘。

(3) 血浆蛋白结合率:药物与血浆蛋白结合率的高低与通过胎盘的量呈负相关,药物与血浆蛋白结合后分子量变大,不容易通过胎盘。

2. **胎盘因素**

(1) 胎盘的发育程度:胎盘的成熟度会影响其厚度及生物功能,进而影响药物转运。

(2) 胎盘的药物代谢：胎盘可对某些药物进行生物转化，影响药物经胎盘的转运。

(3) 胎盘血流量：胎盘血流量对药物经胎盘的转运有明显影响，如妊娠期患感染性疾病，合并糖尿病、心脏病、妊娠高血压等，胎盘屏障常遭破坏，有时使正常情况下不容易通过胎盘屏障的药物变得容易通过。母体子宫收缩时，胎盘的血流量减少，药物在母体-胎儿血液循环之间的转运相应减少。

三、胎儿药动学特点

1. **药物的吸收**　大多数药物经胎盘转运通过脐静脉进入胎儿体内，随后经过胎儿肝脏进入循环系统，部分药物会在胎儿肝脏内发生代谢，药理活性降低。有些药物经羊膜转运进入羊水后被胎儿吞饮，经胃肠道吸收进入胎儿血液，经胎儿尿液排泄的药物又可因胎儿吞饮羊水重新进入胎儿体内，形成羊水-肠道循环，延长药物作用时间。

2. **药物的分布**　胎儿的血浆蛋白含量比母体低，故同一药物的血浆蛋白结合率比成人低，进入组织的游离型药物增多。胎儿的肝脏、脑、心脏等器官的重量占体重的比值较成人大，血流丰富，更利于药物分布，故应避免母体快速静脉给药。药物进入胎儿脐静脉后，有60%随血流进入胎儿肝脏，故肝内药物分布较多。胎儿的血脑屏障功能未发育完善，药物易进入中枢神经系统。

3. **药物的代谢**　胎儿肝脏是药物代谢的主要器官，部分药物在胎儿肝脏中各种酶的催化下发生生物转化，药理活性降低，药物作用下降。但与成人比较其酶活力较低，代谢能力差，使得某些药物的胎儿血药浓度高于母体。个别药物经代谢后活性增强，可能对胎儿造成伤害，甚至致畸。

4. **药物的排泄**　胎儿的肾小球滤过率很低，肾脏排泄药物的能力极差。胎儿进行药物消除的主要方式是药物或其代谢物经胎盘返运回母体，由母体消除。某些药物经代谢后脂溶性降低，不易通过胎盘屏障转运到母体，导致药物在胎儿体内蓄积而引起中毒，如地西泮、沙利度胺等。

知识拓展

妊娠期药物安全性分级
——呵护孕妇，安全用药

1979年，美国FDA根据动物实验和临床用药经验对胎儿致畸相关的影响建立了五级风险分类法，将药物分为A、B、C、D、X五类，协助医师为孕妇提供安全的药物处方。

2014年12月，美国FDA制订了新式的妊娠与哺乳期标示规则（pregnancy and lactation labeling rule，PLLR），新式的PLLR标示规则包括三个小节的具体内容：妊娠期、哺乳期、对女性和男性生殖系统的影响。每个小节都会有风险概要、支持性数据的讨论，以及与协助医护人员开具处方和咨询决策相关的信息。新的妊娠安全等级系统较为全面地规定了药品对妊娠期人群的安全使用，并起到了更严格的监控作用。

四、妊娠期妇女用药的基本原则

1. 必须明确诊断和具有确切的用药指征,避免不必要的用药。
2. 权衡利弊,合理用药。权衡所用药物对孕妇疾病治疗和药物对胎儿可能导致的伤害之间的利弊。若药物虽对胎儿可能产生伤害,但该药物是为治疗危及孕妇健康或生命的疾病而必须使用时,也应根据病情随时调整剂量或及时停药,甚至先终止妊娠,再用药。
3. 优先选择对孕妇及胎儿无害或毒性小的药物,尽量避免使用新药或擅自使用"偏方""秘方"。
4. 根据孕周大小考虑用药,做好用药记录,并注意监测胎儿状况。

五、妊娠期妇女慎用的药物

1. **妊娠早期** 妊娠1个月内,药物对胚胎的影响表现为"全"或"无"现象,可致流产;妊娠1~3个月,药物可影响胎儿胚胎各器官和系统发育,对药物的致畸作用高度敏感,用药应特别谨慎。致畸作用明确的药物主要有:乙醇、卡马西平、沙利度胺、吲哚美辛、甲氧苄啶以及某些性激素如雌二醇、己烯雌酚等。另外,放射性碘、某些活病毒疫苗如风疹疫苗等也具有致畸作用。

2. **妊娠中期** 妊娠4个月到分娩前3个月,胎儿的内脏系统基本形成,但许多器官功能尚未成熟,且无代谢和排泄药物的能力,药物会影响胎儿器官功能的发育和成熟,导致发育迟缓和功能紊乱。如氯霉素可使新生儿出现死亡率极高的灰婴综合征;镇静催眠药、阿片类镇痛药可抑制胎儿的呼吸中枢发育,引起新生儿呼吸窘迫,导致窒息死亡;四环素可使婴儿牙齿黄染、牙釉质发育不全和骨发育障碍;氨基糖苷类抗菌药如庆大霉素,可使胎儿发生先天性耳聋;喹诺酮类抗菌药可影响胎儿软骨发育;高效能利尿药可引起死胎、胎儿电解质紊乱、血小板减少等;氯喹可引起视神经损害、智力障碍和惊厥;长期应用氯丙嗪可导致胎儿发生视网膜病变;抗甲状腺药物可影响胎儿甲状腺功能,导致先天性甲状腺肿大、甲状腺功能减退、智力发育迟缓,甚至胎儿死亡;孕妇摄入过量维生素D,可导致新生儿钙过高、智力障碍、肾或肺小动脉狭窄及高血压等。

3. **妊娠晚期和临产期** 胎儿受药物影响相对较小,但由于胎盘变薄利于药物转运,易导致药物在胎儿体内蓄积。此外,要避免使用影响分娩和产程的药物,如孕妇使用双香豆素等抗凝药,或长期服用阿司匹林,因其具有抑制凝血功能,可导致产妇和胎儿严重出血,甚至死亡。孕妇如使用麦角生物碱类、缩宫素、垂体后叶素、益母草等药物,可引起子宫收缩,导致胎儿流产或早产。临产前使用对子宫平滑肌具有松弛作用或者抑制宫缩的药物,如β受体激动药等,均对分娩不利。对于葡萄糖-6-磷酸脱氢酶先天缺乏的患者,应慎用具有氧化作用的抗疟药、磺胺类、硝基呋喃类等药物,以免引起急性溶血。

六、哺乳期妇女用药注意事项

(一) 药物在乳汁中的排泄

大部分药物可以分布到乳汁,但母乳中的药物含量一般很少超过母体摄入量的1%~2%,故一般不至于给乳儿带来危害,然而少部分药物在乳汁中的排泄量较大,乳母使用时应考虑其对乳儿的危害,避免滥用。一般分子量小于200、脂溶性高、解离度大、血浆蛋白结合率低的药物较易经乳汁排泄。由于乳汁的pH比母体血浆pH低,故弱碱性药物如红霉素易分布到乳汁中,而弱酸性药物如青霉素G则不易进入乳汁中。同时,乳母的乳房血流量、乳汁分泌量、乳母健康状况及乳汁脂肪含量等,亦可影响药物向乳汁的转运。

(二) 哺乳期妇女的临床用药原则

1. **选药慎重,权衡利弊** 尽量避免用药,必须用药时应选用对母亲和乳儿危害小的药物,且谨慎应用,并在用药过程中注意观察药物的不良反应,弊大于利应立即停药。

2. **适时哺乳,防止蓄积** 应避免在乳母血药浓度高峰期间哺乳,可在用药前哺乳;避免使用长效药物或多种药物联合应用,尽量选用短效药物,避免药物在乳儿体内蓄积。

3. **危害乳儿,人工哺育** 如果乳母必须使用某种药物进行治疗,而此种药物对婴儿会带来危害,可考虑暂时采用人工喂养。

赛场直击 ▶▶▶

全国职业院校技能大赛药学技能赛项
处方调剂与用药指导模块试题单
考核时间:20 分钟 题目分值:12 分

处方笺			普通
科室:妇产科	门诊号:12345	费别:××	
姓名:×××	性别:女	年龄:26 岁	
临床诊断:1. 缺铁性贫血 2. 妊娠		开具日期:2024.01.05	
Rp:			
多糖铁复合物胶囊	150 mg×10 粒	2 盒	
	用法:150 mg	口服 一日1次	
叶酸片	0.4 mg×30 片	1 瓶	
	用法:0.4 mg	口服 一日1次	

| 医师:张 × | 审核:李 × | 药价:× × |
| 调配:刘 × | 核对/发药药师:陈 × | |

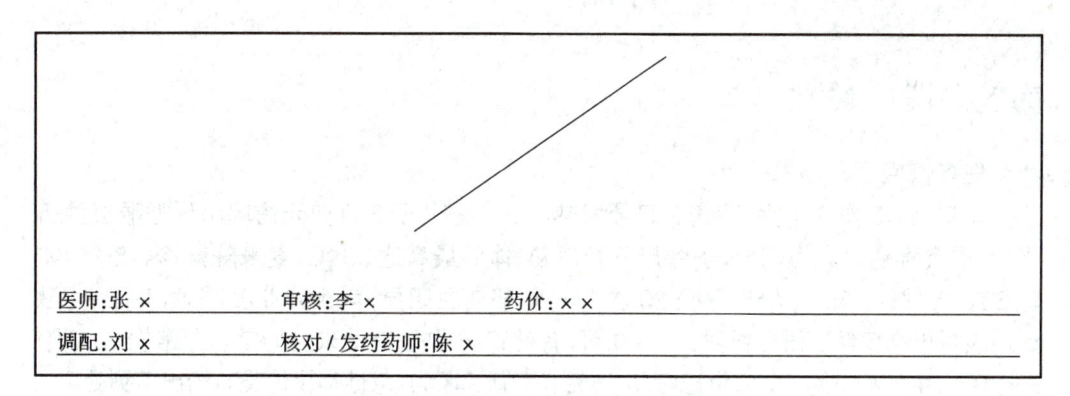

答题要求

1. 对处方笺做出合理性审核。

2. 对于合理处方,要说明处方中各药的药理作用、作用机制、联合用药的理由,并进行用药交代;对于不合理处方,要点评处方的规范性和适宜性,详尽指出处方中的所有不规范或/和不适宜之处并说明理由,同时给出合理性建议。

考证聚焦 》》》

综合分析选择题

1. 患者,女,28岁。因多汗、心慌、消瘦、易怒半月余就诊,实验室检查显示游离甲状腺素(FT$_3$、FT$_4$升高,促甲状腺素(TSH)降低,甲状腺Ⅰ度肿大,心率92次/分,诊断为甲状腺功能亢进症。给予甲巯咪唑片10 mg,一日3次;盐酸普萘洛尔片10 mg,一日3次。患者1个月后复查,FT$_3$和FT$_4$恢复正常,但出现膝关节疼痛。患者用药期间有妊娠计划,药师的合理化建议是( )。
  A. 甲状腺激素水平恢复正常后即可停药准备妊娠
  B. 可以妊娠,选择适当的抗甲状腺药物以最小剂量维持
  C. 不可停药妊娠,应手术切除甲状腺后再准备妊娠
  D. 妊娠期间应将甲状腺功能维持在正常下限
  E. 停用甲巯咪唑,换用小剂量碘剂治疗

2. 使用阿维A酯的患者停药后,妊娠需要等待( )。
  A. 1年   B. 2年   C. 3年
  D. 4年   E. 5年

任务二 理解小儿合理用药

现代医学将18岁以内的人群作为儿科用药的主要对象。此阶段人群处于生理和代谢迅速变化时期,用药具有一定的规律。小儿发育一般可分为胎儿期、新生儿期、婴儿期、幼儿期、学龄前期(幼童期)、学龄期、青春期共七个年龄阶段。小儿用药过程中,要重视其安全性和合理性,绝对避免小儿用药"成人化"现象。

岗位模拟

任务情境

患者,男,5岁3个月,咽痛2日伴发热1日。患儿于2日前无诱因出现咽喉部肿痛不适,进食吞咽时尤为明显,于今晨开始发热,体温最高达39℃,遂来院就诊。查体:体温38.5℃,脉搏85次/分,呼吸20次/分,咽部充血明显,扁桃体Ⅱ度肿大,有脓点;触诊浅表淋巴结仅颌下淋巴结肿大,活动可,有触痛;心肺及其他未见异常。血常规:白细胞$9×10^9$/L,中性粒细胞75%,淋巴细胞15%。医师诊断为:急性扁桃体炎。给出下列处方:

Rp:

盐酸左氧氟沙星胶囊　0.1 g × 12 粒

Sig.　0.1 g　tid　po

任务要求

1. 请收集处方中药物的说明书,并认真阅读。
2. 请审核该处方的合理性。
3. 请结合案例谈谈儿童出现感染性疾病时,临床合理应用抗菌药的原则有哪些。

一、小儿药动学及药效学特点

(一) 药动学方面

1. **药物的吸收**　新生儿胃黏膜尚未发育完全且胃酸分泌量少,胃排空时间较长,肠蠕动不规律,可使不耐酸的口服青霉素及在胃内吸收的药物吸收较完全;新生儿胆汁分泌较少,脂溶性药物吸收较差;小儿处于发育阶段,肠管相对较长,肠壁薄,药物穿透性强,吸收率高,容易发生不良反应;小儿消化和吸收能力相对较弱,故口服给药优先选择液体剂型。小儿体表面积相对较成人大,皮肤角质层较薄,经皮肤或黏膜局部给药,药物吸收快而多,尤其是皮肤黏膜有破损时,局部用药过多可致中毒;新生儿及婴幼儿皮下脂肪少,肌肉未充分发育,疾病状态时末梢循环欠佳,一般不采用皮下或肌内注射,故病情较重时常采用静脉注射。

2. **药物的分布**　婴幼儿组织脂肪含量偏低,可影响脂溶性药物的分布。小儿血浆蛋白总量不足,同一药物的血浆蛋白结合率比成人低,故血浆中游离型药物浓度增高,易发生中毒,如阿司匹林、磺胺类药物。小儿体液及细胞外液容量大,水溶性药物在细胞外液被稀释,而细胞内液中浓度较高,排出较慢。同样,脂溶性药物也因小儿血浆蛋白总量偏低,游离型药物增多而易发生中毒。小儿尤其是新生儿血脑屏障尚未发育完全,某些游离型药物可自由通过,可能导致中枢神经系统的损害。如可待因、哌替啶等可引起呼吸中枢抑制,故新生儿禁用。

3. **药物的代谢**　新生儿的肝药酶系统尚不成熟和完备,新生儿在出生8周内,某些药物代谢酶分泌量少且活性不足,药物代谢缓慢,血浆半衰期延长;同时,新生儿的葡糖醛酸结合酶活性较低,药物的结合解毒能力差,易蓄积中毒,如新生儿应用氯霉素后,易发生灰婴综合征。直至出生 8 周后,肝药酶系统活性才达正常成人水平,而小儿肝血流量相对较成人高,肝药酶易受诱导而活性增加,对某些药物如保泰松的代谢超过成人。影响小儿药物代谢的因素较多,应多方面考虑,综合分析。

4. **药物的排泄** 新生儿肾功能发育不全,肾脏有效循环血量及肾小球滤过率较成人低 30%~40%,药物消除能力较差,故血浆药物浓度偏高,半衰期延长,尤其是早产儿。同时,尿液 pH 较低,多数弱酸性药物重吸收较多,排泄少而慢,半衰期明显延长。所以,新生儿用药剂量宜少,用药间隔时间也应适当延长。

(二) 药效学方面

小儿处于生长旺盛期,内分泌系统与营养代谢易出现失调,调节水和电解质平衡的能力较差,易出现水盐代谢紊乱、发生脱水等。如使用解热镇痛药给患儿退热时,剂量过大会导致出汗过多而虚脱。小儿对泻药和利尿药特别敏感,易致失水。小儿钙盐代谢旺盛,易受干扰,激素类药物及某些抗生素如四环素、喹诺酮类药物,会影响小儿的生长发育。四环素能与钙盐形成络合物,影响牙齿和骨骼的正常发育。小儿神经系统发育不健全,血脑屏障通透性高,对中枢神经系统药物敏感,更容易发生不良反应,如解热镇痛药、氨茶碱可致昏迷及惊厥;氨基糖苷类抗菌药引起第Ⅷ对脑神经损伤。有遗传缺陷的小儿对某些药物的反应异常,如葡萄糖 -6- 磷酸脱氢酶缺失,在使用磺胺类药物、抗疟药、硝基呋喃类药物时可出现溶血反应。此外,新生儿免疫系统尚未发育成熟,过敏反应发生率较低,药物过敏反应的首次发生多在婴幼儿期和儿童期,且反应较严重,应加以重视。

二、小儿用药的基本原则

1. **严格掌握适应证** 小儿病情有特殊规律,加之其主诉多不清晰,合作性较差,容易干扰诊疗,切忌凭经验用药,需明确诊断,全面分析,科学用药。同时应仔细考虑小儿的用药特点及剂量,权衡利弊,防止药物滥用,避免不良反应。

2. **选择合适的给药途径** 根据病情轻重选择,如急症、重症患儿多采用注射给药,尤其是静脉滴注,轻症多口服给药;根据用药目的选择,如对哮喘或不会咳痰的婴幼儿,可采用吸入或雾化治疗;根据药物性质及作用特点选择,如地西泮灌肠比肌内注射吸收快,能更迅速地控制小儿惊厥。此外,优先选用小儿专用剂型,其具有剂量小规格化,给药途径合理、给药方便,增加矫味剂,包装采取小儿喜爱的形式等特点,可以保证给药剂量准确且患儿易于接受。

3. **密切观察用药反应,防治不良反应** 小儿由于应急能力差,与家长、医务人员的沟通常常不准确、不及时,病情变化快,用药后的表现又有一定的特殊性,故不良反应常隐匿性发生,有些甚至预后不良,造成药源性疾病。要熟悉小儿所用药物的主要特点,注意药物之间的相互作用,密切观察患儿用药后的变化,排除各种可能出现的干扰,以达到预期的治疗效果。对于影响生长发育或有迟发型不良反应的药物,应对家长和患儿进行必要的用药指导。

4. 积极开展小儿合理用药宣教活动 小儿用药存在很多误区,如滥用抗菌药,迷信新药、贵药,滥用某些滋补药品或营养药品等。药师应积极开展小儿合理用药宣教,指导相关人员科学合理地用药,减少不良反应的发生。

> **知识拓展**
>
> **儿童禁用的药物**
>
> ——儿童要用儿童药,引导儿童家长树立科学用药意识
>
> 儿童身体各器官发育不成熟,用药必须更加谨慎,以下列举部分儿童禁用的药物:
>
> 1. 解热镇痛药 14岁以下儿童禁用吲哚美辛、双氯芬酸;12岁以下儿童禁用阿司匹林、尼美舒利;2岁以下儿童禁用萘普生。
>
> 2. 抗菌药 18岁以下儿童禁用喹诺酮类;8岁以下儿童禁用四环素类;6岁以下儿童禁用氨基糖苷类;2个月以下婴儿禁用磺胺类;新生儿禁用氯霉素、硝基呋喃类、万古霉素类。
>
> 3. 止泻药类 2岁以下儿童禁用复方地芬诺酯、洛哌丁胺。
>
> 4. 作用于中枢神经系统药物 6岁以下儿童禁用丙米嗪;2岁以下儿童禁用芬太尼;1岁以下儿童禁用吗啡;6个月以下儿童禁用硫喷妥钠、地西泮。
>
> 5. 抗组胺药 12岁以下儿童禁用阿司咪唑、特非那定;2岁以下儿童禁用异丙嗪;新生儿、早产儿禁用苯海拉明、氯苯那敏。

三、小儿慎用的药物

小儿常见症状或疾病主要有细菌感染、病毒感染、高热、惊厥、癫痫、贫血和营养不良等,表1-4-1列出了部分儿科常用药物的临床应用及注意事项。

表1-4-1 部分儿科常用药物的临床应用及注意事项

药物	临床应用	注意事项
青霉素G	敏感菌所致呼吸道、皮肤软组织感染以及风湿热、感染性心内膜炎等	可引起过敏反应等,注意预防过敏性休克的发生;超大剂量可引起青霉素脑病,如惊厥、精神异常等
氨苄西林	广谱,新生儿肠道细菌感染	可引起过敏反应等,以皮疹多见
头孢菌素类	根据各代不同的抗菌谱,区别选药;安全性较高	与青霉素有交叉过敏现象,第一代头孢菌素有肾毒性
阿奇霉素	革兰氏阳性菌和部分阴性菌、支原体和衣原体引起的各种感染	长期应用有肝毒性
地西泮	控制癫痫持续状态作用迅速,可用于小儿惊厥等	给药速度过快或剂量过大,可引起呼吸抑制
苯妥英钠	癫痫大发作和局限性发作	长期应用不良反应多见,如牙龈增生、巨幼细胞贫血等
卡马西平	广谱,对局限性发作和混合型癫痫效果较好	安全性相对较高,长期应用毒性加大,以肝毒性为主

续表

药物	临床应用	注意事项
铁剂	缺铁性贫血,采用小儿专用剂型为宜	可引起消化道反应,婴幼儿口服 1 g 可引起严重中毒,2 g 以上可致死亡
糖皮质激素	儿科各类疾病,如严重感染或休克、自身免疫病、血液系统疾病、哮喘、皮肤病等	成人可见的不良反应小儿均可出现。长期用药可明显导致生长发育迟缓

此外,新生儿用药应特别谨慎。新生儿中枢神经系统因尚未发育完全,对药物有较高的敏感性,如用吗啡可引起呼吸抑制。新生儿应用维生素 K、伯氨喹、奎宁、磺胺类、硝基呋喃类、水杨酸类等药物,可致血中游离胆红素升高,加重黄疸,甚至诱发溶血反应、胆红素脑病或核黄疸。新生儿红细胞内葡萄糖 6-磷酸脱氢酶和谷胱甘肽还原酶不足,若使用非那西丁、磺胺类等药物,常可引起高铁血红蛋白血症。新生儿肝功能尚未完善,凝血功能也不健全,如服用抗凝血药、阿司匹林等可致消化道出血。

四、小儿用药剂量的计算方法

小儿用药剂量一直是儿科治疗工作中既关键又复杂的问题。小儿尤其是低龄小儿,应根据小儿年龄和发育情况及所用药物的特点,考虑可能影响药物效应的因素,采用合适的计算方法,拟订给药方案。目前小儿用药剂量常用的计算方法包括:按体重、体表面积或年龄等方法计算。

1. **按体重计算** 这是最常用的计算方法,多数药物已计算出每千克体重、每日或每次的用量,按已知的体重计算比较方便,可算出每日或每次需用量。对没有测体重的患儿可按下列公式推算:

出生 6 个月内体重(kg) = 出生体重(kg) + 月龄 × 0.7

7~12 个月体重(kg) = 出生体重(kg) + 月龄 × 0.6

1~10 岁体重(kg) = 年龄 × 2+8(城市)或 +7(农村)

每日(次)剂量 = 患儿体重(kg) × 每日(次)每千克体重所需药量

患儿体重应以实际测得值为准,年长患儿按体重计算如已超过成人剂量则以成人剂量为上限。如已知成人剂量而不知每公斤体重用量时,可将该剂量除以成人体重(按 60 kg 计)即得每千克体重药量。

2. **按体表面积计算** 此法比按体重计算更准确,考虑了基础代谢、肾小球滤过率等生理因素,但计算方法较复杂,首先需知各年龄的体表面积,还要记住每平方米用药量。

小儿体表面积计算公式为:

小于 30 kg 小儿体表面积(m²) = 体重(kg) × 0.035+0.10

大于 30 kg 小儿体表面积(m²) = [体重(kg)-30] × 0.020+1.05

每日(次)剂量 = 患儿体表面积(m²) × 每日(次)每平方米体表面积所需药量

按体表面积给药法,其理论意义大,但缺乏可操作性。在婴幼儿时期对某些药物的剂量按体表面积计算与按体重计算有较大差异,尤其是新生儿时期更明显。按体表面积计算药量不适用于新生儿及早产儿,结合小儿生理特点及药物的特殊作用,对新生儿及早产儿用量应相对小些。

3. **按成人剂量进行折算** 为方便使用,表 1-4-2 列出了部分年龄的小儿用药剂量与成人剂量的折算比例。

表 1-4-2　0~14 岁小儿用药剂量折算表

年龄	剂量
出生至 1 个月	成人剂量的 1/18~1/14
1~6 个月	成人剂量的 1/14~1/7
6~12 个月	成人剂量的 1/7~1/5
1~2 岁	成人剂量的 1/5~1/4
2~4 岁	成人剂量的 1/4~1/3
4~6 岁	成人剂量的 1/3~2/5
6~9 岁	成人剂量的 2/5~1/2
9~14 岁	成人剂量的 1/2~2/3

赛场直击

全国职业院校技能大赛药学技能赛项
处方调剂与用药指导模块试题单
考核时间:20 分钟　题目分值:12 分

处方笺　　　　　　　　　　　　　　　　　　　儿科

科室:儿科　　门诊号:12345　　费别:××
姓名:×××　　性别:男　　年龄:6 岁　　体重:22 kg
临床诊断:上呼吸道感染(细菌感染)　开具日期:2024.01.05

Rp:

　　对乙酰氨基酚口服混悬液　　100 ml×1 瓶　1 瓶

　　　　　　　　　　　　　　用法:5 ml　口服　4~6 小时一次

　　头孢克肟颗粒　　　　　　50 mg×6 包　1 瓶

　　　　　　　　　　　　　　用法:50 mg　口服　一日 2 次

医师:张×　　审核:李×　　药价:××
调配:刘×　　核对/发药药师:陈×

答题要求

1. 对处方笺做出合理性审核。

2. 对于合理处方,要说明处方中各药的药理作用、作用机制、联合用药的理由,并进行用药交代;对于不合理处方,要点评处方的规范性和适宜性,详尽指出处方中的所有不规范或/和不适宜之处并说明理由,同时给出合理性建议。

考证聚焦 »»»

单项选择题

1. 患者,女,3岁。3天前开始发热,伴有咳嗽、咳痰。体温39.2 ℃,白细胞15.1×10^9/L,中性粒细胞77%,诊断为社区获得性肺炎。该患儿不宜使用的药物是(   )。

   A. 头孢克洛　　　　B. 头孢呋辛　　　　C. 庆大霉素
   D. 阿莫西林　　　　E. 阿奇霉素

2. 12岁以下儿童禁用的是(   )。

   A. 双氯芬酸　　　　B. 对乙酰氨基酚　　　C. 塞来昔布
   D. 阿司匹林　　　　E. 尼美舒利

3. 可用于1岁以下婴幼儿急、慢性腹泻,具有固定和清除多种病原体和毒素作用的药物是(   )。

   A. 地芬诺酯　　　　B. 洛哌丁胺　　　　C. 番泻叶
   D. 蒙脱石散　　　　E. 酚酞

4. 普通儿童感冒患者,体温升高(>38.5 ℃),宜选用的药物是(   )。

   A. 对乙酰氨基酚滴剂　　B. 右美沙芬片　　　C. 氯苯那敏片
   D. 茶碱缓释片　　　　　E. 氟替卡松干粉吸入剂

任务三　理解老年人合理用药

老年人一般是指65岁及以上者。老年人的器官功能开始衰退,其结构与功能发生较大的改变,患病和用药机会增加,药品不良反应的发生率也相应较高。

岗位模拟 »»»

任务情境

患者,女,75岁。临床诊断:冠心病,心房颤动,心律失常,心功能Ⅳ级。给予维拉帕米40 mg,tid;地高辛0.25 mg,qd。患者用药8天后出现恶心、呕吐、食欲下降、厌食等症状。心电图检查显示洋地黄效应,治疗药物监测结果显示地高辛血药浓度大于4 μg/L。

任务要求

1. 分析地高辛在常规治疗剂量下使用,该患者为何出现血药浓度过高,以致发生毒性反应。

2. 请结合案例谈谈对于老年患者的用药基本原则。

一、老年人药动学及药效学特点

(一) 老年人药动学特性

1. **药物的吸收** 以主动转运方式吸收的药物如维生素 B_1 以及脂溶性维生素的吸收均减少,这主要是由于老年人相关消化酶、消化液减少或活性降低,以及具有膜转运功能的糖蛋白含量下降所致。由于老年人血流量减少,局部血液循环差,可使药物吸收减少,故较少进行皮下或肌内注射,急症宜选用静脉滴注。

2. **药物的分布** 老年人由于脂肪含量增加,脂溶性药物在体内滞留的时间延长;老年人血浆蛋白含量下降,血液中结合型药物减少而游离型药物增多,药物分布容积下降,药物的作用强度相对增强,易出现中毒现象。

3. **药物的代谢** 老年人肝脏重量减少,功能性肝细胞数减少,肝血流减少,肝药酶合成减少,酶活性降低,药物生物转化速度减慢,血浆半衰期明显延长,应注意减少药物剂量或延长给药间隔时间。

4. **药物的排泄** 老年人因肾功能衰退,对药物的排泄率明显降低,故主要经肾脏排泄的药物反复使用时容易蓄积中毒,应注意减量或延长给药间隔。

(二) 老年人药效学特性

老年人由于组织结构和生理功能的改变,对药物的反应性也会发生变化。一般对药物的适应力和耐受性较年轻人差,而且在多药联合应用或给药速度较快时更为明显。

1. **神经系统的药效学特性** 大多数老年人脑容积减少,甚至存在脑萎缩现象,神经递质数量和功能下降,因而对中枢兴奋药的敏感性降低,对中枢抑制药的反应性增强,甚至更容易出现中毒反应。例如部分老年人服用巴比妥类药物可产生反常的兴奋、躁狂、多梦、失眠等症状。老年人对诱发抑郁和精神病的药物也同样较为敏感,故应加强合理用药指导。老年人神经调节功能相对较弱,特别是在应激状态时,老年人的血压、心率以及肾上腺素分泌水平恢复到正常的时间相对较长。

2. **心血管系统的药效学特性** 老年人由于心血管功能减退,对 β 受体敏感性降低,对 α 受体敏感性升高,在使用降压药时更易导致直立性低血压,也更易出现血压波动,甚至导致心脑血管意外。由于老年人有效循环血量减少,对利尿药和影响血容量的药物也较为敏感。多数老年人对抗凝血药也比较敏感,剂量过大可出现明显的自发性出血。

3. **内分泌系统的药效学特性** 老年人激素分泌能力和调节能力均下降。女性围绝经期后体内雌激素明显下降,容易引发骨质疏松、动脉粥样硬化。老年人糖皮质激素受体减少,机体对糖皮质激素的反应性下降。老年人对胰岛素和葡萄糖的耐受性下降,当使用胰岛素或服用降糖药时,易引起低血糖反应。

二、老年人用药的基本原则

(一) 严格掌握适应证,避免滥用药物

老年人有很多不适是由于机体功能的退行性变化所致,可通过生活调理和心理治疗来改善,不必急于使用药物。除急症或器质性病变外,一般应尽量少用药物。要充分权衡治疗药物的利弊,确定是否需要用药,遵循受益原则,保证受益风险比大于1。另外,对于疗效不确切的保健性食品或营养性药品,应在医师或药师的指导下选用,切忌自行使用。

(二) 注意药物配伍和相互作用

老年人大多同时患有多种疾病,不可避免地出现多种药物合用现象,药物之间的相互作用直接影响疗效和不良反应。为此,要针对老年人个体用药情况进行梳理,明确治疗目标,选择主要药物,分析相互作用,优化组合,尽可能地减少配伍造成的不良后果。出现治疗矛盾时,对疗效不确切、不良反应大、依从性差的药物,应停药或换药。如需合用药物,应控制在3~4种,重视非药物治疗,并避免不良反应类似的药物合用。如果病情危重需要使用多种药物,在病情稳定后仍应遵守五种药物原则。

(三) 从小剂量开始,给药方案个体化

用药个体化是当今药物治疗的重要原则,对老年人尤其如此。一般来说应从小剂量开始(成人的半量或1/3量起始),逐渐增加到最合适的剂量,老年人用药的常规剂量为成人剂量的1/2~3/4。假如用到成人剂量仍无疗效,则应该对老年人进行治疗浓度监测,以分析疗效不佳的原因,并调整治疗方案。对于老年慢性疾病,在达到理想个体化剂量后,要根据临床反应定期调整药物剂量,尤其是出现新发疾病或配伍其他药物时,要及时调整给药方案,直至疗效满意而无不良反应。同时,要根据时间生物学和时间药理学的原理,掌握好用药的最佳时间,以提高疗效和减少不良反应的发生。如变异型心绞痛多在夜间发作,主张睡前服用长效钙通道阻滞药;他汀类药物主要通过抑制合成胆固醇的酶发挥降脂作用,由于人体合成胆固醇的酶在夜间的活性最强,所以大部分他汀类药物如普伐他汀,最好在睡前服用。

(四) 合理选择药物

要根据老年人的生理特点,合理选择药物。

1. **抗菌药** 老年人用量不宜过大。对肾和中枢神经系统有毒性的抗菌药,如链霉素、庆大霉素等尽量不用,更不可联合应用。

2. **肾上腺皮质激素** 老年人应用肾上腺皮质激素可引起骨折和股骨头坏死,应尽量不用,更不能长期大剂量应用。如必须使用,应补充钙剂及维生素D。

3. **降糖药** 老年糖尿病患者宜选择作用温和的短效降糖药。长效磺酰脲类降糖药如格列苯脲能引起严重而持久的低血糖,双胍类易引起乳酸血症,故老年人不宜选用。

4. **调血脂药** 考来烯胺、考来替泊、烟酸和吉非罗齐等具有严重不良反应,老年人服用此类药物尤应慎重,可另选用其他如 HMG-CoA 还原酶抑制剂,如普伐他汀和辛伐他汀等,但应注意最佳给药时间。

5. **利尿药** 利尿药不宜过量,以免引起有效循环血量不足和水、电解质紊乱。噻嗪类药物不宜用于糖尿病和痛风患者。老年人利尿降压宜选用吲达帕胺。

6. **镇静催眠药** 老年人应用此类药物应适当调整剂量,并相应延长用药间隔时间,尽量选择短效类药物。苯二氮䓬类药物长期使用可产生生理依赖性,停药后会出现戒断症状,并有"宿醉"现象,因此应注意合理应用,避免滥用。

7. **解热镇痛药和镇痛药** 老年人对吗啡的镇痛作用敏感,同一剂量的效应可为年轻人的 3~4 倍,作用时间延长。对乙酰氨基酚的半衰期在老年人体内延长。阿司匹林的峰浓度、达峰时间均随年龄增加而增加,其对胃黏膜的损害也与年龄有关,特别是贫血的老年人更应重视。目前尚无老年人用镇痛药的指导原则,实际应用时应谨慎调整剂量和给药间隔时间。

知识拓展

老年人合理用药评价工具 Beers 标准
——守护"夕阳红",用药有保障

比尔斯(Beers)标准是提高药学服务质量、保障老年患者用药安全的有效工具之一,对医师及药师在选择药物方面具有重要指导意义。

1991 年,美国老年医学会(AGS)组织医学、药学、护理学及精神药理学专家,建立了判断老年患者潜在不适当用药的判断标准,称之为 Beers 标准。目前最新的 Beers 标准是 2023 版,主要包括老年人潜在不适当用药、由于药物与疾病或症状相互作用可能加重疾病或症状的不适当用药、老年人应谨慎使用的药物、老年人应避免的非抗感染药物相互作用、根据肾功能应避免或减少剂量使用的非抗感染药物等几方面。

(五)提高用药依从性

老年人用药依从性差主要有以下几种原因:患者行动不便,有时打不开药品包装;缺乏护理人员或亲友的监督和照顾;老年人理解能力、记忆力差,视力不佳,听力减退;药物标记不清;患者同时应用多种药物,特别是外形相似的药物,常常造成服错药等。

提高老年患者的用药依从性,以下几个方面应注意:① 老年患者的治疗方案尽量简化,尽可能减少药物合用种类,便于患者领会接受,并耐心解释给药方案。尽量选用每日 1 次的给药方案,如需要每日 2~3 次,可结合患者进食或其他活动,利于患者记忆与执行。② 若因慢性病需长期用药,应以口服剂型为主。因片剂和胶囊剂有时难以吞咽,故药物制剂以无蔗糖的糖浆剂或溶液剂较好。③ 药物的名称与用法用量应写清楚,难记的名称可用形象的颜色、图画、编号或名称来表示。④ 家属、亲友应对患老年痴呆症、抑郁症或独居的老年患者用药进行日常督查。⑤ 选择疗效可靠,作用温和的药物,排除禁忌证,尽量避免使用对老年人可致严重或罕见不良反应的药物。

三、老年人慎用的药物

由于老年人药动学和药效学方面的改变,应密切关注其不良反应,一般有可能发生严重不良反应的药物都应慎用,表1-4-3 列出了部分药物。

表1-4-3 WHO 专家小组提出的老年人应慎用的药物

药物	不良反应	药物	不良反应
巴比妥类	神志模糊	呱乙啶	直立性低血压
二甲双胍	严重直立性低血压	吲哚美辛	再生障碍性贫血
苯海索	视、听幻觉	异烟肼	肝毒性
强心苷	行为异常、腹痛、疲乏	甲基多巴	倦怠、抑郁
氯磺丙脲	低血糖反应	呋喃妥因	周围神经病变
氯丙嗪	直立性低血压	雌激素	体液潴留、心力衰竭
氯噻酮	尿失禁	喷他佐辛	神志模糊、疗效不定
依他尼酸	耳聋	保泰松	再生障碍性贫血

赛场直击

全国职业院校技能大赛药学技能赛项
处方调剂与用药指导模块试题单
考核时间:20 分钟　题目分值:12 分

处方笺　　　　　　　　　　　　　　　　　　　　普通

科室:心内科　　门诊号:12345　　费别:××

姓名:×××　　性别:男　　年龄:68 岁

临床诊断:1 级高血压　　开具日期:2024.01.05

Rp:

缬沙坦胶囊　80 mg×10 粒 ×3 板　1 盒
　　用法:80 mg　口服　一日1 次

甲基多巴片　0.25 g×100 片　1 瓶
　　用法:0.25 g　口服　一日3 次

医师:张 ×　　审核:李 ×　　药价:××
调配:刘 ×　　核对/发药药师:陈 ×

答题要求

1. 对处方笺做出合理性审核。

2. 对于合理处方,要说明处方中各药的药理作用、作用机制、联合用药的理由,并进行用药交代;对于不合理处方,要点评处方的规范性和适宜性,详尽指出处方中的所有不规范或/和不适宜之处并说明理由,同时给出合理性建议。

考证聚焦

单项选择题

1. 老年患者长期大剂量使用可引起骨折的药物是(　　)。
   A. 奥美拉唑　　　B. 胶体果胶铋　　　C. 替普瑞酮
   D. 复方碳酸钙　　E. 法莫替丁

2. 在体内不易蓄积,适用于老年和肾功能不全患者的胰岛素促泌剂类降糖药是(　　)。
   A. 艾塞那肽　　　B. 利拉鲁肽　　　C. 西格列汀
   D. 罗格列酮　　　E. 瑞格列奈

任务四　理解肝肾功能不全患者合理用药

肝脏和肾脏是药物在体内最重要的代谢和排泄器官,其功能异常或者障碍必然会影响药物的药动学和药效学,对药物毒性反应具有非常重要的意义。

岗位模拟

任务情境

患者,男,47岁。因天气变冷引发支气管炎,在社区卫生服务中心接受治疗,使用常规剂量卡那霉素进行肌内注射。治疗第4天,出现下肢水肿、少尿症状。治疗第6天,肾功能报告显示血尿素氮(BUN)25.12~33.69 mmol/L,患者病情已恶化成肾衰竭。追问病史,患者患有慢性肾炎,近来常出现下肢轻度水肿。

任务要求

1. 请分析出现肾衰竭的最可能原因是什么,与基础疾病有无关系。
2. 请结合案例谈谈对于肾功能不全患者的用药原则。
3. 请结合案例谈谈如何在药学服务中体现职业素养和专业精神。

一、肝肾功能不全患者药动学及药效学特点

(一) 肝功能不全对药动学的影响

肝脏是人体最大的多功能实质性器官,也是最重要的药物代谢部位,对药物在体内

的分布、代谢、排泄等过程均有重要影响。肝功能不全时,有效肝细胞总数、肝药酶活性、肝血流量、血浆蛋白浓度、肝细胞对药物的摄取与排泄以及胆汁排泄等都受到影响,从而显著地影响部分药物的体内过程。

1. **药物的吸收**　肝功能不全时,肝脏血流减少,肝脏清除率下降,药物在肝脏的首过效应下降,主要在肝脏代谢清除的药物生物利用度提高,同时体内血药浓度明显增高而影响药物的作用,药物的不良反应发生率也可能升高。

2. **药物的分布**　肝功能不全时,肝脏的蛋白合成功能减退,使药物的血浆蛋白结合率下降,血中结合型药物减少,游离型药物增加;血中胆红素升高,和药物竞争性与蛋白结合,使游离型药物浓度增加,同时不良反应也可能相应增加,尤其对于蛋白结合率高的药物,影响更为显著。

3. **药物的代谢**　肝脏病变时,肝药酶绝对量减少,导致体内药物的血浆消除半衰期显著延长,血药浓度增高,长期用药还可引起蓄积性中毒。有些需要在体内代谢后才具有药理活性的前体药物如依那普利、环磷酰胺等,由于肝脏的生物转化功能减弱,这些药物的活性代谢产物的生成减少,药效降低。因此,肝功能不全对药物代谢的影响有可能增加药物毒性,也有可能降低药物疗效,见表1-4-4。

表1-4-4　肝功能不全对药物消除半衰期的影响

类别	药物
半衰期延长的药物	对乙酰氨基酚、异戊巴比妥、羧苄西林、氯霉素、环己巴比妥、异烟肼、利多卡因、地西泮、林可霉素、哌替啶、普鲁卡因胺、茶碱
半衰期不受影响的药物	氨苄西林、氯丙嗪、秋水仙碱、复方磺胺甲噁唑、双香豆素、洋地黄毒苷、地高辛、劳拉西泮、奥沙西泮、对氨基水杨酸、保泰松、水杨酸

4. **肝脏疾病对药物胆汁排泄的影响**　肝脏的胆汁排泄是肾外排泄中最主要的途径,某些药物的原形或其代谢产物可迅速地经过主动转运从胆汁排出。肝脏疾病时,进入肝细胞的药物减少,会部分地或完全地阻断某些药物从胆汁排泄。

（二）肝功能不全对药效学的影响

肝功能不全时药效的改变是由药动学的改变引起的。慢性肝功能损害的患者由于肝功能受损而影响药物的吸收、分布、血浆蛋白结合率、肝药酶数量和活性以及排泄,结果导致药物作用和药理效应发生改变。在慢性肝功能损害时,由于药动学发生改变,药物的药理效应可表现为增强或减弱。慢性肝病患者药物的蛋白结合率下降,游离型药物的血药浓度相对升高,不仅使其药理效应增强,也可能使不良反应的发生率相应增加。临床上在慢性肝病患者中给予巴比妥类药物往往诱发肝性脑病,与肝功能损害时药效学的改变有关。

> **知识拓展**
>
> **肝炎早预防,警惕变成"癌"**
> ——提升公众对肝炎的认知,增强患者战胜肝炎的信心
>
> 我国乙型肝炎病毒感染者大约有 9000 万,"乙型肝炎—肝硬化—肝癌"被称为肝癌的三部曲,我国的肝癌患者占据世界肝癌患者的一半。目前在肝硬化患者当中,由乙型肝炎病毒感染引起的高达 60%,而长期以来人们觉得乙型肝炎都是不可治愈的,我国《慢性乙型肝炎防治指南》(2022 年版)中曾指出,部分条件适合的患者是可追求临床治愈的。经过长期的抗病毒治疗,有一部分患者可以获得治愈,另外一部分患者在病毒量降到很低水平时,可以采用免疫调节的方法,例如注射长效干扰素 1~2 年,可以达到 50% 的临床治愈率。

(三) 肾功能不全对药动学的影响

肾脏是人体的主要排泄器官,其通过排泄体内代谢产物、毒物和药物,调节细胞外液量和血浆渗透压,维持机体的水、电解质和酸碱平衡。当肾功能严重障碍时,人体内环境就会发生紊乱,主要表现为水、电解质和酸碱平衡紊乱,并伴有尿量和尿质的改变以及肾脏内分泌功能障碍引起的一系列病理、生理变化。肾脏疾病条件下,药物吸收、分布、代谢、排泄以及机体对药物的敏感性均可能受到影响。

1. **药物的吸收** 肾衰竭常伴有脱水和脱盐,可影响肌肉和肠壁的血液灌流,降低药物的吸收速率。另外,肾衰竭时的低钾血症可显著影响胃肠道的正常运动,常伴有恶心、呕吐、腹泻等胃肠道症状,从而影响药物的吸收和生物利用度。

2. **药物的分布** 肾功能不全引起酸中毒时,酸碱平衡发生变化可影响药物解离型的比例,从而间接影响药物的分布。如酸中毒时非解离型的水杨酸分子增加,其分子极性变小,有较高的脂溶性,使水杨酸进入中枢神经系统的药量变大。因此,抗风湿剂量的阿司匹林可引起较大的中枢神经系统毒性。肾功能损害能改变药物与血浆蛋白的结合率,一般情况下,酸性药物血浆蛋白结合率下降(呋塞米、苯妥英钠),碱性药物血浆蛋白结合率不变(普萘洛尔、筒箭毒碱)或降低(地西泮、吗啡)。此外,肾功能损害导致血脑屏障功能受损,进入中枢的药量增加,这是慢性尿毒症患者应用镇静催眠药时中枢抑制效应明显增强的重要原因。

3. **药物的代谢** 肾脏是一个仅次于肝脏的药物生物转化器官,肾小管上皮细胞中含有细胞色素 P450 酶、葡糖醛酸转移酶和硫酸转移酶等酶类,在正常情况下参与某些药物的分解转化。

4. **药物的排泄** 肾功能不全时药物的肾脏排泄速率减慢或者清除率降低,主要经肾脏排泄的药物及其活性代谢产物易在体内蓄积,致使药物的血浆半衰期延长,药效提高,甚至发生毒性反应。肾脏疾病对药物排泄的影响,可能的机制包括:肾小球滤过减少、肾小管分泌减少、肾小管重吸收增加及肾血流量减少。

5. **肾脏疾病对机体药物敏感性的影响** 尿毒症患者常伴有电解质及酸碱平衡紊乱,如低血钾可降低心脏传导性,因而增加洋地黄类、奎尼丁、普鲁卡因胺等药物的传导

抑制作用;酸血症和肾小管酸中毒可对抗儿茶酚胺的升压作用。这些现象是药物敏感性发生改变的典型例子。

无论是药物分布的改变,还是机体敏感性的改变,肾功能损害时机体对药物的反应性均可能发生改变。因此,临床应用时应予以考虑。

二、肝肾功能不全患者用药的基本原则

(一) 肝功能不全患者用药原则

目前处理肝功能不全患者的用药问题,最佳方法仍是考虑患者的临床反应、用药经验、药物体内过程等特点,同时联合应用治疗药物监测。应尽量选用不在肝脏清除及对肝脏低毒、无毒的药物,选用肾排泄为主的同类药代替。

1. **全面掌握所有药物的肝毒性** 应熟悉对肝脏有损害的药物种类和所致肝损害的类别,并了解联合用药增加肝毒性的信息,尽可能避免在治疗方案中使用;选用肝毒性低的同类药物替代策略,必须使用时,应短期或交替使用。测定用药后的血药浓度,特别是游离型药物浓度,有助于准确调整剂量,制订更合理的个体化给药方案。

2. **定期检查肝功能** 通过肝功能状况决定药物治疗方案,药源性肝损害早期症状不明显,最显著的表现是黄疸,其中的转氨酶检测对肝实质损害最为敏感。也要注意无黄疸的药物肝脏反应,如肝大、肝功能异常或伴有发热和皮疹等,还要注意药物通过肾脏或骨髓等器官的损害继发性导致的肝损害,应密切观察药物的临床反应以调整其治疗剂量,所有肝功能不全患者都应定期进行肝功能检查,这是预防药物造成肝损害的重要措施。

3. **正确处理肝功能不全合并其他病症** 肝功能不全合并其他疾病时,应正确处理可能出现的治疗矛盾,治疗相关疾病的药物经常因为肝功能不全而出现药动学特征的改变,影响疗效或加重不良反应。如合并有风湿性心脏病、心功能不全的患者应用强心苷药物时,由于地高辛主要经肾脏排泄,而洋地黄毒苷需要经过胆汁排泄,所以选用前者更安全,不易产生蓄积中毒。当新增加药物将明显加重肝损害时,一般应停药处理,必要时给予保肝治疗。

(二) 肾功能不全患者用药原则

1. **避免或减少使用肾毒性大的药物** 应根据肾功能损伤程度、药物的代谢途径、药动学特点进行相应的药物剂量调整,制订无毒性同类药物替代策略。可通过减少药物剂量或延长给药间隔进行调整,个别药物应进行血药浓度监测。对于肾功能不全而肝功能正常者可选用双通道排泄的药物,即具有肾脏排泄和胆汁排泄两条途径。如果药物蓄积中毒,应立即停药,采取加速药物排出或拮抗药物毒性的治疗措施,一般主张采取血液透析来作为肾功能不全患者药物中毒抢救的主要措施。

2. **制订个体化给药方案** 根据肾功能不全的情况调整给药剂量和给药间隔,必要时进行治疗药物监测,设计个体化给药方案。肾功能不全直接影响药物的排泄,发生药物体内蓄积的可能性非常大,应高度注意血药浓度的监测,避免药物中毒对患者带来进

一步的损害。

3. 定期检查肾功能　肾功能最常用的指标是肌酐清除率,用于评价肾功能和拟订个体化给药方案。肌酐清除率因年龄、性别、体重的差异而不同,主要是通过测定患者血肌酐值计算而得,根据患者实测的肌酐清除率对照标准值,参照有关公式可以计算出应当调整的用药剂量。

三、肝肾功能不全患者慎用的药物

(一) 肝功能不全患者慎用的药物

部分药物可能对肝脏有损害,正常人用药时需要注意,肝功能不全的患者尤其需要谨慎,以防止发生药源性肝损伤。肝功能不全患者在应用药物时需注意给药方案的调整,见表 1-4-5。

表 1-4-5　肝功能不全时慎用的药物

损害类别	影响药物
代谢性肝损伤	氯丙嗪、三环类抗抑郁药、抗癫痫药、抗风湿药、抗甲状腺药、免疫抑制剂、口服避孕药、甲睾酮和其他蛋白同化激素、巴比妥类、甲基多巴等
急性实质性肝损伤	剂量依赖性肝细胞坏死:对乙酰氨基酚、非甾体抗炎药
	非剂量依赖性肝细胞坏死:异烟肼、对氨基水杨酸、氟烷、三环类抗抑郁药、单胺氧化酶抑制药、抗癫痫药、肌松药、抗溃疡药、青霉素衍生物、抗真菌药、利尿药、美托洛尔、钙通道阻滞药、奎尼丁、鹅去氧胆酸、可卡因等
药物引起的脂肪肝	以胆汁淤积性损害为主:异烟肼、甲氨蝶呤、苯妥英钠、苯巴比妥、糖皮质激素、四环素、水杨酸类、丙戊酸钠等
	肝肉芽肿浸润:异烟肼、硝基呋喃类、青霉素衍生物、磺胺类、抗癫痫药、阿司匹林、金盐、别嘌醇、保泰松、雷尼替丁、氯磺丙脲、氯丙嗪、奎尼丁、地尔硫䓬、丙吡胺、肼屈嗪等
慢性实质性肝损伤	慢性活动性肝炎:甲基多巴、呋喃妥因、丹曲林、异烟肼、对乙酰氨基酚
	慢性胆汁淤积:氯丙嗪、丙米嗪、甲苯磺丁脲、红霉素、噻苯达唑、丙戊酸钠、非诺洛芬
	肝纤维化和肝硬化:甲氨蝶呤、烟酸、维生素 A
	肝脂肪浸润和酒精性肝炎样病变:胺碘酮、地芬诺酯
药物引起的胆管病变——硬化性胆管炎	氟尿嘧啶

续表

损害类别	影响药物
药物引起的肝血管病变	布卡综合征：口服避孕药、达卡巴嗪
	静脉栓塞性疾病：硫唑嘌呤、噻苯达唑、硫鸟嘌呤、环磷酰胺、环孢素、多柔比星、丝裂霉素、卡莫司汀、雌激素、半胱氨酸
	肝窦损害，包括扩张、紫癜肝、肝窦毛细血管化、非硬化性门静脉高压、肝结节再生性增生、肝动脉和门静脉血栓：硫唑嘌呤、口服避孕药、雌激素、蛋白同化激素、维生素A、甲氨蝶呤、硫嘌呤
肝脏肿瘤	良性肿瘤：口服避孕药、雄激素和蛋白同化激素
	肝局灶性结节性增生：口服避孕药
	肝母细胞瘤：口服避孕药、雌激素和蛋白同化激素
谷草转氨酶（AST）和谷丙转氨酶（ALT）升高	四环素、林可霉素、克林霉素、两性霉素B、氨苄西林、羟苄西林、苯唑西林、氯唑西林、美洛西林、多黏菌素、头孢呋辛、头孢美唑、头孢曲松、头孢哌酮、拉氧头孢、头孢地嗪、亚胺培南/西司他丁钠、红霉素及其酯化物、氟康唑、伊曲康唑、灰黄霉素、酮康唑、阿昔洛韦、伐昔洛韦、泛昔洛韦、异烟肼、利福平、乙胺丁醇、辛伐他汀、来氟米特、吗替麦考酚酯、咪唑立宾、匹莫林、莫雷西嗪、西咪替丁、罗莎替丁、尼扎替丁、奥美拉唑、兰索拉唑、雷贝拉唑、肝素钙、依诺肝素、达肝素钠、那屈肝素钙、降纤酶、东菱精纯蝮蛇抗栓酶、氯丙嗪、氟哌啶醇、氯普噻吨、奥氮平
血清γ-谷氨酰转移酶（GGT）升高	苯妥英钠、苯巴比妥、乙醇

（二）肾功能不全患者慎用的药物

部分药物可能对肾脏有损害，正常人用药时需要注意，肾功能不全的患者尤其需要谨慎，以防止发生药源性肾损害。肾功能不全患者在应用药物时需注意给药方案的调整，见表1-4-6。

表1-4-6 肾功能不全时慎用的药物

损害类别	影响药物
肾小球功能障碍	非甾体抗炎药、四环素类抗生素、抗高血压药（如硝普钠、普萘洛尔、可乐定、利血平、米诺地尔、甲基多巴、哌唑嗪、尼卡地平、卡托普利及硝苯地平等）、两性霉素B、环孢素等
肾小球肾炎及肾病综合征	金制剂、锂制剂、铋制剂、青霉胺、丙磺舒、卡托普利、非甾体抗炎药、氯磺丙脲、利福平、甲巯咪唑、华法林、可乐定、干扰素、磺胺类等
急性肾小球肾炎	利福平、肼屈嗪、青霉胺、依那普利等

续表

损害类别	影响药物
肾小管损害	头孢菌素类、丝裂霉素、口服避孕药、甲硝唑(儿童)、磺胺类、噻嗪类利尿药、别嘌醇、卡马西平、格列本脲、苯妥英钠、奎尼丁、青霉胺、链激酶、苯丙胺、吡罗昔康及生物制品等
肾小管功能障碍	巯嘌呤、锂制剂、格列本脲、四环素类抗生素、两性霉素 B、秋水仙碱、利福平、长春新碱等
急性肾小管坏死	氨基糖苷类抗生素、鱼精蛋白、地尔硫䓬、氢化可的松、卡托普利(低钾及血容量降低可加重毒性)、抗肿瘤药(如顺铂等)、卡莫司汀、洛莫司汀、甲氨蝶呤、门冬酰胺酶、丝裂霉素。能增强上述各类药毒性的有呋塞米、甲氧氟烷、两性霉素 B、克林霉素、头孢菌素及造影剂
肾间质及肾小管损害	氨基糖苷类抗生素、四环素类、利福平、磺胺类、头孢噻吩及青霉素类、环孢素、多黏菌素 B、造影剂、过量右旋糖酐 40
间质性肾炎	头孢菌素类、青霉素类、庆大霉素、对氨基水杨酸、利福平、异烟肼、乙胺丁醇、多黏菌素 B、黏菌素、呋喃妥因、多西环素、磺胺类、氢氯噻嗪、呋塞米、阿米洛利、丙磺舒、非甾体抗炎药、西咪替丁、硫唑嘌呤、环孢素、干扰素、别嘌呤、卡托普利、普萘洛尔、甲基多巴、苯丙胺、苯妥英钠、苯巴比妥、苯茚二酮等
肾前性尿毒症	锂盐、强利尿药、四环素类
渗透性肾病	甘露醇、右旋糖酐 40、甘油及大量葡萄糖
肾结石	维生素 D、维生素 A 及过量抗酸药(如三硅酸镁)、乙酰唑胺、非甾体抗炎药、替尼酸、大量维生素 C(4~6 g/d)、磺胺类、丙磺舒及甲氨蝶呤
尿道阻塞	镇静催眠药、阿片制剂、抗抑郁药、溴苄胺、麦角衍生物、甲基多巴、解热镇痛药、吗啡等镇痛剂、抗凝血药、磺胺类、甲氨蝶呤、过量巴比妥类、乙醇、利福平、氯琥珀胆碱、巯嘌呤及造影剂等
血管阻塞	氨基己酸、噻嗪类利尿药、磺胺类、糖皮质激素、青霉素、肼屈嗪、普鲁卡因胺、奎尼丁、丙硫氧嘧啶等
血尿	头孢菌素类、多肽类抗生素、吡哌酸、诺氟沙星、麦迪霉素、甲硝唑、氨基糖苷类、多黏菌素、青霉素类、磺胺类、抗结核药、西咪替丁、雷尼替丁、卡托普利、环磷酰胺、环孢素、解热镇痛药、抗凝药、乙双吗啉、阿普唑仑、甲苯达唑
尿潴留	吗啡、阿片制剂、哌替啶、可待因、罗通定、吲哚美辛、肾上腺素、麻黄碱、阿托品、山莨菪碱、东莨菪碱、溴丙胺太林、樟柳碱、喷托维林、异丙嗪、苯海拉明、氯苯那敏、赛庚啶、羟嗪、黄酮哌酯、氯丙嗪、奋乃静、氟哌啶醇、多塞平、丙米嗪、氯米帕明、苯海索、氯美扎酮、丙吡胺、阿普林定、普萘洛尔、拉贝洛尔、尼群地平、硝苯地平、硝酸甘油、氟桂利嗪、氨茶碱、呋塞米、可乐定、甲基多巴、林可霉素、头孢唑林、诺氟沙星、异烟肼、西咪替丁、曲克芦丁、镇静催眠药、氨甲苯酸等
尿失禁	氟哌啶醇、氯丙嗪、甲基多巴、哌唑嗪

赛场直击

全国职业院校技能大赛药学技能赛项
处方调剂与用药指导模块试题单
考核时间：20 分钟　题目分值：12 分

处方笺　　　　　　　　　　　　　　　　　　　　　普通

科室：心内科　　门诊号：12345　　费别：××
姓名：×××　　性别：男　　　　年龄：78 岁
临床诊断：1. 高血压　2. 高脂血症　3. 慢性肾炎　开具日期：2024.01.05

Rp：

缬沙坦胶囊　80 mg×10 粒×3 板　1 盒
　　　　　　用法：80 mg　口服　一日 1 次

吉非罗齐胶囊　0.4 mg×30 片　1 瓶
　　　　　　用法：0.4 mg　口服　一日 2 次

醋酸泼尼松片　5 mg×200 片　1 瓶
　　　　　　用法：25 mg　口服　一日 1 次

环孢素软胶囊　25 mg×48 片　1 盒
　　　　　　用法：75 mg　口服　一日 2 次

医师：张×　　　审核：李×　　　药价：××
调配：刘×　　　核对/发药药师：陈×

答题要求

1. 对处方笺做出合理性审核。
2. 对于合理处方，要说明处方中各药的药理作用、作用机制、联合用药的理由，并进行用药交代；对于不合理处方，要点评处方的规范性和适宜性，详尽指出处方中的所有不规范或/和不适宜之处并说明理由，同时给出合理性建议。

考证聚焦

综合分析选择题

1. 患者，男，66 岁，体重指数（BMI）31.2 kg/m²。体检时发现血糖异常前来就诊,空腹血糖 8.2 mmo/L,餐后 2 小时血糖 12.2 mmol/L,糖化血红蛋白 8.0%。患者既往有磺胺类药物过敏史。医师处方:二甲双胍片,每次 1000 mg,每日 2 次;西格列汀片,每次 100 mg,每日 1 次。患者复诊时,测肌酐清除率为 46 ml/min(正常值 90~120 ml/min),诊断为中度肾功能不全,西格列汀的剂量应调整为(　　)。

  A. 10 mg/d　　　　　　B. 25 mg/d　　　　　　C. 50 mg/d
  D. 75 mg/d　　　　　　E. 5 mg/d

  2. 患者,男,45 岁。初始诊断为肾病综合征合并严重肝功能不全,宜选用的糖皮质激素是(　　)。

  A. 氟替卡松　　　　　　B. 泼尼松　　　　　　　C. 可的松
  D. 泼尼松龙　　　　　　E. 布地奈德

任务五　理解驾驶员合理用药

  随着经济的飞速发展,机动车数量急剧增加,驾驶员的数量也伴随性增长,交通事故发生率呈上升趋势。从交通事故的事后分析中发现,驾驶人员因服用有关药物,导致头脑不清晰,操作失误而引起交通事故发生率逐年上升。医师、药师应指导驾驶员了解这方面的知识,以确保驾驶员的用药安全。

岗位模拟

任务情境

  李女士,28 岁,有 5 年驾龄。因进食海鲜过敏,皮肤发红,颜面部瘙痒难忍,自行在药店购买抗过敏药氯苯那敏(扑尔敏),服用后症状有所减轻。次日早晨她在驱车上班途中,感到头晕眼花、瞌睡难忍、反应迟钝,在等待红绿灯时,被其他车的喇叭声惊醒,因来不及看清路况就忙踩油门,撞到了马路中央的隔离带上。

任务要求

  1. 请分析李女士这次的交通事故是否与用药有关。
  2. 如果李女士需要继续治疗过敏,请给出合理的治疗方案和建议。

一、驾驶员慎用的药物

(一)可引起驾驶员嗜睡的药物

  1. **抗过敏药**　这类药物为 H_1 受体阻断药,可拮抗致敏物质组胺的作用,拮抗组胺引起的局部毛细血管扩张和通透性增加。目前有第一、第二代药物供临床使用,常用的第一代药物有苯海拉明、异丙嗪、赛庚啶、氯苯那敏等;第二代药物有西替利嗪、阿司咪唑、氯雷他定、阿伐斯汀、左卡巴斯汀和咪唑斯汀等。第一代有明显的镇静和抗胆碱作用,因可出现困倦、嗜睡等反应,驾驶员工作期间不宜使用;第二代药物多数无中枢抑制作用。

2. **抗感冒药** 多为复方制剂,组方中有解热镇痛抗炎药、鼻黏膜血管收缩药、抗过敏药等,解热镇痛抗炎药可缓解感冒患者的头痛、发热等症状,鼻黏膜血管收缩药和抗过敏药可缓解感冒患者的鼻塞、打喷嚏、流鼻涕和流泪等症状。其中,很多感冒药含有第一代 H_1 受体阻断药,患者用后可表现为乏力、困倦、嗜睡等中枢抑制现象。

3. **镇静催眠药** 所有的镇静催眠药对中枢神经都有抑制作用,可诱导睡眠、乏力、头晕等,还有后遗效应,驾驶员工作期间不宜使用。

4. **抗偏头痛药** 服用苯噻啶后可能出现嗜睡和疲乏。

5. **质子泵抑制剂** 服用奥美拉唑、兰索拉唑、泮托拉唑后偶见疲乏、嗜睡等反应。

(二) 可使驾驶员出现眩晕或幻觉的药物

1. **镇咳药** 右美沙芬为非成瘾性中枢镇咳药,偶有头晕、轻度嗜睡等反应。喷托维林对咳嗽中枢有直接抑制作用,并具有轻度阿托品样作用和局部麻醉作用,服药后可出现头晕、眼花、全身麻木等反应。

2. **解热镇痛药** 双氯芬酸服用后可出现腹痛、呕吐、眩晕,发生率约1%,极个别患者可出现感觉或视觉障碍、耳鸣。

3. **抗病毒药** 金刚烷胺可刺激大脑与精神活动有关的多巴胺受体,服用后有幻觉、精神错乱、眩晕、嗜睡、视物模糊等反应。

4. **抗血小板** 双嘧达莫因扩张血管可引起头痛、眩晕,发生率约为25%。

5. **钙通道阻滞药** 氟桂利嗪扩张血管,常使人有抑郁感、嗜睡、四肢无力、倦怠或眩晕。

6. **降糖药** 可以引起低血糖反应,出现眩晕、心悸和大汗等表现。

(三) 可使驾驶员视物模糊或辨色困难的药物

1. **解热镇痛药** 布洛芬服后偶见头晕、头昏、头痛,少数人可出现视力降低和辨色困难;吲哚美辛可引起视物模糊、耳鸣、复视。

2. **解除胃肠痉挛药** 阿托品、东莨菪碱、山莨菪碱等 M 受体阻断药可扩大瞳孔,使睫状肌调节麻痹,出现视物模糊和心悸等副作用。

3. **扩张血管药** 双氢麦角碱除偶尔引发呕吐、头痛外,还可导致患者视物模糊而看不清路况。

4. **抗心绞痛药** 服用硝酸甘油后可出现视物模糊。

5. **抗癫痫药** 卡马西平、苯妥英钠、丙戊酸钠在发挥抗癫痫作用的同时,可引起视物模糊、复视或眩晕,使驾驶员看路面或视物出现重影。

6. **抗精神病药** 服用利培酮后偶见头晕、视物模糊、注意力下降等反应。

(四) 可使驾驶员出现定向力障碍的药物

1. **镇痛药** 注射哌替啶后偶致定向力障碍、幻觉。

2. **抑酸药** 雷尼替丁、西咪替丁、法莫替丁等 H_2 受体阻断药可抑制胃酸的分泌,同时引起幻觉、定向力障碍。

3. 避孕药 长期服用避孕药可使视网膜血管发生异常,出现复视、对光敏感、疲乏、精神紧张,并使定向能力发生障碍,左右不分。

(五) 可导致驾驶员多尿或多汗的药物

1. 利尿药 服用呋塞米、氢氯噻嗪、阿米洛利及其复方制剂后尿液排出过多,尿意频繁,影响驾驶,还可出现口渴、头晕、视力改变。

2. 抗高血压药 服用复方利血平氨苯蝶啶片也可使尿量增多,尿意频繁,影响驾驶;服用吲达帕胺后3小时可产生利尿作用,4小时后作用最强,可出现多尿、多汗或尿频等;服用哌唑嗪后可出现尿频、尿急。

知识拓展

药品可能引起"假性酒驾"
——增强安全意识,出行远离"药驾"

酒驾入刑的出现,加大了民众对于酒后驾车的关注度,也引起了更为广泛的人群对于酒后驾车的重视。不过,如果服用过一些含有乙醇(酒精)的药品,也会在乙醇测试仪上显示为醉酒驾驶状态,检测数值超标,被称为"假性酒驾"。可能引起"假性酒驾"的药品有:① 止咳糖浆,部分止咳糖浆中含有乙醇成分,在服用前最好看一下成分表,如果含乙醇,应先休息一段时间再驾车。② 藿香正气水,其乙醇含量较高,服用后检测数值可能会超标。③ 漱口水,部分漱口水中含有乙醇成分,随着行业标准逐渐规范,漱口水中的乙醇含量已标注在成分表中。

二、驾驶员合理用药指导要点

驾驶员服药后出现不良反应的时间和程度不易控制,对驾驶员来说,患病时既要服药,又要保证驾驶安全。因此,采取必要的防范措施,坚持合理用药显得格外重要。

1. 了解禁用和慎用的药物 药师应指导驾驶人员了解禁用、慎用药物的名称,特别要注意复方制剂的成分是否含有禁用或慎用药物,注意药物的通用名和商品名的关系。在出现疑惑或不确定时,应及时进行专业咨询,切忌抱有侥幸心理而使用禁用、慎用的药物。

2. 合理使用药物 驾驶人员如果由于病情需要而用药,要在医师或药师指导下合理使用。药师应认真、详细了解药物作用、服用方法、可能产生的不良反应和注意事项,严禁患者自行随意用药。要采取合理的给药方法,以避免或者减轻药物的不良影响,如含有中枢抑制作用药物的抗感冒药,应在睡前半小时服用,2~4小时内不要驾车,或者选用没有中枢抑制作用的药物;糖尿病患者在使用降糖药之后,血糖会一过性降低,出现四肢无力、头晕,从而影响判断力,故口服降糖药后应休息1小时以上。如服药后出现身体不适等异常情况,应立即就诊,以免发生交通事故。

赛场直击

全国职业院校技能大赛药学技能赛项
处方调剂与用药指导模块试题单

考核时间:10 分钟　　题目分值:12 分

处方笺　　　　　　　　　　　　　　　　　　普通

科室:呼吸内科　　门诊号:12345　　费别:××
姓名:×××　　性别:男　　年龄:38 岁(职业:公交车司机)
临床诊断:普通感冒　　开具日期:2024.01.05

Rp:
　　氨酚咖那敏片　　10 片×1 板　1 盒
　　　　　　用法:1 片　口服　一日 3 次
　　感冒灵颗粒(999)　10 g×9 袋　1 盒
　　　　　　用法:10 g　口服　一日 3 次

医师:张×　　审核:李×　　药价:××
调配:刘×　　核对/发药药师:陈×

答题要求

1. 对处方笺做出合理性审核。

2. 对于合理处方,要说明处方中各药的药理作用、作用机制、联合用药的理由,并进行用药交代;对于不合理处方,要点评处方的规范性和适宜性,详尽指出处方中的所有不规范或/和不适宜之处并说明理由,同时给出合理性建议。

考证聚焦

单项选择题

1. 下列哪种药物在服药期间不得驾驶车、船,从事高空作业、机械作业及操作精密仪器?(　　)

　　A. 右美沙芬　　　　B. 氯雷他定　　　　C. 铝硅酸镁
　　D. 蒙脱石散　　　　E. 对乙酰氨基酚

2. 服用后可致视物模糊,驾驶员应慎用的药物是( )。
A. 阿托品　　　　　　B. 维生素 C　　　　　　C. 阿莫西林
D. 苯丙哌林　　　　　E. 阿奇霉素

任务六　理解运动员合理用药

为维护"公平竞争"的体育准则,保护运动员的身心健康,我国始终坚持"严令禁止、严格检查、严肃处理"的方针,严格履行《世界反兴奋剂条例》规定,防止在体育运动中使用或误用兴奋剂。医师和药师有必要了解体育运动中兴奋剂的概念及其禁用清单,加强对禁用物质的控制。

岗位模拟 》》》》

任务情境

王某,男,21岁,是一名专业游泳运动员,在一次重大游泳赛事中被检查出尿液中克伦特罗呈阳性,被中国游泳协会禁赛1年。事后王某解释此事的发生应是"祸从口入",晚上经常吃泡面,会加火腿肠、午餐肉等猪肉制品,以后会严格控制自己的饮食,以防这种情况再次发生。

任务要求

1. 请分析王某此次的兴奋剂事件是否可能与饮食有关。
2. 如果可能,试分析原因,给出运动员有关食品药品安全的建议。

一、兴奋剂的概念和分类

兴奋剂是运动员参赛时禁用的药物,是指能增强或辅助增强自身体能或控制能力,以提高比赛成绩的某些药物或生理物质。兴奋剂作为体育词汇使用时,与临床医学中的"兴奋剂"并不完全一致,而是一个约定俗成的概念,系由于运动员为提高成绩而最早服用的药物大多属于兴奋性药物而得名。兴奋剂在英语中称"dope",有毒品、麻醉药的含义,于1964年10月在东京由国际运动医学联合会召开的国际兴奋剂会议上被正式采纳。尽管后来被禁用的其他类型药物并不都具有兴奋性(如利尿药),甚至有的还具有抑制性(如β受体阻断药),但国际上对禁用药物仍习惯沿用"兴奋剂"的称谓。因此,目前所说的兴奋剂不再是单指那些起兴奋作用的药物,而是对禁用药物的统称。

随着兴奋剂的品种不断增多,国际奥林匹克委员会的禁用药物目录已达100余种,分为以下七类:

1. **精神刺激剂**　如麻黄碱及其衍生物和盐类、苯丙胺和它的相关衍生物及其盐类、胺苯唑、戊四氮、尼可刹米、咖啡因类。这类刺激剂是最早禁用的一批兴奋剂,也是最原始意义上的兴奋剂,因为这一类兴奋剂对神经肌肉的药理作用是真正的"兴奋作用"。20世纪70年代以前,运动员所使用的兴奋剂主要属于这一类。1960年罗马奥运会和1972年慕尼黑奥运会上所查出来的兴奋剂就有苯丙胺、麻黄碱、去甲伪麻黄碱和尼可刹米。

2. **蛋白同化制剂**　又称同化激素,如甲睾酮、苯丙酸诺龙、司坦唑醇、癸酸诺龙等,多数为雄性激素的衍生物,品种繁多,是使用频率最高、范围最广的一类兴奋剂。此类药物通过口服或注射,可促进运动员肌肉增生,同时会干扰运动员体内自然激素的平衡,产生一些严重的不良反应。

3. **利尿药**　如呋塞米、依他尼酸、螺内酯(安体舒通)等。服用利尿药除了可以通过快速排出体内水分,减轻体重外,还可以通过增加尿量,尽快减少体液和排泄物中其他兴奋剂代谢产物,以此造成药检的假阴性结果;还可以加速其他兴奋剂及其他代谢产物的排泄,从而缓解某些不良反应。

4. **麻醉性镇痛剂**　包括阿片生物碱类、人工合成类镇痛药以及大麻制品,如吗啡、尼可吗啡、海洛因、羟考酮、羟吗啡酮、可待因、哌替啶、芬太尼、美沙酮等。这类药物具有很强的镇痛效果,还具有镇静和抗焦虑的作用,但容易成瘾,一旦停药易产生戒断综合征。

5. **内源性肽类激素**　如人生长激素、生长激素释放肽类、生长激素促分泌剂类、促红细胞生成素或重组人促红素、促性腺激素、胰岛素类、血管内皮生长因子等。

6. **β受体阻断药**　如阿替洛尔、比索洛尔、美托洛尔、噻吗洛尔等,这类药物作为降压药、抗心律失常药,在临床上广泛使用。通过阻断心脏的β受体,引起心率减慢,作为兴奋剂,正是利用其对心率的控制作用,来稳定运动员心率的波动,在滑雪、射击、射箭、水下运动、高尔夫、台球、飞镖等比赛中禁用。

7. **血液兴奋剂**　又称血液红细胞回输技术,是用异体同型输血来达到短期内增加血红细胞数量,从而达到增强血液载氧能力的目的。血液回输引起的红细胞数量等血液指标的升高会延续3个月。

> **知识拓展**
>
> **运动员治疗用药豁免**
> ——保护健康,保障公平
>
> 　　治疗用药豁免(therapeutic use exemptions,TUE)是指运动员因治疗目的确需使用禁用清单中规定的禁用物质或方法时,依照《运动员治疗用药豁免管理办法》的规定提出申请,获得批准后予以使用。坚持严令禁止、严格检查、严肃处理的反兴奋剂工作方针,防止在体育运动中使用兴奋剂,同时允许运动员出于治疗伤病的目的,经治疗用药豁免委员会审查和批准,使用某些禁用物质或方法,有利于运动员的伤病得到及时安全的治疗,保护运动员的身心健康,保障运动员公平参与体育运动的权利。通过严格的审批程序,允许运动员在特殊情况下使用某种禁用药品,不但不会损害其他同台竞技者的利益,而且还是对全体运动员公平参加体育运动权利的最大程度的保障。

二、运动员合理用药指导要点

按照国家要求,兴奋剂目录内的药品必须在包装标识或产品说明书上明确标注"运动员慎用"字样。但现阶段仅有极少部分药品在外包装上注明"运动员慎用",部分药品仅在说明书的注意事项一栏注有"运动员慎用",还有部分禁用清单上的药品没有任何标识。导致部分运动员在不知情的情况下,使用了禁用清单中的药物,从而造成取消比赛成绩甚至不能参加比赛等严重后果,所以指导运动员合理用药非常重要。

一方面,药师在调配运动员处方时严格做到"四查十对"。在为运动员服务的时候,应当审核出处方中含有兴奋剂目录内的禁用药品,要严格核对运动员的治疗用药豁免批准书,严格按照豁免书批准的药物、剂量审核和发放药品,并做好运动员的用药交代,叮嘱运动员按照规定用药。

另一方面,为运动员开展合理用药培训,加强运动员的反兴奋剂教育,让他们在日常生活中学会如何识别兴奋剂,从而避免误服误用。

赛场直击

全国职业院校技能大赛药学技能赛项
处方调剂与用药指导模块试题单
考核时间:20 分钟　题目分值:12 分

处方笺　　　　　　　　　　　　　　普通

科室:骨科	门诊号:12345	费别:××
姓名:×××	性别:男	年龄:20 岁(职业:运动员)
临床诊断:足部骨裂		开具日期:2024.01.05

Rp:

　　盐酸曲马多缓释片　　50 mg×20 片　　1 盒
　　　　　　　　　　　　用法:100 mg　口服　一日 2 次
　　云南白药酊　　　　　50 ml×1 瓶　　1 瓶
　　　　　　　　　　　　用法:适量擦揉患处　一日 3~5 次

医师:张×　　审核:李×　　药价:××
调配:刘×　　核对/发药药师:陈×

答题要求

1. 对处方笺做出合理性审核。

2. 对于合理处方,要说明处方中各药的药理作用、作用机制、联合用药的理由,并进行用药交代;对于不合理处方,要点评处方的规范性和适宜性,详尽指出处方中的所有不规范或/和不适宜之处并说明理由,同时给出合理性建议。

考证聚焦 〉〉〉

单项选择题

1. 运动员参赛时禁用的药品是（   ）。
   A. 雷尼替丁　　　　　　B. 重组人促红素　　　　C. 氨氯地平
   D. 多潘立酮　　　　　　E. 青霉素
2. 运动员慎用的外用药是（   ）。
   A. 1% 麻黄碱滴鼻液　　B. 3% 过氧化氢滴耳液　　C. 2% 酚甘油滴耳液
   D. 0.1% 阿昔洛韦滴眼液　E. 0.1% 利福平滴眼液

思考题

1. 试述妊娠期母体药动学的改变。
2. 小儿给药剂量的计算方法有哪些？
3. 老年人用药的基本原则有哪些？
4. 肝、肾功能不全是如何影响药物作用的？
5. 个别运动员偷偷用的兴奋剂，究竟有什么"神奇效果"？对身体有何不良影响？

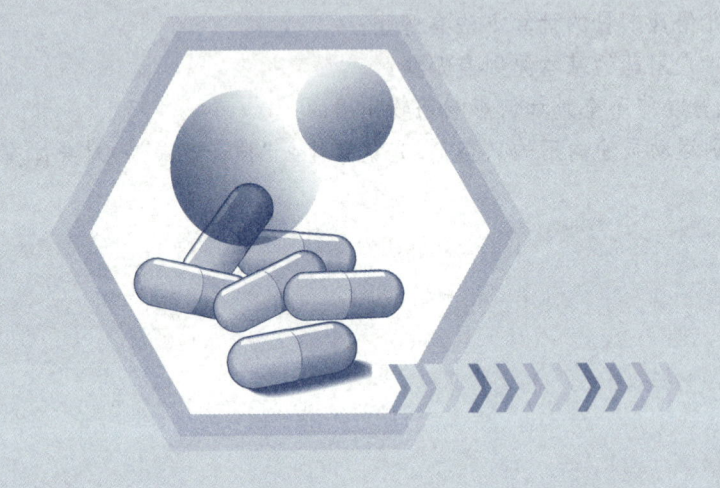

模块二
合理用药岗位技能

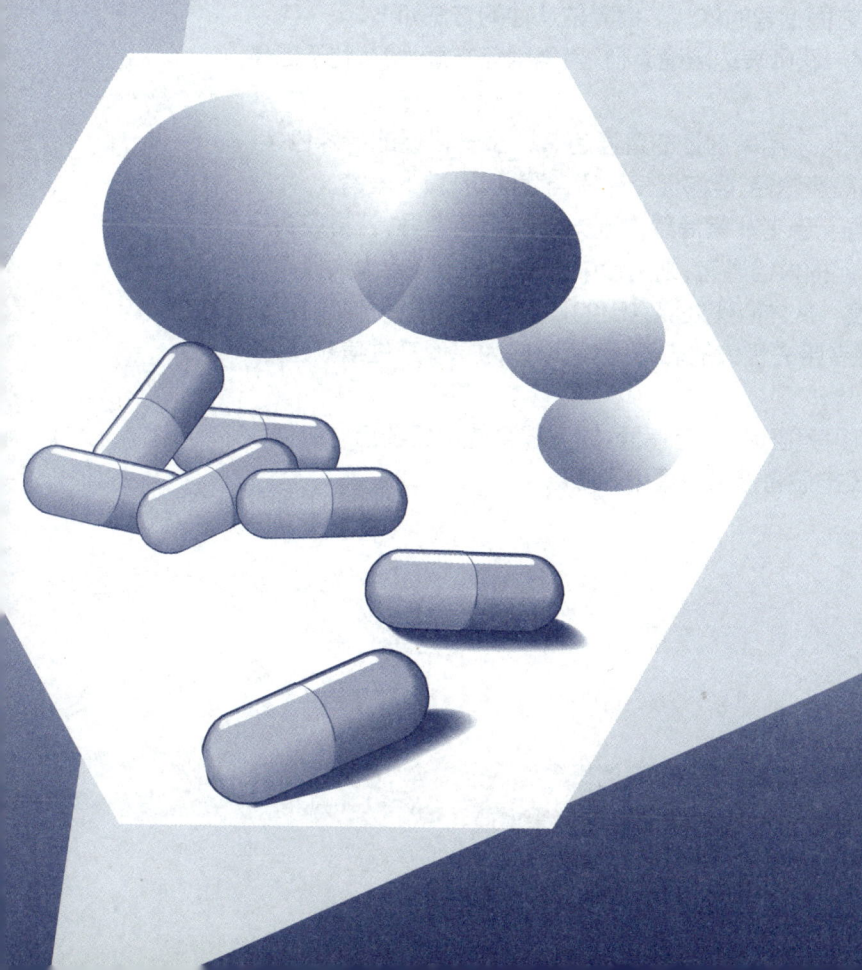

项目一
合理用药基本技能

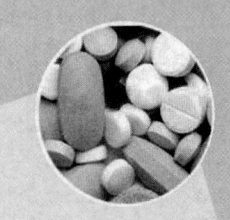

药品是特殊商品,医药行业是专业性非常强的特殊领域,绝大多数患者缺乏较全面的医学或药学知识,药师应利用自己掌握的药学知识指导患者合理用药,以便最大程度上提高患者的药物治疗效果,提高患者用药的依从性,以及药物的有效性和安全性。

采取正确的药物治疗方法是治愈疾病的前提,若患者不服从治疗,不能按规定用药,则不能达到预期的目的和效果。

依从性也可称为顺从性,是指患者按医师确定的方案进行治疗,与医嘱一致的行为。依从性不仅限于对药物治疗的依从,还包括对饮食、嗜好、运动及家庭生活等多方面指导的依从。提高依从性的方法如下:

1. 简化治疗方案 医师表达准确清晰,简化用药方案,均有利于提高患者的依从性。

2. 改进药品包装 采用单剂量的普通包装以及一日量的特殊包装,是提高依从性的一条简捷途径,能够促使患者自我监督,减少差错。

3. 加强用药指导 患者非常渴望得到详细的用药指导,若将口头用药指导和文字材料一起提供给患者,则治疗中患者的依从性会大大提高。

4. 改善服务态度 从内心深处流露出的仁爱、平和、关怀、体恤,可以给那些需要安慰的患者带去极大的慰藉,就可以成为患者产生信赖、尊重和依从的因素。

本项目主要学习用药咨询、用药指导、健康教育的服务要点。以便科学、准确地为医护人员与患者提供合理用药服务。

学习目标

知识目标

1. 表述用药咨询、用药指导、健康教育的概念。
2. 阐释药品的正确使用方法、用药剂量和注意事项。

3. 归纳用药咨询、用药指导、健康教育的具体内容。

技能目标

1. 具备指导医护人员、患者合理选择药品、正确使用药品的能力。
2. 能针对患者的具体情况实施用药咨询、用药指导和健康教育。

素质目标

1. 通过对合理用药技能的学习,培养高度的责任感,良好的业务素质和工作能力。
2. 通过对合理用药技能的学习,树立关爱患者、热忱服务的职业道德。

任务一 用 药 咨 询

用药咨询是药师应用所掌握的药学知识和药品信息承接公众对药物治疗和合理用药的咨询服务。

用药咨询的意义:① 最大程度地提高患者的药物治疗效果,提高用药的依从性、有效性和安全性。② 减少药品不良反应发生的概率。③ 指导合理用药,优化药物治疗方案。④ 节约医药资源。⑤ 与临床医师互补,不仅为患者提供最适合的个体化用药方案,而且使之得以正确实施,促使病情好转或痊愈。

岗位模拟 》》》

任务情境

患者,女,21岁。因受凉后打喷嚏、流清涕、乏力,到药店购买头孢拉定胶囊、复方氨酚烷胺片和感冒灵颗粒。

任务要求

请根据患者疾病情况,给出用药建议。

一、用药咨询服务准备

(一) 咨询环境

1. 咨询处宜紧邻门诊药房或位于药店大堂的明显处。
2. 药师咨询处标识要清楚,位置应明确、显而易见,使患者可清晰地看到咨询药师。
3. 咨询环境应舒适,并相对安静,较少受外界干扰。
4. 适当隐秘,可采用柜台式面对面咨询的方式,使患者放心、大胆地提出问题。
5. 咨询处应准备药学、医学的参考资料以及面向患者发放的医药科普宣传资料。

(二) 咨询方式

1. **面对面咨询** 面对面咨询是最常见的咨询方式,药师通过认真倾听、仔细分析,解答患者的疑问。

2. **电话咨询** 现代通信手段为药师开展全天候的咨询服务提供了保障。药师在解答患者的问题时应注意使用标准的问候语,在完整、全面、准确的药物信息基础上有针对性地回答患者用药问题,解决患者的用药疑问。

3. **网络咨询** 网络已成为生活的重要组成部分,无论医院药房还是社会药房都可以建立网络咨询平台,开展网络咨询服务。

4. **专题讲座** 药师可利用自己的专业知识采用多种形式对患者和公众进行药学知识的普及,如开展专题讲座,提高患者的用药依从性和合理性,提高公众对安全用药的认知度。

5. **其他科普资源** 药师可以通过药讯、制作合理用药图片、宣传手册、简报等方式进行用药教育。

🔖 知识拓展

《国家药品不良反应监测年度报告(2023年)》正式发布
——加强用药安全管理,切实保障和促进公众健康

2024年3月26日,国家药品不良反应监测中心组织发布《国家药品不良反应监测年度报告(2023年)》。

2023年国家基本药物化学药品和生物制品不良反应/事件报告按照药品类别统计,报告数量排名前5位与2022年一致,分别是抗微生物药、抗肿瘤药、心血管系统用药、激素及影响内分泌药、治疗精神障碍药;7大类中成药中,药品不良反应/事件报告总数从多到少依次为内科用药、骨伤科用药、妇科用药、外科用药、耳鼻喉科用药、儿科用药、眼科用药,排名情况与2022年一致。在不良反应涉及患者年龄方面,儿童占比出现小幅上升,但总体安全性依然良好;65岁及以上老年患者占比仍然保持升高趋势,提示临床应持续加强对老年患者的安全用药管理。

临床药学的发展是一个关键点,临床药师应提供药物治疗管理服务或者药学监护服务,药师不仅要指导患者如何正确服用药品,还需要对患者疾病治疗过程中出现的不良反应有更深的认知,掌握药品质量特性、安全风险以及治疗风险。药品监管是一个持续的长期过程,也是一项系统工程,但对药品整体安全性水平的评估,还需在临床之外更多地关注药品供应、流通、储存、居家服用等各个环节,以发现可能存在的风险点。

二、用药咨询服务要点

药师开展用药咨询对临床用药有关键性作用,对保证合理用药有重要意义。根据用药咨询对象的不同,可将其分为患者用药咨询、医师用药咨询、护士用药咨询和公众用药咨询(表2-1-1)。

表 2-1-1　用药咨询的内容

咨询对象	咨询要点及内容
患者用药咨询	1. 药品名称：包括通用名、商品名、别名 2. 适应病证：药品适应证与患者病情相对应 3. 用药方法：包括口服药品的正确服用方法、服用时间和用药前的特殊提示；特殊剂型的正确使用方法；如何避免漏服药物，以及漏服后的补救方法 4. 用药剂量：包括首次剂量、维持剂量；每日用药次数、间隔；疗程 5. 服药后预计疗效及起效时间、维持时间 6. 药品的不良反应与药物相互作用 7. 用药禁忌：包括证候禁忌、配伍禁忌、饮食禁忌等 8. 药品的鉴定辨识、储存和有效期 9. 是否有替代药物或其他疗法 10. 药品价格，是否进入医疗保险报销目录等
医师用药咨询	1. 新药信息：当前随着制药工业的迅猛发展，新药不断涌现，这就需要为医师们提供信息支持，使其了解新药系统评价的相关内容，从而为临床合理用药提供依据 2. 合理用药信息：合理用药是指安全、有效、经济地使用药物。优先使用基本目录药物是合理用药的重要措施 3. 药品不良反应：药品不良反应的咨询服务有利于增强医师合理用药的意识和能力 4. 药物相互作用和禁忌证：药师有责任提醒医师注意用药患者的禁忌证，尤其是医师在使用本专业以外的药物时
护士用药咨询	1. 药物的适宜溶剂 （1）不宜选用氯化钠注射液溶解的药物：多烯磷脂酰胆碱、奥沙利铂、两性霉素 B、红霉素、哌库溴铵、氟罗沙星等 （2）不宜选用葡萄糖注射液溶解的药物：青霉素、头孢菌素、苯妥英钠、阿昔洛韦、瑞替普酶、替尼泊苷等 2. 药物的稀释容积：注射药物的溶解或溶解后稀释的容积十分重要，不仅直接关系到药物的稳定性，而且与疗效和不良反应密切相关 3. 药物的滴注速度：静脉滴注速度不仅关系到患者心脏负荷，而且将影响到药物的疗效和稳定性，部分药物滴注速度过快可致过敏反应和毒性反应（死亡） 4. 遇光易变色的注射药物的储存与给药：少数注射药物性质不稳定，遇光易变色。在滴注过程中必须避光的药物有对氨基水杨酸钠、硝普钠、放线菌素 D、长春新碱、尼莫地平、左氧氟沙星、培氟沙星、莫西沙星等 5. 药物的配伍禁忌：如氨基糖苷类与青霉素钠配伍，可使后者分解，降低青霉素的疗效
公众用药咨询	积极向公众提供健康教育，增强公众健康意识，主动承接公众自我保健咨询，减少影响健康的危险因素。在常见病症的健康管理、减肥、补充营养素等方面给予科学的用药指导，包括： 1. 药品的用法、适宜的给药时间、注意事项、禁忌证、不良反应及相互作用等 2. 还应提供关于药品的储存注意事项、运输、携带等方面的信息，使公众对药物的使用有更全面的了解

赛场直击

全国职业院校技能大赛药学技能赛项
用药咨询与慢病管理模块——慢病管理试题单

考核时间:20 分钟　题目分值:15 分

一、试题背景

患者,男,42 岁。因近日出现腹痛难忍,且腹痛多发生于餐后半小时至 1 小时,恶心,胃胀而就医,检查 Hp 阴性,医师诊断为胃溃疡。处方:盐酸雷尼替丁胶囊 150 mg, bid;胶体果胶铋胶囊 150 mg,qid。

患者基本情况:身高 182 cm,体重 62 kg,为大货车司机,有抽烟史,不喝酒,饮食不规律。无其他疾病史,无过敏史。

二、答题要求

1. 根据试题背景资料,填写患者基本信息。
2. 根据患者病情和用药信息,对患者正在服用的药物进行用药指导,准确答出治疗药物的作用机制、常见不良反应和用药注意事项。
3. 针对患者情况进行疾病相关知识和日常生活管理的健康教育。

考证聚焦

一、单项选择题

两种药物配伍容易形成白色沉淀的是(　　)。

A. 头孢唑林钠与 0.9% 氯化钠注射液
B. 头孢曲松与复方氯化钠注射液
C. 胰岛素与 0.9% 氯化钠注射液
D. 青霉素与 5% 葡萄糖注射液
E. 维生素 C 与氯化钠注射液

二、配伍选择题

[1~2 题共用备选答案]

A. 50% 葡萄糖注射液　　　　B. 复方氯化钠注射液
C. 0.9% 氯化钠注射液　　　　D. 低分子右旋糖酐注射液
E. 5% 葡萄糖注射液

1. 配制青霉素输液的适宜溶媒是(　　)。
2. 配制两性霉素 B 输液的适宜溶媒是(　　)。

三、多项选择题

药师面向护士的用药咨询内容包括(　　)。

A. 药物的适宜溶剂　　B. 药物的稀释容积　　C. 药物滴注速度
D. 药物的配伍禁忌　　E. 替代治疗方案

任务二 用药指导

在临床用药时,患者在用药过程中常会出现用药剂量、时间、方法错误,患者自行调整剂量或换药、停药等现象。用药指导是药师、医师、护士、患者之间的桥梁和纽带,可以提高药物治疗的安全性和有效性,是对诊疗过程的补充和完善,对指导患者合理用药起到积极的作用。

用药指导是指综合运用医药学知识,用简洁明了、通俗易懂的语言向患者说明按时、足量、按疗程用药对治愈疾病的重要性,解释用药过程中可能出现的不良反应以及应对措施,科学指导患者正确合理使用药品。

岗位模拟 》》》》

任务情境

患者,男,70岁。患风湿性心脏病十余年,长期服用地高辛片,此次因地高辛中毒急诊入院。患者自述每日吃半片,但临床血药浓度监测显示地高辛浓度为 5.22 ng/ml,提示服药剂量远远超过 0.125 mg/d。经药师反复询问,才得知几天前他因感觉药效不佳,自行将每次半片地高辛增加到每次 1 片,早晚各 1 次,药效仍不佳,且出现恶心、呕吐、厌食、黄视等症状,病情加重,遂来院就医。

任务要求

1. 请结合患者情况,分析地高辛中毒的原因。
2. 为避免出现类似的情况,药师应该如何指导患者用药?

一、用药指导服务准备

(一) 提高药师自身的专业素养

1. 药师应具有较强的语言表达和沟通协调能力,用药指导要耐心细致,注意面对不同人群和性格各异的患者的用药指导技巧。

2. 药师应加强新药信息的学习,不断丰富新的药学专业理论知识,完善知识结构,提高业务知识水平。

(二) 确认患者需求

在开展用药指导工作之前,对患者的病情、体质、药物过敏史、用药史、生活习惯等方面进行全面的评估和了解。这个环节的目的是确定患者的用药需求,了解患者的用药情况,为后续的用药指导提供有力的依据和保障。

二、用药指导服务要点

(一) 引导患者合理选购药物

药师有义务按照病情判断,对症下药,向购药者介绍或推荐适合患者病情的非处方药品。

(二) 指导患者阅读药品标识、药品说明书

药品标识、药品说明书是引导患者正确选用药品的信息,但普通公众的药学专业知识有限,不可能全部正确理解,需要药师向其详细解释。

(三) 指导患者正确用药

药师在发药的同时向患者讲解该药的用药剂量、用药时间、给药途径及服用方法,有利于提高患者依从性,从而促进疾病的痊愈。

1. **正确的给药时间** 药品说明书标注的用药方法,一般都是一日1次、一日2次或一日3次等,通常所说的一日是指24小时。一日1次、一日2次或一日3次应分别每隔24小时、12小时或8小时服一次药,目的是达到体内的有效血药浓度,从而维持治疗效果。

(1) 按生物节律给药:人体许多功能都是有昼夜节律性的,这是生命的神秘和奇妙所在,当然这种现象也会影响药物在体内的作用。许多疾病的发作、症状的加重和缓解等都具有其自身的规律。例如,支气管哮喘大多数在黎明发作或加重;心肌梗死、脑梗死多发于午夜。依据时辰药理学所揭示的规律,选择最适宜服用药物的时间,可以充分调动人体内积极的免疫和抗病因素,增强药物疗效或提高药物的生物利用度,减少不良反应的发生率和严重程度。

> **知识拓展**
>
> 利用生物节律选择最佳给药时间
> ——科学用药,提高疗效,减少危害
>
> 1. 降压药 人的血压在一天中不是恒定不变的,大多呈"两峰一谷"的状态波动,即9:00—11:00、16:00—18:00最高,2:00—3:00最低。因此,高血压患者的服药时间以7:00和14:00为宜。
>
> 2. 调血脂药 因肝脏合成胆固醇的时间多在夜间,故应用调血脂药如洛伐他汀、辛伐他汀等,睡前服更有助于提高疗效。
>
> 3. 钙剂 人体血钙水平在午夜至清晨最低,而当人入睡后机体仍需一定量的钙,因此临睡前服用钙剂可使钙得到充分吸收。

(2) 常见的给药时间及药物

清晨:如肾上腺皮质激素、抗高血压药、抗抑郁药、驱虫药等。

空腹:指饭前1小时或饭后2小时,以避免食物使药物吸收减少及生物利用度降低。例如罗红霉素、鱼肝油、胃黏膜保护药等。

餐前:指就餐前半小时以内,为的是避免食物对吸收的影响。例如促进胃动力药、某些降糖药(甲苯磺丁脲、格列齐特、罗格列酮)、某些抗生素(β-内酰胺类、阿奇霉素)等。

餐中:与食物同服,以增加吸收,减少对胃的刺激。例如降血糖药(二甲双胍、阿卡波糖)、助消化药、肝胆辅助药等。

餐后:指饭后立刻服,目的是减少对胃的刺激。例如非甾体抗炎药、维生素类、H_2受体阻断药等。

睡前:如催眠药、平喘药、调血脂药、免疫增强剂等。

其他:一些特殊用药,需要根据医嘱正确使用。如部分糖尿病患者在餐后血糖会升高,故降糖药需要按照三餐时间服用。

2. 常见剂型的正确使用　常用的内服制剂包括片剂、缓控释制剂、胶囊剂或软胶囊、糖浆剂、溶液剂、丸剂、散剂等,外用剂型有滴眼剂、滴耳剂、滴鼻剂、气雾剂、栓剂、软膏剂或乳膏剂、搽剂等。

(1) 内服制剂

舌下片:服药宜迅速,含服时把药片放于舌下;含服时间一般控制在5分钟左右,以保证药物充分吸收;不宜咀嚼或吞咽,含服后30分钟内不宜进食或饮水,也不宜多说话。

泡腾片:口服泡腾片一般用100~150 ml凉开水或者温水浸泡,可迅速崩解和释放药物,待完全溶解或气泡消失后再饮用;不宜让幼儿自行服用;严禁直接服用或口含。

缓控释制剂:服药前一定要看说明书或请教医师以确定剂型;除另有规定外,一般应整片或整丸吞服,严禁嚼碎或掰开分次服用;每日宜用1~2次,服药时间宜在清晨或睡前。

(2) 外用制剂

滴眼剂:清洁双手,不要用手接触滴眼剂的开口;若眼内分泌物过多,应先清理分泌物;头部后仰,眼向上望,滴药时应距眼睑2~3 cm,每次1~2滴;滴后轻轻闭眼1~2分钟,但不要闭得太紧;用手指轻轻按压眼内眦,防止药液流入口腔;若同时使用两种药液,应间隔5~10分钟;一般滴眼先右后左,如果左眼病情较轻,应先左后右,以免交叉感染;滴眼剂不宜多次打开使用,如药液出现混浊或变色,切勿再用。

滴耳剂:耳聋或耳道不通、耳膜穿孔者不宜使用滴耳剂。将滴耳剂用手捂热使其接近体温;头部转向一侧,患耳朝上,抓住耳垂轻轻拉向后上方使耳道变直,一般一次滴入滴耳剂5~10滴,一日2次;滴入后稍休息5分钟,更换另一只耳滴入;滴耳后用少许药棉塞住耳道;注意观察滴耳后是否有刺痛或烧灼感;连续用药3日后如患耳仍然疼痛,应停止用药,及时去医院就诊。

滴鼻剂:滴鼻前先坐下,头部尽量向后仰,或用枕头垫住双肩平躺;呼气,将滴鼻管置于鼻孔内1 cm处,注意瓶壁不可接触到鼻黏膜,一次滴入2~3滴。滴完后保持仰位1分钟,随后坐直,此时药液会流向咽部。若同时使用几种滴鼻剂,应先滴鼻黏膜血管收缩剂,再滴抗菌药物。

鼻用喷雾剂：喷雾前先清洁鼻腔。保持坐位，用力振摇气雾剂，然后头部稍向前倾斜，呼气，将气雾剂尖端塞入一个鼻孔，同时用手堵住另一个鼻孔并闭合口腔。使用时，左手喷右侧鼻孔，右手喷左侧鼻孔，注意避免直接喷向鼻中隔。挤压气雾剂阀门进行喷药，成人一次喷入 1~2 揿，同时缓慢地用鼻吸气；喷药后将头尽力向前倾，置于两膝之间，10 秒后坐直，使药液流入咽部，此时改用口呼吸。部分鼻用喷雾剂使用后需要漱口，以清洁深喉部。

软膏剂或乳膏剂：涂敷前应将皮肤清洗干净。若皮肤有破损、溃烂、渗出等情况（如急性湿疹部位），一般不使用；涂布部位如出现烧灼、瘙痒、发红、肿胀、出疹等反应，应立即停药并洗去局部药物；部分药物，如尿素，涂后采用封包（即用塑料膜、胶布包裹皮肤）可提高疗效；除部分抗菌药外，一般的软膏剂在涂敷后应轻轻反复按摩皮肤直至渗入。此类制剂不宜用于口腔、眼结膜。

栓剂：栓剂根据使用腔道的不同，可分为直肠栓、阴道栓和尿道栓，其中尿道栓现已较少使用。直肠栓的使用注意事项：若栓剂变软，应用前应先将其置入冰水或冰箱中 10~20 分钟，待其基质变硬；将栓剂放在手中微微捂暖，以消除尖状外缘。患者侧卧，屈双膝，使大腿向前屈曲，贴着腹部。放松肛门，将栓剂的尖端插入肛门，深度以距肛门 2 cm 为宜，太深会影响生物利用度。保持侧卧姿势 15 分钟，以防栓剂被压出。用药前先排便，用药后 1~2 小时内尽量不要排便。阴道栓是通过将栓剂放入阴道后缓慢融化而发挥药效。一般建议在晚上睡前进行给药，这样药物能够在阴道内停留较长时间，进而充分发挥其作用。在使用阴道栓之前，需对外阴部位进行冲洗和清洁，防止分泌物对药物的吸收造成影响。使用阴道栓前，应先洗净双手，并戴上手套或指套，以避免手上的细菌污染阴道。取出栓剂，部分阴道栓可能配备有辅助的给药器具。使用者可以仰卧在床上，双腿弯曲并分开，也可以采取下蹲姿势，使阴道口得以充分暴露。将栓剂沿着阴道下后方轻轻送入，直至到达阴道穹隆处，一般放置深度为 5 cm 以上（约为一个手指的深度）。操作时动作要轻柔，以防损伤阴道壁。给药后，保持仰卧姿势或下蹲姿势几分钟，以便让阴道栓更好地固定在阴道内，避免其滑出。在使用阴道栓期间，应避免进行性生活，以免影响药物疗效或者加重病情。在此期间，要注意保持外阴清洁，每天用温水清洗外阴，但切勿冲洗阴道内部。可以使用质量良好的卫生棉垫，防止污染内裤。同时，要避免在月经期间使用阴道栓。

气雾剂：尽量将痰液咳出；使用前将气雾剂摇匀；缓缓呼气，尽量让肺部气体排尽后，双唇紧贴喷嘴，头稍微后倾，深吸气的同时揿压气雾剂阀门，使舌向下；准确掌握剂量，明确一次给药揿压几下，屏住呼吸 10~15 秒，后用鼻呼气；用温水清洗口腔或用 0.9% 氯化钠溶液漱口。

透皮制剂：不宜热敷；皮肤有破损、溃烂、淤肿的部位不要贴敷；不要贴在皮肤皱褶处、四肢下端或紧身衣服下面；每日更换 1 次或遵医嘱。

3. 使用时具有特殊要求的药物

(1) 饮水对药物的影响

1) 服药时需要多饮水的药物：磺胺类、氟喹诺酮类药物；解热镇痛药；平喘药；利胆药；蛋白酶抑制剂；泻药；抗痛风药；治疗骨质疏松症的药物。

2) 服药后限制饮水的药物：某些胃药，如苦味健胃药、胃黏膜保护药，需要嚼碎吞服的胃药;止咳药,如止咳糖浆、甘草合剂;预防心绞痛发作的药物,如硝酸甘油片、麝香保心丸;抗利尿药。

3) 不宜用热水送服的药物:助消化药,如各种酶剂;维生素类;止咳糖浆类;微生物制剂等。

(2) 饮食对药物的影响:药物可影响人体对营养物质的吸收、摄取和利用,甚至干扰体内的正常代谢,导致药源性营养不良。同时,食品也可对药物产生各种各样的影响,妨碍药物的吸收、代谢和排泄。

醋:服用碱性药、中性药、磺胺类药物、氨基糖苷类抗生素、抗痛风药等药物时不宜多食醋。

盐:食盐过多可导致尿量减少,使利尿药的效果降低。因此,对肾炎、风湿病伴有心脏损害、高血压的患者,要限制食盐的摄取量。

油脂:口服脂溶性维生素或维 A 酸、灰黄霉素时要适当多食用脂肪性食物,因其可促进此类药物的吸收,增强疗效。服用硫酸亚铁时要少食用脂肪性食物,否则会抑制胃酸的分泌,从而减少铁的吸收。

酒:服用维生素 B_1、维生素 B_2、烟酸、地高辛、别嘌醇、苯妥英钠、卡马西平、头孢菌素类、抗高血压药等药物时不能饮酒。

咖啡:咖啡可刺激胃液和胃酸的分泌,故有胃溃疡或胃酸过多的人不宜饮用。长期大量饮用咖啡易致缺钙,易诱发骨质疏松症。咖啡的中枢神经兴奋作用可拮抗中枢镇静药、催眠药的作用,患有失眠、烦躁、高血压者不宜长期饮用。过量饮用咖啡也会使抗感染药物的血浆药物浓度降低。

茶:茶叶中含有大量的鞣酸,能与药物形成沉淀或产生拮抗等。因此,服含金属离子的药物如铁、钙、钴、铋、铝,胃蛋白酶、胰酶、淀粉酶、乳酶生,四环素、大环内酯类抗生素,生物碱,苷类,中枢抑制药,利福平等药物时不宜饮茶。

烟草:服用雌激素、镇静催眠药、维生素 C、呋塞米、氨茶碱、氯丙嗪、胰岛素等药物时不能吸烟。

(3) 指导特殊人群用药:详见本书模块一项目四。

(4) 告知用药注意事项及潜在不良反应:帮助患者适当了解药物的作用和不良反应,预防或避免不必要的困扰与危险。药师应告知患者可能出现的(最重要的)药物不良反应,如何识别这些药物不良反应,药物不良反应会持续多久、有多严重,采取哪些措施防治等内容。

(5) 告知药物储存保管方法:有些药物需要注意特殊的储存条件如温度、光线等,药师在配发有特殊储存要求的药物时应主动告知患者如何合理地存放药物。如调节肠道微生态的药物双歧杆菌三联活菌,短时间处于常温环境中不会失活,但是最好存放于 2~8 ℃冰箱中,以免因双歧杆菌三联活菌的失活而失效。还有一些药物需要避光储存,如喹诺酮类抗菌药、氨茶碱、维生素 C、硝酸甘油等在光线作用下会变质,应告知患者放置在棕色瓶中并置于暗处保存。

赛场直击

全国职业院校技能大赛药学技能赛项
用药咨询与慢病管理模块——慢病管理试题单
考核时间：20 分钟　题目分值：15 分

一、试题背景

患者，女，26 岁。因心悸、手颤、易饥饿、烦躁易怒前来就诊，实验室检查游离甲状腺素（FT_3、FT_4）增高、促甲状腺素（TSH）降低，诊断为甲状腺功能亢进症。处方药物：甲巯咪唑片 10 mg, bid；酒石酸美托洛尔片 25 mg, tid。

患者基本情况：身高 160 cm，体重 45 kg，未婚单身，为企业新进员工，无吸烟史，多有应酬，常凌晨两三点才入睡。无其他疾病史、无过敏史。

二、答题要求

1. 根据试题背景资料，填写患者基本信息。
2. 根据患者病情和用药信息，对患者正在服用的药物进行用药指导，准确答出治疗药物的作用机制、常见不良反应和用药注意事项。
3. 针对患者情况进行疾病相关知识和日常生活管理的健康教育。

考证聚焦

一、单项选择题

1. 下列药物中适宜在睡前服用的是（　　）。
   A. 泼尼松　　　　　　B. 美洛昔康　　　　　　C. 多潘立酮
   D. 辛伐他汀　　　　　E. 奥利司他

2. 在指导合理用药时，应交代服药后限制饮水的药物是（　　）。
   A. 辛伐他汀　　　　　B. 双磷酸盐　　　　　　C. 苯妥英钠
   D. 硫酸亚铁　　　　　E. 硫糖铝

3. 下列药物使用方式，正确的是（　　）。
   A. 酵母片在餐后整片用水送服
   B. 硝酸甘油片在心绞痛发作的紧急情况下嚼碎用水送服
   C. 氧氟沙星滴眼液打开使用后可继续使用 3 个月
   D. 乙酰半胱氨酸泡腾片用 100 ml 温开水浸泡溶解后服用
   E. 红霉素软膏涂敷于眼睑内。每晚睡前 1 次

4. 应在餐前服用的药物是（　　）。
   A. 氨茶碱片　　　　　B. 吡罗昔康片　　　　　C. 呋塞米片
   D. 胶体果胶铋胶囊　　E. 头孢呋辛酯片

5. 直接吞服可能导致患者窒息的剂型是（　　）。
   A. 分散片　　　　　　B. 滴丸剂　　　　　　　C. 肠溶片
   D. 舌下片　　　　　　E. 泡腾片

6. 药师在指导合理用药时应正确地交代给药途径和给药方法,下列交代的内容错误的是( )。

A. 活菌制剂不能用超过 40 ℃的水送服
B. 肠溶片要整片吞服,不宜咀嚼服用
C. 栓剂是外用制剂,不可口服
D. 泡腾片可以溶解于温开水后服用,也可以作为咀嚼片服用
E. 骨架型缓释片服用后会随粪便排出较完整的药物制剂骨架,告知患者不用疑惑

7. 可与茶叶中的鞣酸结合产生沉淀,饮茶会影响其吸收的药物是( )。

A. 硫酸亚铁
B. 胰岛素
C. 对乙酰氨基酚
D. 硝苯地平
E. 二甲双胍

二、配伍选择题

[1~3 题共用备选答案]

A. 清晨
B. 空腹
C. 餐前
D. 餐后
E. 睡前

1. 非洛地平缓释片适宜的服药时间是( )。
2. 阿奇霉素分散片适宜的服药时间是( )。
3. 茶碱缓释片适宜的服药时间是( )。

三、多项选择题

1. 用药后不能立即饮水的情形有( )。

A. 高血压患者服用硝苯地平控释片
B. 心绞痛发作患者舌下含服硝酸甘油片
C. 口腔炎患者使用复方氯己定含漱液
D. 中暑患者使用藿香正气软胶囊
E. 发热患者使用阿司匹林泡腾片

2. 应告知患者服药后宜多饮水的药物有( )。

A. 熊去氧胆酸
B. 阿仑膦酸钠
C. 苯溴马隆
D. 复方磺胺甲噁唑
E. 甘草合剂

3. 透皮贴剂的用药指导内容包括( )。

A. 用药前清洁贴敷部位的皮肤,并晾干
B. 打开透皮贴剂外包装,揭去附着的薄膜,贴于清洁的皮肤上
C. 不宜热敷
D. 不宜贴到破损、溃烂、渗出、红肿的皮肤上
E. 定期更换部位或遵医嘱

任务三 健康教育

WHO提出的健康概念,不是仅指一个人身体没有疾病或虚弱现象,而是指一个人生理上、心理上和社会上的完好状态。

健康教育是指通过有计划、有组织、系统的社会教育活动,使人们自觉地采纳有益于健康的行为和生活方式,消除或减轻影响健康的危险因素,从而预防疾病,促进健康,提高生命质量。

岗位模拟 〉〉〉〉

任务情境

患者,女,16岁。面色苍白,自述头晕,四肢无力,食欲减退,月经量多。经检测白细胞$9.46×10^9$/L(参考值$4.0×10^9$/L~$10.0×10^9$/L),红细胞$3.2×10^{12}$/L(参考值$3.5×10^{12}$/L~$5.0×10^{12}$/L),血红蛋白100 g/L(参考值110~150 g/L)。医师诊断为缺铁性贫血,给予硫酸亚铁进行治疗。

任务要求

1. 请根据患者疾病情况,进行硫酸亚铁的用药指导。
2. 请结合患者基本情况,拟订健康教育的具体内容。

一、健康教育服务目的

(一) 健康教育的目的和意义

健康教育的核心是教育人们树立健康意识,促使人们改变不健康的生活行为方式,养成良好的生活行为方式,以减少或消除影响健康的危险因素。

通过健康教育活动,改善、维护并促进个体和社会的健康状况,提高文明水平。① 增强人们的健康意识。② 改变不良的卫生习惯和不健康的生活方式。③ 掌握自我保健的知识和技能。

(二) 健康教育和健康促进

WHO对健康促进的定义:健康促进是促使人们维护和提高自身健康的过程,是协调人类与环境的战略,它规定个人与社会对健康各自所负的责任。

健康促进的五个优先领域:① 建立促进健康的公共政策。② 创建健康支持环境。③ 加强社区行为。④ 发展个人技能。⑤ 调整卫生服务方向。

健康教育与健康促进的关系:① 健康教育需要健康促进的指导和支持。② 健康教育是健康促进战略中最活跃、最具有推动作用的具体工作。③ 健康促进包含了健康教育。④ 健康促进需要健康教育来推动和落实。

知识拓展

健康"四大基石"
——养成科学、文明、健康的生活习惯

合理膳食：合理膳食的核心是保持膳食平衡，即保持食入和排出的平衡，使体重处于正常水平，既不肥胖也不消瘦，方法是按每日的实际消耗确定进食量。老年人的膳食除平衡之外，还需保持适度、清淡、卫生、多样。

适量运动：科学运动的核心是适量，适量的关键在于"度"，运动所消耗的热量应与摄入保持平衡。

戒烟限酒：吸烟对身体没有任何益处，但适量饮酒对健康有一定益处。

心理健康：心理平衡是心理健康的重要组成部分，是人体健康的基础和重要保证。有研究表明，人类65%~90%的疾病与心理上的压抑感有关。紧张、愤怒和敌意等不良情绪不仅有损人体健康，还可导致早衰和死亡。

二、健康教育服务要点

（一）健康教育的知、信、行教育过程

健康教育是以行为习惯的干预为目标的行为教育，它是知、信、行的教育过程。

知：知识和学习，是基础；指的是健康教育者通过讲授、阅读指导、演示等方式向学习者传递信息，传授知识，以帮助学习者理解和认识健康问题，树立健康的态度和信念。

信：信念和态度是动力；具备了知识，只有采取积极的态度，对知识进行有根据的独立思考，对自己的职责有强烈的责任感，才可以逐步形成信念，知识上升为信念，才可以支配人的行动。

行：产生促进健康行为、消除危害健康行为等行为改变的过程，是目标。要使人们从接受转化到改变行为是一个非常复杂的过程，可以通过反复的行为训练帮助学习者形成健康的行为习惯。

（二）健康教育的三级预防

三级预防指的是在疾病的病前、病中和病后各个阶段采取相应措施，防止病情进一步发展和恶化。人的健康出现问题，是一个从接触危险因素，机体内病理变化从小到大，最后导致临床疾病发生和发展的过程。根据疾病发生发展过程以及健康决定因素的特点，分为三级预防，是连续的梯次性预防措施（表2-1-2）。

表 2-1-2　健康教育三级预防的内容

	第一级预防：防止疾病及损伤发生	第二级预防：防止疾病及损伤发展	第三级预防：防止病残和促进康复
重点对象	健康人群	患者及其家属等	患者及其家属等
主要任务	防止疾病和损伤的发生,无病防病,促进健康	防止疾病和损伤的发展,控制疾病的后果、严重性以及流行	防止病情恶化,预防并发症和减轻伤残程度,促进身心早日康复
主要措施	自我保健,倡导健康的生活方式,如合理膳食、适量运动、戒烟限酒和心理健康等;促进个体和群体在增进健康和与疾病做斗争中形成自身负责、自我预防、自我保健的心态和行为	早期发现、早期诊断和早期治疗的"三早"预防工作	强调特定干预。通过知识讲解和行为指导,帮助患者建立遵医行为和配合行为,提高自我护理能力,帮助家属学会家庭护理技巧,促进患者从疾病状态顺利向健康状态发展,以使并发症发生率、伤残率和病死率降至最低程度

考证聚焦 ▶▶▶▶

单项选择题

1. 下列对高血压患者的健康教育说法错误的是(　　)。
   A. 控制体重　　B. 不必限盐　　C. 适当运动
   D. 减少脂肪摄入　　E. 戒烟限酒

2. 根据《中国成人超重和肥胖预防控制指南》体重指数(BMI)判断肥胖的标准是(　　)。
   A. BMI ≤ 18.5　　B. BMI>28.0　　C. BMI<21.5
   D. BMI>24.0　　E. BMI ≥ 25.0

赛场直击 ▶▶▶▶

全国职业院校技能大赛药学技能赛项
用药咨询与慢病管理模块——慢病管理试题单
考核时间:20 分钟　题目分值:15 分

一、试题背景

患者,男,68 岁。患高血压 10 年,2 型糖尿病 9 年,陈旧性心肌梗死。长期服用二甲双胍片 500 mg,tid;硝苯地平控释片 30 mg,qd。目前血压 160/90 mmHg,心率 90 次/分,糖化血红蛋白 6.3%,低密度脂蛋白胆固醇(LDL-C)3.0 mmol/L,肝功能正常。

患者基本情况:身高 175 cm,体重 80 kg,为退休工人,无抽烟史,爱饮酒,每日 3 两(150 g)。无其他疾病史,无过敏史。

二、答题要求

1. 根据试题背景资料,填写患者基本信息。
2. 根据患者病情和用药信息,对患者正在服用的药物进行用药指导,准确答出治疗药物的作用机制、常见不良反应和用药注意事项。
3. 针对患者情况进行疾病相关知识和日常生活管理的健康教育。

思考题

1. 如何提高患者的用药依从性?
2. 对患者的用药咨询应注意哪些问题?
3. 主要从哪几方面对患者进行用药指导?
4. 怎样实施健康教育的三级预防?

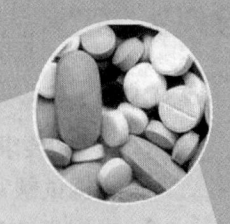

项目二
合理用药综合技能

　　用药安全问题已日益成为公众关注的焦点,因此,以患者为中心、以合理用药为核心的药学服务成为我国医疗卫生服务的重要内容。药师提供高质量的药学服务不仅对于保障患者用药安全、提高医疗服务质量具有重要意义,而且对药师的合理用药综合技能提出了更高要求。

▶▶▶ 学习目标

知识目标
1. 会归纳问病荐药的流程及主要内容。
2. 会表述处方的结构与内容、处方调剂操作规程。
3. 能阐释慢性病健康教育的对象及内容。

技能目标
1. 会分析患者病情信息。
2. 能进行处方审核,完成处方调剂。
3. 能针对慢性病实施健康管理。

素质目标
1. 认识常见不合理用药的危害,促进合理用药,保障用药安全,树立患者安全用药意识,培养提供优质药学服务的职业使命感。
2. 利用慢性病管理的相关知识和技能,提高患者的生存质量,树立以人为本、以患者为中心、学以致用的职业素养。

任务一 问病荐药

问病荐药是指医师或者药师通过对患者和/或患者家属进行全面而系统的问询,获得疾病相关信息,进而分析判断疾病类型,从而有针对性地为患者提供治疗方案及用药建议的过程。问病荐药的最终目的是保障用药的安全性、有效性、经济性、适当性,使患者疾病得到及时干预。对常见普通疾病进行系统、规范的问病,推荐合理的治疗药物,并提供科学、合理、客观、可靠的用药指导和咨询服务,是药学专业技术人员的关键必备技能。

问病荐药内容主要包括病情信息收集、疾病评估、药物推荐、用药交代、用药问题解答等。

岗位模拟 》》》》

任务情境

患者,男,46岁,软件工程师。因工作紧张,每天吃饭没有固定的时间,常常是刚吃完饭就立即工作,从而出现腹胀、嗳气、便秘等不适症状,没有自行服药,无其他疾病史,无过敏史。

任务要求

1. 根据试题背景,收集病情信息,如主诉、现病史、既往史、过敏史。
2. 根据病情信息,进行疾病评估,判断患者可能患有的疾病,给出判断依据。
3. 结合疾病症状推荐主治药物和联用药物,说明推荐理由。
4. 自选1个推荐的主治药物进行用药交代,说明药物用法用量、常见不良反应、用药注意事项和储藏方法等。

一、收集病情信息(问病)

1. **主诉** 主诉是患者感受最主要的痛苦或最明显的症状和/或体征,也是本次就诊最主要的原因。准确、具体的主诉可初步反映病情轻重与缓急,并提供对某种疾病的诊断线索。主诉一般用一两句话加以概括,同时注明主诉自发生到就诊的时间,如"头痛、发热伴乏力3天"。

2. **现病史** 现病史是患者目前患病的全过程,即发生、发展、演变和诊治经过。包括起病的缓急情况与患病时间;主要症状出现的部位、性质、持续时间和程度、缓解或加重因素;与发病有关的病因和诱因;主要症状变化情况或新症状出现情况;主要症状之外的其他伴随症状;诊治经过;一般情况,如患病后的精神、体力、食欲、睡眠、大小便等。

3. **既往史** 既往史包括患者既往的健康状况和过去曾经患过的疾病(包括各种传染病)、外伤手术、预防注射等,特别是与目前所患疾病有密切关系的情况。在询问既往史时应注意不要和现病史发生混淆。

4. 家族史 家族史指患者家族成员(较大范围的家族成员,不局限于祖孙等直系亲属)中的发病情况。是否询问家族史或询问家族史中哪些内容,取决于问病过程中基于临床资料指向的需要,遗传性疾病、先天性疾病、传染性疾病、精神疾病、代谢性疾病等都需要询问家族史,其他疾病一般不需要。

5. 过敏史 过敏史是指患者对药物或花粉等过敏原是否有过敏反应的历史。

6. 问病中注意事项 尽可能让患者充分陈述和强调他自认为重要的情况和感受;围绕可疑的疾病有逻辑、有层次地引导,提问具有系统性和目的性;追溯首发症状开始的确切时间以及演变过程;保护患者隐私;认真倾听、尊重对方;恰当使用肢体语言、目光交流;避免使用专业的医学术语;在患者回答完几个问题后要及时小结并反馈给对方;了解患者对疾病治疗的期望;患者问到有自己不清楚或不懂的问题时,不能随便应付或乱解释;问病结束时,感谢患者配合并说明接下来做什么。

二、进行疾病评估(诊断)

通过问病和体格检查获得的数据,与初步的实验室检查结果一起,共同形成了疾病评估推理的临床资料基础。如果一开始数据不准确,推理就会错误,而获得有效数据的前提是娴熟的问病和体格检查技能。

在对各种临床资料进行综合分析、评价以后,结合所掌握的医学知识和经验,将可能性较大的疾病依次排列出来,作为疾病评估假设。尝试用疾病评估假设解释临床表现,并排列优先次序。选择可能性最大的、最能解释所有临床表现的疾病形成初步评估。如暂时不能确定,保留几种疾病予以进一步观察。

疾病评估是对疾病的一种认识,属于主观范畴,但认识常常不是一次就能完成的。它的正确与否还需通过临床实践不断检验。初步评估是否正确,也需要在临床实践中验证。由于疾病的复杂性和人的认识能力的限制,一个正确的诊断有时需要经过从感性认识到理性认识,再从理性认识到医疗实践的多次反复才能产生。这就要求药师根据病情的变化不断地验证或修改自己原有的评估,在继续发展的疾病面前多次证实、补充、修改,如此循环往复,直到得出正确的评估。因此,提出初步评估之后给予必要的治疗、客观细致的病情观察、某些检查项目的复查以及选择一些必要的特殊检查等,都将为验证或修正评估提供可靠依据。

疾病评估的结果及其理由,需要明确告知患者。明确的疾病评估和合理的评估理由,有助于增加患者依从性,也有利于后续的治疗方案确定和药物推荐。

三、完成药物推荐

(一) 推荐主治和/或联用药物

药师经过对患者进行疾病询问做出准确评估后,根据患病情况给出推荐的主治药物和/联用药物,并明确告知患者。

(二) 解释推荐药物的作用及其作用机制

给患者解释所推荐药物的具体作用,让患者了解药物对自身疾病治疗的必要性和针对性,有助于增加患者用药的依从性。

药物作用机制是指药物为什么能起作用以及如何产生作用,是药效学研究的重要内容。明确药物作用机制,有助于理解药物治疗作用与不良反应的本质,为临床合理用药提供理论基础。给患者解释药物发挥作用的具体机制,在体现药师药学服务技术专业性的同时,有利于患者理解和接受药物呈现的不良反应,进一步增加患者用药的依从性。

在推荐药物的过程中,以下作用机制可结合实际情况,选择性地给患者讲解:

1. 非特异性药物作用机制 非特异性药物作用机制主要与药物的理化性质如溶解度、解离度、渗透压、表面张力等有关,是通过化学反应或物理作用改变细胞周围的理化条件而产生药理效应。如口服氢氧化铝等抗酸药可中和胃酸,治疗消化性溃疡;静脉注射甘露醇可提高血浆渗透压,引起组织脱水而消除脑水肿;使用二巯丙醇等络合剂与砷、汞等发生络合反应,可解救砷、汞中毒等。

2. 特异性药物作用机制 特异性药物作用机制与药物的化学结构密切相关,大多数药物属于此类。通过自身结构的特异性,影响酶、受体、离子通道、载体分子等靶点而产生一系列生理、生化反应。

(1) 影响酶的活性:酶是细胞生命活动的重要物质,许多药物通过影响酶的活性而呈现作用。如新斯的明通过抑制胆碱酯酶的活性而产生拟胆碱作用;卡托普利通过抑制血管紧张素转换酶而产生抗高血压作用;尿激酶可激活血浆纤溶酶原而溶解血栓。

(2) 参与或干扰细胞代谢过程:有些药物通过补充生命代谢物质的不足,治疗相应缺乏症,如维生素 C 治疗坏血病(维生素 C 缺乏症)、铁剂治疗贫血等。另有一些药物化学结构与正常代谢物非常相似,可进入代谢过程而呈现抗代谢效应,如甲氨蝶呤的化学结构与叶酸相似,通过干扰核酸和蛋白质的合成而产生抗癌作用。

(3) 影响细胞膜离子通道:细胞膜上有许多离子通道,如无机离子 Na^+、K^+、Ca^{2+}、Cl^- 等。有些药物可直接作用于离子通道,影响离子跨膜转运,产生药理作用。如硝苯地平通过阻滞 Ca^{2+} 通道,抑制 Ca^{2+} 内流,降低细胞内 Ca^{2+} 浓度,使血管扩张、血压下降;局部麻醉药抑制 Na^+ 通道,阻断神经传导,产生局部麻醉作用。

(4) 影响生理物质:生理物质包括自体活性物质、神经递质和激素等。有些药物通过影响生理物质的合成、储存、释放、灭活等过程而发挥作用。如解热镇痛抗炎药可抑制体内前列腺素的生物合成,产生解热镇痛抗炎作用;磺酰脲类通过促进胰岛素的释放而产生降血糖作用。

(5) 影响核酸代谢:如喹诺酮类药物通过抑制细菌核酸的合成,抑制细菌的生长繁殖。

(6) 影响免疫功能:许多疾病涉及免疫功能,免疫抑制药(环孢素)及免疫增强药(左旋咪唑)通过影响免疫功能产生药理效应,前者用于器官移植的排斥反应,后者用于免疫缺陷病的治疗。

(7) 作用于受体:随着分子药理学的发展和对受体认识的不断深入,已证实许多药物是通过激动或拮抗相应的受体而发挥作用的。

(三) 解释联用药物

为了达到治疗目的,有时需要将两种或两种以上药物同时或先后应用,以增强疗效,降低毒性和减少不良反应。但在药物联合使用中,药物之间发生的相互作用可能使药效加强或不良反应减小,也可能使药效降低或药物毒性加强。前者为期望的药物相互作用,是联合用药的目的,后者为不良的药物相互作用,是联合用药时应注意避免的。实际工作中,需要根据疾病治疗需求推荐合适的联用药物,不能随意推荐。如有联用药物,需要给患者解释清楚联用的依据和必要性,打消患者疑虑,提高依从性。

药物相互作用按其发生情况可分为药动学和药效学相互作用以及配伍禁忌。

1. **药动学相互作用** 药动学相互作用是指一种药物的体内过程被另一种药物改变,使前者的药动学发生明显的变化。

(1) 影响吸收:改变胃肠道 pH 可影响药物解离度,影响药物吸收,如服用抗酸药可提高胃肠道 pH,减少阿司匹林等弱酸性药物的吸收。有些药物同时服用,可发生吸附或络合作用而妨碍吸收,如铁剂可与四环素类药物形成可溶性难解离的络合物,互相影响吸收。多潘立酮(吗丁啉)等促胃肠动力药可增强胃肠蠕动,促使胃中药物迅速进入肠道,导致同时服用的其他药物在肠道的吸收提前;而抗胆碱药抑制胃肠蠕动,使同时服用的其他药物在胃内滞留,从而吸收延缓。

(2) 影响分布:大多数药物在血液中不同程度地与血浆蛋白可逆性结合而暂时失去药理活性,由于血浆蛋白与药物的结合量有一定限度,若同时使用两种以上的药物,可能会发生对血浆蛋白的竞争与置换现象,使被置换的药物游离型浓度增加,作用加强。如阿司匹林、对乙酰氨基酚或保泰松与血浆蛋白的亲和力较强,当与双香豆素合用时,可将双香豆素从血浆蛋白结合位点上置换下来,导致双香豆素血中游离型浓度增高,抗凝作用增强,甚至导致出血。

(3) 影响代谢:肝药酶诱导剂和抑制剂可通过影响肝药酶的活性而影响其他药物的代谢过程。如苯巴比妥为肝药酶诱导剂,当其与华法林合用时,可使华法林的代谢加快而抗凝作用减弱;氯霉素为肝药酶抑制剂,与双香豆素合用时,可使双香豆素的代谢受阻而引起出血;酮康唑可抑制特非那定的代谢,使其血药浓度升高而引起致命的室性心律失常。

(4) 影响排泄:许多药物在体内主要由肾脏排出。药物经肾小管分泌排泄是一个主动转运的过程,需特殊载体且具有饱和性。当两种或两种以上通过肾小管主动排泌的药物联用时,可发生竞争性抑制,使药效延长。如丙磺舒与青霉素合用时,可减少后者的分泌排泄,从而起到增效作用;丙磺舒也可竞争性抑制对氨基水杨酸等的分泌而使其毒性增加。药物由肾小球滤过或肾小管分泌进入肾小管内,重吸收和排泄的多少取决于药物在尿液中的解离度,改变体液 pH,可影响药物的解离度,进而影响药物的重吸收和排泄。如碳酸氢钠、枸橼酸钠等可碱化尿液,减少苯巴比妥、保泰松、水杨酸盐等弱酸性药物的重吸收而促进其排泄;用氯化铵酸化尿液,可加速碱性药物排泄。

2. **药效学相互作用** 药效学相互作用是指一种药物对另一种药物药理效应的影响,主要有协同作用和拮抗作用。

(1) 协同作用:指两药联合应用可使原有的药效增强。协同作用包括相加作用、增加作用和增敏作用。① 相加作用:指两药合用的效应是两药单用效应之和。如阿司匹林与对乙酰氨基酚合用可使解热镇痛作用相加;在高血压治疗中,常采用两种作用机制不同的药物合用,使降压作用相加,而各药剂量减少,不良反应降低,如β受体阻断药阿替洛尔与利尿药氢氯噻嗪合用。② 增强作用:指两药合用的效应大于两药单用效应的总和。如磺胺甲噁唑与甲氧苄啶合用(SMZ+TMP),不仅可使抗菌作用明显增强(10倍),而且可以延缓细菌耐药性的产生。③ 增敏作用:指某药可使组织或受体对另一药的敏感性增强。如可使血钾降低,从而使心肌对强心苷的作用敏感,易引起心脏毒性反应。

需要注意的是,协同作用可使药物效应增强,也可使毒副作用增加,如链霉素与肌松药合用时,可加强或延长肌松药的作用,甚至引起呼吸麻痹。

(2) 拮抗作用:指联合用药后使原有的效应减弱,小于药物单用的作用。拮抗作用可分为药理性拮抗和生理性拮抗。① 药理性拮抗:指一种药物与特异性受体结合后,阻止激动剂与其受体结合。如β受体阻断药普萘洛尔可拮抗异丙肾上腺素的β受体激动作用。② 生理性拮抗:指两个激动剂分别作用于生理作用相反的两个特异性受体。例如组胺可作用于H_1组胺受体,引起支气管平滑肌收缩,小动脉、小静脉和毛细血管扩张,血管通透性增加,引起血压急剧下降甚至发生休克;肾上腺素可作用于β肾上腺素受体,使支气管平滑肌松弛,小动脉、小静脉和毛细血管收缩,可迅速缓解休克。

临床上多将药物间的协同作用应用于增强疗效,拮抗作用应用于减少药物毒副作用或解救药物中毒。

3. **配伍禁忌** 药物在体外配伍时发生的物理或化学性相互作用,出现混浊、变色、沉淀、分解等导致药效降低、失效或毒性增强的现象称为配伍禁忌。如去甲肾上腺素或肾上腺素在碱性溶液中易氧化而失效;红霉素在生理盐水中易析出结晶沉淀,故只能置于葡萄糖溶液中作静脉滴注;青霉素在葡萄糖溶液中不稳定,其代谢物易引起过敏反应。在配制药物或配伍用药时应认真查对"药物配伍禁忌表",以避免产生配伍禁忌。

四、开展用药交代

(一) 用法用量

患者同意接受所推荐治疗药物后,需要向其清楚、明确地交代药物的用法和用量。《处方管理办法》第二章第六条规定"药品用法用量应当按照药品说明书规定的常规用法用量使用"。需按疗程用药或者规定用药期限的,必须注明疗程、期限。应当详细交代药品的用药方法,准确列出用药频次、用药剂量以及疗程期限,特别注意剂量与规格的关系。用法上有特殊要求的,按实际情况详细交代。特殊人群如肝功能不全者、肾功能不全者、老年人、儿童、孕妇等,其用法用量更需准确交代和强调。

(二) 常见不良反应

最佳的治疗是以患者评价及治疗的有效性和安全性为基础的。任何药物,不论其治疗作用多么微不足道,都可能引起潜在危害。药物使用带来的不良反应对患者来说能否接受和承受,是治疗方案能否继续的前提。因此,给患者有针对性地交代用药过程中可能出现的不良反应,以及如何减轻和避免不良反应,对药物治疗方案接受和持续具有十分重要的意义。

1. **副作用** 也称副反应,指药物在治疗剂量下出现的与用药目的无关的作用。其产生原因是药物的选择性低,作用广泛,当其中的一种作用作为治疗作用时,其他无关作用则为副作用。副作用是药物固有的药理作用,一般比较轻微,对机体的危害不大,但较难避免。给患者解释清楚副作用发生机制及特点,有助于促进患者接受药物可能的副作用,提高用药依从性。如果有患者无法接受或承受的副作用,在不能替换药物的情况下,可考虑结合药物作用特点,设法避免或缓解。

2. **毒性反应** 指用药剂量过大或用药时间过长,药物在体内蓄积过多时发生的危害机体的反应。毒性反应可因剂量过大立即发生,称为急性毒性;也可因长期用药,药物在体内蓄积后逐渐产生,称为慢性毒性,通常是可预知的。告知患者切勿擅自增加药物服用剂量与疗程,以免发生毒性反应。

3. **变态反应** 又称过敏反应,是指机体受药物刺激所产生的异常免疫反应,可引起机体生理功能障碍或组织损伤。变态反应与药物剂量无关,见于少数过敏体质的患者,致敏物质可能是药物本身,也可能是药物在体内的代谢物,甚至是药物制剂中的杂质。变态反应大多不易预知,给药前应详细询问患者过敏史,并做皮肤过敏试验,凡有过敏史或过敏试验阳性者,禁用相关药物。

4. **后遗效应** 指停药后血浆药物浓度已降至最低有效浓度以下时仍残存的药理效应。应仔细阅读说明书,严格遵医嘱,严格按剂量服用。

5. **特异质反应** 指某些药物可使少数患者出现与常人不同的特异性不良反应。大多是由于机体生化机制异常所致,与遗传有关,属于遗传性生化缺陷。应交代患者今后将不能使用有此反应的药物。

6. **停药反应** 指长期服用某种药物,突然停药后原有疾病复发或加重的反应,又称为反跳反应,通过缓慢逐渐减少剂量可预防。

7. **继发反应** 指继发于药物治疗作用之后的一种不良反应,是治疗剂量下治疗作用本身带来的后果,可使用选择性高的药物来预防。

8. **依赖性** 长期应用某种药物后,机体对这种药物产生了生理性的或是精神性的依赖和需求,分为生理依赖性和精神依赖性两种。具有相关特性的药物应严格管理,患者使用过程中应严格按照医嘱服药。

(三)用药注意事项

1. 结合患者疾病情况,交代药物使用中需要及时复诊、回访的要求。
2. 强调严格执行用药交代的重要性,不能随意停药或变更服药方法。
3. 使用非处方药进行自我治疗一段时间后(一般 3~5 日),如症状未见缓解或减轻,建议及时就医,以免延误病情。
4. 药物使用过程中,如有交代之外的不良反应发生以及发生不可耐受的不良反应或其他情况,建议及时就医。

五、解答用药问题

1. **服药按时按量** 药物的用量直接关系到血液中药物的浓度,达到一定浓度是药物发挥药效的必要条件。剂量太小,达不到治疗目的;剂量太大,不一定会增加相应的药物疗效,反而可能加重药物的不良反应,甚至引起中毒,尤其是治疗剂量和中毒剂量较为接近的药物。每种药物的使用剂量和用药间隔时间各不相同,患者服药需要遵医嘱或按说明书按时按量服用。

2. **服药时间明确** 空腹服药的时间是餐前 1 小时或者餐后 2 小时;餐前服用是指饭前 15~60 分钟服用。

3. **给药方式能口服不注射,静脉给药一般急救时应用** 《国家药品不良反应监测年度报告(2023 年)》中指出:2023 年药品不良反应/事件报告涉及给药途径的情况中,注射给药占 56.3%,高于口服给药(34.4%)和其他给药途径(9.3%);注射给药中,静脉注射给药占 91.1%。静脉给药可使药物迅速进入血液循环,不存在吸收过程,起效快,但带来不良反应也快,临床上急救时应选用静脉给药,其目的是纠正水和电解质紊乱及增加循环血量、维持血压。口服是最常用的、最安全的给药途径。WHO 提倡的用药原则:能口服就不注射,能肌内注射就不静脉注射。合理使用静脉输液不仅需要医护人员的不懈努力,更取决于社会大众对于安全注射知识接受度的提高,切不可小病大治。

4. **使用抗菌药物不能饮酒,防止双硫仑样反应** 应用抗菌药期间或者停药 5~7 日之内如果喝酒或者喝含有乙醇(酒精)的饮料,可能会发生双硫仑样反应,又称戒酒硫样反应,这是由于乙醇的代谢产物——乙醛的降解酶受到抑制,使乙醛蓄积在体内而产生的,主要表现为胃肠道症状、心血管症状,重者可发生呼吸衰竭、心肌梗死,导致死亡,常在用药与饮酒后 15~30 分钟发生。抗菌药包括甲硝唑、替硝唑、头孢曲松、头孢哌酮、呋喃唑酮等。尤其要提醒老年人、儿童、心脑血管病患者及对乙醇敏感者使用上述药物要禁酒,部分人群服用含乙醇的中药制剂、食品,甚至用乙醇处理皮肤,也会发生反应。

5. **病毒性感染不能用抗菌药** 抗菌药的抗菌谱不包括病毒,对病毒性感染无作用。如青霉素主要对革兰氏阳性菌作用较强,对病毒感染无作用。

6. **对患者进行药品名称及主要成分的用药教育** 不同生产厂家同一个通用名的药品往往有多个商品名,教育患者识别药品通用名和商品名,避免重复用药。如双氯芬酸钠缓释片,四川华新制药有限公司生产的商品名叫路林,北京诺华制药有限公司生产的叫扶他林,浙江迪耳药业有限公司生产的叫毕克。

7. **药品不良反应要重视** 每个人的身体情况不同,用药引起的反应也会有所不同,后果的严重程度也会不同。

知识拓展

网络购药消费提示
——药品是特殊商品,谨慎选药方安全

请关注两个资质:一是药品零售企业资质,网站首页或者经营活动的主页面显著位置是否公示"药品经营许可证";二是药品资质,所购买药品是否取得国家药品监督管理局核发的"药品注册证书"。

赛场直击

全国职业院校技能大赛药学技能赛项
用药咨询与慢病管理模块——问病荐药试题单
考核时间：20 分钟　　题目分值：25 分

一、试题背景

患者，男，50 岁，公司职员。因近日天气变化受凉，出现头痛、流清涕、鼻塞、打喷嚏、畏寒低热、轻微咳嗽等症状 2 天，其他无明显不适。经检查：体温 38.1 ℃。患者每天开车上下班，有 3 年的高血压病史，睡眠、饮食不规律，运动较少。因症状轻微未曾就医，否认有药物过敏史。

二、答题要求

1. 根据试题背景和患者陈述，收集病情信息，如疾病史、就医史、用药史、过敏史。
2. 根据病情信息，进行疾病评估，判断患者可能患有的疾病，给出判断依据。
3. 结合疾病症状推荐主治药物和联用药物，说明推荐理由。
4. 自选 1 个推荐的主治药物进行用药交代，说明药物用法用量、常见不良反应、用药注意事项和储藏方法等。
5. 现场解答患者随机提出的用药问题（至少 3 个）。

考证聚焦

综合分析选择题

1. 患者，男，56 岁。患类风湿关节炎，长期口服糖皮质激素。因出现寒战、高热，伴咳嗽、咳痰就诊。痰培养提示：铜绿假单胞菌。宜选用的药物是（　　）。
　A. 头孢唑林　　　　　B. 头孢呋辛　　　　　C. 头孢曲松
　D. 头孢噻肟　　　　　E. 头孢他啶

2. 患者，女，29 岁，体重 60 kg。因感冒发热（39.3 ℃）自行多次同时服用酚麻美敏片、速感宁胶囊（含对乙酰氨基酚、氯苯那敏）、维 C 银翘片（含对乙酰氨基酚、氯苯那敏、维生素 C）。用药 3 日后患者出现厌食、恶心、呕吐就诊。检查结果：ALT 460 U/L，AST 560 U/L，诊断为药物性肝损伤。可能导致该不良事件的药物成分是（　　）
　A. 伪麻黄碱　　　　　B. 氯苯那敏　　　　　C. 右美沙芬
　D. 对乙酰氨基酚　　　E. 维生素 C

3. 患者，女，27 岁，孕 32 周。4 天前受凉后开始持续发热，体温最高达 39.5 ℃，伴咽痛、声音嘶哑。查体：扁桃体Ⅲ度肿大，咽部表面有脓点。患者否认药物过敏史。该患者宜选用的抗感染治疗方案是（　　）
　A. 阿米卡星注射液，600 mg，qd，ivgtt，3 天
　B. 青霉素 V 钾片，250 mg，qid，po，10 天
　C. 左氧氟沙星注射液，500 mg，qd，ivgtt，5 天

D. 阿奇霉素片,500 mg,qd,po,7 天
E. 注射用头孢哌酮舒巴坦钠,4.5 g,q12 h,ivgtt,10 天

任务二　处方调剂

随着社会文明的不断进步,人们的文化水平也随之提高,同时对医学领域药物使用的安全性要求也随之增高。随着医疗技术的不断发展,临床药物的类型不断增多,极易发生用药不合理等情况,严重影响患者的用药体验。处方是医师在诊疗活动中重要的医疗文书,由药学专业技术人员运用自身的专业技能,根据相关法规、技术规范等,对医师在诊疗活动中为患者开具的处方进行调剂,从而确保患者安全有效地使用药品。处方调剂的差错将导致患者病情延误甚至加重,威胁患者生命安全。因此,处方调剂的准确性与患者治疗密切相关,应予以高度重视。

岗位模拟 ▶▶▶▶

任务情境

处方笺

门诊
NO.2374

科室:内分泌科　　门诊号:12345　　费别:××
姓名:×××　　性别:男　　年龄:35 岁　　日期:2023.12.25
费别:医保
临床诊断:① 2 型糖尿病;② 高血压
Rp:
　　消渴丸 6 g　po　tid
　　格列本脲片 2.5 mg　po　tid
　　吡格列酮片 15 mg　po　qd
　　厄贝沙坦胶囊 150 mg　po　qd

药品金额:72.55　　　　医师签名:×××
审核调配:×××　　　　核对发药:×××

任务要求

请分析该处方是否合理;如为合理处方,请结合患者情况开展用药指导;如为不合理处方,请分析理由。

一、认识药物处方

处方是指由注册的执业(助理)医师在诊疗活动中为患者开具的、由取得药学专业技术职务任职资格的药学专业技术人员审核、调配、核对,并作为患者用药凭证的医疗文书,病区用药医嘱单也属于处方。处方是患者用药、药品调剂的重要书面文件,正确书写和调配处方有利于正确执行医嘱,提高患者用药的依从性,关系到患者的康复和生命安全。处方规范化程度同时也反映了医疗机构的整体业务素质和管理水平。处方药必须凭医师处方销售、调剂和使用。药师收方、审核后按照处方配药,标注用法,指导患者正确用药。

(一) 处方分类

按性质分类,处方分为医师处方、法定处方和协定处方。

1. **医师处方** 指执业(助理)医师为患者开具的处方。
2. **法定处方** 指《中华人民共和国药典》、国家药品监督管理局颁布的药品标准收载的处方,具有法律约束力。
3. **协定处方** 指根据日常医疗用药的需要,由医院药剂科与临床医师协商制订的处方。协定处方用于大量配制和储备,便于控制药品的品种和质量,减少患者取药等候时间。每个医院的协定处方仅限于本单位使用。

(二) 处方颜色

1. 普通处方印刷用纸为白色。
2. 急诊处方印刷用纸为淡黄色,右上角标注"急诊"。
3. 儿科处方印刷用纸为淡绿色,右上角标注"儿科"。
4. 麻醉药品和第一类精神药品处方印刷用纸为淡红色,右上角标注"麻、精一"。
5. 第二类精神药品处方印刷用纸为白色,右上角标注"精二"。

(三) 处方结构

1. **前记** 包括医疗机构的名称、处方编号、费别以及医师需填写的患者姓名、性别、年龄、门诊或住院病历号、科别或床位号、处方日期、临床诊断等,可添加特殊要求的项目。麻醉药品和第一类精神药品处方还应包括患者身份证明编号,代办人姓名、身份证明编号。
2. **正文** 以 Rp 或 Rx(拉丁文 Recipe "请取"的缩写)开头,医师需清楚地书写药物的名称、剂型、规格、数量、用量和用法等。
3. **后记** 包括医师签名和/或加盖专用签章,药物金额和调配、核对、发药药师的签名或加盖专用签章。处方结构见图 2-2-1。

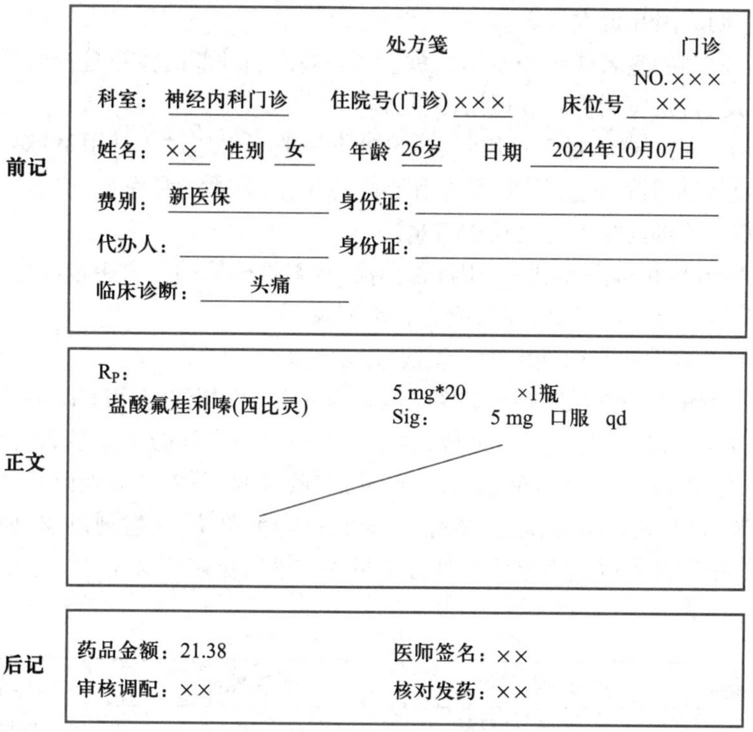

```
                          处方笺              门诊
                                            NO.×××
        科室： 神经内科门诊   住院号(门诊)×××    床位号  ××
        姓名： ××  性别 女   年龄 26岁   日期 2024年10月07日
前记
        费别： 新医保        身份证：_____
        代办人：_____      身份证：_____
        临床诊断：  头痛

        Rp：
                                   5 mg*20      ×1瓶
           盐酸氟桂利嗪(西比灵)
正文                                Sig：   5 mg  口服  qd



后记    药品金额：21.38        医师签名：××
        审核调配： ××         核对发药： ××
```

图 2-2-1　处方结构示意图

(四) 处方的书写

根据《处方管理办法》和《处方管理实施细则》等要求,处方书写规则主要如下：

1. 处方记载的患者一般情况、临床诊断应清晰、完整,并与病历记载相一致。
2. 每张处方只限于一名患者的用药。
3. 处方字迹应当清楚,不得涂改。如有修改,应当在修改处签名并注明修改日期。
4. 药品名称应当使用规范的中文或英文名称书写,没有中文名称的可以使用规范的英文名称书写；医疗机构或医师、药师不得自行编制药品缩写名或使用代号。书写药品名称、剂量、规格、用法、用量要准确规范,药品用法可用规范的中文、英文、拉丁文或者缩写体书写。不得使用"遵医嘱""自用"等含糊不清的字句。
5. 患者年龄必须写实足年龄,新生儿、婴幼儿写日龄、月龄,必要时注明体重,除特殊情况外,必须注明临床诊断。
6. 西药、中成药可以分别开具处方,也可以开具一张处方,中药饮片应当单独开具处方。
7. 开具西药、中成药处方,每一种药品应当另起一行,每张处方不得超过5种药品,特殊管理药品应使用专用处方。
8. 中药饮片书写,一般应当按照君、臣、佐、使的顺序排列；药物调剂、煎煮的特殊要求注明在药品右上方,并加括号,如布包、先煎、后下等；对饮片的产地、炮制有特殊要求的,应在药名之前写明。
9. 药品用法用量应当按照药品说明书中的常规用法用量使用,特殊情况需超剂量使用时,应注明原因并再次签名。

10. 处方医师的签名式样和专用签章应当与院内药学部门留样备查的式样相一致,不得随意改动,否则应当重新登记留样备案。

11. 处方一般不得超过7日用量;急诊处方一般不得超过3日用量;对于某些慢性病、老年病或特殊情况,处方用量可适当延长,但医师必须注明理由;抗菌药物(抗结核药除外)及特殊管理药品不宜延长处方量。

12. 麻醉药品、精神药品、医疗用毒性药品、放射性药品的处方用量应当严格执行国家有关规定;开具麻醉药品处方时,应有病历记录。

13. 开具处方后的空白处应画一斜线,以示处方完毕。

14. 药品剂量与数量用阿拉伯数字书写。剂量应当使用法定计量单位:重量以克(g)、毫克(mg)、微克(μg)、纳克(ng)为单位;容量以升(L)、毫升(ml)为单位;国际单位(IU)、单位(U);中药饮片以克(g)为单位。片剂、丸剂、胶囊剂、颗粒剂分别以片、丸、粒、袋为单位;溶液剂以支、瓶为单位;软膏及乳膏剂以支、盒为单位;注射剂以支、瓶为单位,应当注明含量;中药饮片以剂为单位。处方常见外文缩写见表2-2-1。

表2-2-1 处方常见外文缩写

外文缩写	中文含义	外文缩写	中文含义
qm	每日早晨	qd	每日1次
bid	每日2次	tid	每日3次
qid	每日4次	qh	每小时1次
qod	隔日1次	qn	每晚
bin	每晚2次	am	上午,午前
pm	下午,午后	hs	临睡前
prn	必要时	sos	需要时
Stat 或 St!	立即	Gito!	急!急速地!
qs	适量	aa	各
im	肌内注射	iv	静脉注射
ivgtt 或 ivdrip	静脉滴注	gutt(gtt)	滴
ih	皮下注射	ST	皮试
po	口服	Tab	片剂
Amp	安瓿(瓶)	Caps	胶囊
Ocul	眼膏	Aq	水剂
Inj	注射剂	Supp	栓剂
GS	葡萄糖溶液	NS	生理盐水
OD	右眼	OS 或 OL	左眼
OU	双眼	Add	加至

二、处方调剂与管理

(一) 处方调剂

1. **调剂资质** 取得药学专业技术职务任职资格的人员方可从事处方调剂工作。药师在执业医疗机构取得处方调剂资格。药师签名或者专用签章式样应当在本机构留样备查。具有药师以上专业技术职务任职资格的人员负责处方审核、评估、核对、发药以及安全用药指导;药士从事处方调配工作。

2. **调剂操作规程** 调配处方过程必须做到"四查十对":查处方、对科别、姓名、年龄;查药品,对药品、剂型、规格、数量;查配伍禁忌,对药品性状、用法用量;查用药合理性,对临床诊断。

药师经处方审核后,认为存在用药安全问题时,应告知处方医师,请其确认或重新开具处方,并记录在处方调剂问题专用记录表上,经办药师应当签名,同时注明时间。药师发现不合理用药或者用药错误,应拒绝调剂,并及时告知处方医师,不得擅自更改或者配发代用药品。对于发生严重不合理用药或用药错误的处方,药师应当按有关规定报告。

调剂处方程序为:收方→审方→调配→包装、标示→核对→发药。

(1) 收方及审方:审方药师收方后应当认真逐项检查处方前记、正文和后记书写是否清晰、完整,并确认处方的合法性,要求处方书写全部合格。

药师应当对处方用药适宜性进行审核,包括下列内容:① 处方用药与临床诊断是否相符合。② 对规定必须做皮试的药物,处方医师是否注明过敏试验及结果的判定。③ 剂量用法的正确性。④ 选用剂型与给药途径的合理性。⑤ 是否有重复给药现象。⑥ 是否有潜在临床意义的药物相互作用和配伍禁忌,如处方中的配伍禁忌、不合理的药物相互作用、妊娠禁忌等,中药处方中的相反、相畏等。⑦ 对于麻醉药品、毒性药品、精神药品、权限管制的抗菌药物等处方,应审核处方医师是否具有该权限。⑧ 其他用药不适宜情况。

(2) 调配:① 接到计价收款后的处方,仔细审核无误后方可调配。② 调配西药剂时,禁止用手直接接触药物;调配中药方剂时称量要准,不得估计取药,重量误差一般不超过5%,按处方药味顺序调配,以便核对。③ 严禁调配发霉、变质、虫蛀的药品。④ 中药方剂中先煎、后下等需特殊煎服的药品应单包注明,坚硬药品需破碎。⑤ 药品容量要准确,包装要完整,标签要清楚,用法和注意事项要写明。⑥ 中药调配要避免药斗间串药,称药后及时把药斗轻拉推回原位。⑦ 调配完毕必须自行查对一遍,并在处方上签名或者加盖专用签章。⑧ 药师应当对麻醉药品和第一类精神药品处方按年月日逐日编制顺序号。对于不规范处方或者不能判定其合法性的处方不得调剂。

(3) 包装、标示:于分装袋或分装容器上贴上或写与患者姓名和药品名称、规格、用法、用量、用药注意事项、有效期限。对需特殊储存条件的药品应加贴醒目标签,以提示患者注意。标注用法、用量及用药注意事项要明确易懂。

(4) 核对:药品调配后由另一药师进行核查,全面审核处方内容,逐一核对处方与调配药品的规格、剂量、用法、用量是否一致,逐一检查药品的外观质量是否合格,有效期应确认无误。在核对剂量时,对老年人和婴幼儿患者尤应仔细,核对完成后核对人需签名。发现调配错误应将药品退回调配人员,及时更正,对处方所列药品不得擅自更改或者代用。

(5) 发药:发药是处方调剂工作的最后环节,也是确保患者用药安全有效的重要环节。具体内容包括:① 核对患者姓名,并询问患者就诊的科室,以确认患者。② 发药时向患者交代,进行用药指导,认真交代每种药品的使用方法和特殊注意事项,同一种药品有 2 盒以上时,需要特别交代,必要时粘贴个性化用药标签,注明患者姓名和药品名称、用法用量、储存条件等。需特别注意的是,用法用量等应书写清楚、规范,防止患者解读错误,导致用药错误,影响患者用药安全。③ 发药时应注意尊重患者隐私。④ 如患者有问题咨询,应尽量回答,对较复杂的问题可建议到用药咨询窗口咨询。⑤ 发药时需签名或盖章。

知识拓展

单剂量配方系统
——小"创意"大"方便"

单剂量配方系统又称单元调剂或单剂量配发药品(简称 UDDS)。所谓 UDDS,就是调剂人员把患者所需服用的各种固体制剂,按一次剂量借助分包机用铝箔或塑料袋热合后单独包装。包装上面标有药名、剂量等,便于药师、护士及患者自己进行核对,也方便患者服用,防止服错药或重复用药。同时,也提高了制剂的稳定性,保证了药品使用的正确性、安全性和经济性。

(二) 处方管理

1. **医师处方权** 经注册的执业医师在执业地点取得相应的处方权。经注册的执业助理医师在医疗机构开具的处方,应当经所在执业地点执业医师签名或加盖专用签章后方有效。经注册的执业助理医师在乡、镇和村的医疗机构独立从事一般的执业活动,可以在注册的执业地点取得相应的处方权。医师应当在注册的医疗机构签名留样或者专用签章备案后,方可开具处方。医疗机构应当按照有关规定,对本机构执业医师和药师进行麻醉药品和精神药品使用知识和规范化管理的培训。医师取得麻醉药品和第一类精神药品处方权后,方可在本机构开具麻醉药品和第一类精神药品处方,但不得为自己开具该类药品处方。药师取得麻醉药品和第一类精神药品调剂资格后,方可在本机构调剂麻醉药品和第一类精神药品。试用期人员开具处方,应当经所在医疗机构有处方权的执业医师审核并签名或加盖专用签章后方有效。进修医师由接收进修的医疗机构对其胜任本专业工作的实际情况进行认定后授予相应的处方权。

2. **处方的开具**

(1) 医疗机构应当根据本机构性质、功能、任务,制订药品处方集;应当按照经药品监督管理部门批准并公布的药品通用名称购进药品。同一通用名称药品的品种,注射剂型和口服剂型各不得超过 2 种,处方组成类同的复方制剂 1~2 种(因特殊诊疗需要使用其他剂型和剂量规格药品的情况除外)。

(2) 医师应当根据医疗、预防、保健需要,按照诊疗规范、药品说明书中的药品适应证、药理作用、用法、用量、禁忌、不良反应和注意事项等开具处方。开具医疗用毒性药品、放射性药品的处方应当严格遵守有关法律法规和规章规定。

(3) 医师开具处方应当使用经药品监督管理部门批准并公布的药品通用名称、新活性化合物的专利药品名称和复方制剂药品名称,开具院内制剂处方时应当使用经省级卫生行政部门审核、药品监督管理部门批准的名称;可以使用由国家卫生健康委员会公布的药品习惯名称开具处方。

(4) 麻醉药品、精神药品、医疗用毒性药品、放射性药品的处方用量应当严格按照国家有关规定执行。

(5) 医师利用计算机开具、传递电子处方时,应当同时打印出纸质处方,其格式与手写处方一致,打印的纸质处方经签名或者加盖签章后有效。

3. **处方的有效期** 处方开具当日有效。特殊情况下需要延长有效期的,由开具处方的医师注明有效期限,最长不得超过3天。根据患者诊疗需要,长期处方的处置量一般在4周内;根据慢性病特点,病情稳定的患者适当延长,最长不超过12周。超过4周的长期处方,医师应当严格评估,强化患者教育,并在病历中记录,患者通过签字等方式确认。

4. **处方的保管** 处方由调剂、出售处方药品的医疗、预防、保健机构或药品零售企业妥善保存。普通处方、急诊处方、儿科处方保存期限为1年,医疗用毒性药品、第二类精神药品处方保存期限为2年,麻醉药品和第一类精神药品处方保存期限为3年。处方保存期满后,经医疗机构主要负责人批准、登记备案后方可销毁。处方销毁时,必须由两位药学专业技术人员核对销毁,并建立销毁记录,销毁后要及时做好销毁登记,监销人要进行双签字。

5. **处方的点评制度** 医疗机构应建立完善的处方点评制度,填写处方评价表,对处方实施动态监测及超常预警,登记并通报不合理处方,对不合理用药应及时予以干预。

赛场直击 ▶▶▶▶

全国职业院校技能大赛药学技能赛项
处方调剂与用药指导模块试题单
考核时间:10分钟　题目分值:12分

处方笺			普通
科室:××	门诊号:123456	费别:××	
姓名:××	性别:女	年龄:35岁	
临床诊断:哮喘、呼吸道感染		开具日期:2023.01.02	

Rp:

氨茶碱缓释片　0.1 g × 24 片

　　　　　　　用法：0.3 g　bid　po

克拉霉素片　250 mg × 8 片

　　　　　　用法：0.25 g　bid　po

医师：×× 　　审核：×× 　　药价：××

调配：×× 　　核对/发药药师：××

答题要求

1. 对处方笺做出合理性审核。

2. 对于合理处方，说明处方中各药的药理作用、作用机制、联合用药的理由，并进行用药交代。

3. 对于不合理处方，点评处方的规范性和适宜性，详尽指出处方中的所有不规范和/或不适宜之处并说明理由，同时给出合理性建议。

考证聚焦

综合分析选择题

1. 药学专业技术人员调剂处方时必须做到"四查十对"，其中查药品（　　）。

A. 对药品性状、用法用量　　　　B. 对临床诊断

C. 对科别、姓名、年龄　　　　　D. 对药名、剂型、规格、数量

2. 急诊处方印刷用纸为（　　）。

A. 白色　　　B. 淡黄色　　　C. 淡绿色　　　D. 淡红色

3. 药学专业技术人员对处方进行审核，并按处方准确、快速调配，发给患者使用，体现处方的（　　）。

A. 法律性　　　B. 有效性　　　C. 经济性　　　D. 技术性

任务三　慢性疾病管理

慢性疾病（简称慢性病）是指一种长期存在的疾病状态，表现为逐渐的或进行性组织器官结构病理改变或功能异常，其特点是起病隐匿，病因复杂，病程长（大于3个

月),疾病后期的致死率、致残率高,与不良生活方式密切相关,主要包括慢性传染性疾病和慢性非传染性疾病。

随着社会的发展,人们的生活方式发生了改变,人口老龄化进一步加剧,疾病谱发生变化,慢性病患病率不断增加。自20世纪70年代末,我国就开始了疾病谱的转变,死亡的主要原因从急性传染性疾病转变为慢性病,以心脑血管疾病、恶性肿瘤以及糖尿病为主的慢性病发病率持续上升,占死亡原因的前三位。慢性病已经成为影响人们身心健康,乃至导致死亡的主要因素,其对患者的影响是长期甚至是终身的,严重影响患者的生存质量。据WHO报道,慢性病大多是由于长期的不良生活习惯所致,例如不合理膳食、缺乏运动、过度吸烟等。因此,控制危险因素,改变不良的生活习惯和行为,是有效防治慢性病、降低死亡率和致残率以及减轻社会负担的关键。

目前在我国各种政策规定和实验研究中,慢性病的管理对象是"慢性非传染性疾病",包括恶性肿瘤、心脑血管疾病、糖尿病及代谢性疾病、慢性阻塞性肺疾病、慢性肾脏病、骨质疏松、神经精神性疾病等。WHO发布的《2021世界卫生统计报告》显示,全球前十大死因中慢性非传染性疾病占7个,因慢性病死亡人数占比为73.6%。2022年我国居民因慢性病导致的疾病负担占疾病总负担近70%,导致的死亡人数占比超85%。

岗位模拟 >>>>

任务情境

患者男,因血脂偏高、四肢发麻而就诊。医师处方:多烯康片,每次1.2 g,3次/日;阿司匹林片,每次0.1 g,1次/日;复方丹参片,每次1片,3次/日。患者晚上自己加服卵磷脂、深海鱼油。

任务要求

分析这些药物是否能同时服用。作为药师,你该如何建议?

慢性病管理(chronic disease management,CDM)是指组织慢性病专业医师、药师及护理人员,为慢性病患者提供全面、连续、主动的管理,以达到促进健康、延缓慢性病进程、减少并发症、降低伤残率、延长寿命、提高生活质量并降低医药费用的一种科学管理模式。

一、收集患者基本信息

(一)患者基本情况

患者基本情况主要包括人口学信息、社会经济学信息、亲属信息、社会保障信息等。
1. **人口学信息** 姓名、性别、年龄、出生地、民族、文化程度、身份证号等。
2. **社会经济学信息** 联系地址、联系方式、职业状况、工作单位等。
3. **亲属信息** 婚育情况、子女数、家属姓名及电话等。
4. **社会保障信息** 医疗保险类别、医疗保险号、住院号、门诊号等。

(二) 个人医疗信息

个人医疗信息包括生命体征、疾病病史、临床症状以及相关的疾病诊断与治疗信息,如实验室检查、影像学检查、功能性检查、临床用药情况等。

二、完成用药指导

药师利用医药知识指导患者科学、合理用药,优化药物治疗方案,降低药品不良反应发生的概率,提高用药的依从性、有效性和安全性。药师用药指导的内容包括用药时间、特殊剂型使用方法、用药特殊提示等方面。

> **知识拓展**
>
>
>
> **MiniMed780G 系统胰岛素泵**
>
> ——科技进步创新给药技术
>
>
>
> 该系统适用于 7 岁以上的 1 型糖尿病患者,具有膳食监测技术,可以每 5 分钟自动调整和纠正血糖水平,为患者提供满足需求的胰岛素(包括基础状态及餐时血糖)。系统结合了新的 Guardlian 4 传感器和灵敏监测(smart guard)技术,其血糖目标设定(低至 100 mg/dl)低于其他自动胰岛素泵,这个数字更接近于非糖尿病患者的平均血糖水平。在该设定下,MiniMed780G 系统胰岛素泵自动提供基础胰岛素调整和自动校正到设定的目标。

三、实施健康教育

为了提高慢性病患者的生存质量,进行健康教育势在必行。通过实施健康教育,让患者了解疾病的知识以及注意事项,改变自身的不良习惯,科学地进行疾病管理,以改善和控制疾病,避免慢性病进一步发展、恶化。

(一) 健康教育对象

1. **患者** 慢性病患者是慢性病健康教育的主要对象。慢性病有很多是伴随终身的疾病,健康教育是艰巨的、长期的过程。健康教育的有效实施受患者风俗习惯、文化水平和经济水平的影响。慢性病健康教育不仅要教会患者知识和技能,更重要的是树立抵抗疾病的信念,让患者自愿改变不良的健康行为和影响健康行为的相关因素,以达到预防控制疾病、提高生活质量的目的。

2. **患者家属** 患者家属也是慢性病健康教育的重要对象。患者的综合治疗常常需要家属的理解、鼓舞、参与和监督。慢性病患者多数是老年患者,知识水平不高、经济来源缺乏是健康教育有效实施的障碍。因此,需要家属参与其中,学习必要的知识和技能,协助和监督患者有效地实施治疗方案。此外,需要家属提供必需的经济支持和精神支持,给予患者抵抗疾病的信心,保证健康教育持续有效地实施。

3. 医务人员　医务人员是健康教育的传播者,他们是否具备全面、正确的疾病知识和技能将直接影响患者知识的获得。目前健康教育专职人员数量有限,专业技术水平参差不齐。因此,需要加强对相关专业人员的培训,提升教育能力,保证健康教育可持续发展。

4. 社会人群　慢性病是我国乃至世界关注的公共卫生问题,患病率高、知晓率低、死亡率高是不争的事实。因此,有必要广泛地开展社会宣传和教育,提高大众对疾病的认识,从而使其自觉采取健康的生活方式,以降低整体人群的发病率。

(二) 健康教育内容

1. 疾病基础知识　疾病的病因、发病机制、临床表现、分型、诊断标准和药物治疗等。
2. 并发症的处理　急性和慢性并发症的临床表现、检查方法、防治手段、应急处理及预防等。
3. 营养学知识　饮食指导,包括每天摄入的热量、常见食物的热量、营养成分的分配、口服药物与进食的配合等。
4. 运动计划　包括运动的方式、持续时间、强度和频率等。
5. 改善生活方式的知识　包括戒烟、限酒、生活规律等。
6. 心理指导　正确对待疾病,疾病是可以预防控制的,让患者及家属树立起防病治病的信心和决心;教育患者及时消除不良心理因素,调节情绪,维持心理平衡;保护患者心理状态,尽量避免对患者的恶性刺激,针对患者的心理特点和矛盾,解除其心理负担,防止患者的病情恶化。
7. 自我监测　应根据患者的疾病特点,指导患者定期检查和解读检测指标,包括血糖、血压、血脂、血常规、尿常规等。
8. 用药指导　包括药物的适应证、用法用量、不良反应、配伍禁忌、储存方法、药价及是否录入社会医疗保险报销目录等信息。

知识拓展

HEARTS 高血压防治经验工具包
——勤于思索,善于总结

HEARTS 是一套在基层医疗卫生服务中改善心血管健康的技术方案:
Healthy-lifestyle counselling:健康生活方式辅导
Evidence-based treatment protocols:基于证据的治疗方案
Access to essential medicines and techniogy:基本药物和技术的支持
Risk-based management:基于风险评估的治疗管理
Team-based care:以团队为基础的治疗
Systems for monitoring:监测的系统

赛场直击

全国职业院校技能大赛药学技能赛项
用药咨询与慢病管理模块——慢病管理试题单
考核时间:20 分钟　题目分值:15 分

一、试题背景

患者,女,52 岁。3 年前不明原因出现头晕、乏力、失眠的情况,近期单位组织体检,报告显示血液中总胆固醇及甘油三酯偏高,建议其进行进一步检查,遂到医院就医,检测结果总胆固醇 6.25 mmol/L,甘油三酯 2.65 mmol/L,并伴有眼部黄色瘤、角膜环。医师诊断其为原发性混合型高脂血症,开具药物为:阿托伐他汀钙片 10 mg,qd,口服;非诺贝特片 100 mg,tid,口服。请做用药指导与健康教育。

患者基本情况:身高 160 cm,体重 73 kg,为某企业销售人员。由于工作性质,平日应酬较多,饮食较油腻,存在被动吸烟的情况,平日无其他体育锻炼。自述其母亲于 2 年前死于心肌梗死。患有高血压 5 年,服药后血压 130/85 mmHg,无其他疾病史,无过敏史。

二、答题要求

1. 根据试题背景资料,填写患者基本信息。
2. 根据患者病情和用药信息,对患者正在服用的药物进行用药指导,准确答出治疗药物的作用机制、常见不良反应和用药注意事项。
3. 针对患者情况进行疾病相关知识和日常生活管理的健康教育。

考证聚焦

综合分析选择题

1. 患者,男,42 岁,BMI 22.1 kg/m^2。既往有高血压、2 型糖尿病、高脂血症病史。近日血压控制不佳,查体:血压 150/100 mmHg。检查结果:糖化血红蛋白 6.5%,LDL-C 3.0 mmol/L,肝肾功能正常。患者长期规律服用硝苯地平控释片 30 mg,qd,伏格列波糖片 0.2 mg,tid,甘精胰岛素注射液 10 U,qn,阿托伐他汀钙片 40 mg,qd;间断服用多维元素片、褪黑素片。关于该患者用药教育的说法,错误的是(　　)。

　　A. 甘精胰岛素注射液启用后,宜室温保存
　　B. 发生低血糖时,建议立即服用蔗糖
　　C. 阿托伐他汀钙片可在每日任意固定时间服用
　　D. 伏格列波糖片应随第一口主食嚼服
　　E. 硝苯地平控释片为长效制剂,通常每日服用 1 次

2. 患者,女,65 岁,52 岁绝经。自述腰痛半年,加重 2 个月。腰椎影像学检查提示腰 2 和腰 3 椎体压缩性骨折,骨密度检查提示重度骨质疏松。既往有高血压、高脂血症和系统性红斑狼疮。长期口服缬沙坦 80 mg,qd;阿托伐他汀 20 mg,qn;阿司匹林 10 mg,qd;泼尼松 7.5 mg,qd。1 个月前因反流性食管炎加用奥美拉唑 20 mg,qd。

否认不良嗜好,否认食物、药物过敏史。与该患者骨质疏松发病相关性较大的药物是( )。

A. 缬沙坦　　　　B. 阿司匹林　　　　C. 阿托伐他汀
D. 泼尼松　　　　E. 奥美拉唑

3. 患者,男,36 岁。肥胖,2 型糖尿病,肝肾功能正常,在饮食和运动管理基础上长期服用二甲双胍 2 g/d,血糖控制不理想。为控制血糖且不增加患者体重,可加用的降糖药物是( )。

A. 格列喹酮　　　B. 瑞格列奈　　　　C. 利拉鲁肽
D. 胰岛素　　　　E. 罗格列酮

思考题

1. 处方按性质分为哪几类？请简要说明。
2. 常见不良反应有哪些？请简要说明。

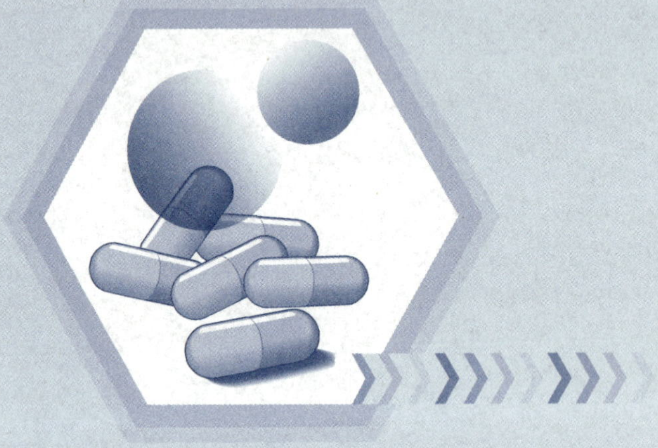

模块三
合理用药专业知识

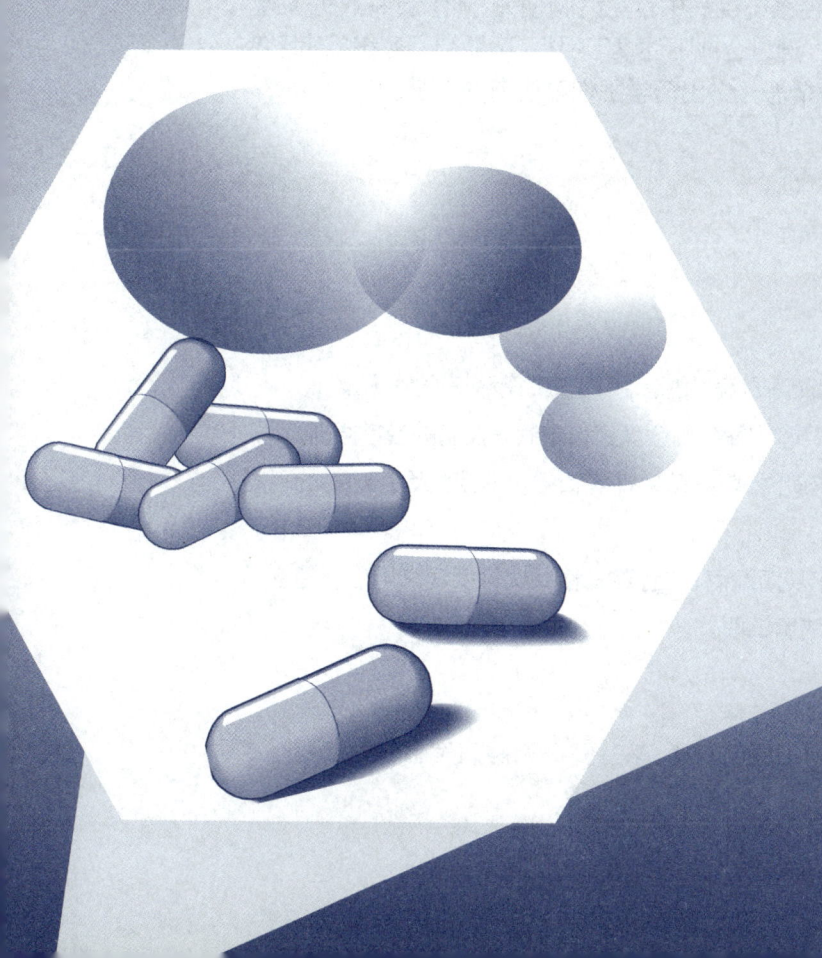

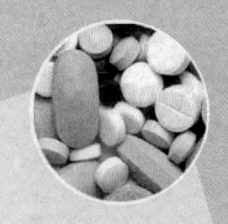

项目一
神经系统疾病的药物治疗

　　神经系统疾病是一类发生在中枢神经系统和周围神经系统的疾病，以意识、感觉、运动和自主神经功能障碍为主要特征。近年来，随着人们生活水平的不断提高及受到不良生活习惯和饮食结构、社会压力等因素的影响，其发病率逐年上升，已严重影响到人类的生活质量和身体健康。神经系统疾病的发生和发展受到遗传、生活习惯、环境等多种因素的影响。目前，神经系统疾病的治疗方法主要包括药物治疗、手术治疗、干细胞移植等方式，虽然能在一定程度上延缓病情，但是目前还没有找到有效的根治方法。

　　本项目主要学习神经系统疾病中常见的脑梗死、阿尔茨海默病、帕金森病和癫痫的药物治疗。通过达成下述学习目标，帮助神经系统疾病患者缓解症状，为延缓患者病情恶化做出药学工作者应有的贡献。

》》》》 学习目标

知识目标

1. 识别脑梗死、阿尔茨海默病、帕金森病和癫痫等疾病的临床表现。
2. 阐释脑梗死、阿尔茨海默病、帕金森病和癫痫等疾病的治疗原则。
3. 区分脑梗死、阿尔茨海默病、帕金森病和癫痫等疾病治疗药物的不同类型。
4. 归纳脑梗死、阿尔茨海默病、帕金森病和癫痫等疾病常用治疗药物的作用特点及应用注意事项。

技能目标

1. 会收集脑梗死、阿尔茨海默病、帕金森病和癫痫等患者的疾病基本信息。

2. 能根据脑梗死、阿尔茨海默病、帕金森病和癫痫等患者病情和用药处方,完成处方审核并开展用药指导。
3. 能针对脑梗死、阿尔茨海默病、帕金森病和癫痫等疾病患者情况,实施疾病相关知识和生活管理的健康指导。

素质目标
1. 认识常见神经系统疾病的危害,养成共情意识,传递人文关怀。
2. 通过神经系统疾病治疗新药的发现,树立造福患者、造福社会的责任感。

任务一 脑梗死的药物治疗

脑梗死(cerebral infarction,CI)是脑血管疾病中最常见的一种类型,约占全部脑血管疾病的80%。脑血管疾病是危害中老年人身体健康和威胁生命的主要疾病之一,给患者及其家庭以及社会带来了沉重的负担。

脑梗死常常导致患者死亡或者残疾,其发病率、患病率和死亡率随着年龄的增长而增高,好发于中老年人,男性稍多于女性。随着人口老龄化的加剧,脑梗死造成的危害日趋严重。脑血管疾病临床常表现出不省人事、口眼歪斜、偏瘫等严重症状,常伴有高血压、糖尿病、冠心病和高脂血症等。根据《中国心血管健康与疾病报告2023》推算,我国脑梗死患者达到1300万人,农村地区病死率高于城市地区。

岗位模拟

任务情境
患者,男,78岁。因左侧肢体活动不灵,言语不利1周入院。患有高血压病近10年,2年前因脑梗死入院治疗,2个月后痊愈。检查:血压165/100 mmHg,不完全运动性失语,左侧深、浅感觉减退,左侧上肢肌力2级,左侧下肢肌力3级,左侧肌张力偏高。颈动脉超声检查显示动脉粥样斑块,头颅MRI示右侧额叶及基底节区脑梗死。医师诊断为:脑梗死。

任务要求
1. 请根据患者疾病情况,给出药物治疗的方案建议。
2. 请结合患者基本情况,拟订康复治疗的计划。

一、认识疾病

脑梗死是缺血性卒中的总称,包括脑血栓形成、腔隙性梗死和脑栓塞等,约占全部脑卒中的70%,以不可逆的神经组织损害为特征,是脑部血液供应障碍导致的病变,表现出偏瘫、失语等神经功能缺失症状。

当前国际广泛使用TOAST病因分型,将脑梗死分为大动脉粥样硬化型、心源性栓塞型、小动脉闭塞型、其他明确病因型、不明原因型等五种类型。依据局部脑组织发生缺血坏死的机制,将脑梗死分为脑血栓形成、脑栓塞和血流动力学机制异常的脑梗死三种类型。

脑梗死患者初期一般意识清醒;中期可出现意识障碍、延髓性麻痹、四肢瘫痪、昏迷、中枢性高热、应激性溃疡等;晚期并发脑症时,常危及生命,最终导致脑死亡。

二、理解疾病防治策略

脑梗死的治疗主要包括手术(介入)治疗、药物治疗、康复治疗和预防治疗四个方面,以药物治疗为主。早期识别脑梗死的临床表现并积极治疗,避免或减轻原发性脑损伤是挽救脑梗死的关键。康复治疗和预防治疗对于缺血区神经结构与功能的维护和修复至关重要。

对脑梗死患者,应分别制订短期和长期康复治疗计划,分阶段、因人因地制宜地选择治疗方法。发病24小时内不应进行早期、大量的运动;待病情稳定后,应尽早开始坐、站、走等活动。卧床者应当注意良肢位的摆放,尽量减少皮肤摩擦和皮肤受压,保持皮肤卫生良好,防止皮肤皲裂,可以使用特定的床垫、轮椅坐垫和座椅,直到患者恢复行走能力。应当注重患者语言、运动和心理等方面的康复训练,常规进行抑郁筛查,并对无禁忌证的脑梗死抑郁患者进行抗抑郁治疗,目的是尽量恢复患者日常生活自理能力。

脑梗死的预防措施包括:① 消除诱发因素,如情绪波动、过度疲劳、用力过猛等,应自我控制和避免。② 及时治疗可能引起脑梗死的疾病,如动脉硬化、糖尿病、冠心病、高脂血症、肥胖病等。③ 饮食结构要合理,以低盐、低脂肪、低胆固醇为宜,适当多食豆制品、蔬菜和水果,应戒烟、限酒,定期有针对性地检查血糖和血脂。④ 坚持进行体育锻炼和体力活动,以促进胆固醇分解,从而降低血脂、降低血小板的凝集性,同时解除精神紧张和疲劳。⑤ 要注意心理健康,保持精神愉快,情绪稳定;做到生活规律、劳逸结合,保持大便通畅,避免因用力排便而使血压急剧升高,引发脑血管病。

三、识别药物作用特点

脑梗死的早期药物治疗以抗凝、溶栓为主,常常采取综合治疗。

(一) 溶栓药

1. **重组组织型纤溶酶原激活物(rt-PA)** rt-PA可激活纤溶酶原,使其转变为纤溶酶,从而使血栓溶解,是急性脑梗死静脉溶栓的首选药物。发病后3~4.5小时内,0.9 mg/kg(最大剂量为90 mg)静脉注射,其中10%应在最初1分钟内静脉推注,其余持续滴注1小时。注射部位可能出现出血,还可能因血管源性水肿引起呼吸道阻塞。

2. **尿激酶** 可直接使纤溶酶原转变为纤溶酶,使血栓溶解,对新形成的血栓效果较好。发病后6小时内,将100万~150万U尿激酶加入0.9%氯化钠注射液100~200 ml中,持续静脉滴注30分钟。

3. **去纤酶** 具有溶栓作用,能使血浆中纤维蛋白原和纤维蛋白溶解。急性期每次10 U,加入0.9%氯化钠注射液100~250 ml中,静脉滴注1小时以上,每日1次,连用3~4

日。非急性期首次 10 U，维持量 5 U，每日或隔日 1 次，2 周为一疗程。

(二) 抗血小板聚集药

1. **阿司匹林**　不同剂量的阿司匹林对血小板血栓素 A_2（TXA_2）与血管壁内皮细胞前列环素（PGI_2）的形成影响不同。小剂量（2 mg/kg）可以完全抑制 TXA_2 的合成，但不会抑制 PGI_2 的合成，从而产生较强的抗血小板聚集作用。不符合溶栓适应证且无禁忌证的患者应在 48 小时后尽早口服阿司匹林 150~300 mg/d，急性期后改为预防剂量（50~300 mg/d）。不良反应包括胃肠道反应、凝血障碍、过敏反应、阿司匹林哮喘、水杨酸反应、瑞氏综合征等。

2. **氯吡格雷**　通过选择性不可逆地结合血小板二磷酸腺苷（ADP）受体，抑制血小板聚集，从而防止血栓形成，减轻动脉粥样硬化。当阿司匹林过敏或不能使用时，常用氯吡格雷替代。每次 75 mg，每日 1 次。不良反应包括腹痛、腹泻、消化不良、消化道出血、皮疹、颅内出血、严重粒细胞减少等。

3. **双嘧达莫**　通过抑制血小板磷酸二酯酶，抑制血小板聚集，从而发挥抗血栓形成和扩张血管的作用。口服，每次 25~100 mg，每日 3 次。不良反应包括头痛、头晕、腹泻、呕吐、皮疹、面红和瘙痒，偶见肝功能不全和心绞痛。

4. **西洛他唑**　通过选择性抑制血小板及血管平滑肌细胞内的磷酸二酯酶活性，抑制环磷酸腺苷（cAMP）的分解，从而产生抑制血小板聚集和扩张血管的作用。口服，每次 50~100 mg，每日 2 次。不良反应包括头痛、头晕、心悸、腹痛、腹泻、恶心、呕吐、肝功能异常、尿频、肌酐、尿素氮和尿酸值异常等，偶见高血压。

(三) 抗凝药

1. **肝素**　可激活抗凝血酶Ⅲ（AT Ⅲ），使多种凝血因子失去活性。适用于紧急状态下抗凝，静脉给药后立即起效。起初给予 3500~5000 U 肝素，然后以 100 U/h 速度静脉滴注。应用低分子量肝素比较安全。常见不良反应是自发性出血，严重并发症为肝素诱导的血小板减少症。

2. **华法林**　可干扰肝合成凝血因子Ⅱ、Ⅶ、Ⅸ、Ⅹ，产生抗凝血作用，初始剂量为每日 4.5~6.0 mg，3 日后可根据国际标准化比值调整剂量。

3. **那屈肝素钙**　通过抑制凝血酶发挥作用，还可溶解血栓和改善血流动力学。对血小板的影响小于肝素，较少引起出血并发症。

脑梗死常用药物的用量、用法和主要不良反应见表 3-1-1。

表 3-1-1　脑梗死常用药物的用量、用法和主要不良反应

类型	常用药物	用量	用法	主要不良反应
溶栓药	rt-PA	0.9 mg/kg（最大剂量为 90 mg）	10% 在最初 1 分钟内静脉推注，其余持续滴注 1 小时	出血、呼吸道阻塞
	尿激酶	100 万~150 万 U	持续静脉滴注 30 分钟	
	去纤酶	10 U	静脉滴注 1 小时以上	

续表

类型	常用药物	用量	用法	主要不良反应
抗血小板聚集药	阿司匹林	急性期：150~300 mg 预防剂量：50~300 mg/d	口服	胃肠道反应、皮疹
	氯吡格雷	75 mg	每日1次	
	双嘧达莫	25~100 mg	每日3次	
	西洛他唑	50~100 mg	每日2次	
抗凝药	肝素	3500~5000 U	静脉滴注	自发性出血
	华法林	每日4.5~6.0 mg	口服	
	那屈肝素钙	每次1 mg/kg	注射	

知识拓展

国内开发的新药：丁基苯酞和人尿激肽原酶
——坚定文化自信，服务健康生活

近年来，我国开发的丁基苯酞和人尿激肽原酶是用于改善脑血液循环的Ⅰ类新药。丁基苯酞能够改善急性缺血性脑卒中患者中枢神经功能损伤，促进患者功能恢复，不良反应较少，可引起肝功能异常和消化道反应等。人尿激肽原酶可舒张脑血管，增加脑血液中血红蛋白含量，抑制脑梗死面积的扩展，改善梗死引起的脑组织葡萄糖和氧摄取降低，禁用于脑出血及其他出血性疾病的急性期。

四、理解药物选用原则

1. **药物选择**　应根据病因、临床类型及药物作用特点、不良反应等合理选用抗凝药或抗血小板聚集药。超早期和急性期比较有效的是应用溶栓药，如rt-PA联合支持疗法，是目前缺血性脑血管疾病超早期和急性期最有效的治疗方法之一。预防脑梗死的基础药物主要是抗血小板药阿司匹林、氯吡格雷等。

2. **以抗凝为主**　多为综合治疗，在血栓形成期以抗凝治疗为主，但不推荐无选择地早期进行抗凝治疗，基础药物包括阿司匹林、氯吡格雷、阿司匹林双嘧达莫复方制剂等。

3. **合理用药**　华法林使用前需监测国际标准化比值（international normalized ratio，INR），用药后前2周每日或隔日监测1次，稳定后每月定期监测1次；使用肝素时，应根据活化部分凝血活酶时间（activated partial thromboplastin time，APTT）来调整滴速，要求APTT延长并保证正常值的1.5~2.5倍；rt-PA用药期间及用药24小时内应严密监护患者，定期进行血压和神经功能检查，如出现严重头痛、恶心、呕吐、高血压或者神经症状体征明显恶化，考虑合并脑出血时，应当立即停用溶栓药物并进行脑部CT检查；使用尿激酶溶栓24小时内，不得使用阿司匹林等抗凝药，24小时后如头颅CT和临床复查显示无出血,可用抗凝或抗血小板药物治疗。

五、理解药物使用注意事项

1. 应用肝素时应严格控制剂量、滴速和时间,监测凝血时间或出血时间,做好碱性鱼精蛋白解救准备。

2. 为减轻阿司匹林的胃肠道反应,可饭后服药或使用肠溶片,必要时给予胃黏膜保护药。

3. 由于目前安全性还没有确定,故通常脑梗死急性期不建议阿司匹林联合氯吡格雷治疗,在溶栓后 24 小时内也不推荐抗血小板或抗凝治疗,以免增加脑出血风险。

知识拓展

脑梗死的非药物治疗
——携手并进,关爱健康

非药物治疗包括合理膳食,控制饮食,限制总摄入量;完善危险因素检查,进行对因治疗;必要时进行介入或外科治疗;康复治疗。

一旦发生脑梗死,尽可能在时间窗内进行溶栓治疗。急性期可介入动脉溶栓和置入支架重建循环。严重脑水肿、颅内压升高及脑疝者需要手术治疗。多方面的外科干预能够预防脑梗死,治疗方案是取出血栓或改善缺血区的血液循环,重建闭塞血管的血流,预防血管再闭塞,最终防止脑梗死的发生。采用 rt-PA 标准静脉溶栓治疗,大血管闭塞的血管再通率较低,疗效欠佳,在发病 6 小时内给予补救机械取栓,更容易获得临床良好预后。

赛场直击

全国职业院校技能大赛药学技能赛项
处方调剂与用药指导模块试题单
考核时间:10 分钟　题目分值:12 分

处方笺　　　　　　　　　　　　　　　　普通

科室:妇产科　　门诊号:12345　　费别:××

姓名:×××　　性别:女　　年龄:58 岁

临床诊断:1. 脑梗死　2. 慢性肾脏病 4 期　　开具日期:2024.01.05

Rp:

　　阿司匹林肠溶片　100 mg×10 粒　　2 盒
　　　　　　　　　用法:100 mg　　口服　　一日 1 次

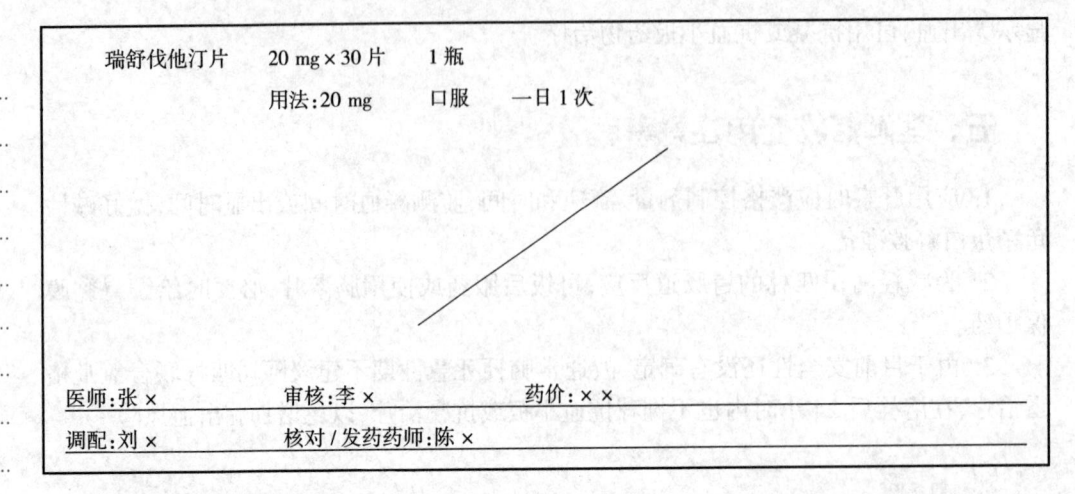

```
瑞舒伐他汀片      20 mg×30 片     1 瓶
              用法：20 mg    口服    一日 1 次


医师：张×       审核：李×       药价：××
调配：刘×       核对/发药药师：陈×
```

答题要求

1. 对处方笺做出合理性审核。
2. 对于合理处方,要说明处方中各药的药理作用、作用机制、联合用药的理由,并进行用药交代；对于不合理处方,要点评处方的规范性和适宜性,详尽指出处方中的所有不规范或/和不适宜之处并说明理由,同时给出合理性建议。

考证聚焦

综合分析选择题

1. 患者,女,60 岁。突发偏瘫、偏身感觉障碍、失语、共济失调。临床诊断：脑梗死急性期。下列关于脑梗死急性期药物治疗的说法,正确的是(　　)。

  A. 急性脑梗死的溶栓治疗时间窗是 48 小时内
  B. 血小板计数<100×10^9/L 时应禁用溶栓药
  C. 急性脑梗死者,发病在 6 小时内可给予巴曲酶静脉溶栓
  D. 应在使用溶栓药的同时联合使用阿司匹林
  E. 应在使用溶栓药的同时联合使用抗凝药

2. 患者脑梗死后第 3 日出现意识不清,血压 180/100 mmHg,脑压 280 mmHg,宜首选的治疗药物是(　　)。

  A. 阿司匹林　　　　B. 抗凝药　　　　C. 尿激酶
  D. 低分子量肝素　　E. 甘露醇或呋塞米

任务二　阿尔茨海默病的药物治疗

  阿尔茨海默病(Alzheimer's disease,AD)是老年期最常见的痴呆类型,占老年期痴呆的 50%~70%,其患病率随着年龄增加而升高。据 WHO 估计,全球 65 岁以上老年人群 AD 患病率为 4%~7%,预计到 2040 年将超过 8000 万人。AD 常常造成老年人失去日常生活能力,不仅给患者带来巨大的痛苦,同时也给家庭和社会带来沉重的医疗、照

料负担,因此,AD 已经成为影响全球公共健康和社会可持续发展的重大问题。

岗位模拟 〉〉〉〉

任务情境

患者,男,74 岁,近日到医院就诊。2 个月前出现记忆力减退,开始表现为出门经常忘记带钥匙,有时出现到经常去的地方忘记怎么走,特别是对刚刚发生的事情容易遗忘,但对很久之前发生的事情能保持记忆。查体:定向力、计算力、执行力和视空间能力下降;影像学检查:海马和颞叶内侧萎缩;脑脊液检查:Aβ42 水平下降,总 Tau 蛋白和磷酸化 Tau 蛋白含量增高。医师诊断为:阿尔茨海默病。

任务要求

1. 请根据患者疾病情况,给出建议治疗方案。
2. 请结合患者基本情况,拟订建议给药方案。

一、认识疾病

(一) AD 的病因

AD 是以进行性认知功能障碍和行为损害为特征的中枢神经系统退行性病变,常发生于老年和老年前期,临床上常表现为记忆障碍、失用、失语、失认、视空间能力损害、抽象思维和计算力损害、人格和行为改变等。

有关 AD 的发病机制,现有多种学说。随着对 AD 认识的不断深入,目前认为 AD 在痴呆阶段之前还存在一个极为重要的痴呆前阶段,此阶段可有 AD 病理生理改变,但没有或仅有轻微临床症状。AD 患者大脑表现出脑萎缩(体积缩小和重量减轻),中枢神经系统内的神经元和神经突触明显减少甚至消失,尤其是在与认知能力密切相关的区域如海马及相关皮质部位,脑组织内布满神经原纤维缠结、老年斑并且沉积大量 β 淀粉样蛋白。许多神经递质,例如乙酰胆碱、5-羟色胺(5-HT)、去甲肾上腺素(NA)、多巴胺、P 物质等减少也与 AD 发病有关。

(二) AD 的临床表现

AD 通常起病隐匿,持续进行性发展,主要表现为认知功能减退和非认知性神经精神症状。

1. **记忆障碍** 记忆力减退,是 AD 的最早表现,尤其是近事记忆减退更为明显。常将日常所做的事和常用的一些物品遗忘,无法学习新鲜事物。随着记忆障碍的明显加重,常会出现定向障碍,外出后找不到回家的路。

2. **认知障碍** 表现为对时间、地点的认知错误以及对社会、家庭人员关系的认知错误。有些患者还会出现语言障碍,不能准确表达意思,也不能理解别人说的话。疾病严重时,会出现一般的常识性认知困难,直至完全丧失生活能力,以致不能完成日常简单的生活事项如穿衣、进食等。

3. 行为障碍　轻者表现为性格改变,容易出现疲乏、焦虑和消极情绪,或是夸夸其谈、言过其实,或是自言自语、退缩孤独。常出现无目的的动作,例如独自在房内行走、不能睡到自己床上等表现。部分患者会出现精神症状,如幻觉、躁狂、兴奋、冲动等。患病后期患者常有不修边幅、言语不能、行为冲动或退缩等表现,但一般无昏迷。

二、理解疾病防治策略

目前 AD 患者认知功能衰退治疗困难,还没有确定的能有效逆转认知缺损的药物。处于 AD 痴呆前阶段的患者,宜通过饮食调整(地中海饮食)、体力锻炼和认知训练延缓认知功能下降。

1. 生活护理　包括使用某些特定的器械等,能够有效延长患者的生命及提高患者的生活质量,并防止摔伤、外出不归等意外的发生。
2. 非药物治疗　包括职业训练、音乐治疗等。
3. 药物治疗　主要通过改善认知功能和控制精神症状来缓解患者的症状。
4. 支持治疗　重度 AD 患者生活自理能力严重减退,常引起营养不良、肺部感染、泌尿系感染、压疮等并发症,应加强支持治疗和对症治疗。
5. 心理治疗　AD 治疗的基础和关键是提高全社会对 AD 的正确认识,消除痴呆是老龄化的必然现象这一错误认识,更应消除对老年人的歧视。对 AD 患者应加强心理支持和行为指导,提高社会和家庭对痴呆患者的重视。

三、识别药物作用特点

(一)改善认知功能的药物

1. 中枢乙酰胆碱酯酶抑制剂(AChEI)　包括多奈哌齐、卡巴拉汀、石杉碱甲等,可提高脑内乙酰胆碱(ACh)的水平,加强突触传递。对于轻中度 AD 的认知障碍、功能障碍、总体症状改善均有效,用于重度 AD 痴呆仍可获益。多奈哌齐 5~10 mg/d,每日 1 次,可产生最佳维持效果,认知获益突出,安全性好。卡巴拉汀 6~12 mg/d,每日 2 次,可产生最佳维持效果,贴剂安全性优于胶囊。加兰他敏 16~24 mg/d,每日 2 次,可产生最佳维持效果,总体获益明显,安全性好。当一种 AChEI 初始药物疗效不满意或不耐受时,换用另一种 AChEI 可获得与初始药物相似的效果。
2. 谷氨酸受体阻断药　美金刚能够拮抗 N-甲基-D-门冬氨酸(NMDA)受体,具有调节谷氨酸活性的作用,现已用于中重度 AD 患者的治疗。美金刚 20 mg/d 对中重度 AD 痴呆的认知障碍和总体症状有轻微疗效,联合 AChEI 治疗中重度 AD 的认知、行为有协同效应。

(二)改善精神行为的药物

很多患者在 AD 的某一阶段会出现精神症状,如幻觉、妄想、抑郁、焦虑、激越、睡眠紊乱等,可给予抗抑郁药和抗精神病药。

1. **非典型抗精神病药** 如利培酮、奥氮平、喹硫平等,可缓解 AD 引起的精神和行为症状,但都有加重认知损害等风险。奥氮平缓解 AD 精神和行为症状较为突出,利培酮次之,喹硫平再次之。

2. **5-羟色胺再摄取抑制剂** 如氟西汀、帕罗西汀、西酞普兰、舍曲林等。匹莫范色林对改善 AD 痴呆的精神症状有短期效益。

AD 常用治疗药物作用机制见表 3-1-2。

表 3-1-2 AD 常用治疗药物作用机制

药物分类	代表药物	作用机制
AChEI	多奈哌齐、卡巴拉汀、石杉碱甲	抑制乙酰胆碱酯酶,延缓乙酰胆碱代谢,增强乙酰胆碱功能
M_1 受体抑制剂	占诺美林	选择性激动胆碱能 M_1 受体发挥作用
谷氨酸受体阻断药	美金刚	是兴奋性 N-甲基-D-门冬氨酸(NMDA)受体阻断药
促脑功能恢复药	双氢麦角毒碱、尼麦角林、茴拉西坦、银杏叶制剂	刺激尚存活的脑细胞充分发挥代偿功能,扩张脑血管,改善大脑血液循环,增加脑血流量和对葡萄糖的利用,促进脑组织代谢
分泌酶抑制剂	β 分泌酶抑制剂、γ 分泌酶抑制剂	抑制水解淀粉样前体蛋白的 β 分泌酶、γ 分泌酶的活性,减少淀粉样 β 蛋白的产生

AD 常用药物的用量、用法和主要不良反应见表 3-1-3。

表 3-1-3 AD 常用药物的用量、用法和主要不良反应

常用药物		用量	用法	主要不良反应
中枢乙酰胆碱酯酶抑制剂	多奈哌齐	5~10 mg/d	每日 1 次	胃肠道反应
	卡巴拉汀	6~12 mg/d	每日 2 次	
	加兰他敏	16~24 mg/d	每日 2 次	
谷氨酸受体阻断药	美金刚	5~20 mg/d	每日 1~2 次	头晕、头痛和疲倦

四、理解药物选用原则

1. 针对特定的靶症状采用相应的抗精神病药物治疗,应治疗的靶症状包括:躁动、攻击、压抑、焦虑、冷漠、睡眠或食欲改变、记忆减退、语言障碍、注意力分散、定向错误、智力减退等。

2. 根据患者病情选择合适的药物:多奈哌齐用于轻至重度 AD 患者,卡巴拉汀用于轻至中度 AD 患者,加兰他敏用于早期 AD 患者,美金刚对中至重度 AD 患者有一定疗效。

五、理解药物使用注意事项

1. AChEI 是目前临床有效且无严重不良反应的唯一一类药物,患者使用后可能会出现恶心、腹泻、呕吐、体重下降等不良反应。

2. AD 用药必须讲究个体化,避免一次性使用大剂量,最好从小剂量开始使用,缓慢增量,增量间隔时间稍长,同时注意药物相互作用。

赛场直击

全国职业院校技能大赛药学技能赛项
处方调剂与用药指导模块试题单
考核时间:10 分钟　题目分值:12 分

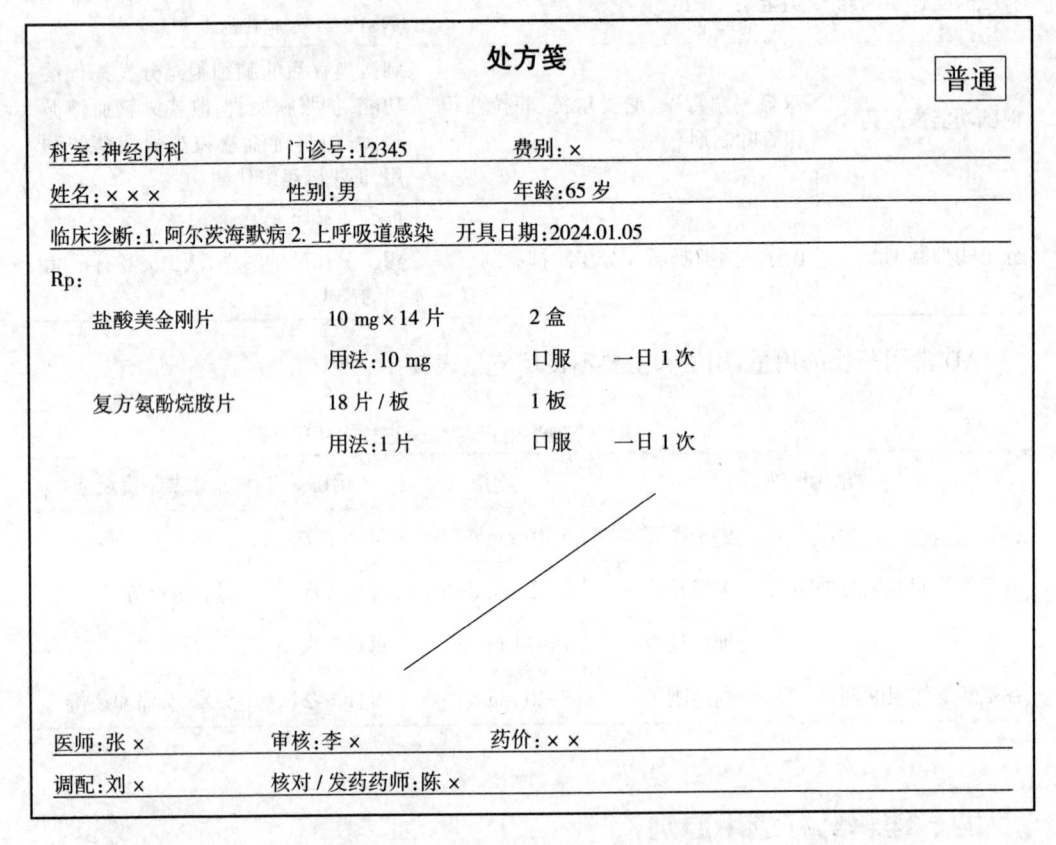

处方笺　普通

科室:神经内科　　门诊号:12345　　费别:×
姓名:×××　　性别:男　　年龄:65 岁
临床诊断:1. 阿尔茨海默病 2. 上呼吸道感染　开具日期:2024.01.05

Rp:

盐酸美金刚片	10 mg×14 片	2 盒
	用法:10 mg	口服　一日1次
复方氨酚烷胺片	18 片/板	1 板
	用法:1 片	口服　一日1次

医师:张×　　审核:李×　　药价:××
调配:刘×　　核对/发药药师:陈×

答题要求

1. 对处方笺做出合理性审核。

2. 对于合理处方,要说明处方中各药的药理作用、作用机制、联合用药的理由,并进行用药交代;对于不合理处方,要点评处方的规范性和适宜性,详尽指出处方中的所有不规范或/和不适宜之处并说明理由,同时给出合理性建议。

考证聚焦

单项选择题

1. 患者,男,72 岁,患有阿尔茨海默病,给予卡巴拉汀 3 mg/d 治疗,关于药师对该患者的用药指导,正确的是(　　)。
   A. 每日清晨空腹口服
   B. 每晚睡前口服
   C. 每日早晚与食物同服
   D. 每日早晚空腹口服
   E. 每日 2 次餐前服用

2. 胆碱酯酶抑制剂的治疗原则应遵循(　　)。
   A. 低剂量开始
   B. 高剂量开始
   C. 高剂量开始,逐渐减量
   D. 联合用药
   E. 一次性使用大剂量

任务三　帕金森病的药物治疗

帕金森病(Parkinson's disease,PD)又称震颤麻痹,最早由英国医师 James Parkinson 于 1817 年描述此病,是中老年人常见的一种慢性中枢神经系统退行性疾病,在我国 65 岁以上人群的患病率为 1700/10 万,患病率随年龄增加而升高,男性稍高于女性。

岗位模拟

任务情境

患者,男,65 岁。5 年前,左手不自主抖动,安静状态下明显,平静放松后减轻。近日,步行缓慢,呈小碎步,起床、迈步和转身费力,呈弯腰驼背姿势,遂到医院就诊。体格检查:平卧位血压 116/70 mmHg,立位血压 116/70 mmHg。屈曲体态,慌张步态,面具脸。流涎较多,颜面躯干皮脂分泌增多。四肢肌张力高,呈齿轮样强直,左侧重于右侧。医师诊断为:帕金森病。

任务要求

1. 请根据患者疾病情况,给出药物治疗的方案建议。
2. 请结合案例谈谈帕金森病患者临床用药的基本原则。

一、认识疾病

PD 是由于锥体外系功能障碍引起的进行性中枢神经系统疾病,可能是年龄、环境、遗传等多方面因素共同作用的结果。发病机制是由于锥体外系黑质多巴胺能神经元受损变性导致纹状体多巴胺含量显著减少,乙酰胆碱的兴奋作用相对占优势,两者神经功能失衡引发症状。

PD 发病平均年龄约 55 岁,多见于 60 岁以后,40 岁以前相对少见,起病缓慢,逐渐进展。临床表现以静止性震颤、肌强直、运动迟缓和姿态步态异常为主。

(一) 运动症状

运动症状常开始于一侧上肢,逐渐累及同侧下肢,再波及对侧上肢及下肢,呈 "N" 形进展。

1. 静止性震颤 是 PD 最先出现的症状,多始于一侧上肢远端,静止时出现或明显,随意运动时减轻或停止,紧张或激动时加剧,入睡后消失。典型表现是拇指与食指呈"搓丸样"动作。

2. 肌强直 是指被动运动关节时阻力增加,且表现出一致性,在有静止性震颤的患者中可感到在均匀的阻力中出现断续停顿。颈部、躯干、四肢肌强直可使患者出现特殊的屈曲体姿,表现为头部前倾,躯干俯屈,肘关节屈曲,腕关节伸直,前臂内收,髋关节及膝关节略微弯曲。

3. 运动迟缓 随意运动减少,动作缓慢、笨拙。早期以手指精细动作缓慢,逐渐发展成全面性随意运动减少、迟钝,晚期因合并肌张力增高,导致起床、翻身均有困难。体格检查见面容呆板,双眼凝视,瞬目减少,酷似面具脸;口、咽、膈肌运动徐缓时,表现为语速变慢,语音低调;书写字体越写越小;做快速重复性动作时表现为运动速度缓慢和幅度减小。

4. 姿势步态异常 在疾病早期,表现为走路时患侧上肢摆臂幅度减小或消失,下肢拖曳。随着病情发展,步伐逐渐变小变慢,启动、转弯时步态障碍尤为明显,自坐位、卧位起立时困难。

(二) 非运动症状

非运动症状也是十分常见和重要的临床症状,可以早于或伴随运动症状而发生。

1. 感觉障碍 疾病早期即可出现嗅觉减退或睡眠障碍,尤其是快速眼动期睡眠行为异常,中晚期常有肢体麻木、疼痛。

2. 自主神经功能障碍 临床常见,可表现为便秘、多汗、脂溢性皮炎(油脂面)等。咽活动减少可导致流涎,疾病后期也可出现性功能减退、排尿障碍或直立性低血压。

3. 精神和认知障碍 近半数患者伴有抑郁,并常伴有焦虑。15%~30% 的患者在疾病晚期发生认知障碍乃至痴呆以及幻觉,其中以视幻觉居多。

二、理解疾病防治策略

PD 的治疗采取综合治疗,包括药物治疗、手术治疗、物理治疗和心理疏导及照料护理四个方面,目前尚无有效治疗,仅为对症治疗。药物治疗作为首选,且是整个治疗过程中的主要治疗手段,而手术治疗则是药物治疗的有效补充手段。目前应用的治疗手段,无论药物治疗还是手术治疗,只能改善症状,不能阻止病情的发展,更无法治愈,主要起到缓解症状的作用。物理治疗有助于增强早期患者灵活性,改善肌力,调节情绪和提高适应力。心理治疗能够调节患者情绪,减少其恐惧感、陌生感和不安感,提高患者的依从性,树立对疾病治疗的信心。因此,治疗不仅要立足当前,还需要长期管理,以达到长期获益。

1. 综合治疗　对PD常常采用全面综合治疗,以达到有效改善症状、提高工作能力和生活质量为目标。早期治疗可以采用非药物治疗(运动疗法等)和药物治疗。对中晚期PD患者的治疗,一方面继续力求改善运动症状,另一方面需要妥善处理一些运动并发症和非运动症状。

2. 个体化方案　针对不同PD患者,选择不同治疗方案,用药时应考虑患者的疾病特点(是以震颤为主,还是以强直少动为主)和疾病严重程度、有无认知障碍、发病年龄、就业状况、有无共病、药物可能的副作用、患者的意愿、经济承受能力等因素,尽量避免、推迟或减少药物的副作用和运动并发症。

3. 早期诊断和治疗　提倡早期诊断、早期治疗,不仅可以更好地改善症状,而且可能延缓疾病的进展。一般开始多以单药治疗,但也可小剂量两药(体现多靶点)联用,力求疗效最佳,维持时间更长,而运动并发症发生率更低。早期非药物治疗包括健康宣教,加强锻炼,补充营养和坚定信心等。

三、识别药物作用特点

PD的早期治疗主要是药物治疗,通过补充多巴胺改善症状;中晚期主要是改善运动症状、处理运动并发症和非运动症状。

1. 复方左旋多巴　对强直、少动、震颤等均有良好疗效,是目前治疗PD最基本、最有效的药物,它能够直接补充黑质－纹状体内多巴胺。常用美多巴丝肼(左旋多巴－苄丝肼)和卡左双多巴(左旋多巴－卡比多巴)两种复合制剂,初始剂量为62.5~125 mg,每日2~3次,餐前1小时或餐后1.5小时服用,根据病情逐渐增量至疗效满意和不出现不良反应为止。另有卡左双多巴控释片,作用时间较长,血药浓度稳定,有利于控制症状波动,但起效缓慢,生物利用度较低;多巴丝肼水溶液,起效迅速,适用于清晨运动不能、餐后"关闭"状态及吞咽困难者。不良反应主要有恶心、呕吐、尿潴留、便秘、心律失常、直立性低血压、失眠、幻觉等。长期用药可出现症状波动和异动症等运动并发症。活动性消化性溃疡者慎用,闭角型青光眼及精神病患者禁用。

2. 苯海索　可阻断中枢胆碱受体,产生抗胆碱作用,适用于震颤明显的年轻患者,对无震颤的患者不推荐应用。对肌强直和震颤效果较好,对运动迟缓效果较差。口服,每次1~2 mg,每日3次。主要不良反应有口干、视物模糊、便秘、排尿困难,影响认知,严重者有幻觉、妄想。闭角型青光眼及前列腺增生患者禁用。

3. 金刚烷胺　可促进神经末梢释放多巴胺和减少多巴胺的再摄取,对少动、强直、震颤均有改善作用,对改善异动症有帮助。每次50~100 mg,每日2~3次,末次应在下午4时前服用。不良反应偶见下肢网状青斑、踝部水肿、失眠、意识模糊等。肾功能不全、癫痫、严重胃溃疡、肝病患者慎用,哺乳期妇女禁用。

4. 多巴胺受体激动药　可直接激动突触后膜多巴胺受体,保护多巴胺能神经元。多巴胺受体激动药分为麦角类和非麦角类两类。麦角类包括溴隐亭、麦角隐亭等,由于其可致肺胸膜纤维化和心脏瓣膜病变,已少用。非麦角类如吡贝地尔、普拉克索等,需从小剂量开始,逐渐增量至获得满意疗效而不出现副作用为止,适用于早发型PD患者的病程初期。长半衰期制剂能避免对纹状体突触后膜多巴胺受体产生"脉冲"样刺激,可以减少或推迟运动并发症的发生。不良反应与复方左旋多巴相似,不同之处是症状波动和异动症发生率低,而直立性低血压和精神症状发生率较高。吡贝地尔缓释片初始剂量为25 mg,每日2次,第二周增至50 mg,每日2次,有效剂量为150 mg/d,分3次口服,最大不超过250 mg/d。普拉克索常释制剂初始剂量为0.125 mg,每日3次,每周增加0.125 mg,每日3次,一般有效剂量为0.5~0.75 mg,每日3次,最大不超过4.5 mg/d;缓释剂每日剂量与常释制剂相同,但只需每日服用1次。

5. 儿茶酚-O-甲基转移酶(catechol-O-methyltransferase,COMT)抑制剂　可抑制外周左旋多巴的降解,使血浆左旋多巴浓度保持稳定,并能增加脑内多巴胺含量。与复方左旋多巴联用可增强疗效,减轻症状波动,又能减少左旋多巴剂量。如恩托卡朋,每次100~200 mg,服用次数与复方左旋多巴相同,若每日服用复方左旋多巴次数较多,也可少于复方左旋多巴服用次数,但须与复方左旋多巴同服,单独使用无效。又如托卡朋,每次100 mg,每日3次,第一剂与复方左旋多巴同服,此后间隔6小时服用,可以单独使用,每日剂量不超过600 mg。不良反应包括腹泻、头痛、多汗、口干、转氨酶升高、腹痛、尿色变黄等,需密切监测肝功能,尤其是在用药后前3个月。

6. B型单胺氧化酶(monoamine oxidase-B,MAO-B)抑制剂　与复方左旋多巴联用可增强疗效,改善症状波动,能够抑制脑内多巴胺降解,增加脑内多巴胺含量,保护多巴胺能神经元,单用有轻度的症状改善作用。如司来吉兰,每次2.5~5.0 mg,每日2次,在早晨、中午服用,勿在傍晚或晚上应用,以免引起失眠,或与维生素E 2000 U联用。胃溃疡者慎用,原则上禁与5-羟色胺再摄取抑制剂(SSRI)联用。

PD常用药物的用量、用法和主要不良反应见表3-1-4。

表3-1-4　PD常用药物的用量、用法和主要不良反应

常用药物		用量	用法	主要不良反应
复方左旋多巴	美多巴丝肼	62.5~125 mg	每日2~3次	胃肠道反应、心律失常
	卡左双多巴	62.5~125 mg	每日2~3次	
苯海索		1~2 mg	每日3次	口干、视物模糊、便秘
金刚烷胺		50~100 mg	每日2~3次	下肢网状青斑、踝部水肿
多巴胺受体激动药	吡贝地尔缓释片	25~150 mg	每日3次	直立性低血压、精神症状
	普拉克索缓释剂	0.375~4.5 mg	每日1次	

续表

常用药物		用量	用法	主要不良反应
COMT 抑制剂	恩托卡朋	100~200 mg	每日 2~3 次	腹泻、头痛、转氨酶升高
	托卡朋	100 mg	每日 3 次	
B 型单胺氧化酶抑制剂	司来吉兰	2.5~5.0 mg	每日 2 次	睡眠障碍

四、理解药物选用原则

1. 使用合适剂量　争取应用最小剂量的药物基本控制症状,使患者可以维持正常的生活和工作能力,以求少出现或晚出现不良反应,尽量延长使用该药的时间。

2. 缓慢增加剂量　开始时使用最小剂量,逐渐增量,直至达到刚好能基本控制症状的剂量。

3. 剂量个体化　根据患者实际情况确定每个人的用药剂量,根据患者年龄、发病时间以及症状处于早期、中期还是晚期适当选择药物。

4. 品种少而精　不要同时服用多种抗 PD 药物。如果要撤掉某种药物,要慢慢减量,最后停用该药。

五、理解药物使用注意事项

1. 由于药物治疗和手术治疗不能阻止病情进展,无法治愈,仅能改善症状,因此需要长期用药,以达到长期获益。

2. 坚持"剂量滴定"以避免产生药物急性不良反应,力求实现"尽可能以小剂量达到满意临床效果"的用药原则,从而避免或降低运动并发症尤其是异动症的发生率。

3. 根据病情发展、疗效和药物不良反应,适时调整治疗方案和药物剂量。

4. 对 60 岁以下患者长期应用苯海索可能导致认知功能下降,要定期复查认知功能,一旦发现下降则应立即停用,60 岁以上患者最好不应用抗胆碱能药物。

> **知识拓展**
>
> ### 药物治疗新靶点:腺苷 A2A 受体
> ——新认识带来新思路
>
> 流行病学和实验室研究均表明,阻断腺苷 A2A 受体,能减轻多巴胺能神经元的退行性病变。腺苷 A2A 受体阻断药能延缓 PD 的进程,改善症状,增加左旋多巴的下游作用,且不造成异动症,因此可能成为治疗 PD 的新药物。伊曲茶碱在日本已获得监管机构的批准,用于治疗症状波动和冻结步态。

赛场直击

全国职业院校技能大赛药学技能赛项
处方调剂与用药指导模块试题单

考核时间：10 分钟　　题目分值：12 分

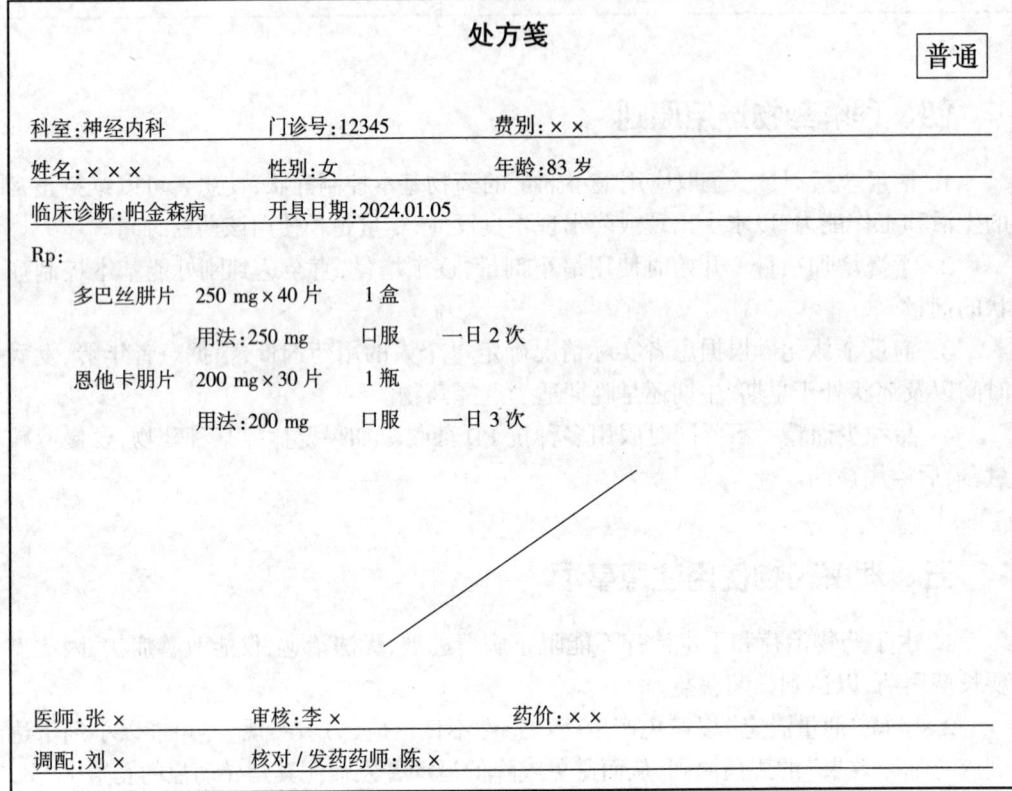

处方笺　　　　　　　　　　　　　　　　　　　普通

科室：神经内科　　门诊号：12345　　费别：××
姓名：×××　　　　性别：女　　　　　年龄：83 岁
临床诊断：帕金森病　　开具日期：2024.01.05

Rp：
  多巴丝肼片　250 mg×40 片　　1 盒
     用法：250 mg　　口服　　一日 2 次
  恩他卡朋片　200 mg×30 片　　1 瓶
     用法：200 mg　　口服　　一日 3 次

医师：张×　　审核：李×　　药价：××
调配：刘×　　核对/发药药师：陈×

答题要求

1. 对处方笺做出合理性审核。

2. 对于合理处方，要说明处方中各药的药理作用、作用机制、联合用药的理由，并进行用药交代；对于不合理处方，要点评处方的规范性和适宜性，详尽指出处方中的所有不规范或/和不适宜之处并说明理由，同时给出合理性建议。

考证聚焦

最佳选择题

1. 患者，男，62 岁。4 年前出现运动迟缓，诊断为帕金森病。目前症状逐渐加重并伴有轻度认知障碍。宜选用的药物是（　　）。
 A. 普拉克索
 B. 司来吉兰

C. 金刚烷胺
D. 恩他卡朋
E. 苄丝肼–左旋多巴

2. 患者,男,60岁,呈典型的"面具脸""慌张步态"及"小字征"表现,确诊为帕金森病,患者同时患有闭角型青光眼,不宜选用的治疗帕金森病药物是(　　)。
A. 左旋多巴
B. 普拉克索
C. 多奈哌齐
D. 司来吉兰
E. 金刚烷胺

任务四　癫痫的药物治疗

癫痫(epilepsy)是神经系统疾病中发病率仅次于脑梗死的第二大常见疾病,严重影响患者身心健康和生活质量。全球大约有5000万癫痫患者,我国目前约有900万以上癫痫患者,每年新发癫痫患者65万~70万,30%左右为难治性癫痫,我国的难治性癫痫患者至少有200万。首次发病多见于儿童期或青年期,癫痫患者的死亡危险性为一般人群的2~3倍。

岗位模拟 >>>>

任务情境

患者,女,17岁。左侧肢体发作性麻木,每次3~5分钟后缓解,无力持续半个月。近日因不能行走入院,入院当日发作4次,伴有口角歪斜,言语不清。检查:脑电图提示异常。医师诊断为:单纯部分性癫痫发作。

任务要求
1. 请结合案例谈谈癫痫的防治策略。
2. 请根据患者疾病情况,给出药物治疗的方案建议。

一、认识疾病

癫痫是由于多种原因导致的脑神经元反复过度异常放电引起的中枢神经系统功能失常的短暂性慢性疾病,临床表现具有发作性、短暂性、重复性和刻板性的特点。由于异常放电神经元的位置不同及异常放电波及的范围差异,导致患者的发作形式不一,可表现为运动、意识、感觉、自主神经、精神等方面功能障碍或兼而有之。

引起癫痫发作的原因包括年龄、遗传因素、睡眠和内环境改变等。特发性癫痫与年龄密切相关,各年龄段癫痫的常见病因也不同。遗传因素可影响癫痫易患性,症状性癫痫患者的近亲患病率为15‰,高于普通人群。癫痫发作与睡眠–觉醒周期有密切关系,如全面强直–阵挛性发作常在晨醒后发生。内分泌失调、电解质紊乱和代谢异常等均可影响神经元放电阈值,导致癫痫发作。疲劳、睡眠缺乏、饥饿、便秘、饮酒、感情冲动和一过性代谢紊乱等都可引起癫痫发作。由于癫痫发作时脑神经元异常过度放电,因此脑电图是诊断癫痫发作、确定癫痫发作类型的重要辅助手段。

癫痫临床表现丰富多样,但都具有如下共同特征:① 发作性,即症状突然发生,持续一段时间后迅速恢复,间歇期正常;② 短暂性,即发作持续时间非常短,通常为数秒或数分钟,除癫痫持续状态外,很少超过半小时;③ 重复性,即第一次发作后,经过不同间隔时间会有第二次或更多次的发作;④ 刻板性,指每次发作的临床表现几乎一致。

根据病因可分为原发性癫痫和继发性癫痫两类;根据症状可分为部分性发作(包括单纯部分性发作和复杂部分性发作)和全身性发作(包括失神性发作、全身强直-阵挛性发作等)两大类。

二、理解疾病防治策略

癫痫的治疗包括外科治疗、病因治疗和控制发作。目前癫痫治疗仍以药物治疗为主,药物治疗应达到三个目的:控制发作或最大程度地减少发作次数;长期治疗无明显不良反应;使患者保持或恢复其原有的生理、心理和社会功能状态。但药物仅能控制症状发作,无法消除病因和发生源,需要长期用药。早期控制癫痫发作十分重要,可以维持患者生活质量,避免身体伤害和长期心理病态。

三、识别药物作用特点

抗癫痫药物可通过两种方式来消除或减轻癫痫发作,一是影响中枢神经元,以防止或减少病理性过度放电;二是提高正常脑组织的兴奋阈,减弱病灶兴奋的扩散,防止癫痫复发。

(一) 一线药物

1. **卡马西平** 是部分性发作的首选药,对全面强直-阵挛性发作和单纯部分性发作也有效,对典型或非典型失神性发作、肌阵挛或失神性张力发作无效,甚至会加重病情。不良反应包括头晕、视物模糊、恶心、中性粒细胞减少等。

2. **奥卡西平** 用于部分性发作及继发全面性发作的附加或单药治疗,药物结构、抗癫痫谱、作用机制及疗效与卡马西平相似。

3. **拉莫三嗪** 抗癫痫谱较广,对全身性发作和部分性发作有效,尤其是失神性发作及阵挛性发作,对难治性癫痫有显著疗效。

4. **丙戊酸钠** 为广谱抗癫痫药,不能抑制癫痫病灶放电,但能阻止病灶异常放电的扩散。临床可用于多种类型癫痫发作,对全面强直-阵挛性发作、失神性发作和肌阵挛性发作的疗效最好。对复杂部分性发作和单纯性部分性发作治疗效果不及卡马西平。不良反应包括厌食、恶心、呕吐、困倦等。

5. **氯硝西泮** 对各类癫痫均有效。不良反应包括镇静、共济失调等。

6. **苯巴比妥** 常作为小儿癫痫的首选药物,较广谱,起效快,既能抑制病灶的异常放电,又能抑制异常放电的扩散,对全面强直-阵挛性发作效果好,对单纯或部分性发作也有效。不良反应包括疲劳、嗜睡、抑郁、多动、攻击行为、记忆力下降等。

7. **扑米酮** 主要应用于全面强直-阵挛性发作,对复杂部分性发作也有效,特别对苯巴比妥和苯妥英钠不能控制的发作有效。可长期服用,给药 5~7 日起效。不良反应同苯巴比妥。

一线抗癫痫药使用剂量及疗程见表 3-1-5。

表 3-1-5 一线抗癫痫药使用剂量及疗程

药物	起始剂量	维持剂量	最大剂量	服药次数
卡马西平	成人 100~200 mg/d 儿童 5 mg/(kg·d)	成人 400~1200 mg/d 儿童 10~20 mg/(kg·d)	成人 1600 mg/d 儿童 400 mg/d	每日 2~3 次
奥卡西平	成人 300 mg/d 儿童 10 mg/(kg·d)	成人 600~1200 mg/d 儿童 25~30 mg/(kg·d)	成人 3000 mg/d	每日 2~3 次
拉莫三嗪	成人 25 mg/d 儿童 0.15 mg/(kg·d)	成人 100~200 mg/d 儿童 1~5 mg/(kg·d)	成人 500 mg/d	每日 2 次
丙戊酸钠	成人 5~10 mg/(kg·d) 儿童 15 mg/(kg·d)	成人 600~1200 mg/d 儿童 20~30 mg/(kg·d)	成人 1800 mg/d	每日 3 次
氯硝西泮	成人 1.5 mg/d 儿童 0.01~0.03 mg/(kg·d)	成人 4~8 mg/d 儿童 0.1~0.2 mg/(kg·d)	成人 20 mg/d	每日 3 次
苯巴比妥		成人 90 mg/d 儿童 3~5 mg/(kg·d)	极量每次 250 mg, 500 mg/d	每日 3 次
扑米酮	成人 50 mg/d 儿童 12.5~25 mg/d	成人 750 mg/d 儿童 375~700 mg/d	1500 mg/d	每日 3 次

(二) 二线药物

1. **苯妥英钠** 阻止异常放电向正常脑组织扩散,是治疗全面强直-阵挛性发作和单纯局限性发作的首选药。对复杂部分性发作有效,但对失神性发作无效,可加重失神和肌阵挛发作。小儿不易发现毒副反应,婴幼儿和儿童不宜服用,成人剂量为 200 mg/d,加量时要慎重。半衰期长,达到稳态后成人一日 1 次,儿童一日 2 次。不良反应包括眼球震颤、共济失调、厌食、恶心、呕吐、攻击行为、巨幼细胞贫血等。

2. **托吡酯** 口服吸收迅速,对部分性发作有很好的疗效。成人初始剂量为 25 mg/d,每周增加 25 mg,直至维持剂量 100~200 mg/d。儿童初始剂量为 0.5~1 mg/(kg·d),每日增加 0.5~1 mg/kg,直到维持剂量 3~6 mg/(kg·d)。

3. **氨己烯酸** 口服吸收迅速,对难治性部分性发作有效。成人及 6 岁以上儿童初始剂量为每日 0.5 g,每周增加 0.5~1 g,每日最大剂量不超过 1.5 g。3~6 岁儿童初始剂量为每日 250 mg,必要时可增至每日 80~100 mg/kg。

（三）癫痫持续状态用药

癫痫持续状态的治疗目的为保持稳定的生命体征和进行心肺功能支持；终止呈持续状态的癫痫发作，减少癫痫发作对脑部神经元的损害；寻找并尽可能根除病因及诱因；处理并发症。

1. 迅速终止发作

(1) 地西泮：作用快，1~3 分钟即可起效，静脉注射地西泮是治疗癫痫持续状态的首选药物。成人首次剂量为 10~20 mg，静脉注射，每分钟 2~5 mg；儿童 0.2~0.5 mg/kg，最大剂量为 10 mg，静脉注射，每分钟 1~2 mg。如为癫痫持续状态或复发，15 分钟后重复给药，或者将地西泮 100~200 mg 溶于 5% 葡萄糖注射液，12 小时内缓慢静脉滴注。

(2) 苯妥英钠：成人每日 150~250 mg，静脉注射，每分钟不超过 50 mg，必要时 30 分钟后再次静脉注射 100~150 mg，每日剂量不超过 500 mg。儿童每日 5 mg/kg，一次或分两次静脉注射。

(3) 丙戊酸钠：初始剂量为 15~30 mg/kg，静脉注射，以后每小时 1 mg/kg 静脉滴注。

(4) 水合氯醛：用于不能使用巴比妥类药物或呼吸功能不全的患者。10% 水合氯醛 20~30 ml 加入等量植物油，保留灌肠。

2. 超过 30 分钟未终止发作的治疗　可根据情况选用硫喷妥钠、戊巴比妥、丙泊酚、咪达唑仑等。

3. 维持治疗　控制癫痫发作后，宜使用长效抗癫痫药物巩固和维持疗效，如肌内注射苯巴比妥 0.1~0.2 g，每 6~8 小时一次。同时根据癫痫类型选用口服药物。

四、理解药物选用原则

1. 药物选用　根据发作类型选择药物是癫痫治疗的基本原则，选药原则见表 3-1-6。

表 3-1-6　癫痫选药原则

癫痫类型	可选药物	避免药物
全面强直-阵挛性发作	丙戊酸钠、拉莫三嗪、卡马西平	
失张力性发作	丙戊酸钠、氯硝西泮	卡马西平
失神性发作	丙戊酸钠、拉莫三嗪	卡马西平、苯妥英钠
肌阵挛发作	丙戊酸钠、托吡酯	卡马西平、苯妥英钠
部分性发作	卡马西平、苯妥英钠、丙戊酸钠、奥卡西平	

2. 不良反应监测　大多数抗癫痫药物都有不同程度的不良反应，应用抗癫痫药物前应检查肝肾功能和血尿常规，用药后还需每月监测血尿常规，每季度监测肝肾功能，

至少持续半年。不良反应包括特异性、剂量相关性、慢性及致畸性,以剂量相关性不良反应最为常见,通常发生于用药初始或增量时,与血药浓度有关。多数常见的不良反应为短暂性的,缓慢减量即可明显减少。多数抗癫痫药物为碱性,饭后服药可减轻胃肠道反应,使用较大剂量时于睡前服用可减少白天镇静作用。

3. **规律用药**　用药过程中定期随访,一般每月1次,发作频繁者每半个月1次。随访内容包括发作频率、发作类型有无变化、有无不良反应和是否遵医嘱用药等。

4. **药物剂量**　抗癫痫药物治疗的基本原则是尽可能单药治疗,70%~80%左右的癫痫患者可以通过单药治疗控制发作。单药治疗应从小剂量开始,逐渐增量至能最大程度地控制癫痫发作,而无不良反应或不良反应很轻,即为最低有效剂量;如不能有效控制癫痫发作,则满足部分控制且不出现不良反应。监测血药浓度以指导用药,减少用药过程中的盲目性。

5. **药物增减及换药原则**　增药可适当地快,减药一定要慢,必须逐一增减,以利于确切评估疗效和毒副作用;癫痫控制发作后必须坚持长期服用,除非出现严重的不良反应,不宜随意减量或停药,以免诱发癫痫持续状态。如果一种一线药物已达到最大可耐受剂量仍然不能控制发作,可加用另外一种一线或二线药物,至发作控制或达到最大可耐受剂量后逐渐减掉原有的药物,转换为单药,换药期间应有5~7日的过渡期。

6. **停药原则**　应遵循缓慢和逐渐减量的原则,一般说来,全面强直-阵挛性发作、强直性发作、阵挛性发作完全控制4~5年后,失神性发作停止半年后可考虑停药,但停药前应有缓慢减量的过程,一般不少于1~1.5年无发作者方可停药,有自动症者可能需要长期服药。

7. **停药指征**
(1) 发作完全控制3~5年或完全控制后继续用药2~3年,脑电图无异常放电。
(2) 青少年肌阵挛癫痫以无不良反应后继续用药5年为宜。
(3) 儿童良性癫痫以无不良反应后继续用药1年为宜。
(4) 停药过程需1~2年,应逐渐停药,停药后可能复发。
(5) 某些器质性脑病癫痫需终身用药。

五、理解药物使用注意事项

1. 如果合理使用一线抗癫痫药物仍有发作,需再次严格评估癫痫的诊断。
2. 由于不同抗癫痫药物的制剂在生物利用度和药动学方面有差异,为了避免疗效降低或不良反应增加,应推荐患者固定使用同一生产厂家的药品。
3. 尽可能单药治疗,仅在单药治疗没有达到无发作时才推荐联合治疗。
4. 儿童选用抗癫痫药物治疗的原则与成人基本相同,但要注意参照体重标准给药,并结合临床疗效和血药浓度,在血药浓度监测下调整给药剂量,注意监测药物不良反应,定期查肝功能、血常规等。

赛场直击

全国职业院校技能大赛药学技能赛项
处方调剂与用药指导模块试题单
考核时间：10 分钟　题目分值：12 分

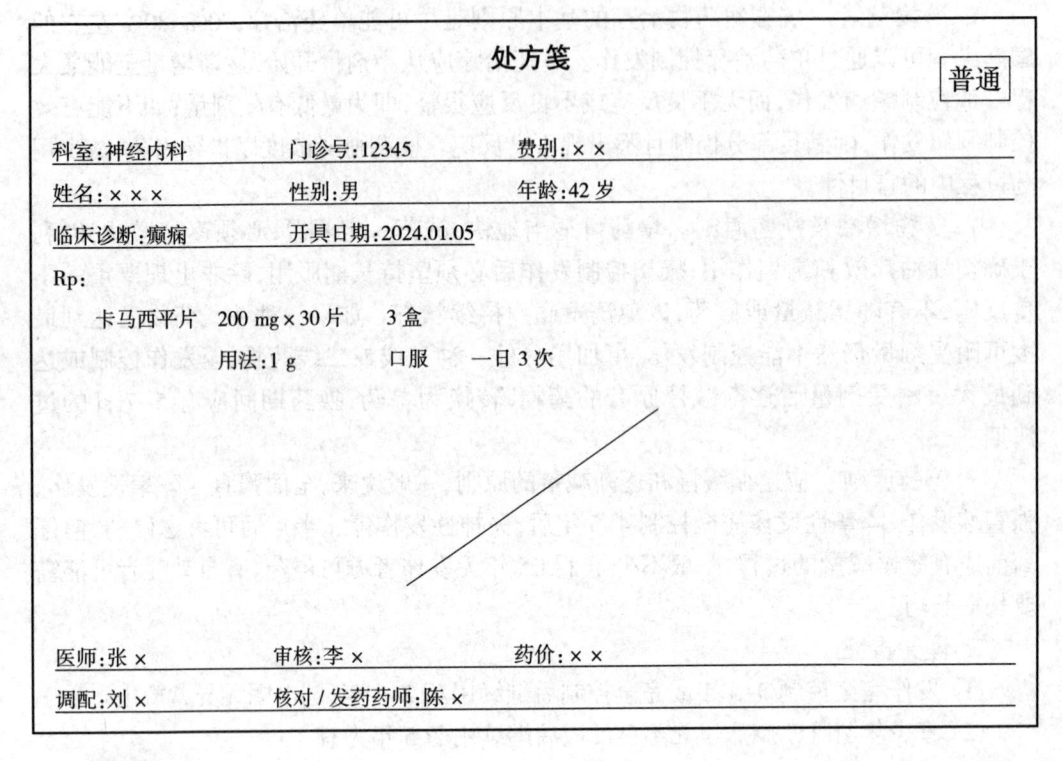

处方笺　　　　　　　　　　　　　　　　　　　　普通

科室：神经内科　　门诊号：12345　　费别：× ×
姓名：× × ×　　性别：男　　年龄：42 岁
临床诊断：癫痫　　开具日期：2024.01.05

Rp:

　　卡马西平片　200 mg × 30 片　　3 盒
　　　　用法：1 g　　口服　　一日 3 次

医师：张 ×　　审核：李 ×　　药价：× ×
调配：刘 ×　　核对／发药药师：陈 ×

答题要求

1. 对处方笺做出合理性审核。

2. 对于合理处方，要说明处方中各药的药理作用、作用机制、联合用药的理由，并进行用药交代；对于不合理处方，要点评处方的规范性和适宜性，详尽指出处方中的所有不规范或／和不适宜之处并说明理由，同时给出合理性建议。

考证聚焦

单项选择题

1. 控制癫痫持续状态应首选（　　）。
   A. 肌内注射地西泮　　B. 静脉注射地西泮　　C. 静脉注射丙戊酸钠
   D. 口服硫酸镁　　　　E. 静脉注射硫酸镁

2. 育龄期癫痫患者可酌情选用（　　）。
   A. 苯妥英钠　　　　　B. 奥卡西平　　　　　C. 丙戊酸钠
   D. 托吡酯　　　　　　E. 苯巴比妥

思考题

1. 脑梗死患者该如何进行药物治疗？
2. 治疗帕金森病的药物有哪几类？
3. 癫痫发作时针对不同类型该如何选药？

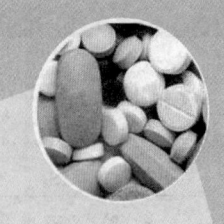

项目二
精神疾病的药物治疗

根据WHO的统计，非传染性疾病的比例日益增加，其中精神疾病的总负担约占全部疾病负担的1/4，在10种造成社会最沉重负担的疾病中，精神疾病占4种。随着社会物质文明与精神文明的提高，人们对健康的需求不断增加，尤其是对心理健康的认识和需要更加突出。

目前，以早发现、早治疗、综合干预、改善生活质量为核心的新型治疗模式已经受到普遍关注和重视。精神药理学的进步，促使疗效更好、不良反应更少的新型精神药物不断出现。生物－心理－社会医学模式的广泛应用，不但能提高疾病的治疗效果，更重要的是能提高患者的生活质量和社会功能，最终实现改善预后、降低社会精神疾病的总负担。

本项目主要介绍精神分裂症、抑郁症、焦虑症的常用治疗药物、药物治疗原则、药物不良反应及用药注意事项。

》》》学习目标

知识目标

1. 识别精神分裂症、抑郁症、焦虑症等疾病的临床表现。
2. 阐释精神分裂症、抑郁症、焦虑症等疾病的治疗原则。
3. 区分精神分裂症、抑郁症、焦虑症等疾病治疗药物的不同类型。
4. 归纳精神分裂症、抑郁症、焦虑症等疾病常用治疗药物的作用特点及应用注意事项。

技能目标

1. 会收集精神分裂症、抑郁症、焦虑症等患者的疾病基本信息，培养与患者及家属的沟通能力，解释治疗方案和可能的风险。
2. 能根据精神分裂症、抑郁症、焦虑症等患者病情和用药处方，完成处方审核并开展用药指导。
3. 能针对精神分裂症、抑郁症、焦虑症等疾病患者情况实施疾病相关知识和生活管理的健康指导。

素质目标
1. 强调医学伦理和人文关怀，尊重生命、关爱患者，具备强烈的责任心和同理心。
2. 加强安全意识，关注患者的用药安全，防止与药物相关的意外和事故发生。

任务一　精神分裂症的药物治疗

精神分裂症是一种常见的精神疾病，是目前导致精神残疾最主要的精神障碍之一。其发病率与患病率在世界各国大致相等，终身患病率约为1%。总体上，男女患病率大致相等，性别差异主要体现在首发年龄和病程特点上。精神分裂症的发病年龄一般在15~55岁，发病的高峰年龄段男性为10~25岁，女性为25~35岁。与男性不同，中年是女性的第二个发病高峰年龄段，3%~10%的女性患者起病于40岁以后。从全球范围看，精神分裂症的疾病负担居于总疾病负担的前列，已成为全世界共同关注的精神卫生和社会问题。

岗位模拟

任务情境
患者，女，28岁。性格内向腼腆，半年前因失恋受到打击，出现幻觉、思维破裂、妄想等症状，看到陌生人就恐慌，时而自言自语，总觉得有人在背后讲自己坏话，受到坏人监视，感觉有人在屋里放了窃听器而不敢大声说话。入院诊断为精神分裂症，医师给予利培酮治疗，服药2周后症状基本缓解，继续治疗至3周症状消失，维持治疗病情稳定。

任务要求
1. 描述精神分裂症的治疗措施包括哪些。
2. 分析利培酮的作用特点。

一、认识疾病

（一）精神分裂症的定义及病因

精神分裂症是一种常见的病因尚未完全阐明的精神疾病。多在青壮年起病，临床上以基本个性的改变，感知、思维、情感、行为的分裂，精神活动与环境的不协调为主要特征。本病患者一般无意识和智能方面的障碍，病程多迁延并呈进行性发展，部分患者可最终出现衰退和精神残疾。遗传、心理社会因素等在精神分裂症的发病中均起重要作用。资料显示，精神分裂症患者近亲患病率比一般居民高数倍，与患者血缘关系越近，患病率越高;心理社会因素中,多数患者性格孤僻、内向、敏感多疑,有的患者起病于精神刺激,诸如恋爱失败、婚姻破裂、学习工作受挫等,调查资料表明,精神分裂症发病前有精神诱因者占44%~77%。

(二) 精神分裂症的临床表现

精神分裂症的临床症状因个体不同、疾病类型不同、处于疾病的阶段不同,临床表现可有较大差异。

1. 前驱期症状　最常见的前驱期症状可以概括为以下几方面。① 情绪改变:焦虑、抑郁、情绪波动、易激惹等。② 认知改变:出现一些古怪或异常的观念或想法等。③ 对自身和外界的感知改变。④ 行为改变:如社交退缩或丧失兴趣等。⑤ 躯体改变:睡眠和食欲改变、头痛等。

2. 显症期症状
(1) 阳性症状:① 幻觉,幻听、幻视、幻嗅、幻味、幻触均可出现,以幻听最常见。② 妄想,属于思维内容障碍。临床上以被害妄想、关系妄想、嫉妒妄想、钟情妄想、非血统妄想、宗教妄想和躯体妄想症状多见。③ 瓦解症状群:包括思维形式障碍和思维过程障碍、怪异行为和紧张症行为以及不适当的情感。

(2) 阴性症状:患者正常心理功能缺失,涉及情感、社交及认知方面的缺陷,表现为:意志减退、快感缺乏、情感迟钝、社交退缩及言语贫乏等,其中意志减退和快感缺乏是最常见的阴性症状。

(3) 焦虑、抑郁症状:约80%的精神分裂症患者在其疾病过程中会体验到明显的抑郁和焦虑情绪,尤以疾病的早期和缓解后期多见。

(4) 激越症状:主要表现为攻击暴力和自杀两种情况。

(5) 定向、记忆和智能:精神分裂症患者对时间、空间和人物一般能进行正确的定向,一般的记忆和智能没有明显障碍。慢性衰退患者可有智力减退。

(6) 自知力:精神分裂症患者在疾病发作期常缺乏自知力。

(三) 精神分裂症的类型

根据临床症状,可将精神分裂症分为Ⅰ型和Ⅱ型。Ⅰ型精神分裂症以阳性症状为特征,生物学基础是多巴胺功能亢进;Ⅱ型精神分裂症以阴性症状为特征,多巴胺功能无特别变化。按临床症状划分为几个亚型:偏执型、青春型、紧张型、单纯型、未分化型、其他型。

二、理解疾病防治策略

1. 精神分裂症是一种慢性疾病,其治疗与康复需要较长时间,故对精神分裂症应采取综合治疗,长期规律治疗。

2. 精神分裂症的治疗主要包括三方面,即药物治疗、心理治疗和社会康复治疗。

3. 在疾病的急性期,以抗精神病药物治疗为主。必要时可进行电抽搐治疗,以控制紧张症状群和兴奋冲动。

4. 在缓解期应结合心理治疗和社会康复治疗。心理治疗可以帮助患者改善精神症状、增强治疗的依从性、提高自知力、改善患者人际关系,恢复期给予心理治疗可改变患者的病态认知,提高重返社会的能力。社会康复治疗包括让患者参加劳动、工作、体育活动等,尽量采用各种条件和措施使患者的精神活动,特别是行为得到最大程度的调整和恢复,以更好地回归社会。

三、识别药物作用特点

根据药理作用特点,目前将抗精神病药物主要分为第一代抗精神病药物和第二代抗精神病药物。

(一)第一代抗精神病药物

第一代抗精神病药物又称典型抗精神病药物,主要通过阻断中脑-边缘系统通路和中脑-皮质通路的多巴胺D_2受体而发挥抗精神病作用,以改善阳性症状和控制兴奋、躁动为主,但对阴性症状(如淡漠、孤僻、思维贫乏等)疗效差;不良反应较明显,尤其是锥体外系反应和催乳素水平升高等;此类药物包括吩噻嗪类、丁酰苯类、硫杂蒽类、苯甲酰胺类等。

1. **吩噻嗪类** 临床上常用的药物有氯丙嗪、奋乃静、氟奋乃静、三氟拉嗪、硫利达嗪等。吩噻嗪类主要通过阻断中脑-皮质和中脑-边缘系统的多巴胺受体,产生较强的抗精神病作用。临床上主要用于治疗精神分裂症,对急性患者疗效较好,也可用于治疗躁狂症及其他精神病伴有的兴奋、紧张及妄想等症状。常见不良反应有嗜睡、乏力、视物模糊、心动过速、口干、便秘、直立性低血压,偶见泌乳、乳房肿大、闭经等,长期大剂量应用可引起锥体外系反应。有癫痫病史、严重肝功能损害患者禁用,伴有心血管疾病的老年患者慎用。

2. **丁酰苯类** 临床上常用的制剂有氟哌啶醇(haloperidol)和氟哌利多。在等剂量时,氟哌啶醇阻断多巴胺受体的作用为氯丙嗪的20~40倍,抗精神病作用强而持久,镇静、降压作用弱。氟哌啶醇因抗躁狂、抗幻觉、抗妄想作用显著,常用于治疗以兴奋躁动、幻觉、妄想为主的精神分裂症及躁狂症,尤其适用于急性青春型和伴有敌对情绪及攻击行为的偏执型精神分裂症患者,也可用于对吩噻嗪类无效的其他类型或慢性精神分裂症患者。成人开始剂量为每日 2~4 mg,分 2~3 次口服,逐渐增加至常用量每日 10~40 mg,维持剂量每日 4~20 mg。锥体外系反应高达 80%,常见静坐不能和急性肌张力障碍,大剂量长期使用可引起心律失常、心肌损伤。

氟哌利多作用维持时间短,用于治疗精神分裂症的急性精神运动性兴奋躁狂状态。每日 10~30 mg,分 1~2 次肌内注射。锥体外系反应较重且常见。肝功能不全、高血压、心功能不全及休克患者慎用。

3. **硫杂蒽类** 氟哌噻吨抗精神病作用与氯丙嗪相似,同时还具有抗焦虑、抗抑郁作用,适用于伴有情感淡漠、幻觉、焦虑及抑郁的急、慢性精神分裂症患者。初始剂量为每次 15 mg,每日 1 次,口服,根据病情逐渐增加剂量,必要时可增至每日 40 mg;维持剂量为 5~20 mg,每日 1 次。锥体外系反应较常见,躁狂症患者禁用,严重心、肝、肾功能不全者禁用，妊娠期与哺乳期妇女禁用。

4. **苯甲酰胺类** 舒必利对以淡漠、孤僻、退缩症状为主的慢性精神分裂症疗效好，适用于更年期精神病、情感性精神病的抑郁状态、焦虑症、酒精中毒性精神病等。开始剂量为每日 300~600 mg，可缓慢增至每日 600~1200 mg，口服。锥体外系反应较轻，增量过快时可出现血压升高或降低、脉频、胸闷等。孕妇、新生儿应慎用，幼儿禁用。严重心血管疾患、低血压及肝功能不全者慎用。

(二) 第二代抗精神病药物

第二代抗精神病药物又称非典型抗精神病药物，主要拮抗脑内 5-羟色胺受体（主要是 5-HT$_{2A}$ 受体）和多巴胺 D$_2$ 受体，除对阳性症状有效外，还可以改善阴性症状、伴发的抑郁症状等情感障碍和认知损害；较少产生锥体外系反应和催乳素水平升高等不良反应；药物包括二苯二氮䓬类、苯并异噁唑类等。目前已将第二代抗精神病药物作为治疗精神分裂症的一线药物。

1. **利培酮** 为苯并异噁唑类衍生物，对中枢多巴胺 D$_2$ 受体和 5-HT$_2$ 受体均有较强的拮抗作用，有人认为利培酮拮抗边缘系统多巴胺受体，可缓解阳性症状；拮抗 5-羟色胺受体，可缓解阴性症状；对黑质纹状体通路中 5-羟色胺受体的拮抗，可促进多巴胺的释放，降低锥体外系的不良反应。该药适用于治疗精神分裂症，特别是对阳性和阴性症状及伴发的情感症状（如焦虑、抑郁等）有较好疗效，对急性期治疗有效的患者，在维持期可继续发挥临床疗效。其初始剂量为每次 1 mg，每日 2 次，口服，剂量递增，第三日为 3 mg，以后每周调整一次剂量，最大疗效剂量为每日 4~6 mg；老年患者起始剂量为每次 0.5 mg，每日 2 次。锥体外系反应等不良反应较轻，老年人和心、肝、肾病患者剂量应减少。驾驶员及从事机械操作者慎用。15 岁以下儿童禁用，妊娠期及哺乳期妇女不宜使用。

2. **氯氮平** 为二苯二氮䓬类广谱抗精神病药，疗效优于氯丙嗪和氟哌啶醇，几乎无锥体外系反应。氯氮平可用于其他抗精神病药治疗无效或锥体外系反应明显的精神分裂症患者，对精神分裂症的阳性和阴性症状有较好疗效。氯氮平易引起粒细胞减少，故不作为精神分裂症的首选用药。开始剂量为每次 25 mg，每日 2~3 次，口服，然后每日增加 25~50 mg，逐渐缓慢增加至常用治疗量每日 200~400 mg，高剂量可达每日 600 mg，维持量为每日 100~200 mg。粒细胞减少或缺乏是氯氮平最易发生的严重不良反应，中枢神经处于抑制状态、血细胞异常者禁用氯氮平，前列腺增生、闭角型青光眼、心血管疾病患者慎用。

3. **奥氮平** 是一种新型的非典型神经安定药，其改善阳性症状的机制与利培酮相同，对阴性症状、抑郁症状的疗效优于利培酮，适用于有严重阳性症状或阴性症状的精神分裂症患者和其他精神病的急性期及维持期。用药剂量为每日 10~15 mg，口服，可根据患者情况调整剂量至每日 5~20 mg。奥氮平一般不引起粒细胞缺乏症，常见的不良反应有嗜睡、体重增加。妊娠期及哺乳期妇女不宜使用。

4. **喹硫平** 为脑内多种神经递质受体阻断药，主要通过阻断中枢多巴胺 D$_2$ 受体和 5-HT$_2$ 受体发挥抗精神病作用，适用于各型精神分裂症，对阳性症状和阴性症状均有效，可减轻与精神分裂症有关的抑郁、焦虑等情感症状及认知缺陷症状。成人起始剂量为每次 25 mg,每日 2 次,口服,每隔 1~3 日每次增加 25 mg,逐渐增至治疗剂量每日 300~600 mg,分 2~3 次服用。常见不良反应为头晕、嗜睡、直立性低血压等。心力衰竭、心肌梗死等心血管疾病,脑血管疾病患者及妊娠期、哺乳期妇女等禁用。

5. 阿立哌唑　是多巴胺的平衡稳定剂,适用于治疗各种类型的精神分裂症。成人第一周起始剂量为每次 5 mg,每日 1 次,口服,第二周增至每日 10 mg,第三周为每日 15 mg,之后根据个体疗效和耐受情况调整剂量,有效剂量范围为每日 10~30 mg。不良反应较轻,锥体外系反应发生率低。慎用于心血管疾病患者、脑血管疾病患者及有癫痫病史者。

常用抗精神病药物的分类、作用特点及用法用量见表 3-2-1。

表 3-2-1　常用抗精神病药物的分类、作用特点及用法用量

分类	常用药物	临床效能	镇静作用	低血压	体重增加	抗胆碱作用	锥体外系反应	用法用量
第一代	氯丙嗪	低	++	+++	++	+++	+	200~600 mg/d,分 3 次服
	奋乃静	中	+	++	+	++	++	8~50 mg/d,分 2~3 次服
	氟哌啶醇	高	0	+	0	0	+++	6~40 mg/d,分 3 次服
第二代	利培酮	高	+	++	++	+	+	2~6 mg/d,分 2 次服
	帕利哌酮	高	+	++	++	+	+	6 mg/d,1 次 / 日
	氯氮平	中	+++	+++	+++	+++	0	100~450 mg/d,分 2~3 次服
	奥氮平	高	++	+	+++	++	+	5~20 mg/d,1 次 / 日
	喹硫平	低	++	++	+	+	+	300~800 mg/d,分 2~3 次服
	阿立哌唑	高	+	+	0	+	+	10~30 mg/d,1 次 / 日

注:0= 可忽略或不存在,+= 罕见,++= 较常见,+++= 常见。

以幻觉、妄想等阳性症状为主要表现的患者,可选择第一代或第二代抗精神病药物,两类药物对阳性症状的疗效相当。以淡漠少语、主动性缺乏等阴性症状为主要表现的患者,首选第二代抗精神病药物,也可选择第一代抗精神病药物中的舒必利、氟奋乃静、三氟拉嗪等。第二代抗精神病药物对阴性症状的疗效优于第一代抗精神病药物。以兴奋、激越为主要表现的患者,可选用有镇静作用的第一代抗精神病药物(如氯丙嗪)肌内注射或选用第二代抗精神病药物口服合并苯二氮䓬类药物注射。伴有抑郁症状的精神分裂症患者,宜选用第二代抗精神病药物(如利培酮、奥氮平)或第一代抗精神病药物(如舒必利、硫利达嗪),若单用抗精神病药物不能完全改善抑郁症状,可联合使用抗抑郁药物。伴有躁狂症状的精神分裂症患者可首选第二代抗精神病药物,也可选择第一代抗精神病药物,若治疗无效,可联合使用心境稳定剂(如碳酸锂、卡马西平等)。以紧张症状群(木僵状态)为主的患者,首选舒必利静脉滴注或肌内注射,3~5 日内用至治疗剂量(200~600 mg/d),持续 1~2 周,若治疗有效,则继续口服舒必利或第二代抗精神病药物。老年人、小儿或伴有心、肝、肾等功能不全的患者,宜选用疗效肯定、不良反应

小的第二代抗精神病药物;对妊娠期或哺乳期患者,应权衡利弊,必须使用抗精神病药物时,建议选用最小有效剂量的第二代抗精神病药物或高效价第一代抗精神病药物(如氟哌啶醇)。

四、理解药物选用原则

精神分裂症的治疗目前仍以抗精神病药物治疗为主,抗精神病药物治疗的原则如下:

1. **药物选择原则** 明确诊断后,根据临床症状特点、药物作用特点、药物不良反应等选用第一代或第二代抗精神病药物。

2. **单一药物治疗原则** 一般主张单一用药,如疗效不满意且无严重不良反应,则在治疗剂量范围内适当增加剂量,尽量避免不必要的联合用药。一般从小剂量开始缓慢增加剂量,一般 2 周左右加至治疗量,待病情缓解后,逐步缓慢减少剂量至维持量,一般情况下不宜突然停药。

3. **换药原则** 当现用药物剂量充分、疗程充足但疗效仍不满意时,如急性病例经治疗量系统治疗 6~8 周、慢性病例充分治疗 3~4 个月仍无效或患者遵医嘱用药,在无明显应激情况下仍复发时,可考虑换用与原用药物作用机制不同的抗精神病药物治疗。

4. **个体化用药原则** 根据患者的症状、疾病类型、躯体状况等选择药物。

5. **早发现、早治疗原则** 一旦明确诊断,应尽早开始用药。第一次发病是治疗的关键期,此时患者对抗精神病药物的治疗反应最好,所需剂量较小,长期预后也最好。

6. **全程治疗原则** 包括急性治疗期、巩固治疗期和维持治疗期。

(1) 急性治疗期:目的是尽快控制患者的精神症状,争取最佳预后,并预防自杀及防止危害自身或他人冲动行为的发生。应保持足够的药物治疗 6~8 周,原则上采用单一药物治疗,实现个体化用药。合适剂量治疗最短起效时间为 4~6 周,如果无效可换用不同化学结构或药理作用的抗精神病药物。急性期一般不建议使用长效制剂。

(2) 巩固治疗期:目的是巩固疗效,防止已缓解的症状复燃或波动,促进社会功能恢复,为回归社会做准备。原则上仍是维持急性期的药物及其剂量。巩固期疗程一般持续 3~6 个月。

(3) 维持治疗期:目的是预防和延缓精神症状复发,恢复社会功能,回归社会。该期可酌情调整剂量,维持病情稳定,减轻不良反应,提高服药依从性,疗程维持 2 年以上。对于首发的、起病缓慢的患者,维持治疗时间至少 5 年;急性发作、缓解迅速彻底的患者,维持治疗时间可相应较短;反复多次发作的患者常需终身用药。

知识拓展

精神分裂症孕妇妊娠期的用药指导
——孕期合理用药,保障母婴安全

精神分裂症孕妇是临床上常见的一个特殊妊娠期群体,在发病过程中,精神分裂症孕妇必须通过服药来维持治疗。然而,一方面,精神分裂症本身就会导致胎儿质量过低、早产、流产、死胎等现象;另一方面,抗精神病药物具有一定的胚胎毒性,所以医师必须结合精神分裂症孕妇的实际情况,对应用抗精神病药物的危险性及停药后造成的危险性进行评估,权衡利弊。原则上,患者在病情尚未稳定的情况下或者正在大剂量服用抗精神病药物期间不宜受孕,有相关资料研究表明,患者巩固治疗2年以上,是妊娠的首要条件。

若精神分裂症患者在治疗过程中出现妊娠,则在妊娠前3个月应在不加重病情的情况下,停止使用抗精神病药物;妊娠后期,可根据情况进行安全用药,并加强药物浓度、胎儿成长发育情况的监测。

五、理解药物使用注意事项

1. 长期大剂量应用抗精神病药物可引起锥体外系反应:① 帕金森综合征,表现为肌张力增高、肌肉震颤、面容呆板(面具脸)、动作迟缓、流涎等。② 急性肌张力障碍,表现为强迫性张口、伸舌、斜颈和吞咽困难等症状。③ 静坐不能,表现为坐立不安、反复徘徊、搓丸样动作等。以上三种情况可通过减少药量、停药来减轻或消除症状,也可加服中枢性抗胆碱药如苯海索 2~12 mg/d,使用数月后应逐渐停用。④ 迟发性运动障碍,长期大量用药后,患者出现口 – 面部不自主地刻板运动,如吸吮、鼓腮、舔舌等动作,有时伴有舞蹈样手足徐动症。迟发性运动障碍与长期用药后 DA 受体数目上调有关,用抗胆碱药治疗无效,抗 DA 的药物(小剂量氟哌啶醇)可使症状减轻,必要时可减量或换用锥体外系反应轻的药物。

2. 抗精神病药物可引起血糖升高和尿糖阳性,导致糖尿病的发生,其可能与抑制胰岛素分泌有关,第二代抗精神病药物所致者较第一代多见。治疗过程中应检测血糖,若发生糖代谢障碍,可换用其他药物。

3. 抗精神病药物可引起脂代谢障碍与体重增加,部分患者用药一段时间后出现体重增加,无相应治疗措施,可鼓励患者适当调节饮食、多活动,治疗过程中检测体重及血脂,若发生脂代谢障碍与体重增加,可换用其他药物。

4. 氯丙嗪等抗精神病药物可致直立性低血压及反射性心率加快等,为防止直立性低血压的发生,应嘱患者用药后卧床休息2小时左右,方可缓慢起立;严重者应使用去甲肾上腺素(NA)升压,但禁用肾上腺素。

5. 氯氮平易致粒细胞减少症,严重者可有生命危险,故用药前和用药期间应定期做白细胞计数检查,当白细胞计数低于 3.5×10^9/L 时,应立即停用,并用抗生素预防感染和使用升白细胞药。

6. 药物过量可引起急性中毒,精神分裂症患者常企图服用过量抗精神病药物自杀,意外过量多见于儿童。一次超大剂量(1~2 g)服用氯丙嗪可致急性中毒,患者出现昏睡、血压下降、心动过速、心电图异常等,应立即对症治疗,处理措施包括吸氧、反复洗胃、大量输液、利尿,同时用 NA 升压、抗感染、维持水和电解质及酸碱平衡。

赛场直击

全国职业院校技能大赛药学技能赛项
用药咨询与慢病管理模块——慢病管理试题单
考核时间:20 分钟 题目分值:15 分

一、试题背景

患者,女,55 岁。因 40 岁时夫妻感情破裂离婚后受到打击,听到警车鸣叫就害怕,看到陌生人就恐慌;认为有人在她水杯里投毒,不敢饮水;认为有人监视、追杀她,把杯子放到头顶上认为可以隐身。诊断为精神分裂症,开始用药物治疗。医师给予口服氯丙嗪 200 mg/d,逐渐增加剂量至 400 mg/d,2 个月后症状明显好转出院。5 年后,患者自行减药后病情再次复发,再次住院治疗,口服氯丙嗪 500 mg/d,治疗 1 月余后,达到临床治愈水平出院。

二、答题要求

1. 根据试题背景资料,填写患者基本信息。
2. 根据患者病情和用药信息,对患者服用的药物进行用药指导,准确答出治疗药物的作用机制、常见不良反应和用药注意事项。
3. 针对患者情况进行疾病相关知识和日常生活管理的健康教育。

考证聚焦

综合分析选择题

患者,男,39 岁。因言行怪异并出现幻觉、妄想 1 年入院,入院诊断为精神分裂症,医师给予氯丙嗪治疗。

1. 长期服用氯丙嗪最常见的不良反应是( )。
   A. 过敏反应　　　　　B. 锥体外系反应　　　　　C. 冠心病
   D. 中毒性肝炎　　　　E. 胃肠道反应

2. 患者使用氯丙嗪治疗后不良反应较严重,可用( )代替。
   A. 奋乃静　　　　　　B. 氯哌噻吨　　　　　　　C. 氟哌啶醇
   D. 三氟拉嗪　　　　　E. 奥氮平

3. 与第一代抗精神病药物相比,第二代抗精神病药物具有的特点不包括( )。
   A. 具有较低的 $5-HT_{2A}$ 受体阻断作用
   B. 对中脑边缘系统的作用比对纹状体系统的作用更具有选择性
   C. 较少发生锥体外系反应
   D. 较少发生催乳素水平升高
   E. 对精神分裂症多维症状具有广谱疗效

任务二 抑郁症的药物治疗

抑郁障碍是指由各种原因引起的以显著而持久的心境低落为主要临床特征的一类心境障碍,抑郁症是抑郁障碍最常见的类型。据 WHO 统计,全球约有 3.5 亿抑郁障碍患者,平均每 20 人就有 1 人曾患或目前患有抑郁障碍。国际精神疾病流行病学联盟采用 WHO 复合式国际诊断访谈对来自美国、欧洲及亚洲共计 10 个国家的 37 000 名受试者进行了调查,发现大多数国家抑郁障碍的终身患病率为 8%~12%。其中,抑郁症的患病率逐年增高,其造成的疾病负担在所有精神疾病负担中的比重最大,此外,抑郁症的高自杀率已成为重要的公共卫生问题。

岗位模拟 》》》》

任务情境

患者,女,17 岁。近 3 个月以来出现睡眠障碍,时而失眠、时而嗜睡,精神状况不佳,内心有一种无法言状的苦闷和抑郁,其描述为"胸口像有一块大石头压迫,堵得慌"。听同学讲笑话感觉索然无味,兴趣爱好减退,经常感到前途渺茫,心情压抑,有一种想哭却哭不出来的感觉。近 1 周症状加重,睡眠不佳,食欲缺乏,焦虑不安,忧心忡忡,抑郁苦闷无法解脱,并产生了一死了之的念头。医师诊断为抑郁症。

任务要求

1. 请简要说出医师的诊断依据。
2. 简述常用抗抑郁药物的分类。

一、认识疾病

(一) 抑郁症的定义及病因

抑郁症是由多种原因引起的以情绪低落、思维迟缓、意志活动减退和躯体症状等显著而持久的抑郁症状群为临床特征的一类心境障碍。其发病机制尚未彻底阐明,目前的单胺神经递质学说认为脑内 NA 和 5-HT 功能不足与抑郁症密切相关。

(二) 抑郁症的临床表现

1. **情绪低落** 情绪症状是抑郁症最显著、最普遍的症状。抑郁症患者的情绪症状主要包括两个方面:抑郁心情和兴趣的消失,表现为悲观失望,对日常活动丧失兴趣,精力明显减退,严重者有自杀倾向。

2. **思维迟缓和消极** 患者思维联想的速度缓慢,表现为主动语言减少,语速减慢,声音低沉,工作和学习能力下降。抑郁症患者对自己的评价总是消极的、自责、自罪,表现为认知上的不合逻辑性和不切实际性。

3. **意志活动减退** 患者意志活动明显受到抑制。临床表现为行动缓慢,生活被动,感到全身乏力,做事力不从心等。严重抑郁发作的患者常伴有消极自杀的观念或行为。患者由于消极悲观的情绪以及自责、自罪的思想而萌发绝望的念头,这是抑郁症最危险的症状,应提高警惕。

4. **躯体或生物学症状**　较常见,常有食欲减退、体重减轻、睡眠障碍、性功能低下和心境昼夜波动等生物学症状。

5. **其他**　抑郁发作时可出现焦虑、人格解体、现实解体及强迫症状。

二、理解疾病防治策略

抑郁症的治疗主要有药物治疗、电休克治疗、光照治疗及心理治疗等。

1. **全程治疗原则**　包括急性期、巩固期和维持期治疗。

（1）急性期治疗(8~12周):以控制症状为主,尽量达到临床痊愈,同时促进患者社会功能的恢复,提高患者的生活质量。

（2）巩固期治疗(4~9个月):主要目的是预防症状复燃,原则上维持急性期的药物种类、剂量和服用方法。

（3）维持期治疗:持续、规范的维持期治疗可以有效地降低抑郁症的复燃/复发率。一般认为至少2~3年,对于多次反复发作或是残留症状明显者建议长期维持治疗。维持治疗后,若患者病情稳定且无其他诱发因素,可缓慢减药直至停止,一旦发现有复发的早期征象,应迅速恢复治疗。

2. **单一、足量、足疗程用药**　通常抗抑郁药尽可能单一使用,并强调足量、足疗程治疗。首发患者的起始剂量通常从较低剂量开始,根据患者的反应在1~2周内逐渐滴定至有效剂量,以免发生明显不良反应,影响患者治疗的依从性。过去接受过此类药物治疗者,可根据既往的耐受性,适当加快滴定速度,以期较早获得疗效。

3. **个体化合理用药**　选择抗抑郁药物时应遵循个体化原则,需结合患者的性别、年龄、伴随疾病、既往治疗史等,从安全性、有效性、经济性、适宜性等角度为患者选择合适的抗抑郁药物及剂量。

4. **量化评估**　在治疗前、治疗中要定期对患者进行评估。不同时期,评估的侧重点不同。

5. **电抽搐治疗**　有严重消极自杀企图或抗抑郁药物治疗无效的抑郁发作者可辅以电抽搐治疗。6~10次为1个疗程。电抽搐治疗后仍需用药物维持治疗。

6. **心理治疗**　心理治疗应贯穿治疗的全过程,以提高疗效和治疗依从性,改善患者社会功能和提高其生活质量。

三、识别药物作用特点

抗抑郁药物能有效缓解抑郁心境及伴随的焦虑、紧张和躯体症状,可能是通过抑制神经系统对NA和5-HT的再摄取,增强中枢NA能神经和/或5-HT能神经的功能而发挥抗抑郁作用。应综合患者临床症状特点、药物作用特点、患者躯体状况和耐受性等选择合适的药物。常用抗抑郁药物的分类和用法用量见表3-2-2。

表 3-2-2 常用抗抑郁药物的分类和用法用量

分类	药物	用法用量
三环类抗抑郁药	丙米嗪	每日 50~250 mg，分 3 次口服
	氯米帕明	每日 50~250 mg，分 3 次口服
	地昔帕明	每日 75~150 mg，分 3 次口服
	阿米替林	每日 50~250 mg，分 3 次口服
	多塞平	每日 50~250 mg，分 3 次口服
选择性 NA 再摄取抑制剂	马普替林	每日 50~200 mg，分 2~3 次口服
选择性 5-HT 再摄取抑制剂	氟西汀	每日 20~80 mg，早晨饭后服用
	帕罗西汀	每日 20~50 mg，早餐时顿服
	舍曲林	每日 50~200 mg，每日 1 次，与食物同服
	西酞普兰	每日 20~60 mg，每日 1 次，口服
5-HT 和 NA 再摄取抑制剂	文拉法辛	每日 75~350 mg，分 1~2 次口服，与食物同服
NA 能及特异性 5-HT 能抗抑郁药	米塔扎平	每日 15~45 mg，每日 1 次，睡前服
5-HT 受体阻断药/再摄取抑制剂	曲唑酮	每日 50~400 mg，分 2~3 次口服
单胺氧化酶抑制剂	吗氯贝胺	每日 100~600 mg，分 2~3 次饭后口服

1. **选择性 5-HT 再摄取抑制剂**（selective serotonin reuptake inhibitors，SSRIs） 通过选择性抑制 5-HT 的再摄取产生抗抑郁作用，临床常用药物有氟西汀、氟伏沙明、帕罗西汀、舍曲林、西酞普兰、艾司西酞普兰等。适用于各种原因引起的抑郁症，包括内源性抑郁、应激性抑郁、器质性抑郁、精神分裂症后的抑郁，以及躯体疾病伴发的抑郁或并发的抑郁等。此外，还可用于治疗焦虑症、强迫症、贪食症及厌食症等。SSRIs 不良反应较少而轻微，尤其是抗胆碱能及心脏的不良反应少。常见的不良反应有恶心、呕吐、厌食、便秘、口干、震颤、失眠、焦虑等。SSRIs 的出现是抑郁药物治疗的里程碑，与三环类抗抑郁药疗效相当，但不良反应明显减少，服用方便，治疗依从性好，已被作为各型抑郁症的一线治疗药物。

2. **三环类抗抑郁药**（tricyclic antidepressants，TCAs） 通过非选择性阻断 NA 和 5-HT 在神经末梢的再摄取，使突触间隙 NA 和 5-HT 浓度升高而发挥抗抑郁作用。TCAs 主要有丙米嗪、氯米帕明、阿米替林、多塞平等，适用于各类以抑郁症状为主的精神障碍的治疗，可用于各种内源性抑郁症、心因性抑郁及器质性抑郁，对精神分裂症伴发的抑郁也有治疗作用，同时需应用抗精神病药物。如抑郁伴有明显焦虑症状及失眠，可以选用多塞平和阿米替林等镇静作用较强的药；如伴有强迫症状，可以选用氯米帕明。在新型抗抑郁药未应用于临床之前，TCAs 常被作为一线抗抑郁药，但该类药物引起的不良反应涉及面广、程度重，过量时易中毒致死，而且患者对药物的耐受性及依从性差。不良反应有：心血管系统反应，如心动过速、直立性低血压等；抗胆碱能副作用，如口干、便秘、视物模糊、眼压升高等；中枢神经系统副作用，如过度镇静、震颤、头晕等。一般抗抑郁的疗效要在 2~4 周才出现，一种药物的有效治疗应至少 6 周，如果疗效不佳，才考虑换药。

3. **5-HT 和 NA 再摄取抑制剂**（selective serotonin-norepinephrine reuptake inhibitors，SNRIs） 低剂量主要以抑制 5-HT 再摄取为主，中至较高剂量时具有 NA 和

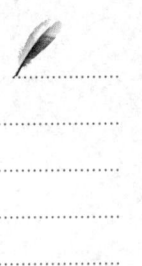

5-HT双重抑制再摄取作用,高剂量时,同时还增强了对DA的再摄取阻滞作用,故用于治疗抑郁症的剂量为低剂量至高剂量范围。主要药物有文拉法辛、度洛西汀、米那普仑等,代表药物为文拉法辛,具有明显的抗抑郁和抗焦虑作用,适用于治疗各种类型抑郁障碍,对单相抑郁、伴焦虑的抑郁、双向抑郁、难治性抑郁均有较好疗效。常见不良反应有恶心、呕吐、口干、嗜睡、头痛、焦虑、震颤、性功能障碍等。严重高血压、肝肾疾病、癫痫患者慎用,不能与单胺氧化酶抑制剂合用。

4. NA能及特异性5-HT能抗抑郁药(noradrenergic and specific serotonergic antidepressants, NaSSAs) 通过拮抗中枢NA能神经元突触α_2受体,刺激NA的释放,增强中枢NA能神经的传导,特异性阻滞$5-HT_2$、$5-HT_3$受体以调节5-HT功能而发挥抗抑郁作用。代表药物为米塔扎平(米氮平),是近年来开发的具有NA和5-HT双重作用机制的新型抗抑郁药,同时还具有镇静、抗焦虑、改善睡眠作用,抗胆碱作用小。该类药物的不良反应少,主要有嗜睡、头晕、食欲和体重增加等。

5. 5-HT受体阻断药/再摄取抑制剂(serotonin antagonist/reuptake inhibitors, SARIs) 作用机制为阻滞5-HT受体,同时又选择性抑制5-HT再摄取。代表药物为曲唑酮,主要用于伴有焦虑、激越、睡眠障碍的抑郁症患者。不良反应少而轻微,常见不良反应有镇静、头痛、直立性低血压、乏力、恶心、口干等。

6. 选择性NA再摄取抑制剂(noradrenaline reuptake inhibitors, NRIs) 能阻断中枢神经突触前膜对NA的再摄取,但不能阻断5-HT的再摄取。代表药物为马普替林,为四环类抗抑郁药,主要用于治疗各种类型的抑郁症,老年性抑郁症患者尤为适用。不良反应类似三环类药物,但程度较轻。

7. NA和DA再摄取抑制剂(norepinephrine-dopamine reuptake inhibitiors, NDRIs) 作用机制是抑制NA及DA的再摄取,但效应较弱,几无5-HT能效应。代表药物为安非他酮,其代谢产物具有抗抑郁效应,主要用于其他抗抑郁药疗效不佳或不能耐受的抑郁患者的治疗。常见不良反应为焦虑不安、口干、便秘、运动失调、恶心、头痛、失眠等症状,极少数患者在治疗过程中会出现精神病性症状,停药后消失,也可用于戒烟和兴奋剂的戒断症状。

8. 单胺氧化酶抑制剂(monoamine oxidase inhibitors, MAOIs) 通过抑制单胺氧化酶(MAO),使NA、5-HT和DA等胺类不被降解,故突触间隙的胺类升高,起到抗抑郁作用。主要药物有吗氯贝胺、苯乙肼等,可逆性并选择性地抑制单胺氧化酶A,因能抑制$5-HT_2$受体,故很少有性功能障碍,也很少引起体重增加,可用于非典型抑郁障碍及其他抗抑郁药无效时的治疗。不良反应表现为头晕、头痛、失眠、直立性低血压、震颤、白天倦睡等。

知识拓展

抑郁症的心理治疗
——关注心理健康,共筑幸福生活

抑郁症已成为全社会备受关注的心理疾病。临床上治疗抑郁症的常规疗法为抗抑郁药物疗法,但单纯药物治疗完全缓解率不高,预示着症状的残余及复发的风险。在药

视频:抑郁症用药

物治疗的基础上结合非药物手段(如心理治疗)的综合治疗模式成为当前抑郁症治疗领域探索的新方向,以弥补单纯药物治疗起效滞后、疗效不充分的不足。心理疗法旨在纠正抑郁症患者对自身、周围事物及未来的消极认知角度与方式,以促进患者精神系统疾病的好转。心理治疗是一种与药物疗法和物理疗法不同的治疗措施,通过对患者注意力的转变和负面思维的改善,可以提升患者自我调节能力和心理应对技巧。抑郁症患者经过合理治疗后,症状可消失,社会功能可恢复,从而回归正常的生活。

除了中国,英国的抑郁症患者人数也呈持续上升趋势。近年来,英国精神科医师开始尝试一种新的预防与治疗抑郁症的方法,医师很少给患者进行药物治疗,取而代之的是根据患者的不同病情开具书单,患者通过阅读认识心理疾病并排遣抑郁情绪。在美国,抑郁症也是最常见的精神疾病之一,在美国抑郁症治疗体系下,患者可首先进行网络心理测试,之后再接受心理咨询。

四、理解药物选用原则

抗抑郁药物在应用中应遵循以下原则:

1. 早发现、早治疗原则　若在轻度抑郁时及早发现并及早治疗,则预后较好,且治疗时间可缩短。

2. 单一药物治疗原则　尽可能单一用药,应足量、足疗程治疗,一般不主张联合应用抗抑郁药物。如使用一种药物疗效较差,可考虑换用作用机制不同的另一类药物。

3. 剂量逐步递增原则　起始剂量尽可能使用最低有效剂量,可使不良反应减少,若小剂量疗效不佳,可根据不良反应和患者耐受情况逐渐增至足量(有效药物剂量上限)和足够长的疗程。

4. 缓慢减量原则　在停药时应逐渐缓慢减量,不宜突然停药,以免出现"撤药综合征"和复发。

5. 个体化用药原则　药物种类、剂量和用法的选择均应注意个体化。

五、理解药物使用注意事项

1. 三环类抗抑郁药　不良反应较多,主要是由于对多种神经递质的广泛作用而引起。① 抗胆碱能反应:最常见且突出,必要时使用拟胆碱药对抗。前列腺增生、青光眼患者禁用。② 心血管系统反应:是主要的不良反应,用药期间应进行心电图检查,一旦发生较严重的反应,应立即停药,并对症处理。禁用于严重心血管疾病患者。③ 中枢神经系统反应:本类药物可致过度镇静,通过采用每日 1 次睡前服的给药方式可避免。出现震颤时可减少剂量或换用抗抑郁药物,癫痫患者慎用。④ 过量中毒:过量服用可发生严重的毒性反应,服用剂量为常规日剂量的 10 倍时可致死。最常见的死亡原因是心脏毒性反应,其次是惊厥和中枢神经系统抑制。处理措施为催吐、洗胃、导泻、输液、缓解心律失常和心力衰竭等,应用毒扁豆碱可缓解抗胆碱能症状,每 0.5~1 小时重复给药 1~2 mg。

2. 选择性 5-HT 再摄取抑制剂　如果在长期应用过程中突然停用可出现撤药综合征，患者会出现恶心、呕吐、激越、头晕、疲乏、头痛和睡眠障碍等症状，所以应缓慢减量。本类药物还可致 5-HT 综合征，虽罕见但可危及生命，主要发生在与单胺氧化酶抑制剂同时或先后应用时，最初主要表现为激越、恶心、呕吐、腹泻、高热、肌强直、心动过速、高血压、意识障碍，严重者可致死。一旦出现 5-HT 综合征，应立即停药，需用 5-HT 拮抗剂赛庚啶、氯丙嗪配合物理降温、抗惊厥等措施治疗。选择性 5-HT 再摄取抑制剂禁止与单胺氧化酶抑制剂合用。

3. 单胺氧化酶抑制剂　服药期间不宜进食大量富含酪胺的食品，如干酪、酸牛奶、发酵的大豆类制品、巧克力、酒类等，因食物中的酪胺不能被肝代谢，造成酪胺蓄积，从而引起血压升高，故高血压患者应特别注意，以免发生高血压危象。嗜铬细胞瘤患者、意识障碍者、甲状腺功能亢进症患者禁用。

赛场直击

全国职业院校技能大赛药学技能赛项
用药咨询与慢病管理模块——慢病管理试题单
考核时间：20 分钟　题目分值：15 分

一、试题背景

患者，女，20 岁，大学生，从小生活优越，过着衣食无忧的生活。但进入大学以后，离开了父母的呵护，在陌生环境中感到很不适应。在新生心理普查中并未发现严重异常，只显示出她有敏感、多疑、忧郁等人格特征。但在之后的班级、学院多次竞选失利后，她受到了沉重的打击，学习成绩明显下降，开始自我否定。2 个月前她的情绪出现波动，逐渐疏远同学，其内心充满孤独感，随之出现睡眠障碍，每晚仅睡 3~4 小时，凌晨 3~4 点醒后不能再入睡，对生活没有信心，不知这样的生活怎样过下去，觉得自己能力很差，对任何东西都没有兴趣，食欲下降，体重减少了 5 kg。近 2 周有时听到有声音说她"不好"，出现幻听，甚至出现轻生的念头。到医院就诊，精神检查：神志清楚，衣冠整洁，情绪沮丧，烦躁不安。诊断为抑郁症，医师给予氟西汀 20 mg/d 治疗，病情逐渐好转。

二、答题要求

1. 根据试题背景资料，填写患者基本信息。
2. 根据患者病情和用药信息，对患者服用的药物进行用药指导，准确答出治疗药物的作用机制、常见不良反应和用药注意事项。
3. 针对患者情况进行疾病相关知识和日常生活管理的健康教育。

考证聚焦

综合分析选择题

患者，女，56 岁。半年前出现睡眠障碍，食欲减退，情绪低落，对什么也不感兴趣，整天就想躺在床上，朋友也不联系，觉得世界看上去犹如灰色一片，活着没意思，反复出现自杀念头,医师诊断为抑郁症。既往有青光眼病史 5 年。

1. 下列抗抑郁药物中该患者不能使用的是( )。
A. 氟西汀　　　　　　B. 丙米嗪　　　　　　C. 文拉法辛
D. 舍曲林　　　　　　E. 帕罗西汀

2. 医师给予西酞普兰 20 mg/d 治疗,西酞普兰抗抑郁的药理作用机制是( )。
A. 抑制 5- 羟色胺再摄取
B. 抑制神经末梢突触的 α_2 受体
C. 抑制 5-HT 及 NA 再摄取
D. 抑制单胺氧化酶
E. 阻断 5-HT 受体及抑制 5-HT 再摄取

3. 关于抗抑郁药物的使用注意事项,错误的是( )。
A. 选择药物时需考虑患者的症状特点、年龄、药物的耐受性、有无并发症等因素
B. 大多数抗抑郁药物起效缓慢,需 4~6 周方能见效
C. 在足量足疗程治疗无效的情况下,可考虑更换另一种作用机制不同的抗抑郁药物
D. 抗抑郁药物需从小剂量开始并逐渐增加剂量,且尽可能采用最小有效剂量维持
E. 单胺氧化酶抑制剂可与 5-HT 再摄取抑制剂联合治疗抑郁症

任务三　焦虑症的药物治疗

焦虑症又称焦虑障碍,是一种常见的心理障碍,患者表现为持续的紧张不安、无充分现实依据地感到将要大难临头。根据临床表现和发病特点,将焦虑症分为广泛性焦虑症、惊恐障碍(又称急性焦虑症)与恐怖性焦虑症(社交恐怖症、广场恐怖症和特定恐怖症)等主要形式。随着生活节奏的加快及社会压力的增加,近年来,焦虑症的发病率呈现不断上升的趋势。广泛性焦虑症大多在 20~40 岁发病,而惊恐障碍多发生在青春后期或成年早期。女性的发病率高于男性。

岗位模拟 »»»

任务情境

患者,女,30 岁,中学教师。因紧张、烦躁、坐立不安、心悸、气急而入院。患者 6 年前结婚,婚后不孕,四处求医。于半年前进行诊断性刮宫,但术后出现阴道出血。患者听亲戚说有癌症的可能,遂感到紧张、焦虑、害怕。经处理阴道出血停止,但患者仍担心患有不治之症,且无法生育,加之工作繁重、压力大,症状进一步加重,于 3 个月前出现烦躁、焦虑、坐卧不安、心悸、胸闷、呼吸困难、出汗、手脚麻木等症状,常常喋喋不休、以泪洗面、呻吟不止,以至于工作无法完成,生活不能自理。医师诊断为焦虑症。

任务要求

1. 请简要说出医师的诊断依据。
2. 简述该患者治疗用药的分类。

一、认识疾病

(一) 焦虑症的定义及病因

焦虑症是一种以广泛和持续性焦虑或反复发作的惊恐不安为主要特征,常伴有自主神经功能紊乱、肌肉紧张与运动性不安等症状的神经症。焦虑症的病因与遗传因素有关,经家系调查,焦虑症具有家族聚集性。此外,本病的发病也与社会心理学因素有关,如应激性事件会触发产生焦虑的生物和心理易感性,约80%的惊恐障碍患者起病之前常存在一个重要的应激性事件。

(二) 焦虑症的临床表现

1. 广泛性焦虑症　广泛性焦虑症又称慢性焦虑症,是焦虑症最常见的表现形式。

(1) 精神性焦虑:表现为对未来可能发生的、难以预料的某种危险或不幸事件的经常担心,此为焦虑症状的核心表现。

(2) 躯体性焦虑:表现为运动不安与多种躯体症状。运动不安:可表现为搓手顿足,静坐不能,来回踱步,无目的的小动作增多。部分患者表现为舌肌、唇肌、指肌震颤或肢体震颤。躯体症状:胸骨后的压缩感(胸闷)是焦虑的一个常见表现,常伴有气短、呼吸困难。

(3) 觉醒度增高:表现为对外界刺激过分敏感,易出现惊跳反应,在入睡前与醒觉前尤易出现,注意力难于集中,情绪易激惹,入睡困难,睡中易惊醒。

(4) 其他症状:患者感到头昏、行走不稳、虚弱或头晕,有的患者可出现早泄、阳痿、月经紊乱等症状。

2. 惊恐障碍　又称急性焦虑症。其特点是反应程度强烈,患者常体会到濒临灾难性结局的害怕和恐惧,终止亦迅速。

(1) 惊恐发作:典型的表现为患者正在进行日常活动时,突然感到心悸、胸闷、呼吸困难或过度换气,窒息感,同时出现强烈的惊恐体验,如濒死感、失控感等,伴有头昏、眩晕、四肢麻木和感觉异常、出汗、全身发抖等自主神经功能紊乱症状。

(2) 预期焦虑:患者在反复出现惊恐发作之后的间歇期常担心再次发病,因而惴惴不安,也可出现自主神经活动亢进的症状。

(3) 求助和回避行为:惊恐发作时由于强烈的恐惧及对死亡的担心,患者常立即要求给予紧急帮助,故患者有反复多次的急诊经历。

3. 恐怖性焦虑症　担忧对象较明确,而且个体伴有明显的回避行为。社交恐怖症患者害怕受到注视;广场恐怖症是对处于某些情境感到害怕焦虑,如害怕乘坐地铁等公共交通工具或害怕电影院等封闭的空间;特定恐怖症是对高处、血液等特定的事物或情况害怕或焦虑。

二、理解疾病防治策略

1. 综合治疗　采取药物治疗、心理治疗等方法相结合的综合性治疗原则,有助于全面改善患者的预后。

2. **全程治疗** 焦虑症是一种慢性且易复发的疾病,应当遵循全程治疗的原则。急性期控制症状,尽可能达到临床痊愈;巩固及维持期恢复患者社会功能和预防复发。

3. **个体化治疗** 治疗方法可因临床类型不同而有所侧重。应全面考虑患者的年龄特点、躯体状况、既往药物治疗史、有无并发症等,因人而异地实施个体化合理治疗。

三、识别药物作用特点

与三环类药物相比,选择性 5-HT 再摄取抑制剂(帕罗西汀、西酞普兰和艾司西酞普兰等)、5-HT 和 NA 再摄取抑制剂(文拉法辛、度洛西汀)类药物的不良反应较轻,常被推荐为治疗广泛性焦虑症与惊恐障碍的一线药物。

部分常用抗焦虑药物的分类和用法用量见表 3-2-3。

表 3-2-3 部分常用抗焦虑药物的分类和用法用量

分类		药物	用法用量
苯二氮䓬类	短效	三唑仑	每日 0.25~0.5 mg,睡前服
		咪达唑仑	每日 15~30 mg,分 2 次口服
	中效	硝西泮	每日 5~10 mg,分 1~2 次口服
		氯硝西泮	每日 2~8 mg,分 2~3 次口服
		阿普唑仑	每日 0.8~2.4 mg,分 3 次口服
		艾司唑仑	每日 2~6 mg,分 3 次口服
		劳拉西泮	每日 1~6 mg,分 2~4 次口服
	长效	地西泮	每日 5~15 mg,分 2~3 次口服
		氟西泮	每日 15~30 mg,睡前服
阿扎哌隆类		丁螺环酮	每日 15~30 mg,分 3 次口服
		坦度螺酮	每日 30~60 mg,分 3 次口服
β 受体阻断药		普萘洛尔	每日 30~60 mg,分 3 次口服
		倍他洛尔	每日 20~40 mg,每日 1 次,口服

1. **苯二氮䓬类药物** 苯二氮䓬类药物作用于 γ- 氨基丁酸(GABA)受体、苯二氮䓬受体和氯离子通道的复合物,通过增强 GABA 的活性,进一步开放氯离子通道,使氯离子大量进入细胞内,引起神经细胞超极化,从而起到中枢抑制作用。选药原则包括:① 根据焦虑特征和药物半衰期长短选药:发作性焦虑可选用短、中效药物;持续性焦虑可选用中、长效药物;入睡困难者可选用短、中效药物;易惊醒或早醒者选用中、长效药物。② 根据临床症状选药:抗焦虑宜选用氯硝西泮、阿普唑仑、艾司唑仑效果较好,抗惊恐宜选用阿普唑仑、地西泮、硝西泮、劳拉西泮,镇静催眠宜选用氟西泮、地西泮、硝西泮和艾司唑仑。

苯二氮䓬类药物治疗时宜从小剂量开始,逐渐增加剂量至焦虑得到良好控制为止。

本类药长期应用可产生耐药性和依赖性,并在停药后易出现戒断症状,目前不推荐为一线药物。通常建议:在治疗初期一线药物疗效尚未表现出来时可以考虑合并苯二氮䓬类药物,但最长使用 2~3 周,随后逐渐减量、停药,停药过程不应短于 2 周,否则可出现停药综合征。

2. **阿扎哌隆类药物** 通过影响突触前膜和突触后膜的 5-HT$_{1A}$ 受体,从而使 5-HT 功能降低而发挥抗焦虑作用。常用药物有丁螺环酮、坦度螺酮等,抗焦虑作用强度与地西泮相似。主要用于广泛性焦虑症,对焦虑伴有轻度抑郁症状者也有疗效。本药无镇静作用,对焦虑伴严重失眠者,需合用镇静催眠药。对惊恐障碍无效。无耐受性,无依赖性,无戒断症状,不引起记忆障碍。不良反应常见头晕、头痛、恶心、呕吐、口干、便秘、失眠等。严重肝肾功能不全、青光眼、重症肌无力患者及孕妇禁用。

3. **抗抑郁药** 选择性 5-HT 再摄取抑制剂、5-HT 和 NA 再摄取抑制剂、5-HT 受体阻断药/再摄取抑制剂、NA 能及特异性 5-HT 能抗抑郁药、三环类抗抑郁药、单胺氧化酶抑制剂具有与苯二氮䓬类相似的抗焦虑作用。对精神性焦虑和躯体性焦虑均有较好疗效,且无依赖性。临床常用的有三环类、四环类和新一代抗抑郁药,可用于伴有抑郁的焦虑症患者。

4. **β 受体阻断药** 代表药物是普萘洛尔,通过阻断周围交感神经的 β 受体,可使焦虑及伴有的自主神经功能亢进如心悸、震颤等症状减轻,对躯体性焦虑尤其是焦虑症的心血管症状,或有药物滥用倾向者尤为适宜,但对惊恐障碍无效。不良反应常见头昏、心动过缓、恶心、呕吐、胃痛等。普萘洛尔禁用于哮喘、房室传导阻滞、心力衰竭、低血压患者,不能与单胺氧化酶抑制剂合用。

知识拓展

中西医结合治疗焦虑症的方法
——中西合璧提升中医药文化自信

近年来,随着医学诊疗技术的快速发展,现代医学对焦虑症的诊断和治疗有了较深入的研究。目前中西医治疗该病的方案较多。① 辨证论治:中医认为本病主要病因病机是因情志内伤导致肝失疏泄,气机郁滞。其治法为理气开郁、调畅气机、怡情异性。中药汤剂具有疗效明显、副作用小的优势。② 走罐疗法:走罐疗法是一种中医外治法,是以中医经络为基础,集拔罐、推拿、刮痧疗法作用于一体,可调节人体气血运行,平衡阴阳,通过走罐疗法可使焦虑抑郁状态得到调整。③ 针刺治疗:具有醒脑开窍、疏通经络、调理气血的功效。④ 西药治疗:具有快速起效、控制症状、延缓进展的作用。目前治疗焦虑症的药物主要以抗抑郁药如帕罗西汀和氟西汀为代表,丁螺环酮治疗广泛性焦虑症疗效确切,也可选用苯二氮䓬类药物。⑤ 心理干预:在焦虑症的心理治疗方面,应用最多的是认知矫正疗法和催眠疗法,能够有效改善患者的睡眠质量,缓解焦虑症状。⑥ 辅助疗法:如太极拳和八段锦等。

中西医结合治疗焦虑症的疗效明显高于单一药物治疗的疗效,且中医疗法副作用和依赖性明显低于西药。因此,我们应进一步挖掘中西医结合疗法治疗焦虑症的潜力。

四、理解药物选用原则

焦虑症的急性期治疗应持续 4~12 周,巩固期至少 2~6 个月,广泛性焦虑症需要维持治疗至少 12 个月以防止复发,而惊恐障碍维持治疗时间推荐为 2 年。尽可能单一用药,足量、足疗程治疗。

1. **个体化用药原则**　依据疾病临床特征、个体差异、药物作用特点及不良反应等选择抗焦虑药和抗抑郁药。药物种类、剂量和用法均应注意个体化。

2. **小剂量开始用药,剂量逐步递增的原则**　从小剂量开始用药,尽可能减少不良反应,提高患者服药依从性。小剂量疗效不佳时,可逐渐增至最佳有效剂量,并巩固和维持治疗。

3. **缓慢减量原则**　在停药时应逐渐缓慢减量,不宜骤然停药,停药过程不应短于 2 周,否则可出现停药综合征。

4. **合并用药原则**　一种抗焦虑药物效果不佳时,可合用其他抗焦虑药物以增强疗效。

五、理解药物使用注意事项

1. 苯二氮䓬类药物所致的后遗效应可影响精细运动的协调性,用药期间不宜驾车、高空作业、操作机械等。

2. 长期反复使用苯二氮䓬类药物可产生耐受性和依赖性,久用突然停药可出现反跳现象和戒断症状。对有药物依赖的患者,不宜选用苯二氮䓬类,应首先考虑选用其他种类的抗焦虑药。应避免长期用药,宜短期或间断性用药,停药时应逐渐减量。

3. 苯二氮䓬类药物静脉注射速度过快或剂量过大可致昏迷、呼吸及循环抑制,一旦出现急性中毒,除采用催吐、洗胃、导泻、利尿等措施加速药物排出外,还可静脉注射苯二氮䓬受体阻断药氟马西尼解救。

赛场直击 ▶▶▶▶

全国职业院校技能大赛药学技能赛项
用药咨询与慢病管理模块——慢病管理试题单
考核时间:20 分钟　题目分值:15 分

一、试题背景

患者,女,45 岁,公司高管。近来业务繁忙,经常加班,之后出现入睡困难,早醒,易疲劳,并经常莫名其妙出现精神紧张,恐惧害怕,心烦意乱,容易发怒。近 1 个月症状明显加重,经常通宵失眠,坐立不安,反复徘徊,出现心悸、恶心、口干、出汗等症状。入院就诊,体格检查均无异常。医师诊断为广泛性焦虑症。

二、答题要求

1. 根据试题背景资料,填写患者基本信息。

2. 根据患者病情和用药信息,对患者服用的药物进行用药指导,准确答出治疗药物的作用机制、常见不良反应和用药注意事项。

3. 针对患者情况进行疾病相关知识和日常生活管理的健康教育。

考证聚焦 》》》》

单项选择题

1. 焦虑症最常见的表现形式是(　　)。
   A. 急性焦虑症　　　B. 惊恐发作　　　C. 广泛性焦虑症
   D. 社交焦虑症　　　E. 精神运动型激越

2. 可致直立性低血压的抗焦虑药是(　　)。
   A. 劳拉西泮　　　B. 丁螺环酮　　　C. 阿米替林
   D. 氟西汀　　　E. 米氮平

3. 可导致体重增加的抗焦虑药是(　　)。
   A. 舍曲林　　　B. 文拉法辛　　　C. 氟西汀
   D. 米氮平　　　E. 丙米嗪

思考题

1. 抗精神分裂症药物的用药原则是什么?
2. 简述抗抑郁药物的分类与作用,并列举一个代表药物。

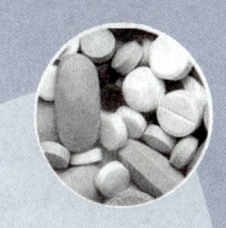

项目三
心血管系统疾病的药物治疗

随着社会经济的发展，国民生活方式的变化，尤其是人口老龄化及城镇化进程的加速，居民不健康生活方式问题日益突出，心血管系统疾病（简称心血管疾病，CVD）危险因素对居民健康的影响更加显著，心血管疾病患病率和发病率仍在持续增高。《2022中国卫生健康统计年鉴》显示，2021年，农村和城市心血管疾病死亡人数分别占主要疾病死亡人数的48.98%和47.35%。据此推算，我国心血管疾病现患人数约为3.46亿，其中心力衰竭约932万，冠心病约1193万，高血压约2.57亿。

我国已经进入一个由高速度发展向高质量发展转变的新阶段。专家建议，心血管疾病防控事业也应由过去着眼于规模式增长转向更聚焦于战略层面和关键技术层面上的高质量发展，从而遏制心血管疾病发病率和死亡率增长的趋势。

本项目主要学习心血管疾病中的心力衰竭、冠心病和高血压等疾病的药物治疗，达成下述学习目标，为服务我国心血管疾病防控事业做出应有的贡献。

〉〉〉 学习目标

知识目标

1. 能识别心力衰竭、冠心病、高血压等疾病的临床表现。
2. 能阐释心力衰竭、冠心病、高血压等疾病的治疗原则。
3. 能区分心力衰竭、冠心病、高血压等疾病治疗药物的不同类型。
4. 能归纳心力衰竭、冠心病、高血压等疾病常用治疗药物的作用特点及应用注意事项。

技能目标

1. 会收集心力衰竭、冠心病、高血压等患者的疾病基本信息。
2. 能根据心力衰竭、冠心病、高血压等患者病情,完成处方审核并指导正确使用药物。
3. 能针对心力衰竭、冠心病、高血压等疾病患者情况实施疾病相关知识和生活管理的健康指导。

素质目标

1. 认识常见心血管疾病的危害性,提升服务"健康中国"的职业使命感。
2. 认识心血管疾病治疗新方法带给患者的福音,树立积极探索创新的科学精神。

任务一 心力衰竭的药物治疗

心力衰竭(heart failure,HF)简称心衰,是各种心血管疾病的严重和终末期表现。流行病学研究显示,随着年龄的增长,心衰患病率迅速增加,≥80岁人群新发心衰的发生率可达20%以上。如今我国人口老龄化加剧,冠心病、高血压、糖尿病、肥胖等慢性病的发病呈上升趋势,医疗水平的提高使得心脏疾病患者生存期延长;这些因素叠加,导致心衰患病率呈持续升高趋势,已经成为影响我国居民健康的重要公共卫生问题。

岗位模拟 》》》

任务描述

患者,男,65岁。6年前体检时发现血压升高,最高160/115 mmHg,无明显头晕、胸闷、气喘等不适,一直未予重视,半年前患者开始出现爬坡后气喘,下肢水肿,夜间阵发性呼吸困难,现症状加重就诊。经检查,血压172/118 mmHg,心率112次/分,胸部X线检查显示心脏扩大,心脏彩超显示左心室射血分数(LVEF)为24%,诊断为心力衰竭、高血压。遂给予琥珀酸美托洛尔缓释片23.75 mg,qd;呋塞米片20 mg,qd;螺内酯片20 mg,qd;缬沙坦分散片40 mg,qd;先行治疗2周后复查。

任务要求

1. 请根据患者疾病情况,分析其心衰发生的最可能原因。
2. 请结合患者疾病情况,拟订用药指导和健康宣教的具体内容。

一、认识疾病

(一)心衰的定义及病因

心衰是指由各种原因引起心脏结构和功能损伤,导致心室射血和/或充盈功能低下,从而不能满足组织代谢对血液需要的病理生理过程。心衰的发病机制主要包括Frank-Starling机制、心肌肥厚、神经体液机制、内因子改变。其病因主要归为两类:心肌病变和心脏负荷过重。心衰的发生与进展还与感染、电解质紊乱、高动力循环、劳累及情绪紧张、心律失常、不规则治疗等诱因有关。主要症状有呼吸困难,体力活动受限,伴或不伴有肺循环、体循环瘀血,体液潴留等,以上症状是临床诊断心衰和评估心衰严重性的重要依据。

(二)心衰的类型

心衰作为复杂的临床综合征,可以根据不同的临床和病理特点进行分类。根据心衰发生时间、速度和严重程度可分为急性心衰和慢性心衰;根据发病机制可分为收缩性心衰和舒张性心衰;根据发病部位可分为左心衰竭、右心衰竭和全心衰竭;根据左心室射血分数(left ventricular ejection fraction,LVEF)不同和治疗后的变化,分为射血分数降低的心衰(heart failure with reduced ejection fraction,HFrEF)、射血分数改善的心衰(heart failure with improved ejection fraction,HFimpEF)、射血分数保留的心衰(heart failure with preserved ejection fraction,HFpEF)和射血分数轻度降低的心衰(heart failure with mildly reduced ejection fraction,HFmrEF)。

二、理解疾病防治策略

控制心衰危险因素(包括高血压、血脂异常、糖代谢异常、肥胖、吸烟、B型利钠肽>50 ng/L等)、治疗无症状的左心室收缩功能异常等,有助于延缓或预防心衰的发生。

慢性 HFrEF 治疗目标是改善临床症状和生活质量,预防或逆转心脏重构,减少再住院,降低死亡率。其一般性治疗包括去除心衰诱发因素,调整生活方式。心衰患者宜限钠限水,低脂饮食,戒烟限酒,肥胖患者应减轻体重。严重心衰伴明显消瘦(心脏恶病质)者,应给予营养支持。失代偿期患者需卧床休息,多做被动运动以预防深部静脉血栓形成。临床情况改善后在不引起症状的情况下,应鼓励患者进行运动训练或规律的体力活动。

HFpEF 患者的治疗主要针对症状、心血管基础疾病和合并症、心血管疾病危险因素,采取综合性治疗手段。建议对 HFpEF 和 HFmrEF 患者进行心血管疾病和非心血管疾病合并症的筛查及评估,并给予相应的治疗,以改善症状及预后。

知识拓展

《慢性心力衰竭"新四联"药物治疗临床决策路径专家共识》(2022)
——集体智慧的结晶,心衰患者的福音

中国慢性心衰患病率持续上升,对民众健康造成极大危害。大型临床研究结果证实,以血管紧张素受体脑啡肽酶抑制剂(ARNI)或血管紧张素转换酶抑制剂/血管紧张素受体阻断药、钠-葡萄糖共转运蛋白2抑制剂、β受体阻断药和盐皮质激素受体阻断药为基础的"新四联"规范化心衰药物治疗模式,能够大幅度改善心衰患者预后。该共识提出的慢性心衰药物治疗临床决策路径,着重阐述"新四联"药物的启动顺序、启动时机、使用剂量及调整原则、临床注意事项等,强调对慢性心衰患者院内－院外的全程、长期管理,以促进广大临床医师更规范地应用改善心衰预后药物,以期降低中国慢性心衰患者的住院率和病死率,减轻心衰所造成的社会经济负担。

三、识别药物作用特点

心衰的治疗药物主要分两大类:一是缓解症状,改善患者心功能状态的药物,如利尿药、血管扩张药等;二是提高生存率和生活质量,改善预后的药物,如血管紧张素受体脑啡肽酶抑制剂/血管紧张素受体阻断药/血管紧张素转换酶抑制剂、β受体阻断药和醛固酮受体阻断药,且以上药物多数已成为治疗心衰的经典药物。

(一) 利尿药

利尿药在心衰治疗中起关键作用。利尿药可以促进 Na^+、水排出,有效缓解心衰患者的呼吸困难及水肿,改善心功能和运动耐量,适用于有液体潴留症状的所有心衰患者。常用的药物有强效利尿药(呋塞米、布美他尼、托拉塞米)、中效利尿药(氢氯噻嗪、美托拉宗)、保钾利尿药(氨苯蝶啶、阿米洛利)。

1. 强效利尿药　作用于肾小管髓袢升支粗段,利尿作用强大。适用于大部分心衰患者,特别适用于有明显液体潴留或伴肾功能受损的患者。轻度心衰患者从小剂量呋塞米 20 mg 或托拉塞米 10 mg 开始使用,每日 1 次,逐渐加量;重度慢性心衰患者可增至 100 mg,每日 2 次;静脉注射效果优于口服,但须预防低钾血症,必要时补钾或合用保钾利尿药。

2. 中效利尿药　作用于远曲肾小管近端,利尿作用中等。适用于有轻度液体潴留、伴高血压而肾功能正常的患者。对于轻度心衰可首选氢氯噻嗪 25 mg,每日 1 次,逐渐加量,一般控制体重每天下降 0.5~1.0 kg,常与保钾利尿药合用。症状缓解后,可间歇给药,每周 2~4 次。

3. 保钾利尿药　作用于远曲肾小管远端和集合管,利尿作用较弱。保钾利尿药多与以上两种联合使用,从而达到强效利尿并预防低钾的作用。氨苯蝶啶 50~100 mg,每日 2 次,维持阶段可改为隔日疗法;阿米洛利 5~20 mg,每日 1 次。

(二) 血管扩张药

血管扩张药扩张静脉(容量血管)可减少静脉回心血量,降低前负荷,缓解肺部症状;扩张小动脉(阻力血管)可降低外周阻力,降低后负荷,进而改善心功能,增加心排血量,增加动脉供血,缓解组织缺血症状。血管扩张药主要用于急性心衰和慢性心衰急性加重期,但仅能改善心衰的症状,不能阻止心衰的进展。常用药物有硝酸酯类药物、硝普钠、乌拉地尔等,各药特点及用法用量见表 3-3-1。

表 3-3-1　血管扩张药的主要特点及用法用量

药物	主要特点	用法用量
硝酸甘油	半衰期短,反复给药易产生耐受性	静脉注射,初始速度为 5 μg/min,每 5~10 分钟提高速度,维持速度在 10~100 μg/min
硝酸异山梨酯	反复给药易产生耐受性	口服,10~40 mg,每日 2 次,必要时也可增至每日 3 次,饭后服用
硝普钠	作用快,见光分解	静脉注射,50 mg 溶于 5% 葡萄糖注射液 500 ml,滴速 0.5~3 μg/(kg·min)
哌唑嗪	易引起直立性低血压	口服,一次 0.5~1 mg,每日 2~3 次(首剂为 0.5 mg,睡前服)。逐渐按疗效调整为每日 6~15 mg,分 2~3 次服用

(三) 强心苷和非强心苷类正性肌力药

1. **强心苷类药物**　此类药物为传统的正性肌力药,应用于心衰的治疗已有 200 余年的历史,该类药物具有正性肌力、负性频率和负性传导等作用。常用药物有地高辛、去乙酰毛花苷等。其中,地高辛是目前唯一经过安慰剂对照临床试验评估的洋地黄制剂,也是唯一被美国 FDA 确认能有效治疗慢性心衰的洋地黄制剂。

(1) 地高辛:用于急慢性心衰,控制心房颤动、心房扑动引起的心室频率加快以及室上性心动过速。地高辛不能与含钙注射液合用。在紧急情况下可以静脉给药,一般不采用肌内注射和皮下给药。常以每日 0.125~0.25 mg 起始并维持,70 岁以上、肾功能损害或体重低的患者应以更小剂量(0.125 mg,每日 1 次或隔日 1 次)起始。

(2) 去乙酰毛花苷:为快速起效的静脉注射用制剂,主要适用于控制心衰患者的快心室率心房颤动、心房扑动。去乙酰毛花苷 0.4~0.6 mg,用 5% 葡萄糖注射液 20 ml 稀释后缓慢静脉注射,以后每 2~4 小时可再给 0.2~0.4 mg,总量为一日 1~1.6 mg。

2. **非强心苷类正性肌力药**　此类药物可以快速改善急性心衰患者的血流动力学和临床情况,但同时会造成心肌损伤。该类药物主要包括 β_1 受体激动药(多巴胺、多巴酚丁胺)、磷酸二酯酶抑制药(氨力农、米力农)、细胞内钙离子增敏剂(左西孟旦)。

(1) 氨力农:通过抑制心肌磷酸二酯酶,增加环磷酸腺苷的含量,使细胞内钙增加,心肌收缩力加强,心排血量增加,而发挥正性肌力作用。本药具有明显的舒张血管作用,主要用于治疗严重及对强心苷、血管扩张药和利尿药不敏感的心功能不全者。静脉给药:首剂 0.75 mg/kg 缓慢注射,然后静脉滴注 5~10 μg/(kg·min)。口服:开始每日 100 mg,渐增至每日 400~600 mg。

(2) 米力农:作用比氨力农强,且不良反应较少。仅限于短期使用,长期使用可增加病死率。短期静脉注射用药,初始用量为 25~75 μg/kg,5~10 分钟后缓慢静脉注射,继之以静脉滴注 0.25~1.0 μg/(kg·min)。

(3) 多巴酚丁胺：用于器质性心脏病时心肌收缩力下降引起的心衰。用药前，应先补充血容量、纠正血容量。静脉滴注：将多巴酚丁胺加入 5% 葡萄糖注射液或氯化钠注射液中稀释后使用。一次 250 mg，以 2.5~10 μg/(kg·min) 给予，速度在 15 μg/(kg·min) 以下。

(4) 左西孟旦：是钙离子增敏剂，通过结合于心肌细胞上的 cTn C 亚基，促进 Ca^{2+} 与 cTn 结合，发挥促进心肌细胞收缩的作用，改善心衰患者的血流动力学指标，缓解症状。治疗剂量时不影响细胞内 Ca^{2+} 浓度，在增强心肌收缩力的同时，不影响心肌舒张功能，不增加心肌耗氧量，不激活交感神经系统。左西孟旦还通过介导 ATP 敏感的钾通道而发挥血管舒张作用和轻度抑制磷酸二酯酶的效应。其正性肌力作用独立于肾上腺素能刺激，可用于正在接受 β 受体阻断药治疗的患者。左西孟旦的消除半衰期为 1~1.5 小时，其代谢产物 OR-1896 也有生物活性，且 OR-1896 的半衰期为 75~80 小时。输注左西孟旦 24 小时，停止用药后其心血管效应仍可持续长达 7~9 日。左西孟旦在严重肾功能不全或中度肝功能不全受试者中的药动学分布无改变，但其代谢产物的消除时间延长。用法：负荷剂量 6~12 μg/kg 静脉注射(>10 min)，此后继以 0.1 μg/(kg·min) 静脉滴注，患者用药剂量可据病情酌情减半或加倍。对于收缩压 <100 mmHg 的患者，不需负荷剂量，可直接用维持剂量静脉滴注，防止发生低血压。应用时需监测患者血压和心电图，避免血压过低和心律失常的发生。

(四) β 受体阻断药

β 受体阻断药对肾素-血管紧张素-醛固酮系统和交感神经具有双重抑制作用，可阻碍儿茶酚胺对心肌的直接毒性，改善左心室功能，增加功能性容量，从而减轻心衰患者的症状，降低患者的住院率和病死率。常用的 β 受体阻断药分为非选择性 β 受体阻断药(普萘洛尔、噻吗洛尔、吲哚洛尔、索他洛尔等)、选择性 β 受体阻断药(美托洛尔、比索洛尔、醋丁洛尔等)和 α、β 受体阻断药(卡维地洛等)三类。该类药物应从极低剂量开始，逐渐增加至使患者既能够耐受又不至于引起慢性心衰的剂量。常用初始量：美托洛尔 6.25 mg，每日 2 次；比索洛尔 1.25 mg，每日 1 次；卡维地洛 3.125 mg，每日 1 次。如患者可以耐受，可每隔 2~4 周将剂量加倍，最终达到最大耐受剂量并维持给药。日用最大耐受剂量分别为：美托洛尔 100 mg，比索洛尔 10 mg，卡维地洛 50 mg。β 受体阻断药会引起心动过缓、房室传导阻滞、气道阻力增加、直立性低血压、脂质代谢异常、男性性功能障碍及消化系统不良反应等。

(五) 血管紧张素转换酶抑制剂 (angiotensin converting enzyme inhibitor, ACEI)

ACEI 是第一类被证实能降低心衰患者病死率的药物，是治疗心衰的基石和首选药物。ACEI 属神经内分泌抑制剂，通过竞争性抑制血管紧张素转换酶(angiotensin converting enzyme, ACE) 而发挥作用。常用药物有卡托普利、依那普利、福辛普利、赖诺普利等，常用 ACEI 的使用剂量见表 3-3-2。ACEI 类药物的不良反应有低血压、咳嗽、急性痛风、高钾血症、肾功能损害、贫血、血管神经性水肿、蛋白尿、粒细胞减少等，其中以低血压和咳嗽最常见。使用过程中最初几天可能会出现低血压,有的表现为直立性低血压。咳嗽是导致停药最常见的原因,通常为难以抑制的干咳。

表 3-3-2　常用 ACEI 的使用剂量

药物名称	起始剂量	目标剂量
卡托普利	每次 6.25 mg,每日 3 次	每次 50 mg,每日 3 次
依那普利	每次 2.5 mg,每日 2 次	每次 10 mg,每日 2 次
福辛普利	每次 5 mg,每日 1 次	每次 20~30 mg,每日 1 次
赖诺普利	每次 2.5~5 mg,每日 1 次	每次 20~30 mg,每日 1 次
培哚普利	每次 2 mg,每日 1 次	每次 4~8 mg,每日 1 次
喹那普利	每次 5 mg,每日 2 次	每次 20 mg,每日 2 次
雷米普利	每次 1.25~2.5 mg,每日 1 次	每次 10 mg,每日 1 次
贝那普利	每次 2.5 mg,每日 1 次	每次 10~20 mg,每日 1 次

(六) 血管紧张素 Ⅱ 受体阻断药(angiotensin Ⅱ receptor blocker,ARB)

ARB 在血流动力学方面的作用与 ACEI 类似,可以降低肺毛细血管楔压及平均肺动脉压,减轻全身血管阻力,降低前负荷,增加心排血量。常用的 ARB 有坎地沙坦、缬沙坦、氯沙坦等。使用过程应从小剂量起始,在患者耐受的基础上逐步增至目标剂量或可耐受的最大剂量。常用 ARB 的使用剂量见表 3-3-3。

表 3-3-3　常用 ARB 的使用剂量

药物名称	起始剂量	目标剂量
坎地沙坦	每次 4 mg,每日 1 次	每次 32 mg,每日 1 次
缬沙坦	每次 20~40 mg,每日 1 次	每次 80~160 mg,每日 2 次
氯沙坦	每次 25 mg,每日 1 次	每次 100~150 mg,每日 1 次

(七) 血管紧张素受体脑啡肽酶抑制剂(angiotensin receptor neprilysin inhibitor,ARNI)

ARNI 有 ARB 和脑啡肽酶抑制剂的作用,后者可升高利钠肽、缓激肽和肾上腺髓质素及其他内源性血管活性肽的水平。ARNI 的代表药物是沙库巴曲缬沙坦钠。对纽约心脏协会(New York Heart Association,NYHA)心功能分级中的心功能 Ⅱ~Ⅲ级、有症状 HFrEF 患者,若能够耐受 ACEI/ARB,推荐以 ARNI 替代 ACEI/ARB,以进一步减少心衰发病率及病死率。患者由服用 ACEI/ARB 转为 ARNI 前血压需稳定,并停用 ACEI 36 小时,因为脑啡肽酶抑制剂和 ACEI 联用会增加血管神经性水肿的风险。从小剂量开始,

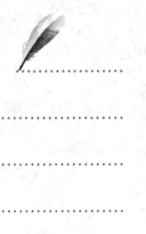

每次 100 mg,每日 2 次;根据患者耐受情况,每 2~4 周剂量加倍,逐渐达到最大耐受量。中度肝损伤(Child-Pugh 分级 B 级)、年龄≥75 岁的患者起始剂量要小。起始治疗和剂量调整后应监测血压、肾功能和血钾。主要不良反应有低血压、肾功能恶化、高钾血症和血管神经性水肿等。禁忌证包括:血管神经性水肿病史;双侧肾动脉严重狭窄;妊娠期妇女、哺乳期妇女;重度肝损害(Child-Pugh 分级 C 级),胆汁性肝硬化和胆汁淤积;已知对 ARB 或 ARNI 过敏。

(八)醛固酮受体阻断药

心衰的严重程度与醛固酮的生成及活化增加量成正比。使用 ACEI 可以降低循环中醛固酮的水平,然而使用 ACEI 时间在 3 个月以上时,醛固酮水平却不能保持稳定、持续的降低,即出现"醛固酮逃逸现象"。而醛固酮受体阻断药则可以缓解这一现象,防止心肌纤维化并抗心律失常,从而降低慢性心衰患者的病死率。因此,临床上多为 ACEI 与醛固酮受体阻断药联合使用,从而进一步抑制醛固酮的有害作用。目前醛固酮受体阻断药只有依普利酮和螺内酯两种,使用过程中均由小剂量起始,逐渐增加。依普利酮的初始剂量为每次 12.5 mg,每日 1 次;目标剂量为每次 25~50 mg,每日 1 次。螺内酯的初始剂量为每次 10~20 mg,每日 1 次或隔日 1 次;目标剂量为每次 20 mg,每日 1 次;螺内酯不推荐使用大剂量。螺内酯副作用主要表现为高钾血症、男性乳腺增生。高钾血症的发生与高龄、糖尿病、肾功能不全、心衰的严重程度等有关。

(九)中药治疗

心衰,中医归属于"胸痹心痛"范畴,中医典籍中所描述的"痰饮病""水气凌心证"的临床表现与心衰的症状较为吻合。中医辨证中,需要分辨疾病属于虚证、实证还是虚实夹杂证,心衰患者多以本虚标实、虚实夹杂证为主。临床治疗应全面考虑标本、虚实、缓急等综合情况,根据证候发展的实际情况给予治疗。常用的中成药有侧重益气活血的通心络胶囊,侧重益气养阴的生脉饮口服液和益心舒胶囊,侧重温阳益气、活血利水、标本兼顾的芪苈强心胶囊,侧重于活血的血府逐瘀软胶囊。

四、理解药物选用原则

1. 治疗药物选择　心衰患者有液体潴留证据或原已有液体潴留者,均应给予利尿药;噻嗪类利尿药与螺内酯合用,可加强利尿作用并预防低钾血症;利尿药的使用可激活内源性神经内分泌系统,故应与 ACEI/ARB、β 受体阻断药联用。左心功能不全患者及慢性心衰患者,可首选 ACEI 治疗。对于扩张型心肌病、冠心病心绞痛伴慢性心衰的患者,可在强心药、利尿药和血管扩张药综合治疗的基础上,使用 β 受体阻断药进行治疗。经前期治疗后仍不能有效控制病况时,可增加强心苷类药物的使用。

2. 使用剂量原则　利尿药、ACEI、β 受体阻断药均由小剂量开始逐渐增加剂量;利尿药增加剂量过程中需根据体重、血压、肾功能等情况调节增加幅度,病情控制后,以最小有效剂量长期维持,不可突然停药。ACEI 可在患者耐受的情况下,隔周加倍增量,剂量调整至靶剂量或最大耐受剂量时应长期坚持使用,若不耐受可减量维持,不可轻易停药。β 受体阻断药在 2 周左右逐步加量,至目标剂量后长期使用。

五、理解药物使用注意事项

1. 利尿药

(1) 必须严格控制钠盐摄入,应用利尿药前应首先检测患者肾功能和电解质。

(2) 使用过程中可能导致血钾水平降低,低钾血症易引起强心苷类的毒性反应,故应对血钾进行监测,必要时口服钾盐。

(3) 在使用过程中需注意利尿药不能单独使用,且其使用剂量不足或过量时都会增加治疗风险:当利尿药剂量不足时会引起体液潴留,从而减弱 ACEI 的作用,增加受体阻断药治疗的危险性;当剂量过大时会增加肾功能不全的危险性。

2. ACEI

(1) 使用剂量应从小剂量开始逐渐增加,突然停药可能导致病情恶化。

(2) 血管神经性水肿、无尿性肾衰、妊娠期患者禁用 ACEI。

3. β 受体阻断药

(1) 治疗效果出现较慢,2~3 个月后才能收到明显效果。

(2) 支气管痉挛性疾病、心动过缓、Ⅱ度及以上房室传导阻滞患者禁用。

(3) 长期使用 β 受体阻断药的患者不能突然停药,否则易引起血压和心率的反跳,诱发高血压急症或急性冠脉综合征;必须停药时,应逐渐减少剂量。

4. 强心苷类药物　强心苷类常用药物为地高辛,其用量根据心衰的严重程度而定。

赛场直击 》》》

全国职业院校技能大赛药学技能赛项
处方调剂与用药指导模块试题单
考核时间:20 分钟　题目分值:24 分

答题要求

1. 对随机抽取的 2 张处方笺做出合理性审核。

2. 对于合理处方,要说明处方中各药的药理作用、作用机制、联合用药的理由,并进行用药交代。

3. 对于不合理处方,要点评处方的规范性和适宜性,详尽指出处方中的所有不规范或/和不适宜之处并说明理由,同时给出合理性建议。

处方1

处方笺　　　　　　　　　　　　　　　　　　普通

科室：　　　门诊号：×××　　　费别：××
姓名：×××　　　性别：女　　　年龄：71岁
临床诊断：心力衰竭、高血压　　　日期：××

Rp:

地高辛片　　　0.25 mg × 100 片 × 1 瓶
　　　　　　　Sig: 0.5 mg　qd　po

呋塞米片　　　20 mg × 100 片 × 1 瓶
　　　　　　　Sig: 20 mg　qd　po

硝苯地平片　　10 mg × 100 片 × 1 瓶
　　　　　　　Sig: 10 mg　tid　po

单硝酸异山梨酯缓释片　40 mg × 14 片 × 3 盒
　　　　　　　Sig: 20 mg　qd　po

医师：××　　　审核：　　　药价：
调配：　　　核对/发药药师：

处方2

处方笺　　　　　　　　　　　　　　　　　　普通

科室：心内科　　　门诊号：×××　　　费别：××
姓名：×××　　　性别：男　　　年龄：58岁
临床诊断：心力衰竭、高血压　　　日期：××

Rp:

沙库巴曲缬沙坦钠片　　100 mg × 14 片 × 2 盒
　　　　　　　Sig: 100 mg　bid　po

螺内酯片　　　20 mg × 100 片 × 1 瓶
　　　　　　　Sig: 20 mg　qd　po

达格列净片　　10 mg × 30 片 × 1 盒
　　　　　　　Sig: 10 mg　qd　po

酒石酸美托洛尔片　25 mg × 20 片 × 2 盒
　　　　　　　Sig: 25 mg　bid　po

医师：×××　　　审核：　　　药价：
调配：　　　核对/发药药师：

考证聚焦 »»»»

配伍选择题

[1~3题共用备选答案]
A. 氢氯噻嗪　　　　B. 贝那普利　　　　C. 美托洛尔
D. 地高辛　　　　　E. 硝酸甘油

1. 使用2~3个月后才能呈现明显抗心衰效果，久用突然停用易发生高血压的是（　　）。
2. 使用过程中可能导致低钾血症的是（　　）。
3. 使用过程中可能导致高钾血症的是（　　）。

任务二　冠心病的药物治疗

《2022中国卫生健康统计年鉴》显示，2021年中国城市居民冠心病死亡率为135.08/10万，农村为148.19/10万，且农村的急性心肌梗死死亡率（83.26/10万）明显高于城市（63.25/10万）。

岗位模拟 »»»»

任务描述

患者，男，66岁。因活动后心前区疼痛2年，加重2个月入院。患者2年前开始上3层楼时出现心前区闷痛，伴左上肢酸痛，每次持续几十秒至几分钟不等，休息约1分钟可缓解，每月发作1~2次。2个月前开始在用力、情绪激动时出现心前区闷痛，持续达10分钟，伴左上肢酸痛或不适，心前区疼痛与左上肢疼痛同时发作、消失，经休息或含服"硝酸甘油片"3~5分钟方可缓解，每个月发作5~6次，为进一步诊治入院治疗。有高血压史10余年，最高血压达170/110 mmHg，规律服用厄贝沙坦＋硝苯地平控制血压，血压波动于140~150/80~95 mmHg。综合检查后诊断：稳定型心绞痛、高血压。处方：硫酸氢氯吡格雷片75 mg，qd；瑞舒伐他汀钙片10 mg，qn；沙库巴曲缬沙坦钠片100 mg，qd；单硝酸异山梨酯片20 mg，bid；酒石酸美托洛尔片25 mg，bid；硝酸甘油片0.5 mg，prn。

任务要求

1. 请根据发病情况，分析患者诊断为稳定型心绞痛的症状依据。
2. 请结合患者疾病情况，指导患者合理使用处方中药物，并提供科学的健康指导内容。

一、认识疾病

（一）冠心病的定义及病因

冠状动脉粥样硬化性心脏病是指冠状动脉粥样硬化使血管狭窄或阻塞引起心肌缺

血缺氧而引发的心脏病,它和冠状动脉功能改变(血管痉挛)一起,统称为冠状动脉性心脏病,简称冠心病,亦称缺血性心脏病。

冠心病的主要病因是冠状动脉粥样硬化,但动脉粥样硬化的原因尚不完全清楚,可能是多种因素综合作用的结果。由于脂质代谢异常,血液中的脂质沉着在原本光滑的动脉内膜上,逐渐形成粥样斑块,造成动脉管腔狭窄,使血流受阻,导致心脏缺血,产生心绞痛。如果冠状动脉粥样硬化不稳定斑块破裂或糜烂,继发完全或不完全闭塞性血栓形成,将发生不稳定型心绞痛或急性心肌梗死,甚至猝死。少数人可因冠状动脉痉挛(血管可以没有粥样硬化)导致心绞痛的发生,如果痉挛超过30分钟,也会导致急性心肌梗死(甚至猝死)。

(二) 冠心病的类型

临床上冠心病的常见类型是心绞痛型及心肌梗死型。心绞痛型包括稳定型心绞痛和不稳定型心绞痛;心肌梗死分为ST段抬高心肌梗死和非ST段抬高心肌梗死。心绞痛以发作性胸痛为主要临床表现,主要位于胸骨体上段或中段之后,可波及心前区,呈压榨性、闷胀性或窒息性疼痛,可放射至左肩、左上肢前内侧,达无名指和小指等区域,偶可伴有濒死感,疼痛持续数分钟,很少超过15分钟,休息或舌下含服硝酸甘油后,疼痛多在5分钟内消失,心绞痛常在劳累、情绪激动、受寒、饱食、吸烟时发生,贫血、心动过速或休克亦可诱发。心肌梗死时胸痛部位与心绞痛部位一致,但胸痛持续时间更久,可持续30分钟以上,常达数小时,疼痛程度更重,休息和含服硝酸甘油不能缓解,常伴有低热、烦躁不安、多汗和冷汗、恶心、呕吐、心悸、头晕、极度乏力、呼吸困难、濒死感。心肌梗死易并发心衰、心源性休克、心脏破裂、室间隔穿孔、各类心律失常、动脉栓塞、室壁瘤等。冠状动脉造影检查是目前冠心病诊断的金标准。

二、理解疾病防治策略

冠心病的药物治疗包括一级预防用药和二级预防用药。

冠心病一级预防用药主要针对冠心病危险因素进行治疗,主要危险因素包括高血压、高脂血症及糖尿病等。相关药物选择应满足性价比最高且患者长期服药依从性好。

冠心病二级预防用药应遵从"ABCDE"方案,防止已诊断的冠心病患者原有冠状动脉病变加重,降低相关病死率。随着抗血小板药物在冠心病治疗中的作用越来越重要,对冠心病二级预防用药方案中的"A"也进行了不断充实和更新。"ABCDE"方案分别为:A. 血管紧张素转换酶抑制剂(ACEI)、抗血小板治疗(anti-platelet therapy,如用阿司匹林及P2Y12受体阻断药等)及抗心绞痛治疗(anti-angina therapy,如用硝酸酯类药物及非二氢吡啶类钙通道阻滞剂);B. β受体阻断药(β-receptor blocker)与控制血压(blood pressure control);C. 戒烟(cigarette quitting)与控制血脂(cholesterol lowering);D. 合理饮食(diet)与控制糖尿病(diabetes control);E. 运动(exercise)与教育(education)。

> **知识拓展**
>
> **2023年我国大陆地区冠心病介入治疗注册数据**
> ——国家富强，为人民健康保驾护航
>
> 2024年3月，第二十七届全国介入心脏病学论坛暨第十三届中国胸痛中心大会上发布了2023年我国大陆地区冠心病介入治疗的注册数据（总病例数为1 636 055例）。整体而言，2023年的总病例数增长，在病例数增长的同时，直接经皮冠状动脉介入治疗例数、药物涂层球囊应用、非ST段抬高型急性冠脉综合征危险分层等质控数据亮眼，并且7年来将我国急性心肌梗死患者死亡率降低近7个百分点，充分展示出我国正从介入大国迈向介入强国的稳健步伐。

三、识别药物作用特点

1. **硝酸酯类药物** 本类药物主要有：硝酸甘油、硝酸异山梨酯（消心痛）、单硝酸异山梨酯、长效硝酸甘油制剂（硝酸甘油油膏或橡皮膏贴片）等。其作用机制是通过扩张静脉、外周动脉血管、冠状动脉，从而降低心肌氧耗量，增加心脏侧支循环血流，使心绞痛得到缓解。另外，本类药物还可降低血小板的黏附作用。

（1）硝酸甘油：可用0.3~0.6 mg片剂，舌下含化，1~2分钟即可起效，约半小时后作用消失；每5分钟可重复1片，若15分钟内总量达3片后疼痛仍持续存在，应立即就医。不良反应有：头昏、头胀痛、头部跳动感、面红、心悸等；偶有血压下降，因此，第一次用药时，患者宜取坐位或半卧位，必要时吸氧。

（2）硝酸异山梨酯（消心痛）：可用5~10 mg片剂，舌下含化，2~5分钟见效，作用维持2~3小时；或用喷雾剂喷入口腔，每次1.25 mg，1分钟见效。

（3）单硝酸异山梨酯：口服，每次20 mg，2次/日，必要时可增至3次/日。饭后服，不宜嚼碎。作用与硝酸甘油相似，但较持久（能维持4小时以上），口服后半小时见效，含服2~3分钟见效。因此，该药舌下含服用于急性心绞痛发作，口服则用于预防发作。

2. **抗血小板及抗凝、溶栓药物**

（1）抗血小板药物：常用药物有阿司匹林、氯吡格雷、替格瑞洛、糖蛋白Ⅱb/Ⅲa阻滞剂、前列环素、前列腺素E_1等。可以通过抑制血小板聚集，避免血栓形成而堵塞血管。① 阿司匹林：为最经济、应用最广泛的抗血小板制剂，维持量为100 mg/d左右，每日1次。② 氯吡格雷：为P2Y12受体阻断药，可选择性不可逆地阻断二磷酸腺苷和血小板P2Y12受体的结合，达到抑制血小板聚集的作用，抗血小板作用略大于或等于阿司匹林，维持量为75 mg/d，每日1次，主要应用于冠心病介入手术后的患者，或对阿司匹林禁忌或不耐受的患者。③ 替格瑞洛：为新型P2Y12受体阻断药，可直接、可逆性地抑制血小板P2Y12受体，目前主要用于急性冠脉综合征患者，相对于氯吡格雷更进一步降低患者心血管死亡率。④ 糖蛋白Ⅱb/Ⅲa阻滞剂是血小板聚集的最后共同途径，它是作用最强、最直接、最昂贵的抗血小板制剂，目前应用于行冠心病介入手术的患者。

（2）抗凝药物：主要有肝素和低分子肝素、比伐卢定、华法林、新型口服抗凝药物等。目前临床常用的为肝素与低分子肝素,其主要通过作用于凝血酶,抑制纤维蛋白原转变为纤维蛋白,防止血栓形成,从而达到抗凝作用,主要用于不稳定型心绞痛和急性心肌梗死,使用中需警惕出血倾向的发生。

(3) 溶栓药物:包括非特异性纤溶酶原激活剂(尿激酶、链激酶)与特异性纤溶酶原激活剂(阿替普酶、瑞替普酶、尿激酶原等),能促进纤溶酶原转变成纤溶酶,溶解血栓,可使阻塞血管再通,恢复梗死区血液供应,缩小心肌梗死面积,主要应用于 ST 段抬高心肌梗死。

3. β 受体阻断药　常用药物有:美托洛尔、阿替洛尔、比索洛尔、卡维地洛、阿罗洛尔等。β 受体阻断药能减慢心率,降低心肌收缩力,从而降低患者的耗氧量,减少因用力、激动引起的症状性及无症状性心肌缺血发作,提高患者运动耐量。同时,β 受体阻断药具有抑制交感神经过度活动的作用,可减少由此引发的严重的甚至致命的心律失常。在无明显禁忌时,β 受体阻断药是冠心病患者的一线用药。对不稳定型心绞痛的患者,可以降低急性心肌梗死的发生率,是非抗血小板治疗的首选药物,与硝酸酯类药物联用效果更佳。急性心肌梗死患者使用 β 受体阻断药可以降低病死率,β 受体阻断药也是心肌梗死后及介入治疗后应长期坚持服用的药物。但本类药物阻断 β 受体后,使 α 受体作用占优势,易致冠状动脉痉挛,从而加重心肌缺血症状,不宜应用于冠状动脉痉挛导致的心绞痛,特别是非选择性 β 受体阻断药。常用药物剂量为:美托洛尔 50~100 mg/d、阿替洛尔 25~50 mg/d、比索洛尔 2.5~5 mg/d、卡维地洛 6.125~12.5 mg/d、阿罗洛尔 10 mg/d 等。β 受体阻断药禁用于支气管哮喘、严重心动过缓、房室传导阻滞、重度心衰、急性心衰的患者。

4. 钙通道阻滞剂(calcium channel blocker,CCB)　常用药物有维拉帕米、硝苯地平、地尔硫䓬等。其作用为抑制或减少冠状动脉痉挛,抑制心肌收缩,扩张外周阻力血管及冠状动脉,降低心肌氧耗及增加冠状动脉血流,某些 CCB 还能减慢心率。一般耐受好,可用于稳定型心绞痛的治疗和冠状动脉痉挛引起的心绞痛。一般认为 CCB 与 β 受体阻断药具有相同的效果,特别适用于某些 β 受体阻断药禁用的情况,例如哮喘、慢性气管炎及外周血管疾病等。常用药物的剂量和用法:硝苯地平(10 mg,3 次/日)、硝苯地平控释剂(30 mg,1 次/日)、地尔硫䓬(30 mg,3 次/日)等。

5. ACEI/醛固酮受体阻断药　常用药物有依那普利、贝那普利、雷米普利、福辛普利等。此类药物具有心血管保护作用,能够减轻冠状动脉内皮损伤,具有抗动脉粥样硬化、抗血栓、抗凝集等效用,同时可通过抑制肾素 – 血管紧张素 – 醛固酮系统而扩张血管,改善心室重构及心功能,减少心绞痛发生。对于急性心肌梗死或近期发生心肌梗死合并心功能不全的患者,尤其是那些使用 β 受体阻断药和硝酸甘油不能控制缺血症状的高血压患者,应当使用此类药物。常用药物的剂量:依那普利 10 mg/d,贝那普利 10 mg/d,雷米普利 2.5~5 mg/d,福辛普利 10 mg/d。

6. 降脂药物　降脂药物具有抗动脉粥样硬化、抗炎、保护血管内皮、抑制凝血、促进纤溶等作用。目前,大规模的临床研究证实,他汀类降脂药物可减少主要冠脉和脑卒中事件,降低冠心病病死率,减少冠心病介入手术需求,降低总死亡率。通过饮食控制和适当服用降脂药物,把胆固醇降到一定范围,可降低心肌梗死的再发率。循证医学研究证实,心肌梗死后患者即使血清胆固醇正常也要服用降脂药物,尤其是他汀类,能降低急性冠脉事件的发生率。因此,冠心病患者无论血脂是否正常,都要长期服用降脂药物。

四、理解药物选用原则

1. 改善冠状动脉的供血和减少心肌的耗氧量,缓解患者心绞痛等症状。
2. 预防冠状动脉血栓形成,防止心肌梗死的发生。
3. 改善预后,减少心血管终点事件(如心血管死亡、心肌梗死、脑卒中、因心绞痛住院、冠状动脉介入治疗等)的发生。

五、理解药物使用注意事项

1. 冠心病需多种药物联合综合治疗,不得随意增添或减少药物,需严格遵从医嘱,定期门诊复诊。
2. 服药期间需自我监测,观察是否有皮下瘀斑、鼻出血、血尿、黑便等出血倾向或症状,需定期监测血脂水平等。
3. 切忌中途停服药物,一旦确诊为冠心病需长期服药,无症状时也需依据医嘱服用药物。

赛场直击 》》》》

全国职业院校技能大赛药学技能赛项
用药咨询与慢病管理模块——慢病管理试题单
考核时间:20 分钟 题目分值:15 分

一、试题背景

患者,女,70 岁,反复胸闷、心慌 2 年余入院。2 年前开始间断出现胸闷、心慌,主要在左前胸心前区,有手掌大小范围,常放射至左肩、左臂内侧,与活动劳累、情绪激动相关联,每次持续时间约 5 分钟,休息后症状缓解。胸闷发作时曾自行服用"速效救心丸",2~3 分钟症状明显改善。

入院后诊断为冠心病、稳定型心绞痛。医师开具硝酸甘油片,用于心绞痛发作时立即舌下含服 0.5 mg;单硝酸异山梨酯 60 mg,口服,每日 1 次;瑞舒伐他汀片 10 mg,口服,每晚 1 次。

患者基本情况:身高 155 cm,体重 65 kg,退休教师,喜食油腻食物,不喜欢运动。无其他疾病史,无过敏史。

二、答题要求

1. 根据试题背景资料,填写患者基本信息。
2. 根据患者病情和用药信息,对患者正在服用的药物进行用药指导,准确答出治疗药物的作用机制、常见不良反应和用药注意事项。
3. 针对患者情况进行疾病相关知识和日常生活管理的健康教育。

考证聚焦

多项选择题

患者,男,59岁,诊断为急性心绞痛,医师处方为硝酸甘油片舌下含服,药师应交代的注意事项包括( )。

A. 服药时尽量采取卧位
B. 作用维持2~3小时
C. 服药后可能出现头痛、面部潮红
D. 咳嗽是典型的不良反应
E. 如15分钟内给药总量达3片后,症状仍不能缓解,应及时就医

任务三 高血压的药物治疗

高血压是以血压升高为主要特点的全身性疾病。《中国高血压防治指南(2024年修订版)》显示,我国高血压患病率逐年上升,2018年,18岁及以上居民高血压加权患病率已达27.5%,且患病率随年龄增加而显著增高;同时,高血压患病率呈现出北方高于南方、不同民族之间存在一定差异、大中型城市较高、农村地区居民增长速度较城市快的特点。我国高血压患者的知晓率、治疗率和控制率(粗率)近年来有明显提高,但总体仍处于较低的水平。

岗位模拟

任务描述

患者,男,42岁。平时工作繁忙、活动少、夜间休息差、体形偏胖、喜食油腻食物且口味偏重。5年前体检发现血压高,随后多次不同日测血压约143/92 mmHg,自觉无头昏、头痛、胸闷、心悸以及其他不适症状,所以一直未关注和控制血压。今体检发现,血压值148/96 mmHg,其余未见明显异常,也无自觉不适症状。无其他病史,无家族史,无过敏史。

任务要求

1. 请根据患者疾病情况,给出血压控制的方案建议。
2. 请结合患者基本情况,拟订健康指导的具体内容。
3. 如果需要选择降压药控制血压,请问有无不能选用的一线降压药?

一、认识疾病

(一) 高血压的定义及危险因素

高血压的定义:在未使用降压药的情况下,诊室血压≥140/90 mmHg;或家庭血

压≥135/85 mmHg；或 24 小时动态血压≥130/80 mmHg，白天血压≥135/85 mmHg，夜间血压≥120/70 mmHg。如未单独说明，后面表述的血压均指诊室血压。

高血压的危险因素包括遗传因素、年龄、体重、性别以及多种不良生活方式等多方面。高钠低钾膳食、超重和肥胖、增龄、吸烟、过量饮酒、心理社会因素、空气污染、肿瘤治疗、高海拔是我国高血压发病的重要危险因素。此外，高血压家族史、缺乏体力活动等是高血压发病的其他危险因素。

（二）高血压的类型

高血压由多种原因和复杂的发病机制导致，临床上常分为原发性高血压和继发性高血压两类。其中原发性高血压又称为高血压病，约占高血压患者的 95%，其发病原因大多不明，具有起病隐匿、病情发展相对缓慢、病程较长等特点，且多与遗传和环境因素相互作用有关。继发性高血压又称症状性高血压，约占高血压患者的 5%，多由明确的病因引起，如睡眠呼吸暂停综合征、原发性醛固酮增多症、肾动脉狭窄、嗜铬细胞瘤、糖尿病等疾病。如未单独说明，后面表述的高血压均指原发性高血压。

（三）高血压分级分层

根据诊室血压值的范围以及血压升高水平，血压分类和高血压分级见表 3-3-4。

表 3-3-4　基于诊室血压的血压分类和高血压分级

分类	SBP/mmHg		DBP/mmHg
正常血压	<120	和	<80
正常高值	120~139	和/或	80~89
高血压	≥140	和/或	≥90
1 级高血压（轻度）	140~159	和/或	90~99
2 级高血压（中度）	160~179	和/或	100~109
3 级高血压（重度）	≥180	和/或	≥110
单纯收缩期高血压	≥140	和	<90
单纯舒张期高血压	<140	和	≥90

注：SBP（systolic blood pressure，收缩压）、DBP（diastolic blood pressure，舒张压）。当 SBP 和 DBP 分属于不同级别时，以较高的分级为准。

由于大部分高血压患者还有血压升高以外的其他心血管危险因素（如男性>55 岁、女性>65 岁，吸烟或被动吸烟，糖耐量受损和/或空腹血糖异常，血脂异常，一级亲属心血管病发病年龄<50 岁，腹型肥胖或肥胖，高同型半胱氨酸血症，高尿酸血症，静息心率>80 次/分等）、靶器官损害，或者临床并发症与合并症等，因此，高血压患者的诊断和治疗不能只根据血压水平，还须对患者进行心血管综合风险的评估并分层（表 3-3-5），这样才有利于确定启动降压治疗的时机，优化降压治疗方案，确立更合适的血压控制目标和进行患者的综合管理。

表 3-3-5　血压升高患者心血管风险水平分层

其他心血管危险因素和疾病史	血压 /mmHg			
	SBP 130~139 和/或 DBP 85~89	SBP 140~159 和/或 DBP 90~99	SBP 160~179 和/或 DBP 100~109	SBP ≥ 180 和/或 DBP ≥ 110
无	低危	低危	中危	高危
1~2 个其他危险因素	低危	中危	中危—高危	很高危
≥ 3 个其他危险因素，靶器官损害，或 CKD 3 期，无并发症的糖尿病	中危—高危	高危	高危	很高危
临床并发症，或 CKD ≥ 4 期，或有并发症的糖尿病	高危—很高危	很高危	很高危	很高危

注：靶器官损害包括左心室肥厚、颈动脉超声中膜-中层厚度（IMT）≥ 0.9 mm 或动脉粥样斑块、估算的肾小球滤过率降低、微量白蛋白尿；CKD 为慢性肾脏疾病；临床并发症包括脑血管疾病、心脏疾病、肾脏疾病、外周动脉疾病、视网膜病变、糖尿病。

（四）高血压的临床表现

原发性高血压起病缓慢，早期多无症状，随着病程的延长患者可出现头痛、眩晕、耳鸣、心悸、失眠、肢体麻木、心绞痛等症状，并造成多个器官发生继发性改变，常累及心脏、肾脏、脑等重要器官。

1. **心脏**　长期的高血压可导致左心室肥厚、心脏扩大、心律失常和反复发作的心衰，出现胸闷、呼吸困难、咳嗽等症状。

2. **肾脏**　持续高血压可致肾动脉硬化，从而引起高血压肾损害，出现夜尿增多、蛋白尿、管型尿、血尿、尿比重降低等；严重时出现肾衰竭，表现为恶心、呕吐、厌食、少尿、无尿、氮质血症或尿毒症。

3. **脑**　因脑血管痉挛或硬化，可致患者头痛（多发生于枕部）、头晕加重，出现一过性失明和肢体麻木等，严重者可致脑卒中（脑出血和脑血栓）。脑卒中是高血压脑部主要并发症，易在血压波动、情绪激动、排便、用力等情况下发生。

4. **血管和视网膜**　高血压可导致主动脉夹层破裂和动脉粥样硬化等疾病，同时可导致视网膜病变，出现眼底出血、渗出及视神经乳头水肿。极少数患者病情发展急骤，血压急剧升高，同时伴有剧烈头痛、头晕、恶心、心悸、视力障碍，甚至昏迷、抽搐等，称为高血压危象。

二、理解疾病防治策略

高血压是心脑血管疾病的第一危险因素，约有一半的脑卒中及心肌梗死直接由高血压所导致，若发现血压高而不予以控制，预期寿命会显著缩短。

1. **综合干预**　在健康教育、生活方式干预的基础上，应根据高血压患者的总体风险水平给予降压药物，同时干预可纠正的危险因素、靶器官损害和并存的临床疾病。在条件允许的情况下,应采取强化降压的治疗策略,以取得最大的心血管获益。

2. **健康教育** 高血压健康教育是针对不同目标人群,对高血压的概念和危害,有针对性的行为纠正和生活方式指导,高血压的危险因素及综合管理,非药物治疗与长期随访的重要性,坚持终身治疗的必要性,高血压是可以治疗的,正确认识高血压药物的疗效和不良反应等问题进行宣传教育和指导,以提高患者自我管理意识和技能,提高高血压治疗率和控制率,减少并发症发生。

3. **生活方式干预** 生活方式干预在任何时候对任何高血压患者(包括正常高值者和需要药物治疗的高血压患者)都是合理、有效的治疗,其目的是降低血压、控制其他危险因素和改善临床情况。生活方式干预对降低血压和心血管危险的作用确切,所有患者都应采用,主要措施包括:减少钠盐摄入、增加钾摄入,合理膳食,控制体重,戒烟限酒,进行中等强度运动,减轻精神压力,保持健康睡眠。

4. **降压目标** 高血压治疗的根本目标是降低心、脑、肾与血管并发症和死亡的总危险。一般高血压患者应降至 140/90 mmHg 以下;能耐受者和部分高危及以上的患者(如并发有糖尿病、蛋白尿等)在可耐受条件下,可进一步降至 130/80 mmHg 以下;80 岁及以上高龄老年人降压目标为 150/90 mmHg 以下,如能耐受可降至 140/90 mmHg 以下。

5. **降压达标的时间** 除高血压急症和亚急症外,大多数高血压患者应根据病情,在 4~12 周内将血压逐渐降至目标水平。

6. **降压药物治疗的时机** 降压药物治疗的时机取决于心血管风险评估水平,在改善生活方式的基础上,血压仍不低于 140/90 mmHg 和/或高于目标血压的患者应启动药物治疗。

对初诊高血压患者,其风险评估及干预程序见图 3-3-1。

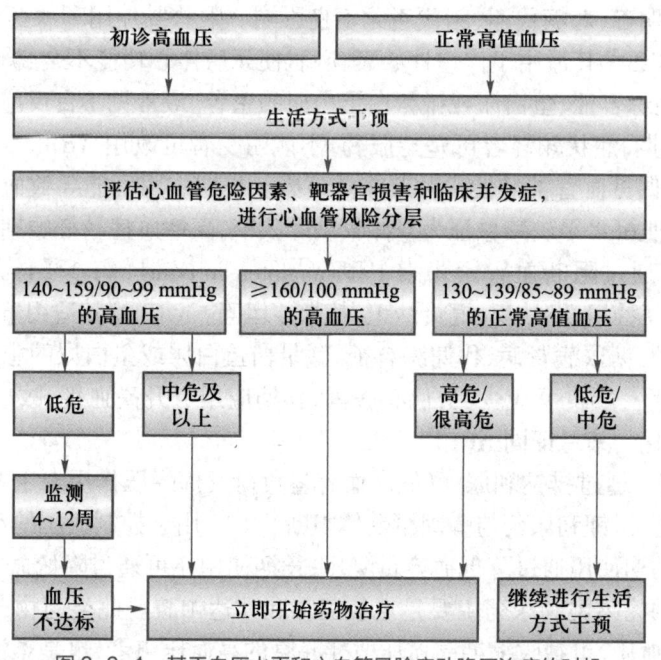

图 3-3-1 基于血压水平和心血管风险启动降压治疗的时机

三、识别药物作用特点

常用一线降压药物包括钙通道阻滞剂（CCB）、血管紧张素转换酶抑制（ACEI）、血管紧张素Ⅱ受体阻断药（ARB）、利尿药、β受体阻断药和血管紧张素受体脑啡肽酶抑制剂（ARNI）六类，以及由上述药物组成的小剂量固定配比复方制剂。此外，α受体阻断药或其他种类降压药有时亦可应用于某些高血压人群。CCB、ACEI、ARB、利尿药、β受体阻断药和ARNI，以及低剂量固定配比复方制剂，均可单独或联合用于降压治疗的初始用药方案或长期维持用药方案。

1. CCB 主要通过阻断血管平滑肌细胞上的钙离子通道发挥扩张血管、降低血压的作用，包括二氢吡啶类CCB和非二氢吡啶类CCB。前者如硝苯地平、尼群地平、拉西地平、氨氯地平和非洛地平等。此类药物可与其他四类药联合应用，尤其适用于老年高血压，单纯收缩期高血压，伴稳定型心绞痛、冠状动脉或颈动脉粥样硬化及周围血管病患者。常见不良反应包括心搏加快、面部潮红、踝部水肿、牙龈增生等。二氢吡啶类CCB没有绝对禁忌证，但心动过速及心衰患者应慎用，如必须使用，则应慎重选择特定制剂，如氨氯地平。急性冠脉综合征患者一般不推荐使用短效硝苯地平。临床上常用的非二氢吡啶类CCB主要包括维拉帕米和地尔硫䓬两种药物，也可用于降压治疗，常见不良反应包括抑制心脏收缩功能和传导功能，有时也会出现牙龈增生。Ⅱ度、Ⅲ度房室传导阻滞及心衰患者禁止使用。因此，在使用非二氢吡啶类CCB前应详细询问病史，进行心电图检查，并在用药2~6周内复查。二氢吡啶类CCB因其降压效果（包括降低夜间收缩压）突出，在我国是应用最为广泛的降压药之一。

2. ACEI 通过抑制血管紧张素转换酶（ACE），阻断肾素血管紧张素系统而发挥降压作用。常用药物包括卡托普利、依那普利、贝那普利、雷米普利、培哚普利等。ACEI单用降压作用明确，对糖代谢、脂代谢无不良影响。限盐或加用利尿药可增强ACEI的降压效应。ACEI尤其适用于伴慢性心衰、心肌梗死后伴心功能不全、糖尿病肾病、非糖尿病肾病、代谢综合征、蛋白尿或微量白蛋白尿的患者。最常见不良反应为持续性干咳，多见于用药初期，症状较轻者可坚持服药，不能耐受者可改用ARB。其他不良反应有低血压、皮疹，偶见血管神经性水肿及味觉障碍。长期应用可能导致血钾升高，应定期监测血钾和血肌酐水平。禁忌证为双侧肾动脉狭窄、高钾血症及妊娠期妇女。

3. ARB 通过阻断血管紧张素1型（angiotensin type1，AT_1）受体发挥降压作用。常用药物包括氯沙坦、缬沙坦、厄贝沙坦、替米沙坦等。ARB尤其适用于伴左心室肥厚、心衰、心房颤动、糖尿病肾病、代谢综合征、微量白蛋白尿或蛋白尿的患者，以及不能耐受ACEI的患者。不良反应少见，偶有腹泻，长期应用可升高血钾，故应注意监测血钾及肌酐水平变化。禁忌证同ACEI。

4. 利尿药 通过排钠利尿、降低高血容量负荷发挥降压作用。主要包括噻嗪类利尿药、袢利尿药、保钾利尿药与醛固酮受体阻断药等。用于控制血压的利尿药主要是噻嗪类利尿药（初期使用通过降低血容量降压；长期使用还可通过降低血管阻力而降压）。在我国，常用的噻嗪类利尿药主要是氢氯噻嗪和吲达帕胺。此类药物尤其适用于老年和高龄老年高血压、单独收缩期高血压或伴心衰的高血压患者，也是难治性高血压的基础药物之一。其不良反应与剂量密切相关,故通常应采用小剂量。袢利尿药、噻嗪类利尿药可引起低钾血症,长期应用者应定期监测血钾,并适量补钾。保钾利尿药阿米洛利、醛固酮受体阻断药螺内酯等,有时也可用于控制血压。在排钠利尿的同时不增加钾的排出,在与其他具有保钾作用的降压药如 ACEI 或 ARB 合用时,需注意发生高钾血症的危险。痛风者禁用;高尿酸血症及明显肾功能不全者慎用,后者如需使用利尿药,应使用袢利尿药,如呋塞米等。

5. β 受体阻断药　　主要通过抑制过度激活的交感神经活性、抑制心肌收缩力、减慢心率、减少心排血量而发挥降压作用。常用药物包括美托洛尔、比索洛尔、卡维地洛和阿替洛尔等。美托洛尔、比索洛尔对 $β_1$ 受体有较高选择性,因阻断 $β_2$ 受体而产生的不良反应较少,既可降低血压,也可保护靶器官,降低心血管事件风险。β 受体阻断药尤其适用于伴快速型心律失常、稳定型心绞痛、慢性心衰、交感神经活性增高以及高动力状态的高血压患者。常见的不良反应有疲乏、肢体冷感、激动不安、胃肠不适等,还可影响糖代谢、脂代谢。Ⅱ 度及以上房室传导阻滞、哮喘患者为其禁忌证。慢性阻塞性肺疾病患者、运动员、周围血管病或糖耐量异常者慎用,上述患者必要时也可慎重选用高选择性 β 受体阻断药。长期应用者突然停药可发生撤药综合征(反跳现象),即原有的症状加重或出现新的临床表现,较常见的有血压反跳性升高,伴头痛、焦虑等。

6. ARNI　　通过抑制脑啡肽酶对利钠肽的降解,发挥利尿、利钠和扩血管、抗交感神经的效应,其血管紧张素受体阻断作用可避免脑啡肽酶被抑制后对 RAS 的代偿激活,起到协同降压作用。沙库巴曲缬沙坦为首个 ARNI 类药物,沙库巴曲和缬沙坦以 1∶1 摩尔比例结合构成共晶结构,避免了两药单独进入人体不能同时被吸收的缺点,使两药的吸收与消除速率相近,保障了药效发挥的同步性,且可减少缬沙坦使用剂量。ARNI 可导致血管性水肿、低血压、肾功能损害、高钾血症。重度肾功能损害[eGFR<30 ml/(min·1.73 m^2)]、肾动脉狭窄及中度肝功能损害者应慎用 ARNI。妊娠者禁用。ARNI 在联合治疗中可与 CCB、β 受体阻断药、利尿药联用,但不能与 ACEI、ARB(相同成分的 ARB 除外)、阿利吉仑联用。如果从 ACEI 转换成 ARNI,必须在停止 ACEI 治疗至少 36 小时(相当于大多数 ACEI 的 2~3 个消除半衰期)之后才能开始应用,以降低发生潜在血管性水肿的风险,同时又不易导致心衰恶化或血压明显波动。

7. α 受体阻断药　　一般不作为高血压治疗的首选药物,适用于高血压伴良性前列腺增生、原发性震颤、血糖或血脂异常、难治性高血压患者,也可用于合并周围血管病、哮喘的患者。开始用药应在入睡前,以防发生直立性低血压,使用中注意测量坐立位血压,最好使用控释制剂。心衰患者慎用。

8. 直接肾素抑制剂　　作用机制是直接抑制肾素,继而减少血管紧张素 Ⅱ 的产生,可显著降低高血压患者的血压水平。其他主要包括降低血浆肾素活性,阻断肾素/肾素原受体,减少细胞内血管紧张素 Ⅱ 的产生。目前唯一使用的该类药物是阿利吉仑,能够明显改善高血压合并蛋白尿、左心室肥厚等器官损害。阿利吉仑与 ACEI 或 ARB 联合,虽能减轻醛固酮逃逸和增强临床疗效,但增加了高钾血症、低血压和肾功能损害的风险。该药可与氢氯噻嗪或氨氯地平安全联合使用。最常见的不良反应为皮疹、腹泻。

9. 内皮素双受体阻断药　　是全新一类降压药,可抑制内皮素-1(endothelin-1,ET-1)与 ET_A 受体结合,发挥扩张血管和降低血压的作用;同时可抑制 ET-1 与 ET_B 受体结合,降低血管通透性,进而在一定程度上避免水潴留。阿普昔腾坦(Aprocitentan)是目前国际上唯一被批准上市的内皮素双受体阻断药,用于现有降压药难以控制的成人高血压患者。该药口服后 3~4 小时血药浓度达峰,血浆半衰期长达 41.3~46.8 小时,因此可以每日服药 1 次。阿普昔腾坦耐受性良好,最常见的不良事件是轻中度水肿或水潴留。阿普昔腾坦可能会导致胎儿的严重出生缺陷,故禁用于妊娠期妇女。

常用降压药及其组成的复方制剂的用法用量和主要不良反应见表 3-3-6 和表 3-3-7。

表 3-3-6 常用降压药的用法用量和主要不良反应

分类	代表药物	每天剂量(mg/d)(起始剂量~足量)	每天服药次数	主要不良反应
二氢吡啶类 CCB	硝苯地平	10~30	2~3	踝部水肿,头痛,潮红
	硝苯地平缓释片	20~40	2	
	硝苯地平控释片	30~60	1	
	氨氯地平	2.5~10	1	
	左旋氨氯地平	2.5~5	1	
	非洛地平	2.5~10	1	
	非洛地平缓释片	2.5~10	1	
非二氢吡啶类 CCB	维拉帕米	80~480	2~3	房室传导阻滞,心功能抑制
	维拉帕米缓释片	120~480	1~2	
	地尔硫䓬片	90~180	3	
	地尔硫䓬缓释胶囊	90~360	1~2	
ACEI	卡托普利	25~300	2~3	咳嗽,血钾升高,血管神经性水肿
	依那普利	2.5~40	2	
	贝那普利	5~40	1~2	
ARB	氯沙坦钾	25~100	1	血钾升高,血管神经性水肿(罕见)
	缬沙坦	80~160	1	
	厄贝沙坦	150~300	1	
	替米沙坦	20~80	1	
噻嗪类利尿药	氢氯噻嗪	6.25~25	1	血钾降低,血钠降低,血尿酸升高
	吲达帕胺	1.25~2.5	1	
	吲达帕胺缓释片	1.5	1	
袢利尿药	呋塞米	20~80	2~3	血钾减低
保钾利尿药	阿米洛利	5~10	1~2	血钾增高
	氨苯蝶啶	25~100	2	

续表

分类		代表药物	每天剂量（mg/d）（起始剂量~足量）	每天服药次数	主要不良反应
醛固酮受体阻断药		螺内酯	20~60	1~3	血钾增高，男性乳房发育
β受体阻断药	非选择性	普萘洛尔	20~90	2~3	支气管痉挛，心功能抑制
	选择性	比索洛尔	2.5~10	1	
		美托洛尔平片	50~100	2	
		美托洛尔缓释片	47.5~190	1	
α、β受体阻断药		拉贝洛尔	200~600	2	直立性低血压，支气管痉挛
		卡维地洛	12.5~50	2	
ARNI		沙库巴曲缬沙坦钠	200~400	1	低血压，高钾血症，血管神经性水肿（极少见）
		沙库巴曲阿利沙坦钙	240~480	1	
α受体阻断药		哌唑嗪	1~10	2~3	直立性低血压
中枢作用药物		利血平	0.125~0.5	1~2	鼻充血，心动过缓，消化性溃疡
直接血管扩张药		肼屈嗪	25~100	2	狼疮综合征
直接肾素抑制剂		阿利吉仑	150~300	1	腹泻，高钾血症

表3-3-7 常用单片复方制剂的组成、用法、用量和主要不良反应

常用单片复方制剂	主要组分与每片剂量	每天服药片数	每天服药次数	主要不良反应
氯沙坦钾/氢氯噻嗪	氯沙坦钾 50 mg/氢氯噻嗪 12.5 mg	1	1	偶见血管神经性水肿，血钾异常
缬沙坦/氢氯噻嗪	缬沙坦 80 mg/氢氯噻嗪 12.5 mg	1~2	1	偶见血管神经性水肿，血钾异常
厄贝沙坦/氢氯噻嗪	厄贝沙坦 150 mg/氢氯噻嗪 12.5 mg	1	1	偶见血管神经性水肿，血钾异常
替米沙坦/氨氯地平	替米沙坦 80 mg/氨氯地平 5 mg	1	1	头痛，踝部水肿，偶见血管神经性水肿
尼群地平/阿替洛尔	尼群地平 10 mg/阿替洛尔 20 mg	1	1~2	头痛，踝部水肿，支气管痉挛，心动过缓
复方利血平片	利血平 0.032 mg/氢氯噻嗪 3.1 mg/双肼屈嗪 4.2 mg/异丙嗪 2.1 mg	1~3	2~3	消化性溃疡，困倦
珍菊降压片	可乐定 0.03 mg/氢氯噻嗪 5 mg	1~3	2~3	低血压，血钾异常

> **知识拓展**
>
> 降压药物"新秀":沙库巴曲缬沙坦
——科技创新服务生命健康
>
> 　　原发性高血压是由多种原因相互作用导致的,交感神经系统、肾素-血管紧张素-醛固酮系统、利钠肽系统、内皮功能等均参与血压调节过程。血管紧张素受体脑啡肽酶抑制剂沙库巴曲缬沙坦是一种同时抑制脑啡肽酶和血管紧张素受体的药物,具有良好的降压作用。
>
> 　　研究表明,沙库巴曲缬沙坦还具有较好的心脏、肾脏、血管等靶器官保护作用。对于肥胖的高血压患者,沙库巴曲缬沙坦能够提高胰岛素敏感性,增加腹部皮下脂肪组织的脂质动员。因此,对于具有心脏、肾脏合并症的高血压患者,沙库巴曲缬沙坦能带来更多获益。尤其适用于老年高血压合并心衰和 CKD 的患者。
>
> 　　目前,该药已成为《中国高血压防治指南(2024 年修订版)》推荐使用的常用降压药物。

四、理解药物选用原则

1. 降压药物选用原则　　降压药物选用应综合考虑血压水平和心血管风险水平,再建议初始单药或联合治疗。应优先选择可降低心血管疾病发病和死亡风险的降压药物,且优先考虑长效制剂。药物初始使用剂量,一般患者应采用常规剂量;高龄老年人,有心、脑、肾疾病的很高危者,初始治疗时通常应采用较小的有效治疗剂量。根据需要,可考虑逐渐增加至足量。血压 ≥ 160/100 mmHg,高于目标血压 20/10 mmHg 的心血管高危/很高危者,或单药治疗未达标的高血压患者,应进行联合降压治疗。大多数患者需长期甚至终身坚持治疗,因此需要根据患者合并症的不同和药物疗效及耐受性,以及患者个人意愿或长期承受能力,选择适合患者个体的降压药物。因此,应坚持定期测量血压,规范治疗,改善治疗依从性,尽可能实现降压达标,做到长期、平稳、有效地控制血压。

2. 特殊人群降压药物选用原则　　特殊人群高血压包括:老年高血压,单纯收缩期高血压,高血压合并脑血管病、冠心病、心衰、慢性肾脏病、糖尿病、周围血管病,妊娠高血压,难治性高血压,高血压急症等。高血压特殊人群大多为心血管病发生的高危人群,应根据患者各自特点,选用合适的降压药物,平稳有效地控制血压,以预防心脑血管病的发生。

(1) 对年龄>65 岁的单纯收缩期高血压患者,应初始用小剂量利尿药或 CCB,SBP 目标<150 mmHg。

(2) 合并糖尿病者,首选 ACEI 或 ARB,目标血压<130/80 mmHg,需加 CCB 或小剂量噻嗪类利尿药,同时要积极控制血糖。

(3) 脑血管病后常用利尿药、CCB、ACEI、ARB,如果合并高同型半胱氨酸血症,建议同时口服叶酸片。

(4) 合并慢性肾脏病者,首选 ACEI 或 ARB,必要时加袢利尿药或长效 CCB。

(5) 难治性高血压者,选用长效 CCB、利尿药、ARB 或 ACEI 等联合治疗。

(6) 合并冠心病、心绞痛者,常用 β 受体阻断药或长效 CCB。

(7) 合并周围血管病者,常用 CCB 等。

3. 降压药物的联合应用原则　联合应用降压药物已成为降压治疗的基本方法。为了达到目标血压水平,大部分高血压患者需要使用 2 种或 2 种以上降压药物。

(1) 联合用药的适应证:血压 ≥ 160/100 mmHg 或高于目标血压 20/10 mmHg 的高危人群,往往初始治疗即需要应用 2 种降压药物。如血压超过 140/90 mmHg,也可考虑初始小剂量联合降压药物治疗。如仍不能达到目标血压,可在原药基础上加量,或可能需要 3 种甚至 4 种以上降压药物。

(2) 联合用药的方法:两药联合时,降压作用机制应具有互补性,同时具有相加的降压作用,并可互相抵消或减轻不良反应。例如,在应用 ACEI 或 ARB 的基础上加用小剂量噻嗪类利尿药,降压效果可以达到甚至超过将原有的 ACEI 或 ARB 剂量倍增的降压幅度,同样加用二氢吡啶类 CCB 也有相似效果。

(3) 联合用药方案:选择单药或联合降压治疗流程见图 3-3-2。

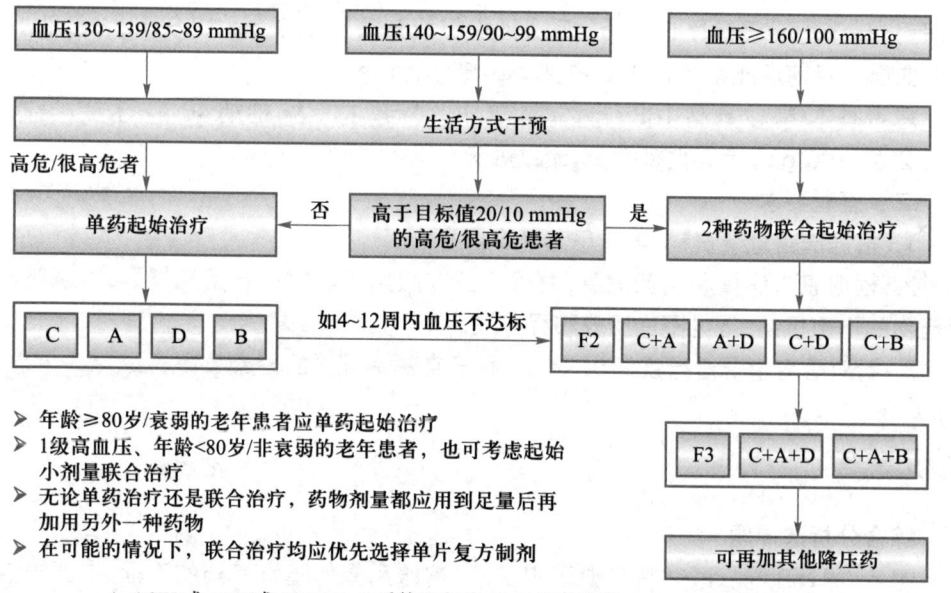

A:ACEI 或 ARB 或 ARNI;B:β 受体阻断药;C:二氢吡啶类 CCB;D:噻嗪类利尿药;
F2:2 种药物的单片复方制剂;F3:3 种药物的单片复方制剂。

图 3-3-2　选择单药或联合降压治疗流程

五、理解药物使用注意事项

1. 不应自行乱用药物,降压药物有许多种,作用机制也不一样。因此,高血压患者的药物治疗应在医师指导下,按患者病情轻重及发病机制个体化用药。

2. 服药期间应定期监测血压,及时调整剂量,保持血压稳定。

3. 不应追求降压速度,应当缓慢降压,使血压逐渐达标。

4. 切忌中途停服降压药物,一旦确诊为高血压需长期服药,无症状时也需依据医嘱服用药物。

赛场直击

全国职业院校技能大赛药学技能赛项
用药咨询与慢病管理模块——慢病管理试题单
考核时间:20 分钟　题目分值:15 分

一、试题背景

患者,男,72 岁。于 2013 年体检时查到血压 172/100 mmHg,诊断为高血压 2 级,给予"硝苯地平缓释片"20 mg,每日 1 次(晨起)口服降压治疗,当时效果佳(血压降至 130/82 mmHg),患者随后 8 年一直服用该药控制血压。但 2 年前,患者出现血压波动明显,血压较原来上升(158~166/88~100 mmHg)。

考虑随着患者年龄增加,单一降压药物控制不佳,遂给予加用"厄贝沙坦氢氯噻嗪片"150 mg/12.5 mg,每日 1 次联合降压治疗,患者血压降至正常。此后患者一直坚持服用"硝苯地平缓释片 20 mg+厄贝沙坦氢氯噻嗪片 150 mg/12.5 mg",每日 1 次,控制血压。目前血压维持在 122~138/68~82 mmHg。

患者基本情况:身高 168 cm,体重 80 kg,为退休工人,抽烟 40 年,未戒,爱饮酒,每日 2 两(100 g)。无其他疾病史,无过敏史。

二、答题要求

1. 根据试题背景资料,填写患者基本信息。

2. 根据患者病情和用药信息,对患者正在服用的药物进行用药指导,准确答出治疗药物的作用机制、常见不良反应和用药注意事项。

3. 针对患者情况进行疾病相关知识和日常生活管理的健康教育。

考证聚焦

综合分析选择题

患者,男,58 岁。既往有高血压史 7 年,曾服用氢氯噻嗪等药物治疗,血压一直控制不佳。2 个月前,每天加用氨氯地平 5 mg 治疗。

1. 加用氨氯地平后,可能引起的不良反应是(　　)。
　　A. 牙龈增生　　　　　B. 胃溃疡　　　　　C. 高钾血症
　　D. 肺毒性　　　　　　E. 光过敏

2. 患者用药一段时间后血压仍未控制达标,且体检发现血糖升高,伴有轻度肾功能不全,诊断为高血压伴有糖尿病肾病,此时宜加选择的药物是(　　)。
　　A. 普萘洛尔　　　　　B. 硝普钠　　　　　C. 利血平
　　D. 卡托普利　　　　　E. 甲基多巴

3. 若患者服药期间出现持续性干咳,可换用(　　)。

A. 可乐定　　　　B. 硝普钠　　　　　　C. 哌唑嗪
D. 氯沙坦　　　　E. 普萘洛尔

思考题

1. 有液体潴留症状的心衰患者均适用利尿药,利尿药在心衰治疗中起关键作用,但使用中要注意的问题有哪些?

2. 如何在冠心病中规范使用硝酸酯类药物?

3. 一般人群降压药物选用原则有哪些?

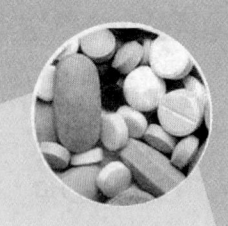

项目四
呼吸系统疾病的药物治疗

　　随着世界经济的快速发展和工业化水平的不断提高,空气质量和气候发生了巨大的变化。由于人体呼吸道直接与外界相通,故呼吸系统比其他系统更容易受到外界环境的影响。大量研究证实,长期暴露于空气污染物中可导致呼吸系统疾病的患病率和病死率显著升高。因此,空气质量与气候问题对居民呼吸系统疾病的影响已成为公共卫生领域的重要问题。《2022 中国卫生健康统计年鉴》显示,2018 年我国调查地区居民呼吸系统疾病的两周患病率高达 74.6‰,慢性呼吸系统疾病的患病率也由 2013 年的 15.6‰上升至 26.1‰。

　　WHO 将慢性呼吸系统疾病列为全球四大非传染性疾病之一。呼吸系统疾病也严重影响了我国居民的健康水平,特别是慢性呼吸系统疾病逐渐成为影响人群健康的重要疾病之一。

　　本项目主要学习呼吸系统疾病中的上呼吸道感染、肺炎、支气管哮喘等疾病的药物治疗并达成下述学习目标,为服务我国呼吸系统疾病防控事业做出应有的贡献。

学习目标

知识目标

1. 识别急性上呼吸道感染、肺炎、支气管哮喘、慢性阻塞性肺疾病、肺结核的临床表现。
2. 阐释急性上呼吸道感染、肺炎、支气管哮喘、慢性阻塞性肺疾病、肺结核的治疗原则。
3. 区分急性上呼吸道感染、肺炎、支气管哮喘、慢性阻塞性肺疾病、肺结核治疗药物的不同类型。

4. 能归纳急性上呼吸道感染、肺炎、支气管哮喘、慢性阻塞性肺疾病、肺结核常用治疗药物的作用特点及应用注意事项。

技能目标

1. 会收集急性上呼吸道感染、肺炎、支气管哮喘、慢性阻塞性肺疾病、肺结核患者的疾病基本信息。
2. 能根据急性上呼吸道感染、肺炎、支气管哮喘、慢性阻塞性肺疾病、肺结核患者病情和用药处方,完成处方审核并开展用药指导。
3. 能针对急性上呼吸道感染、肺炎、支气管哮喘、慢性阻塞性肺疾病、肺结核患者情况实施疾病相关知识和生活管理的健康指导。

素质目标

1. 认识常见呼吸系统疾病的危害,提升服务"健康中国"的职业使命感。
2. 认识呼吸系统疾病治疗新药带给患者的福音,树立积极探索创新的科学精神。

任务一　急性上呼吸道感染的药物治疗

急性上呼吸道感染是一组由病原微生物所致、以上呼吸道局部症状为主、多呈自限性的综合征,包括普通感冒、咽-扁桃体炎、鼻窦炎、中耳炎等疾病。该病是呼吸道常见的一种传染病,一年四季均可发病,以春初、秋末多发,并有季节流行性的特点。急性上呼吸道感染属于自限性疾病,一般病情较轻、病程较短、预后良好,但也因其较高的自愈率往往容易被忽视。临床患者年龄<4岁的儿童、≥65岁的老年人以及伴有慢性呼吸系统疾病、心血管系统疾病、肾病、肝病、身体代谢疾病、免疫抑制患者可因严重并发症预后不良。

岗位模拟 〉〉〉〉

任务情境

患者,男,29岁,建筑工人。3天前因气候变化受凉后出现咳嗽伴痰黄且黏稠,同时出现咽喉的轻微疼痛。1天前夜间症状加重,并伴有发热恶寒,故来就诊。检查:神志清楚,面色微红,体形微胖,咽干、咽痒,扁桃体肿大不明显,无痰。体温37.8 ℃,脉搏89次/分,呼吸26次/分,血压110/76 mmHg,心率83次/分,律齐,肺部未闻及干湿啰音。医师诊断为急性上呼吸道感染。治疗方案:阿莫西林胶囊,每次0.5 g,3次/日,口服;复方感冒灵颗粒,每次1袋,3次/日,以开水冲服;板蓝根颗粒,每次1袋,3次/日,以开水冲服;鲜竹沥口服液,每次20 ml,3次/日,口服。

任务要求

请分析此案例治疗方案的用药合理性。

一、认识疾病

(一) 急性上呼吸道感染的定义及病因

急性上呼吸道感染是由多种病原微生物侵犯上呼吸道鼻部、咽部、喉部引起急性炎症的总称。70%~80% 是由病毒引起的,如鼻病毒、腺病毒、流感病毒、呼吸道合胞病毒、柯萨奇病毒等;20%~30% 是由细菌引起的,如肺炎链球菌、溶血性链球菌、金黄色葡萄球菌等。一般病情较轻,病程较短,预后良好。

(二) 急性上呼吸道感染的类型

根据急性上呼吸道感染的病因和病变范围的不同,可分为普通感冒、病毒性咽炎和喉炎、疱疹性咽峡炎及扁桃体炎。需注意与初期表现为感冒样症状的其他疾病进行鉴别,如流行性感冒、过敏性鼻炎等。

(三) 急性上呼吸道感染的临床表现

根据病因不同,临床表现可有不同类型。

1. 普通感冒　简称感冒,俗称伤风,是急性上呼吸道病毒感染中最常见的类型,大多散发,以冬春季节多发,但不会出现大流行。以鼻咽部卡他症状为主要表现。起病较急,初期有咳嗽、咽干、咽痒或烧灼感,可伴咽痛,有时由于咽鼓管炎使听力减退,发病的同时或数小时后,可有喷嚏、鼻塞、流清水样鼻涕,2~3 日后鼻涕变稠。一般无发热及全身症状,或仅有低热、乏力、轻度畏寒、头痛。

2. 病毒性咽炎和喉炎　急性病毒性咽炎以咽部发痒和灼热感为主要临床特征,咽痛不明显,咳嗽少见。当咽部有吞咽疼痛时,常提示有链球菌感染。急性喉炎主要表现为声嘶、讲话困难、咳嗽时疼痛,常有发热、咽痛或咳嗽。

3. 疱疹性咽峡炎　表现为明显咽痛、发热,病程约为 1 周。检查可见咽部充血,软腭、腭垂、咽及扁桃体表面有灰白色疱疹及浅表溃疡,周围有红晕。

4. 扁桃体炎　起病急,主要症状为明显咽痛、畏寒、发热,体温可达 39 ℃以上。体格检查可见咽部明显充血,扁桃体肿大、充血,表面有黄色点状渗出物,颌下淋巴结肿大、压痛,肺部无异常体征。

二、理解疾病防治策略

急性上呼吸道感染以对症治疗为主。早期应用抗病毒药物可能有一定效果,因此应在发病初期(48 小时之内)尽早服用抗病毒药物如利巴韦林、金刚烷胺等。对有细菌感染者,可根据病原选用敏感抗生素治疗。对有发热、头痛等全身症状明显的患者,可适当应用解热镇痛药物如对乙酰氨基酚或抗感冒复合制剂。有喷嚏、鼻塞、流涕、流泪等症状时,可使用抗组胺药。如果有咳痰,可使用祛痰药。

三、识别药物作用特点

治疗时对于发热患者应适当休息,多饮开水,进半流质饮食。为避免并发症,应积极预防、及时治疗。治疗急性上呼吸道感染的药物依据其药理作用可分为五类:中药、抗病毒药、抗菌药、感冒药、中西药结合复方制剂。同时应锻炼身体,增强体质,防止感冒,改善环境卫生,做好个人防护,避免发病的诱因。病毒感染者注意呼吸道隔离,防止交叉感染。

(一) 中药类

常用药物为多种中药制成的中成药,如清开灵胶囊、流感丸、感冒清热颗粒、双黄连口服液,主要有辛凉解表、清热解毒、镇静安神等作用。常用中成药的主要成分、用法用量及用药注意事项见表 3-4-1。

表 3-4-1 常用中成药的主要成分、用法用量及用药注意事项

药物	主要成分	用法用量	用药注意事项
清开灵胶囊	黄芩甙、栀子、板蓝根、胆酸、珍珠母、金银花、水牛角、猪去氧胆酸	每次 2~4 粒,3 次/日,口服	久病体弱者出现腹泻时慎用
流感丸	丁香、藏木香、酸藤果、龙骨、诃子、安息香、亚大黄、木香、镰形棘豆、草乌、垂头菊、獐牙菜、人工麝香等	每次 1~2 丸,2~3 次/日,口服	孕妇、有过敏倾向者慎用
感冒清热颗粒	薄荷、桔梗、苦杏仁、苦地丁、荆芥穗、葛根、防风、柴胡、白芷、芦根、紫苏叶等	每次 10 g,2 次/日,口服	妊娠期妇女慎用
双黄连口服液	黄芩、连翘、金银花等	每次 20 ml,2~3 次/日,口服	小儿酌减或遵医嘱

(二) 抗病毒药

利巴韦林用于病毒性上呼吸道感染,如病毒性咽喉炎、鼻炎、咽结膜热及口咽部病毒等的感染,也可用于流感的治疗和预防;奥司他韦用于甲型、乙型流感的预防和治疗,应尽早使用,一般在流感症状出现 48 小时内使用最为有效;金刚烷胺和金刚乙胺应用于无合并症的流感病毒 A 的感染。此外,连翘、板蓝根、大青叶、金银花等单味中药和银翘散、冰香散、双黄连制剂等中药复方制剂在治疗病毒感染性疾病方面具有独特效果。

(三) 抗菌药

普通感冒是一种自限性疾病,多由病毒感染引起,故不建议用抗菌药物治疗,用抗菌药物预防细菌感染也弊大于利。应用抗菌药物会产生多种副作用,滥用抗菌药物还易诱导细菌耐药的发生。只有当感冒合并细菌感染如鼻窦炎、中耳炎、肺炎、化脓性扁桃

体炎等的时候,才考虑应用抗菌药物治疗。初始治疗主要覆盖溶血性链球菌、肺炎链球菌、流感嗜血杆菌、卡他莫拉菌等。经验性治疗常应用青霉素、阿莫西林(或阿莫西林/克拉维酸钾)、头孢拉定(ctirasine)或喹诺酮类(如左氧氟沙星、环丙沙星)药物,也可使用红霉素、乙酰螺旋霉素(spinsycin)等。抗生素易发生过敏反应,表现多样,如斑丘疹、荨麻疹、支气管痉挛、血清病、剥脱性皮炎、过敏性休克等,其中最严重的是过敏性休克,症状主要有胸闷、发绀、呼吸困难、面色苍白、血压下降、抽搐及昏迷等。

(四) 感冒药

《国家非处方药目录》中收录的对症治疗药物主要有对乙酰氨基酚、布洛芬、酚麻美敏、美扑伪麻、双扑伪麻、氨酚伪麻、布洛伪麻等。感冒药的复方制剂多是由非甾体抗炎药、抗组胺药、黏膜减充血药、止咳药、中枢兴奋药等组成。感冒药复方制剂的药物组分、代表药、作用和作用机制、不良反应见表3-4-2。

表 3-4-2 感冒药复方制剂的药物组分、代表药、作用和作用机制、不良反应

药物组分	代表药	作用和作用机制	不良反应
非甾体抗炎药	对乙酰氨基酚、阿司匹林	抑制环加氧酶(COX),减少前列腺素的生成,产生解热镇痛和抗炎作用	可刺激胃黏膜,引起恶心、呕吐及腹部不适等。长期服用阿司匹林或应用较大剂量时可引起胃溃疡和胃出血,使原有溃疡加重。一般剂量的阿司匹林即可抑制血小板聚集,延长出血时间,长期服用或应用较大剂量时可抑制凝血酶原形成,延长凝血时间,引起凝血障碍
抗组胺药	氯苯那敏、苯海拉明	阻断组胺 H_1 受体,降低血管通透性,缓解鼻痒、打喷嚏、流鼻涕、眼鼻刺激等症状	抗组胺药常见中枢抑制作用,表现为困倦、嗜睡、乏力等,以苯海拉明和异丙嗪最为明显
黏膜减充血药	伪麻黄碱	刺激交感神经末梢释放去甲肾上腺素,使鼻黏膜和鼻窦的血管收缩,缓解感冒引起的鼻塞、流鼻涕和打喷嚏等症状	伪麻黄碱多见血压升高,因其刺激交感神经末梢释放去甲肾上腺素,使鼻黏膜和鼻窦的血管收缩,可引起心悸、血压升高、失眠等不良反应
止咳药	可待因、右美沙芬	中枢性镇咳药,直接抑制咳嗽中枢,缓解剧烈干咳和刺激性咳嗽。治疗剂量不抑制呼吸	可抑制中枢神经,产生嗜睡、倦怠、头晕等不适症状,长期或大量服用可导致肌肉颤动、共济失调、惊厥等
中枢兴奋药	咖啡因	大脑皮质兴奋药,对抗抗组胺药所引起的嗜睡、乏力,使人精神振奋、睡意消失	较大剂量可引起激动不安、失眠心悸、恶心呕吐等;中毒剂量可致惊厥;久用可产生耐受性

(五) 中西药结合复方制剂

此类药物兼有中药和感冒药的主要成分,在治疗疾病的同时具有提高机体免疫力的作用。常用中西药结合复方制剂的主要成分、用法用量及用药注意事项见表3-4-3。

表 3-4-3　常用中西药结合复方制剂的主要成分、用法用量及用药注意事项

药物	主要成分	用法用量	用药注意事项
维 C 银翘片	金银花、连翘、荆芥、淡豆豉、淡竹叶、芦根、牛蒡子、桔梗、甘草、氯苯那敏、对乙酰氨基酚、维生素 C、薄荷油	每次 2 片,3 次 / 日,口服	忌烟酒和辛辣、生冷食物,服药期间不宜同补滋补中性药
感冒灵颗粒	三叉苦、金盏银盘、野菊花、岗梅、对乙酰氨基酚、咖啡因、氯苯那敏、薄荷油	每次 10 g,2~3 次 / 日,口服	本品含对乙酰氨基酚、马来酸氯苯那敏、咖啡因。服本品期间不得饮酒或含有酒精(乙醇)的饮料

四、理解药物选用原则

目前尚无特效抗病毒药物,多以对症和中医治疗为主。

1. **药物的选择原则**　依据临床类型、药物作用的特点、药物不良反应、患者个体特征等选择适宜的复方制剂。

2. **单一药物的治疗原则**　一般主张采取单一药物治疗,如疱疹性咽峡炎最好选用一种有效的抗病毒药物。

3. **换药与合并用药的原则**　治疗期间不可以随便更换药物,必要时可考虑同类药物替代治疗,若患者合并细菌感染且较严重,可以依病情酌情加入有效的抗菌药物。

4. **个体化用药的原则**　因患者具有个体差异性,且所患疾病也有差异,故复方制剂的种类、剂量及用法均应遵循个体化原则。

5. **全程、规律治疗的原则**　按疗程规律持续服药,避免出现耐药性,尤其是使用抗菌药物的患者。

五、理解药物使用注意事项

1. 非甾体抗炎药的胃肠道反应可以采用饭后服用、改服肠溶片或与抗酸药同服来避免。

2. 非甾体抗炎药阿司匹林的凝血障碍可应用维生素 K 防治。为防止出血过多,术前一周应停用。

3. 服用抗组胺药期间勿驾驶车船和高空作业,以免发生意外。

4. 伪麻黄碱可引起心悸、血压升高、失眠等不良反应,故高血压患者慎用。

5. 连续应用阿片生物碱类可产生耐受性和依赖性,故不宜长期应用。

6. 抗生素易发生过敏反应,使用抗菌药物治疗时应注意患者是否有青霉素过敏史,既往有青霉素过敏史的患者应慎用头孢菌素类抗菌药物;既往有青霉素过敏性休克的患者,最好选用大环内酯类及氟喹诺酮类抗菌药物,不宜选用头孢菌素类抗菌药物。

赛场直击

全国职业院校技能大赛药学技能赛项
用药咨询与慢病管理模块——问病荐药试题单
考核时间：20 分钟　　题目分值：15 分

一、试题背景

患者，男，40 岁。2 天前因着凉出现发热，伴头痛、鼻塞、四肢关节酸痛、食欲不振。无咳嗽、咳痰、咽痛。无腹痛、腹泻。入院查体：体温 38.5 ℃，脉搏 90 次/分，呼吸 22 次/分，血压 107/72 mmHg。实验室检查：白细胞 3.7×10^9/L。查体合作，一般情况可，眼睑结膜无充血、水肿，口唇及全身皮肤黏膜无发绀，胸廓对称，双肺叩诊呈清音，双肺呼吸音清，未闻及干湿啰音，心腹查体正常。辅助检查：血常规正常，胸部 X 线片示两肺未见明显异常。临床诊断：普通感冒。

患者基本情况：身高 174 cm，体重 75 kg，某公司职员，抽烟 15 年，未戒，爱喝酒，每日 3 两(150 g)。无其他疾病史，无过敏史。

二、答题要求

1. 根据试题背景和患者陈述，收集病情信息，如疾病史、就医史、用药史、过敏史、家族史。
2. 根据病情信息，进行疾病评估，判断患者可能患有的疾病，给出判断依据。
3. 结合疾病症状推荐主治药物和联用药物，说明推荐理由。
4. 自选 1 个推荐的主治药物进行用药交代，说明药物用法用量、常见不良反应、用药注意事项和贮藏方法等。
5. 现场解答患者随机提出的用药问题(至少 3 个)。

考证聚焦

综合分析选择题

患者，女，30 岁。有喷嚏、流泪、鼻塞、流涕、咳嗽，但无痰，体温 38.9 ℃，诊断为急性上呼吸道感染。用药：① 复方盐酸伪麻黄碱缓释胶囊，1 粒，2 次/日，口服；② 酚麻美敏片 12 片×1 盒，每次 1 片，3 次/日。

1. 针对患者发热症状无缓解作用的是(　　)。
   A. 阿司匹林　　　　B. 对乙酰氨基酚　　　C. 谷维素
   D. 贝诺酯　　　　　E. 布洛芬

2. 患者所用药物可以缓解其喷嚏、流泪、流涕等卡他症状，是由于复方药物中含有(　　)。
   A. 伪麻黄碱　　　　B. 右美沙芬　　　　　C. 对乙酰氨基酚
   D. 阿司匹林　　　　E. 布洛芬

3. 患者所用药物可以缓解其咳嗽症状，是由于复方药物中含有(　　)。
   A. 伪麻黄碱　　　　B. 右美沙芬　　　　　C. 对乙酰氨基酚
   D. 阿司匹林　　　　E. 布洛芬

任务二　肺炎的药物治疗

肺炎以细菌性肺炎最多见,是呼吸系统的常见病、多发病。随着医疗保健的发展,肺炎的病死率有所降低,但截至2015年,肺炎仍然被认为是全球所有年龄组人群中十大常见死亡原因之一,也是感染相关死亡的最常见诱因。

岗位模拟 〉〉〉〉

任务情境

患者,男,32岁,高级工程师。因细菌感染导致感冒,继而出现发热、咳嗽、咳痰近2周,患病期间自行口服复方感冒药和抗菌药阿莫西林,并未出现好转。2日前寒战、高热反复,并咳铁锈色痰液,量多而黏稠,伴有气短、胸闷和胸痛,最后来院就诊。检查:唇部发绀,咽喉充血,急性病容,可闻及胸膜摩擦音和支气管呼吸音,左肺呈浊音,体温39.3 ℃,血压116/83 mmHg,呼吸29次/分,心率99次/分,左肺可见大片致密阴影。医师诊断为大叶性肺炎。治疗方案:给予左氧氟沙星0.4 g加入5%葡萄糖注射液200 ml中,静脉滴注,1次/日;头孢唑林钠1.0 g加入0.9%氧化钠注射液200 ml中,静脉滴注,1次/日;地塞米松2.5 mg加入5%葡萄糖氯化钠注射液500 ml中,静脉滴注,1次/日,共6次;化痰口服液,每次10 ml,2次/日;清开灵胶囊,每次4粒,3次/日,口服。

任务要求

请分析此案例治疗方案的用药合理性。

一、认识疾病

(一) 肺炎的定义及病因

肺炎是指终末气道、肺泡和肺实质的炎症,可由多种病原微生物、理化因素、免疫损伤、过敏及药物所致。

(二) 肺炎的类型

目前尚无统一的肺炎分类法,常用的有以下几种。① 按病理分类:按照病理累及的部位分为大叶性肺炎、支气管肺炎和间质性肺炎,其中以支气管肺炎最为多见。② 按病因分类:按照发病的原因可以分为病毒性肺炎、细菌性肺炎、支原体肺炎、衣原体肺炎、原虫性肺炎、真菌性肺炎及非感染病因引起的肺炎。③ 按病程分类:按照病程的长短分为急性肺炎、迁延性肺炎、慢性肺炎。④ 按病情分类:按照疾病的变化情况分为轻症和重症肺炎。⑤ 按获病方式分类:分为社区获得性肺炎(community acquired pneumonia,CAP)、医院获得性肺炎(hospital acquired pneumonia,HAP)、免疫低下宿主肺炎(immunocompromised host pneumonia,IHP)。⑥ 按临床表现典型与否分类:分为典型性肺炎和非典型性肺炎,典型性肺炎一般指由肺炎链球菌、金黄色葡萄球菌、肺炎杆菌、流感嗜血杆菌、大肠埃希菌等细菌引起的肺炎,而非典型性肺炎一般指由肺炎支原体、衣原体、军团菌、病毒引起的肺炎。

(三) 肺炎的临床表现

肺炎的临床表现有咳嗽、咳痰、气短或原有呼吸道疾病症状加重,可出现胸膜炎性胸痛,伴或不伴胸痛、发热及呼吸困难。体格检查可发现肺实变体征,如叩诊呈浊音,触觉语颤增强,可闻及支气管呼吸音或啰音。白细胞计数增高,胸部 X 线检查显示片状、斑片状浸润性阴影或间质性改变,伴或不伴胸腔积液。

二、理解疾病防治策略

抗感染治疗是肺炎治疗的最主要原则,在对患者的病情进行评估的基础上,主要进行抗感染治疗,同时给予止咳、化痰、平喘等对症支持治疗,并积极防治并发症。① 抗感染治疗:首先根据患者的年龄、临床表现、流行病学及病情的严重程度等因素进行综合分析,根据经验选择合适的抗菌药物。② 对症支持治疗:高热患者宜用物理降温或退热药物,同时应注意补充水分;咳嗽频繁时,可给予镇咳药物如可待因、右美沙芬等;痰液黏稠时,可给予祛痰药物如溴己新、氨溴索等;烦躁及失眠者,可酌情应用镇静催眠药物如地西泮、水合氯醛等。

三、识别药物作用特点

肺炎是由多种病原体感染所致,故药物治疗以抗微生物药为主。

(一) β- 内酰胺类抗生素

β- 内酰胺类抗生素包括青霉素类、头孢菌素类、碳青霉烯类,此类药物作用于细菌菌体内的青霉素结合蛋白,抑制细菌细胞壁的合成,菌体因失去渗透屏障而膨胀裂解,属于繁殖期杀菌剂,对革兰氏阳性球菌和杆菌、革兰氏阴性球菌及螺旋体有强大的杀菌作用。青霉素可导致过敏反应,轻者表现为药热、皮疹等,停药后症状可缓解、消失。严重者会导致过敏性休克,主要表现为:① 呼吸衰竭的症状,如憋气、胸闷、发绀、呼吸困难等;② 循环衰竭的症状,如血压下降、四肢冰冷、面色苍白、尿量减少等;③ 中枢神经系统的反应,如烦躁不安、眩晕,甚至大小便失禁、意识丧失等。

(二) 多肽类抗生素

多肽类抗生素包括万古霉素、去甲万古霉素、替考拉宁、多黏菌素类,前三者与细菌细胞壁前体肽聚糖结合,阻断细胞壁合成,属繁殖期杀菌剂,对革兰氏阳性菌包括耐甲氧西林金黄色葡萄球菌(methicillin-resistant staphylococcus aureus,MRSA)有强大的杀菌作用。多黏菌素的作用像去垢剂,能解聚细胞膜结构,使膜通透性增加,对革兰氏阴性菌有强大的抗菌活性。不良反应主要表现为耳毒性和肾毒性,可导致耳鸣、听力减退,甚至耳聋和肾衰竭;还会引起恶心、呕吐、眩晕和金属异味感,注射可偶发疼痛、血栓性静脉炎甚至过敏反应,偶可引起斑块皮疹甚至过敏性休克。

(三) 氨基糖苷类抗生素

氨基糖苷类抗生素包括链霉素、庆大霉素、阿米卡星、依替米星等,能与细菌体内核糖体 30 S 亚基结合影响蛋白质合成,还能破坏细菌细胞膜的完整性,发挥杀菌作用,主要对革兰氏阴性杆菌有效。氨基糖苷类的主要不良反应为耳毒性和肾毒性,耳毒性包括前庭神经和耳蜗听神经损伤:前庭神经的损害主要表现为眩晕、恶心、呕吐、眼球震颤、共济失调等,耳蜗听神经损伤表现为耳鸣、听力下降甚至永久性耳聋。此类药物是诱发药源性肾衰竭的最常见因素,通常表现为蛋白尿、管型尿、血尿等,严重时可导致无尿、氮质血症及肾衰竭等。

(四) 大环内酯类抗生素

大环内酯类抗生素包括红霉素、克拉霉素、阿奇霉素等,可作用于细菌 50 S 核糖体亚单位,影响核糖体的移位过程,妨碍肽链延长,对革兰氏阳性菌的作用较强,对军团菌、衣原体和支原体也有作用。长期用药可引起胃肠道反应,主要不良反应为恶心、呕吐、腹痛等。

(五) 四环素类抗生素

四环素类包括四环素、多西环素、米诺环素等,可与细菌核糖体 30 S 亚单位特异性结合,抑制肽链延长,对革兰氏阳性菌、革兰氏阴性菌有抑制作用,对立克次体、支原体、衣原体等亦有作用。主要的不良反应有消化道刺激反应、二重感染、影响骨骼及牙齿的生长。

(六) 喹诺酮类抗菌药

喹诺酮类包括环丙沙星、左氧氟沙星、莫西沙星、加替沙星等,可抑制细菌脱氧核糖核酸(DNA)回旋酶和拓扑异构酶Ⅳ,也能抑制细菌核糖核酸(RNA)和蛋白质的合成,属广谱杀菌药,对革兰氏阴性菌、革兰氏阳性菌、结核分枝杆菌、军团菌、支原体、衣原体及厌氧菌都有杀灭作用。不良反应较少,主要有胃肠道反应、皮肤光敏反应及软骨损害。常用于治疗肺炎的抗生素及其用法用量见表 3-4-4。

表 3-4-4 常用于治疗肺炎的抗生素及其用法用量

分类		药物	用法用量
β- 内酰胺类	青霉素类	青霉素 G 钠	轻症:80 万 U,2 次 / 日,肌内注射 重症:1000 万 ~3000 万 U,1 次 / 日,静脉滴注
		氨苄西林	成人 2 g/d,小儿 50 mg/(kg·d),1 次 / 日,静脉滴注
		青霉素 V 钾	成人 1~2 g/d,小儿 25~50 mg/(kg·d),分 4 次口服

续表

分类		药物	用法用量
β-内酰胺类	头孢菌素类	头孢拉定	成人 1~4 g/d,小儿 25~50 mg/(kg·d),分 4 次口服
		头孢唑林	成人 0.5~1 g/d,1 次/日,静脉滴注 小儿 20~40 mg/(kg·d),分 3~4 次静脉滴注
		头孢曲松	0.5~2 g/d,1 次/日,静脉滴注
		头孢克洛	成人 2~4 g/d,分 4 次口服 小儿 20 mg/(kg·d),分 3 次口服
		头孢呋辛	成人 4.5~6 g/d,1 次/日,静脉滴注 小儿 50~100 mg/(kg·d),分 2~4 次静脉滴注
		头孢他啶	成人 1.5~6 g/d,小儿 50~100 mg/(kg·d),分 3 次静脉滴注或肌内注射
		头孢哌酮	成人 2~4 g/d,小儿 50~150 mg/(kg·d),分 2~3 次静脉滴注、静脉注射或肌内注射
		头孢吡肟	0.5~2 g 次,2 次/日,静脉滴注或肌内注射
大环内酯类		阿奇霉素	成人 500 mg/d,儿童 10 mg/(kg·d),1 次/日,口服,连用 3 日
氨基糖苷类		西索米星	3 mg/(kg·d),分 3 次肌内注射

知识拓展

合理使用喹诺酮类药物
——安全用药助力健康中国建设

因为喹诺酮类抗菌药含有羧基而显酸性,对胃肠道有刺激性,因此应饭后服用,最好进餐 15 分钟以后再服。由于其结构中 3,4 位的羧基和酮羰基极易和金属离子如钙、镁、铁、锌等形成螯合物,不仅降低药物的抗菌活性,同时也使体内的金属离子流失,尤其对妇女、老年人和儿童可引起缺钙、缺锌、贫血等不良反应。使用这类药物时,不宜和牛奶等含钙、铁的食物或药品同服。本类药物可影响软骨发育,不宜用于儿童、妊娠期及哺乳期妇女。喹诺酮类抗菌药遇光照可分解,对患者产生光毒性反应,故使用前后均应避光。应采取的避光措施是:使用前运输和储存时要避光,患者用药后(特别是静脉滴注该类药物后)要避免阳光暴晒。安全用药对于人民群众是至关重要的,是提升人民群众自身安全健康科学素质中非常重要的一个环节,更是促进公民科学素质和健康素养提升的重要手段。

四、理解药物选用原则

肺炎治疗最主要的原则是抗感染治疗,同时应对患者的病情进行评估,给予止咳、化痰、平喘等对症治疗,并积极防治并发症。

1. **首选药物对致病菌敏感原则** 是选用抗生素的基本原则。应该尽早确立病原学诊断,根据病原种类及细菌药物敏感试验(简称药敏试验)结果选用抗菌药物。

2. **非细菌感染引起的疾病不应用抗菌药物原则** 非细菌感染性的疾病不应使用抗生素,因为临床上有许多疾病并非细菌感染所致,判断疾病是否由细菌感染引起则至关重要,若随意使用抗生素会引起此类药物的滥用,可诱发耐药性甚至更为严重的后果。

3. **用药剂量和疗程适当原则** 给药方法、给药时间应合理,不用低剂量治疗,疗程不宜过长,药物通常宜用至体温正常或症状消退后 72~96 小时;特殊情况(如败血症、结核病等)需长程治疗至彻底治愈以防复发。

4. **防治、延缓耐药性产生原则** 尽可能缩小可诱导产生耐药菌株血药浓度的范围,并限制菌株耐药突变的发生。

5. **联合用药原则** 抗菌药物的联合应用仅限于病原菌尚未查明的严重感染、单一抗菌药物不能有效控制的重症感染及单一抗菌药物不能控制的需氧菌和厌氧菌混合感染,但是必须要有明确指征才能合理联合用药;并且,一般宜限 2 种抗菌药物,最多也不应超过 3 种。一般而言,联合用药应减少毒性较大的抗菌药物的剂量。

6. **个体化用药原则** 轻症感染并可接受口服给药的患者,应采用口服给药;重症感染、全身感染患者初始治疗应静脉给药,病情好转后,能口服时及早改为口服给药。

五、理解药物使用注意事项

1. 饭后服用大环内酯类抗生素可以减轻其引起的胃肠道反应。

2. 青霉素引起的过敏性休克重在预防,其防治措施主要有:① 牢记并熟练掌握药物的适应证,避免局部用药。② 患者用药前要详细询问过敏史,有青霉素过敏史的患者必须禁用,有其他药物过敏史的患者应慎用。③ 初次注射前必须做皮试,停药 3 天及更换药物批号的患者也需做皮试。④ 青霉素必须现用现配。⑤ 避免饥饿时注射青霉素。⑥ 必须做好抢救的准备,一旦出现过敏性休克的症状,应立即皮下注射或肌内注射肾上腺素 0.5~1 mg,严重的患者应稀释后缓慢静脉注射或静脉滴注肾上腺素,症状无改善者可重复使用。

3. 为防止和减少氨基糖苷类引起的耳毒性,用药期间应经常询问患者是否有眩晕、耳鸣等先兆症状。有条件的地方应定期做听力检查。避免与其他具有耳毒性的药物合用,如高效能利尿药呋塞米、脱水药甘露醇、其他抗菌药物万古霉素等,或避免与能掩盖耳毒性的药物合用,如苯海拉明、异丙嗪等抗组胺药。对儿童和老年人用药应更加谨慎。

4. 为防止和减少氨基糖苷类抗生素肾毒性的发生,用药期间应定期检查肾功能,如出现管型尿,蛋白尿,血清尿素氮、肌酐升高,尿量每 8 小时少于 240 ml 等现象,应立即停药。肾功能减退时可使药物排泄减慢,血药浓度升高,可进一步加重肾损伤,故肾功能减退患者应慎用或调整给药方案。有条件时应做血药浓度监测。避免与其他具有肾毒性的药物合用,如高效能利尿药呋塞米、第一/二代头孢菌素、万古霉素、磺胺类抗菌药等。儿童和老年人因器官未完全发育或已经功能衰退,用药时更需谨慎。

赛场直击

全国职业院校技能大赛药学技能赛项
用药咨询与慢病管理模块——慢病管理试题单
考核时间：20 分钟　题目分值：15 分

一、试题背景

患者，王某，男，38 岁。因咳嗽、咳痰、发热 3 天入院。患者 4 天前受凉后出现咳嗽、咳痰、发热，咳嗽呈阵发性，夜间加重，活动后加重，痰为黄色浓痰，量多，不易咳出。入院查体：体温 38.2 ℃，脉搏 88 次/分，呼吸 20 次/分，血压 126/90 mmHg。口唇及全身皮肤黏膜无发绀，全身浅表淋巴结未扪及肿大，双肺呼吸音稍粗。右下肺可闻及少量湿性啰音，双肺未闻及干啰音。实验室检查：血常规示白细胞 12.48×10^9/L，中性粒细胞百分比为 85.5%。胸部 X 线检查显示：右下肺片状渗出影，考虑感染。患者无基础疾病，无药物过敏史。临床诊断：右下肺肺炎。

治疗方案：① 一般处理，包括适当休息，多饮水，避免受凉；② 药物治疗，左氧氟沙星注射液，每次 500 mg，1 次/日，静脉滴注；氨溴索片，每次 30 mg，3 次/日，口服。

患者基本情况：身高 172 cm，体重 60 kg，设计师，抽烟 8 年，未戒，偶尔饮酒。无其他疾病史，无过敏史。

二、答题要求

1. 根据试题背景资料，填写患者基本信息。
2. 根据患者病情和用药信息，对患者正在服用的药物进行用药指导，准确答出治疗药物的作用机制、常见不良反应和用药注意事项。
3. 针对患者情况进行疾病相关知识和日常生活管理的健康教育。

考证聚焦

综合分析选择题

杨某，女，19 岁。咳嗽，有脓性痰，并伴有胸痛；发热 39 ℃；肺部闻及湿性啰音；白细胞 $>13 \times 10^9$/L。

1. 根据杨某的临床表现，可诊断为（　　）。
　A. 肺结核　　　　　　B. 社区获得性肺炎　　　C. 支气管炎
　D. 哮喘　　　　　　　E. 医院获得性肺炎
2. 如为耐药的肺炎链球菌感染，优先选用的治疗药物是（　　）。
　A. 红霉素　　　　　　B. 链霉素　　　　　　　C. 左氧氟沙星
　D. 利福霉素　　　　　E. 布地奈德
3. 根据选用的治疗药物，该药物禁用于（　　）。
　A. 性病　　　　　　　B. 胃溃疡　　　　　　　C. 心脏病
　D. 过敏者　　　　　　E. 18 岁以下儿童

任务三　支气管哮喘的药物治疗

支气管哮喘作为一种气道慢性炎症,近年来发病率和病死率均有上升趋势,中国的哮喘发病率为 1%~4%,其中儿童患病率高于青壮年,成人男女发病率大致相同,约 40% 的患者有家族史。《支气管哮喘防治指南(2020 年版)》显示,我国 20 岁及以上人群的哮喘患病率为 4.2%。我国哮喘患者人数众多,且哮喘控制水平不容乐观。

岗位模拟 》》》

任务情境

患者,男,53 岁,小学教师。反复咳嗽、喘息 10 年,既往诊断为"支气管哮喘",近期服用氨茶碱片,出现了心动过速,医师采用了下列治疗方案:普萘洛尔片,每次 10 mg,3 次/日,口服。

任务要求

请分析此案例治疗方案的用药合理性。

一、认识疾病

(一) 支气管哮喘的定义及病因

支气管哮喘简称哮喘,是一种有嗜酸性粒细胞、肥大细胞等多种细胞和细胞组分参与的气道慢性炎症性疾病,这种慢性炎症导致气道的高反应性和广泛多变的不同程度的可逆性气道气流受限。哮喘病因尚不完全清楚,一般认为是受遗传因素和环境因素的双重影响。发病机制比较复杂,变态反应、气道炎症、气道反应性增高和神经等因素及其相互作用被认为与哮喘的发病关系密切。

(二) 支气管哮喘的类型

临床上根据病因学特点分为外源性支气管哮喘(过敏性支气管哮喘)和内源性支气管哮喘;又根据变应原吸入后哮喘发生的时间,分为速发型哮喘反应(IAR)、迟发型哮喘反应(LAR)和双向型哮喘反应(DAR)。当患者接触抗原时,抗原、抗体在致敏细胞上结合发生作用,导致肥大细胞膜破裂,释放生物活性物质如组胺、缓激肽、前列腺素、白三烯、血小板活化因子,引起微小血管渗漏、支气管黏膜水肿、腺体分泌增加、支气管平滑肌痉挛以及渗出物阻塞气道,有的甚至形成黏液栓,导致通气障碍而出现哮喘症状,此为速发型哮喘反应(IAR);有部分患者在接触抗原数小时后才发生哮喘,为迟发型哮喘反应;速发型哮喘反应(IAR)和迟发型哮喘反应(LAR)交替发生或者分别不明显即为双相型哮喘反应(OAR)。辅助检查包括血清 IgE 检测、血常规检查、痰液检查、呼吸功能检查、血气分析、胸部 X 线检查及特异性变应原检测。

(三) 支气管哮喘的临床表现

支气管哮喘的临床表现主要包括反复发作的呼气性呼吸困难伴喘鸣、胸闷、咳嗽等，多与接触变应原、冷空气、物理或化学性刺激以及病毒性上呼吸道感染、运动等有关。如不及时处理，胸闷可进一步加重，并可出现以呼气为主的呼吸困难伴喘鸣。患者被迫取坐位或端坐呼吸，发作持续几十分钟至数小时，可自行或经治疗缓解。有些患者发作时只有咳嗽症状，称为咳嗽变异型哮喘，有些患者表现为运动时出现胸闷、咳嗽和呼吸困难，称为运动性哮喘。哮喘轻度发作时两肺可闻及散在哮鸣音；中重度发作者，可出现胸廓饱满，两肺叩诊呈过清音；重度者可有口唇和四肢末端发绀、极度呼吸困难、心动过速，此时气道阻塞严重，肺部哮鸣音反而减弱甚至消失，称为"沉默肺"。

二、理解疾病防治策略

哮喘是一种对患者及其家庭和社会都有明显影响的慢性疾病，虽然哮喘目前尚不能根治，但长期规范化治疗可使大多数患者达到良好或完全的临床控制。哮喘治疗与预防的目标：① 达到并维持症状的控制；② 维持正常活动，包括运动能力；③ 维持肺功能水平尽量接近正常；④ 预防哮喘急性加重；⑤ 避免因哮喘药物治疗导致的不良反应；⑥ 预防哮喘导致的死亡。

三、识别药物作用特点

目前，支气管哮喘的患者常使用平喘药，主要用于缓解、消除或预防支气管哮喘发作。根据作用的不同，分为支气管扩张药、抗炎平喘药和抗过敏平喘药三类；按作用机制的不同，分为糖皮质激素、β_2 受体激动药、抗胆碱药、茶碱类、细胞膜稳定剂、白三烯受体阻断药。

(一) 糖皮质激素

糖皮质激素是目前治疗哮喘最有效的抗炎平喘药物，可以达到长期防止哮喘发作的效果，已成为治疗哮喘的一线药物。

1. **吸入性糖皮质激素** 包括丙酸倍氯米松、布地奈德、丙酸氟替卡松、环索奈德等，其可抑制过敏反应，抑制气道炎症，降低气道反应性，抑制白细胞趋化黏附，抑制炎性介质释放，降低局部血管通透性，增强局部抗炎作用。局部气雾吸入给药的糖皮质激素，可充分发挥药物对气道的抗炎作用，并避免全身不良反应。

2. **全身用糖皮质激素** 包括泼尼松、甲泼尼龙、氢化可的松、地塞米松等，药理作用同吸入性糖皮质激素，其通过多个环节产生抗炎作用，用于重度哮喘的急救治疗，全身不良反应比吸入性糖皮质激素多而严重，应尽量短疗程使用。长期应用时会出现医源性肾上腺皮质功能亢进症（库欣综合征），主要表现为满月脸、水牛背、向心性肥胖、多毛、痤疮、皮肤变薄等；突然停药会出现撤药综合征，主要表现为心悸、乏力、四肢酸痛及原有症状加重等。

(二) β₂ 受体激动药

β₂ 受体激动药主要有沙丁胺醇、特布他林、福莫特罗、沙美特罗、克伦特罗等。选择性 β₂ 受体激动药能激活腺苷酸环化酶,催化环磷酸腺苷(cAMP)的合成,激活 cAMP 依赖的蛋白激酶,舒张支气管平滑肌,稳定肥大细胞膜,减少炎性介质释放,缓解哮喘。部分患者在应用 β₂ 受体激动药后可出现头晕、口干、失眠、胸痛、心悸、手指颤抖等不良反应,长期使用会产生耐受性。

知识拓展

动物养殖中的克伦特罗
——危害健康的"瘦肉精"

"瘦肉精"的正式名称是盐酸克伦特罗,简称克伦特罗,为白色结晶状粉末,味略苦。基于人们大多喜欢食用瘦肉,而不喜欢肥肉,所以有个别无良养殖户在动物的饲料中放置"瘦肉精",从而达到增加瘦肉产量、提高价钱的目的。相关科学研究表明,"瘦肉精"毒性较强,用药过多或无病用药会出现心慌、战栗、头痛、恶心、呕吐等不良反应,尤其对高血压、心脏病、甲亢、前列腺增生等患者,其危害更为严重。长期使用有可能导致染色体畸变或诱发恶性肿瘤。"瘦肉精"除了可造成食物中毒等身体不良反应外,还可能引发基础疾病,致人死亡。因此,平时应多加注意,远离含"瘦肉精"的肉制品!

(三) 抗胆碱药

抗胆碱药常用的有异丙托溴铵、噻托溴铵,其通过拮抗 M 胆碱能受体,舒张支气管平滑肌,抑制黏膜下腺体分泌。使用后可出现口干、便秘等不良反应。

(四) 茶碱类

茶碱类常用的有氨茶碱和多索茶碱,该类药物可抑制磷酸二酯酶,升高细胞内的 cAMP 水平,阻断腺苷受体,舒张支气管平滑肌,阻止过敏介质释放,有平喘、强心、利尿的作用。口服后可出现胃肠道刺激症状,表现为恶心、呕吐、腹痛、食欲缺乏等,若药物浓度过高,可出现急性中毒,表现为头晕、失眠,甚至血压骤降、心律失常、惊厥等。

(五) 细胞膜稳定剂

细胞膜稳定剂包括色甘酸钠和酮替芬,其可稳定肥大细胞膜,阻止肥大细胞脱颗粒和释放炎性介质,具有抗组胺和抗过敏的作用。该类药物毒性低、不良反应少,少数患者可出现嗜睡、倦怠、乏力等不良反应。

(六) 白三烯受体阻断药

白三烯受体阻断药包括扎鲁司特和孟鲁司特,均为口服有效的白三烯受体阻断药,能减轻气道炎症,控制哮喘症状,为轻度哮喘的替代治疗药物和中、重度哮喘的联合治疗用药。

哮喘发作期常用药物的用法用量见表 3-4-5。

表 3-4-5　哮喘发作期常用药物的用法用量

分类	药物	成人用法用量	儿童用法用量
吸入性糖皮质激素	倍氯米松	50~200 μg，3~4 次/日，吸入给药	酌情减量
全身用糖皮质激素	甲泼尼龙	48 小时之内，激素用量 120~180 mg/d，分 3~4 次静脉滴注，然后 60~80 mg/d 直至呼气流量峰值（PEF）达预计值或个人最高水平的 70%	48 小时内每 6 小时一次，激素用量控制在 1 mg/kg（最大 60 mg/d），分 2 次静脉滴注，直至 PEF 达预计值或个人最高水平的 70%
β_2 受体激动药	沙丁胺醇	2.5~5 mg/20 min，共 3 次，吸入给药。必要时 2.5 mg/h 或 10~15 mg/h 持续用药	体重≤20 kg 者，每次 2.5 mg；体重>20 kg 者，每次 5 mg。第 1 小时可每 20~30 分钟一次，连用 3 次，根据病情每 1~4 小时重复一次，后根据治疗反应和病情逐渐延长给药间隔
β_2 受体激动药	特布他林	0.25 mg/20 min，共 3 次，皮下注射	0.01 mg/(kg·20 min)，共 3 次，皮下注射
β_2 受体激动药	克伦特罗	2.5~5 mg/20 min，共 3 次，吸入给药。必要时 2.5 mg/h 或 10~15 mg/h 持续用药	0.075 mg/(kg·20 min)（最小剂量 1.25 mg），共 3 次，然后必要时 0.075 mg/(kg·h)，最大可至 5 mg 或 0.15~0.25 mg/(kg·h) 持续雾化
β_2 受体激动药	肾上腺素	0.3~0.5 mg/20 min，共 3 次	从 0.01 mg/(kg·20 min) 起，可至 0.3~0.5 mg/20 min，共 3 次，皮下注射
抗胆碱药	异丙托溴铵	0.5 mg/30 min，共 3 次，以后按需每 2~4 小时间歇雾化吸入	0.25 mg/30 min，共 3 次，以后每 2~4 小时间歇雾化吸入
茶碱类	氨茶碱	0.25 g 加于 10% 葡萄糖 20~40 ml 内缓慢静脉注射	酌情减量
细胞膜稳定剂	色甘酸钠	干粉（胶囊）喷雾吸入，4 次/日，每次 1 粒	酌情减量
白三烯受体阻断药	扎鲁司特	起始剂量一次 20 mg（1 片），3 次/日，一般维持剂量一次 20 mg（1 片），2 次/日	口服给药，12 岁及以上儿童用量同成人，12 岁以下儿童酌情减量

四、理解药物选用原则

支气管哮喘的药物治疗主要为平喘、抗炎、对症处理等综合治疗。

1. **预防治疗的原则** 应积极寻找发现病因,避免接触过敏原,必要时进行预防性用药,以预防支气管哮喘的发作。

2. **药物选择原则** 根据支气管哮喘类型、药物作用特点、药物不良反应、患者个体特性等选用茶碱类、$β_2$ 受体激动药、细胞膜稳定剂、白三烯受体阻断药、糖皮质激素、抗胆碱药等。

3. **单一药物和合并用药的原则** 一般主张采取单一用药进行治疗,若出现不明原因的哮喘,可直接口服或静脉滴注氨茶碱,不必合用其他平喘药,病情严重的哮喘患者也可考虑合并用药。

4. **急症处理的原则** 对于支气管哮喘的急性发作甚至哮喘持续状态的患者,应该立即给予气雾剂吸入,如短效的 $β_2$ 受体激动药,迅速控制症状后联合其他药物使用。

五、理解药物使用注意事项

1. $β_2$ 受体激动药的一般不良反应在停药或持续用药一段时间后即可消失;对于产生耐受性的,停药 1~2 周后可恢复机体对 $β_2$ 受体激动药的敏感性。

2. 茶碱类药物的胃肠道刺激症状,通过饭后服用或与碳酸氢钠同服可减轻;注射过快导致的疼痛和血栓性静脉炎,采用无痛注射或局部热敷可缓解;注射液在应用时必须稀释后缓慢静脉注射,以防止急性中毒。

3. 细胞膜稳定剂的毒性低,不良反应少,停药后不良反应可以自行消失。

4. 对糖皮质激素类药物引起的肾上腺皮质功能亢进症(库欣综合征)可给予低钠、低糖、高蛋白的饮食以及补充适量的氯化钾进行防治。为避免停药反应,可逐渐减少剂量并停药(一般视病情每 10 天减量 1/3~1/2)或停药前加用促肾上腺皮质激素(ACTH),也可采用隔日疗法。

5. 抗胆碱药引起的不良反应一般停药后可以恢复。

赛场直击

全国职业院校技能大赛药学技能赛项
用药咨询与慢病管理模块——慢病管理试题单
考核时间:20 分钟　题目分值:15 分

一、试题背景

患者,女,60 岁。反复咳嗽、喘息 12 年,再发加重 5 天入院。患者既往患有支气管哮喘。5 天前患者受凉后出现鼻塞、咳嗽、咳痰、喘息,咳嗽为阵发性,咳中等量白色黏痰,偶有少许黄色黏稠痰,咳嗽剧烈时出现喘息、胸闷,自行使用沙丁胺醇气雾剂、沙美特罗氟替卡松粉吸入剂吸入后效果不佳,为求进一步诊治入院。查体:体温 36.6 ℃,脉搏 88 次 / 分,呼吸 25 次 / 分,血压 125/85 mmHg。双肺可闻及散在哮鸣音及少量湿性啰音。血常规:白细胞 $11.75 × 10^9$/L。血气分析:吸入氧浓度(FO_2)21%,氧分压(PO_2)48 mmHg,二氧化碳分压(PCO_2)34.3 mmHg,碱剩余(BE)–1.0 mmol/L,动脉血氧饱和度(SO_2)78%。患者无其他基础疾病,对花粉过敏。临床诊断:① 支气管哮喘急性发作(重度);② Ⅰ型呼吸衰竭。

治疗方案:① 一般处理。适当休息,多饮水,避免受凉。② 药物治疗。5% 葡萄糖注射液 100 ml+ 甲泼尼龙琥珀酸钠注射液 40 mg,1 次 / 日,静脉注射;氨溴索片,每次 30 mg,3 次 / 日,口服;0.9% 氯化钠注射液 100 ml+ 头孢呋辛钠粉针剂 1.5 g,2 次 / 日,静脉注射;0.9% 氯化钠注射液 2 ml+ 沙丁胺醇溶液 0.4 ml+ 布地奈德混悬液 1 mg,2 次 / 日,雾化吸入。③ 辅助治疗。患者伴有Ⅰ型呼吸衰竭,应给予鼻导管或面罩吸氧,持续低流量吸氧,以保持血氧饱和度≥90%、$PO_2 > 60$ mmHg 为目标。

患者基本情况:身高 163 cm,体重 55 kg,退休女干部,不抽烟,偶尔喝酒。无其他疾病史。

二、答题要求

1. 根据试题背景资料,填写患者基本信息。
2. 根据患者病情和用药信息,对患者正在服用的药物进行用药指导,准确答出治疗药物的作用机制、常见不良反应和用药注意事项。
3. 针对患者情况进行疾病相关知识和日常生活管理的健康教育。

考证聚焦 》》》

综合分析选择题

患者,男,30 岁。确诊哮喘入院治疗 3 周,经正规治疗病情缓解,仅偶有胸闷。现欲出院维持治疗,药师在为其指导合理用药时应注意以下几点。

1. 提示患者禁用以下哪种药物?(　　)。
   A. β 受体激动药　　　　　B. β 受体阻断药
   C. 抗胆碱能药物　　　　　D. 钙通道阻滞药
   E. 白三烯受体阻断药
2. 为巩固疗效,建议患者继续应用哪种药物控制气道炎症?(　　)。
   A. 二丙酸倍氯米松气雾剂　B. 沙丁胺醇气雾剂
   C. 特布他林气雾剂　　　　D. 孟鲁司特
   E. 氨茶碱

任务四　肺结核的药物治疗

《2023 年 WHO 全球结核病报告》显示,2022 年,全球新增结核病患者 1060 万例,我国新增病例数为 74.8 万例,在 30 个结核病高负担国家中排第 3 位;全球结核病死亡人数约 130 万例,我国结核病死亡数估算为 3 万例;全球有约 41 万例耐多药 / 利福平耐药结核病患者,我国约有 3 万例。对标全球数据,我国仍然面临结核病及耐多药 / 利福平耐药结核病负担重等严峻现实,需要我们采取多部门联合行动、加快实现全民健康覆盖、提升卫生系统服务能力及加强科学技术创新。

岗位模拟

任务情境

患者,女,20岁。反复感冒发热半年余,咳嗽伴胸痛2月余,自行服用感冒药、抗菌药和止咳药未见好转,连日上网后咳嗽加剧,并咳出鲜血,遂来院就诊。自述日渐消瘦、疲乏无力、食欲减退。体格检查:体温38.8 ℃,右侧胸廓下陷,肋间隙变窄,呼吸运动受限,气管向右侧移位。辅助检查:红细胞沉降率增快,痰结核分枝杆菌培养为阳性,右侧肺上叶有一2 cm×4.3 cm形状不规则的厚壁空洞,壁厚约1.2 cm。医师诊断为慢性纤维空洞型肺结核。治疗方案:① 对氨基水杨酸钠6 g加入生理盐水500 ml中,静脉滴注,1次/日;② 异烟肼0.1 g,3次/日,口服;③ 头孢唑林钠2.0 g加入生理盐水500 ml中,静脉滴注,1次/日;④ 垂体后叶素5 U加入5%葡萄糖注射液40 ml中,缓慢静脉注射,2次/日。

任务要求

请分析此案例治疗方案的用药合理性。

一、认识疾病

(一)肺结核的定义及病因

肺结核是结核分枝杆菌入侵人体后在一定条件下引起的肺部慢性传染病,其他脏器的结核分枝杆菌感染均称肺外结核。肺结核的病理特点是结核结节、干酪样坏死和空洞形成。结核病的病原菌为结核分枝杆菌,包括人型、牛型、非洲型和鼠型四类,人肺结核的致病菌90%以上为人型结核分枝杆菌。结核分枝杆菌是细长、稍弯曲、两端圆形的杆菌,抗酸染色呈红色,可抵抗盐酸、乙醇的脱色作用,故称为抗酸杆菌。结核分枝杆菌对干燥、冷、酸、碱等抵抗力强,在干燥的环境中可存活数月至数年,在阴湿处能生存5个月以上,在阳光下曝晒2~7小时或经紫外线照射30分钟才能死亡。最简单的灭菌方法是直接焚毁带有结核分枝杆菌的痰纸。结核病在人群中的传染源主要是排菌的肺结核患者。飞沫传播是肺结核最主要的传播途径,其次是消化道,经泌尿生殖道和皮肤黏膜感染较少。排菌患者通过咳嗽、打喷嚏、大声说话等方式把含有结核分枝杆菌的微滴排到空气中而传播。自然抵抗力降低是结核病易感的重要因素,居住环境拥挤者、营养不良者、慢性疾病(如糖尿病、癌症等)患者、免疫抑制剂使用者、老年人、婴幼儿、HIV感染者等,都是结核病的易感人群。

(二)肺结核的类型

根据我国实施的结核病分类标准将肺结核分为以下五类:

1. 原发型肺结核 指初次感染即发病的肺结核,典型病变包括肺部原发灶、引流淋巴管和肺门或纵隔淋巴结的结核性炎症,三者联合称为原发复合征。

2. 血行播散型肺结核 包括急性血行播散型肺结核(急性粟粒型肺结核)及亚急

性、慢性血行播散型肺结核。

3. 继发性肺结核　继发性肺结核包括浸润性肺结核、纤维空洞性肺结核和干酪样肺炎等,是肺结核中的一个主要类型。

4. 结核性胸膜炎　包括结核性干性胸膜炎、结核性渗出性胸膜炎、结核性脓胸等。

5. 其他肺外结核　按部位和脏器部位命名,如骨关节结核、肾结核、肠结核等。

(三) 肺结核的临床表现

肺结核的主要症状是咳嗽、咳痰,部分患者还会出现全身不适、疲乏、食欲减退、低热、盗汗、妇女月经不调、自主神经功能紊乱等症状,除全身症状外,由肺部损害引起的呼吸系统症状主要有咳嗽、咳痰,约 1/3 的患者会出现咯血。肺结核患者呈慢性低热,体温不稳定,一昼夜体温波动在 1 ℃以上,长期午后低热,次日凌晨前退热,称为潮热。临床上确诊肺结核需要做一系列检查,常见检查项目包括胸部 CT、痰结核分枝杆菌检查、结核菌素皮肤试验、电子气管镜检查等。

二、理解疾病防治策略

抗结核药物化学治疗(简称化疗)是结核病治疗最重要的手段,采用两种或两种以上的抗结核药物是较为理想的用药方法(除非是病情较轻的病例才单独使用异烟肼进行治疗)。因为在病灶内的大量结核分枝杆菌中有一定的耐药性细菌,如果只用一种药物进行治疗,虽然能将大部分敏感菌杀死,使病情一度好转,但以后由于耐药菌的不断繁殖可使原来的药物不起作用,病灶不断扩展和恶化,造成治疗失败。因此,应选用对结核分枝杆菌敏感的抗结核药物进行联合治疗。对病情较重者有时需要联合应用3~4 种抗结核药物。但化疗药物并不能替代机体免疫力在治愈中的作用,故近来有人主张在化疗的同时辅以免疫治疗并加强营养,以提高疗效及减少复发。

三、识别药物作用特点

各种抗结核药物的性质不同,有的只能杀灭细胞外的结核分枝杆菌,如单独使用,治疗就不会彻底,必须与能杀灭细胞内结核分枝杆菌的药物联合使用,使细胞内、外的结核分枝杆菌都被杀灭,才能防止复发。抗结核药抑制或杀灭结核分枝杆菌,根据临床疗效及作用特点,可分为两大类:一线抗结核药和二线抗结核药。

(一) 一线抗结核药

一线抗结核药包括异烟肼(isoniazide,INH)、利福平(rifampicin,RFP)、吡嗪酰胺(pyrazinamide,PZA)、乙胺丁醇(ethambutol,EMB)、链霉素(streptomycin,SM),具有疗效高、不良反应少、患者较易接受等特点,大多数结核病患者应用一线药物可以治愈。

> **知识拓展**
>
> **利福平及其代谢物的颜色**
> ——"火眼金睛"识别利福平不良反应
>
> 利福平为鲜红或暗红色结晶性粉末,其代谢物具有色素基因,亦带有颜色;结核病患者服用利福平后,其尿液、粪便、唾液、汗液、泪液及痰液呈橘红色,是由于利福平及其代谢产物的排泄作用所导致的,故在患者服用前须先告知患者,以免引起恐慌。

(二) 二线抗结核药

其他抗结核药物如对氨基水杨酸钠(sodium p-aminosalicylate,PAS)、阿米卡星(amikacin,AKM)、紫霉素(viomycin,VM)、卷曲霉素(capreomycin,CPM)、环丝氨酸(cycloserine,CS)、氨硫脲(thiacetazone,TB1)、乙硫异烟胺(Ethionamide,1314Th)、丙硫异烟胺(prothionamide,1321Th)等相对疗效较差,副作用大,多用于对一线药物出现耐药的复治患者,故称为二线药物。近年来发现利福霉素类药物利福定(rifandin,RFD)、利福喷丁(rifapentine,RPT)等,氟喹诺酮类药物如氧氟沙星(ofloxacin,OFLX)、环丙沙星(ciprofloxacin,CPFX)、司帕沙星(sparfloxacin,SPFX)等,大环内酯类药物罗红霉素(roxithromycin,RXM)等亦有较强的抗结核作用。

常用抗结核药的剂量及主要不良反应见表3-4-6。

表3-4-6 常用抗结核药的剂量及主要不良反应

药物	抗菌作用	成人每日剂量/g	间隔疗法一日量/g	主要不良反应
异烟肼(INH,H)	杀菌剂	0.3~0.4	0.6~0.8	周围神经炎、肝损害、过敏反应
利福平(RFP,R)	杀菌剂	0.45~0.6	0.6~0.9	肝炎、黄疸、流感样症状、血小板减少
吡嗪酰胺(PZA,Z)	半杀菌剂	1.5~2.0	2.0~3.0	高尿酸血症、肝炎、关节痛
乙胺丁醇(EMB,E)	抑菌剂	0.75~1.0	1.5~2.0	视神经炎、感觉异常
链霉素(SM,S)	半杀菌剂	0.75~1.0	2.0~3.0	前庭障碍、耳聋、肾功能损害
对氨基水杨酸(PAS,P)	抑菌剂	8.0~12.0	10.0~12.0	胃肠道反应、皮疹、肝炎

视频:肺结核治疗药物选择

四、理解药物选用原则

肺结核的治疗以抗结核药物治疗为主,应根据肺结核的病理学分型、病情等选择适宜的抗结核药物。

1. 早期用药 早期化疗有利于药物迅速发挥杀菌作用,减少疾病的传播,一旦确诊为肺结核应立即用药,这是因为早期的结核分枝杆菌生长旺盛,对药物非常敏感,此时患者的抵抗力较强,且病灶部位血供丰富,药物容易进入病原菌,达到高浓度,可获得良好疗效。

2. **联合用药** 根据疾病严重程度、以往用药情况以及结核分枝杆菌对药物的敏感性,选取多种抗结核药联合治疗,可起协同增效和对耐药菌交叉杀灭的作用,能防止或延缓耐药性的发生,并可消灭或抑制交叉耐药菌株,使其不至于成为优势菌而造成治疗的失败或复发。

3. **适量应用药物** 大剂量使用抗结核药物会引起严重的肝损害及多种不良反应,避免剂量过大引起毒副作用对保持患者的健康至关重要。因此,应使用能发挥最大疗效且不良反应最小的剂量来保证药物的应用安全。

4. **规律使用敏感药物** 肺结核是一种极易复发的慢性传染病,不规范治疗、随意改变药物剂量或过早停药都会使已经被抑制的结核分枝杆菌再度繁殖甚至产生耐药菌,是导致其治疗失败的主要原因,故应严格按照化疗方案,有计划、不间断定期用药。

5. **长期用药** 由于结核分枝杆菌可以长期处于静止状态,故需要长期用药。一般分为两个阶段:第一阶段 3~6 个月;第二阶段为巩固治疗期,1~1.5 年。

6. **个体化用药原则** 应用异烟肼的患者应注意用药个体化。

五、理解药物使用注意事项

1. 用药期间应定期检查肝功能,老年人、有肝病史者慎用。
2. 少数患者会出现过敏反应,一般停药后即可恢复。
3. 异烟肼多见神经系统毒性,与剂量有明显关系,停药后可恢复。大剂量异烟肼对中枢有兴奋作用,这可能是异烟肼与维生素 B_6 结合,由尿排出,造成维生素 B_6 缺乏,引起氨基酸代谢障碍所致,故大剂量服用异烟肼时必须加服维生素 B_6。空腹服药有利于药物的吸收,故常采用清晨顿服法,胃肠道反应较重时可改为饭后服用。
4. 服用利福平后可能会出现肝损害等不良反应,应告知患者在服用利福平期间禁止饮酒,并定期检查肝功能;如出现乏力、厌食、手足麻木等症状应立即就诊。利福平可加速雌激素的代谢,同时可降低口服避孕药的疗效,对于应用利福平的育龄妇女,应告知其服药期间最好不用口服避孕药,以免避孕失败,应改用其他的避孕方法。利福平最好不与牛奶、米汤同时服用,常采用清晨空腹顿服的方法。
5. 抗结核药物引起的胃肠道反应,患者一般可以耐受。
6. 乙胺丁醇会引起球后视神经炎,与剂量有关。大剂量连续应用乙胺丁醇时应定期检查视力,如有异常应立即停药。
7. 应用链霉素、卡那霉素的患者可出现耳毒性的相关症状,所以长期用药应定期检查听力。
8. 对氨基水杨酸可延缓利福平的吸收,如必须合用,应间隔 6~12 小时;利福平与乙胺丁醇合用时可加重视力的损害,应告知患者并予以监测。

项目四 呼吸系统疾病的药物治疗　　211

赛场直击 »»»

全国职业院校技能大赛药学技能赛项
用药咨询与慢病管理模块——慢病管理试题单
考核时间：20 分钟　题目分值：15 分

一、试题背景

患者，女，21岁。因右胸痛10余日，咳嗽、咳痰、发热3日入院。既往体健。入院查体：体温37.9 ℃，脉搏90次/分，呼吸20次/分，血压124/75 mmHg。一般情况可，胸廓无畸形，双侧对称，右下肺叩诊为浊音，余肺叩诊为清音，右下肺呼吸音弱，双肺未闻及干、湿性啰音。入院后辅助检查：白细胞 9.48×10^9/L，中性粒细胞百分比为64.8%；胸部X线示右下肺感染可疑，右侧胸腔中等量积液；结核菌素试验（+），痰涂片及培养均阴性。结合患者症状、体征及完善相关实验室检查后的临床诊断：① 右下肺继发性结核，涂阴，初治；② 右侧结核性渗出性胸膜炎。

治疗方案：① 一般处理。建议该患者引流胸腔积液，适当休息，多饮水，避免受凉。② 给予标准抗结核化疗方案。强化期2个月，应用异烟肼、利福平、吡嗪酰胺、乙胺丁醇；巩固期10个月，应用异烟肼、利福平、乙胺丁醇。用法用量：异烟肼片每次0.3 g，1次/日，口服；利福平胶囊每次0.45 g，1次/日，口服；吡嗪酰胺片每次0.5 g，3次/日，口服；乙胺丁醇片每次0.75 g，1次/日，口服。化疗期间严密观察疗效和药物不良反应，定期复查肝肾功能，定期做视力、眼底等检查，不适随诊。

患者基本情况：身高160 cm，体重48 kg，某高校大学生，不抽烟，偶尔喝酒。无其他疾病史，无过敏史。

二、答题要求

1. 根据试题背景资料，填写患者基本信息。
2. 根据患者病情和用药信息，对患者正在服用的药物进行用药指导，准确答出治疗药物的作用机制、常见不良反应和用药注意事项。
3. 针对患者情况进行疾病相关知识和日常生活管理的健康教育。

考证聚焦 »»»

综合分析选择题

患者，男，30岁，既往健康，胸片示右上浸润性肺结核，痰菌（+），应用常规量异烟肼、利福平、乙胺丁醇口服，链霉素肌内注射。

1. 肺结核的化疗原则是（　　）。
　A. 早期、联合、适量、规律、半程　　B. 早期、联合、适量、规律、全程
　C. 早期、联合、足量、规律、全程　　D. 早期、适量、规律、全程
　E. 联合、适量、规律、全程

2. 治疗一段时间后，患者四肢感觉异常，有肌肉痉挛的症状，经医师诊断为周围神经病，是服用哪种药物的原因？（　　）

A. 异烟肼　　　　　B. 利福平　　　　　C. 链霉素
D. 乙胺丁醇　　　　E. 以上都是
3. 乙胺丁醇的典型不良反应是(　　)。
A. 周围神经炎　　　B. 排泄物呈橘红色　C. 前庭和耳蜗毒性
D. 球后神经炎　　　E. 药物热

任务五　慢性阻塞性肺疾病的药物治疗

慢性阻塞性肺疾病(chronic obstructive pulmonary disease, COPD)是呼吸系统疾病中的常见病和多发病,其患病率和死亡率均高。2020年COPD全球倡议中指出,随着发展中国家吸烟率的升高和高收入国家老龄化加剧,预计COPD的发病率在未来40年仍会继续上升,至2060年可能每年有超过540万人死于COPD及相关疾病。

岗位模拟 〉〉〉〉

任务情境

患者,男,72岁。因咳嗽、气喘反复发作20余年,加重伴发热3日入院。检查:体温38.8 ℃,咳脓性黏痰,两肺有湿性啰音;胸片示肺透明度增加、纹理增多,心脏狭长;肺功能检查显示以阻塞为主的混合型通气功能障碍、轻度低氧血症。医师诊断为COPD伴感染。治疗方案:头孢哌酮钠/他唑巴坦钠4 g,静脉滴注,1次/日;泼尼松龙10 mg,口服,2次/日;班布特罗10 mg,口服,1次/日;氨茶碱0.2 g,口服,2次/日。入院治疗2日后患者体温恢复正常,咳嗽减轻,查体发现两肺仍有干性啰音。上级医师指示每日加用氨茶碱0.5 g、地塞米松10 mg静脉滴注,接受新治疗方案后患者感觉有严重的胸闷、腹胀。1周后患者感觉上腹疼痛明显,胃镜检查见食管、胃底、十二指肠球部均有活动性溃疡。

任务要求

请分析此案例治疗方案的用药合理性。

一、认识疾病

(一) COPD 的定义及病因

COPD是一种以持续气流受限为特征的肺部疾病,气流受限不完全可逆,呈进行性发展。COPD的确切病因不明,可能与吸烟、空气污染、职业性粉尘和化学物质、感染、蛋白酶-抗蛋白酶失衡,以及机体内在因素如呼吸道防御功能及免疫功能降低、自主神经功能失调等有关。其中,感染是COPD发生、发展的重要因素之一。

(二) COPD 的临床表现

COPD多缓慢起病,病程较长。

1. **慢性咳嗽** 通常为首发症状,初起咳嗽呈间歇性,早晨较重,以后早晚或整日均有咳嗽。
2. **咳痰** 一般为白色黏液或浆液性泡沫痰,清晨排痰较多,合并感染时痰量增多,常有脓性痰。
3. **气短或呼吸困难** 是 COPD 的标志性症状,也是使患者焦虑不安的主要原因。早期仅于劳力时出现,之后逐渐加重,以致日常活动甚至休息时也感气短。
4. **喘息和胸闷** 部分患者特别是重度患者或急性加重时有喘息。
5. **全身性症状** 晚期患者可能会发生全身性症状,如体重下降、食欲减退、外周肌肉萎缩和功能障碍、精神抑郁和/或焦虑等。

二、理解疾病防治策略

COPD 急性发作期的治疗目标是减轻急性加重的临床表现,预防再次急性加重的发生,治疗主要是控制感染、祛痰止咳、解痉平喘、改善缺氧,积极处理并发症等。COPD 稳定期的治疗目标是减轻患者当前症状和降低未来风险,减轻当前症状包括缓解患者症状、改善运动耐量和改善健康状况,降低未来风险包括防止疾病进展、预防和治疗急性加重和降低病死率。采取非药物治疗主要是教育和督促患者戒烟,避免或防止吸入粉尘、烟雾及有害气体,接种流感疫苗和肺炎疫苗等。药物治疗应根据疾病的严重程度,包括气流受限的严重程度、患者健康状况及未来不良事件的发生风险等,确定治疗方案。如果未出现明显的药物不良反应或病情的恶化,应在同一水平维持长期的规律治疗。

三、识别药物作用特点

COPD 的主要临床表现为咳嗽、咳痰、气短或呼吸困难,故常用镇咳祛痰药、支气管扩张药、糖皮质激素来对症治疗;由于感染是 COPD 发生、发展的重要因素之一,所以使用抗菌药物来控制感染;此外,磷酸二酯酶 4(phosphodiesterase 4,PDE-4)抑制剂可减轻 COPD 的炎症,某些疫苗可减轻 COPD 的严重程度。

(一)镇咳祛痰药

对 COPD 患者一般不单独使用镇咳药,宜用祛痰药,以利于痰液咳出。但过于剧烈和频繁的咳嗽,可适当应用含镇咳和祛痰成分的复方制剂。镇咳药中能直接控制咳嗽中枢者为中枢性镇咳药,如可待因等;能抑制咳嗽反射弧中其他环节的药物为外周镇咳药,如苯佐那酯。祛痰药分为两大类,一类是恶心性祛痰药,口服后可刺激胃黏膜的迷走神经末梢,反射性促进支气管腺体分泌,使积痰稀释,易于咳出,如氯化铵;另一类是黏痰溶解药,能分解痰液中的酸性黏多糖和脱氧核糖核酸等黏性成分,降低痰液黏滞性,使痰液易于咳出,如盐酸氨溴索、乙酰半胱氨酸等。镇咳药在治疗量下不良反应较少,偶有恶心、呕吐、便秘及眩晕等。可待因过量(单次剂量大于 60 mg)可明显抑制呼吸中枢,也可使中枢兴奋,引起烦躁不安,小儿可导致惊厥,连续应用可产生耐受性及依赖性,应控制使用。镇咳药能抑制支气管腺体分泌,使痰液黏稠、不易咳出。氯化铵呈酸性,服用后可引起恶心、呕吐、腹痛等不良反应,过量或长期服用可产生酸中毒。乙酰半胱氨酸因有特殊臭味,并对呼吸道有刺激性,可能引起恶心、呕吐、呛咳或气道痉挛。

(二) 支气管扩张药

在 COPD 的治疗中,短效的吸入性 β_2 受体激动药或抗胆碱支气管扩张剂(如异丙托溴铵)是一线治疗药物。治疗时应该根据症状发生的频率确定是按需还是按时间规律用药。吸入长效 β_2 受体激动药对 COPD 的长期治疗有益,这种制剂不仅可以缓解症状,而且能提高生活质量和活动耐力。对需要规律使用短效制剂治疗的患者,这些药物的治疗方便了患者,在临床中的使用率也在增高。轻度喘息可口服茶碱缓释制剂或 β_2 受体激动药;症状持续者,使用异丙托溴铵气雾剂或联合使用 β_2 受体激动药气雾剂。

(三) 糖皮质激素

常用的主要是吸入性糖皮质激素,如丙酸倍氯米松、布地奈德、丙酸氟替卡松、环索奈德等,通过抑制过敏反应和气道炎症,降低气道反应性,抑制白细胞趋化黏附,抑制炎性介质释放,降低局部血管通透性。此类药物局部抗炎作用强,全身不良反应较小。《慢性阻塞性肺疾病诊治指南(2021年修订版)》中推荐吸入性糖皮质激素只考虑用于有症状伴有第 1 秒用力呼气量(FEV_1)<50% 预计值的患者和反复恶化需要抗菌治疗或口服激素治疗的患者。

(四) 抗菌药物

感染是引起 COPD 急性发作和加重的重要因素。感染的病因主要包括革兰氏阳性菌如肺炎链球菌、革兰氏阴性菌如流感嗜血杆菌等。因此,应根据感染细菌的不同选择不同类型的抗菌药物,可选用的药物包括青霉素类、头孢菌素类、氨基糖苷类、氟喹诺酮类、大环内酯类等。应根据药敏试验结果选用药物,疗程一般 7~10 日,必要时可延长。

(五) PDE-4 抑制剂

PDE-4 抑制剂的主要作用是通过抑制细胞内的 cAMP 降解来减轻炎症。每日口服 1 次罗氟司特虽无直接舒张支气管的作用,但能够改善应用沙美特罗或噻托溴铵治疗的患者的 FEV_1。罗氟司特还可使需用激素治疗的中、重度急性加重的发生率下降 15%~20%。罗氟司特与茶碱类都是磷酸二酯酶(PDE)抑制剂,故两者不应同时使用。

知识拓展

PDE 抑制剂的作用机制及应用

环磷酸腺苷(cAMP)和环磷酸鸟苷(cGMP)是细胞内重要的第二信使,主要通过激活蛋白激酶 A(PKA)和蛋白激酶 G(PKG)途径参与能量代谢、记忆、免疫反应、视觉及嗅觉形成等生理活动,PDE 可将 cAMP 和 cGMP 水解为无活力的 5′-AMP 和

5'-GMP，降低胞内 cAMP 和 cGMP 的含量，从而调控机体多种生理病理过程。PDE 共由 11 种各具特性的同工酶组成，其中 PDE-4、PDE-7、PDE-8 主要特异性水解 cAMP，PDE-5、PDE-6、PDE-9 特异性水解 cGMP，而 PDE-1、PDE-2、PDE-3、PDE-10、PDE-11 则对 cAMP 和 cGMP 均起作用。目前，PDE 已经成为药物研究的热门靶点，一些 PDE 抑制剂在临床得到了广泛的应用，PDE-3 抑制剂如米力农、氨力农等用于心衰的治疗，PDE-4 抑制剂如茶碱类用于呼吸道炎症的治疗，PDE-5 抑制剂如西地那非、伐地那非、他达拉非等用于男性勃起功能障碍的治疗等。

（六）疫苗

流感疫苗可减轻 COPD 的严重程度，可每年给予 1 次（秋季）或 2 次（秋、冬季）。疫苗是采用慢性支气管炎感染的常见菌（如肺炎球菌、甲型链球菌及奈瑟球菌等）减毒制成的，可促使机体产生特异性主动免疫，并可提高白细胞吞噬能力及溶菌酶的非特异性免疫作用，从而减少和防止呼吸道感染。

四、理解药物选用原则

COPD 发作期的治疗主要为控制感染、祛痰镇咳、解痉平喘，防止反复感染或感染迁延不愈。缓解期的治疗主要为扶正固本，增强体质，提高机体抗病能力和预防急性发作。阻塞性肺疾病一旦形成，肺组织的破坏是不可逆的，难以修复，治疗的目的主要是延缓肺气肿的发展，发挥机体代偿能力，改善呼吸功能，提高生活质量，防止呼吸衰竭和心力衰竭的发生。治疗应围绕以下几个方面进行：

1. 药物的选择原则　根据病情的严重程度，采取不同的治疗原则，根据患者的治疗情况及时调整治疗方案。
2. 祛痰并重原则　对痰液黏稠或不易咳出者，可应用祛痰药缓解病情。
3. 个体化用药原则　轻度患者按需使用短效的支气管扩张剂；中度患者需规律应用一种或多种长效支气管扩张剂；重度或伴有反复急性加重的患者，可吸入糖皮质激素进行治疗。

五、理解药物使用注意事项

1. 痰多患者禁用镇咳药。呼吸不畅通、孕妇、哺乳期妇女慎用镇咳药。
2. 氯化铵呈酸性，宜餐后服用。消化性溃疡及肝、肾功能不全者慎用。
3. 与异丙肾上腺素合用可预防乙酰半胱氨酸对呼吸道的刺激性并提高疗效。支气管哮喘患者禁用乙酰半胱氨酸。
4. β_2 受体激动药的安全性大于异丙肾上腺素，但大剂量可致心动过速，故心脏病、高血压、甲状腺功能亢进、糖尿病、咯血患者及孕妇慎用。

赛场直击

全国职业院校技能大赛药学技能赛项
用药咨询与慢病管理模块——慢病管理试题单
考核时间：20 分钟　题目分值：15 分

一、试题背景

患者，刘某，男，71 岁。因反复咳嗽、咳痰 20 余年，气促 10 余年，再发加重 1 周入院。入院查体：体温 36.8 ℃，脉搏 82 次/分，呼吸 20 次/分，血压 130/89 mmHg。一般情况尚可，皮肤巩膜无黄染，浅表淋巴结未触及，气管居中，颈静脉无充盈，口唇及肢端末梢发绀（未吸氧的情况下），咽无充血，双侧扁桃体无肿大。肺气肿征(+)，双肺叩诊呈过清音，双肺呼吸音弱，双下肺可闻及少量细啰音，无哮鸣音。心腹查体无异常。血气分析：吸入氧浓度(FiO_2)21%，pH 7.413，氧分压(PO_2)31 mmHg，二氧化碳分压(PCO_2)37.7 mmHg，碳酸氢根(HCO_3^-)25 mmol/L，碱剩余(BE)2 mmol/L，动脉血氧饱和度(SaO_2)84%。血常规示：白细胞 13.7×10^9/L。胸部 CT 示：双肺纹理增多，其内见多发斑片状影，边界模糊，以左肺下叶明显。既往肺功能：第 1 秒用力呼气量/用力肺活量(FEV_1/FVC)为 54.5%，FEV_1 占预计值的 43%。

治疗方案：① 一般处理。适当休息，多饮水，避免受凉。② 药物治疗。100 ml 0.9% 氯化钠注射液 +40 mg 甲泼尼龙琥珀酸钠注射液，1 次/日，静脉滴注；100 ml 0.9% 氯化钠注射液 +30 mg 盐酸氨溴索，2 次/日，静脉滴注；100 ml 0.9% 氯化钠注射液 +2 g 头孢曲松针，1 次/日，静脉滴注；2 ml 0.9% 氯化钠注射液 +2.5 ml 复方异丙托溴铵溶液 +1 mg 布地奈德混悬液，3 次/日，雾化吸入。③ 辅助治疗。患者伴Ⅰ型呼吸衰竭，需给予鼻导管面罩持续低流量 1.0~2.0 L/min 吸氧，以保持血氧饱和度 ≥ 90%、PO_2 > 60 mmHg 为治疗目标。

患者基本情况：身高 185 cm，体重 70 kg，为退休干部，抽烟 46 年，未戒，爱饮酒，每日 4 两(200 g)。无其他疾病史，无过敏史。

二、答题要求

1. 根据试题背景资料，填写患者基本信息。
2. 根据患者病情和用药信息，对患者正在服用的药物进行用药指导，准确答出治疗药物的作用机制、常见不良反应和用药注意事项。
3. 针对患者情况进行疾病相关知识和日常生活管理的健康教育。

考证聚焦

综合分析选择题

患者，男，38 岁，工人。因胸闷、气短、咳嗽、左上腹不适来诊，大量吸烟史 20 年。体格检查：血压 130/90 mmHg，脉搏 72 次/分，双肺少量干鸣音，心脏无异常，肝脾不大。X 线胸透示双肺纹理增粗。肺功能：FEV_1/FVC 58.7%。诊断为 COPD，经氨茶碱治疗后症状有所缓解。

1. COPD 的高危因素不包括(　　)。
A. 遗传因素和肺发育不良　　B. 吸烟　　C. 感染
D. 饮酒　　E. 大气污染
2. 茶碱类支气管平滑肌松弛剂用于治疗 COPD,产生的主要不良反应是(　　)。
A. 口渴　　B. 尿频　　C. 肝功能异常
D. 水肿　　E. 失眠
3. 不用于治疗 COPD 的药物是(　　)。
A. 可待因　　B. 氨茶碱　　C. 异丙托溴铵
D. 扎鲁司特　　E. 倍氯米松

思考题

1. 试述急性上呼吸道感染的治疗原则。
2. 简述治疗支气管哮喘药物的主要不良反应及其防治措施。

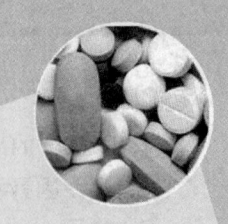

项目五
消化系统疾病的药物治疗

消化系统对人体消化、吸收、代谢、排泄功能至关重要,其各脏器的器质性和功能性疾病在临床十分常见,严重损害患者的身体健康。其中,消化性溃疡是最常见的消化系统疾病之一。近年来,由于根除幽门螺杆菌(Helicobacter pylori,Hp)方法的普及,消化性溃疡的复发率明显降低。随着社会的快速发展,疾病谱也在发生明显变化,以往在我国并未引起重视的胃食管反流病已引起我国消化病学界的高度重视。本模块主要介绍胃食管反流病、急性胃肠炎、消化性溃疡、肠易激综合征、胆石症和胆囊炎等消化系统疾病的药物治疗。

学习目标

知识目标

1. 识别胃食管反流病、急性胃肠炎、消化性溃疡、肠易激综合征、胆石症和胆囊炎的临床表现。
2. 阐释胃食管反流病、急性胃肠炎、消化性溃疡、肠易激综合征、胆石症和胆囊炎的治疗原则。
3. 区分胃食管反流病、急性胃肠炎、消化性溃疡、肠易激综合征、胆石症和胆囊炎等疾病治疗药物的不同类型。
4. 归纳胃食管反流病、急性胃肠炎、消化性溃疡、肠易激综合征、胆石症和胆囊炎等疾病常用治疗药物的作用特点及应用注意事项。

技能目标

1. 会收集胃食管反流病、急性胃肠炎、消化性溃疡、肠易激综合征、胆石症和胆囊炎等患者的疾病基本信息。
2. 能根据胃食管反流病、急性胃肠炎、消化性溃疡、肠易激综合征、胆石症和胆囊炎等患者病情和用药处方,完成处方审核并开展用药指导。
3. 能针对胃食管反流病、急性胃肠炎、消化性溃疡、肠易激综合征、胆石症和胆囊炎等疾病患者情况实施疾病相关知识和生活管理的健康指导。

素质目标
1. 认识常见消化系统疾病的危害,提升服务"健康中国"的职业使命感。
2. 提升消化系统疾病防控能力,助力提高我国消化系统疾病的整体治疗水平。

任务一　胃食管反流病的药物治疗

胃食管反流病(gastroesophageal reflux disease,GERD)是一种由胃、十二指肠内容物反流入食管引起不适症状和/或并发症的疾病。反流和胃灼热(俗称烧心)是最常见的症状。根据是否导致食管黏膜糜烂、溃疡,分为反流性食管炎(reflux esophagitis,RE)和非糜烂性反流病(nonerosive reflux disease,NERD)。胃食管反流病的患病率随年龄增长而增加,男女患病率无明显差异。欧美国家的患病率为10%~20%,亚洲地区的患病率约5%,我国患病率约6.7%。近年来,该病发病率呈上升趋势,以非糜烂性反流病较多见。

岗位模拟

任务情境
患者,女,49岁。间断性反酸、胃灼热3年,伴咽部异物感1周。诉3年前开始间断反酸、胃灼热感,无腹痛、呕吐,多于餐后出现,自服法莫替丁症状可缓解,但停药后症状反复出现,未系统治疗。近1周间断出现咽部异物感来院就诊。自发病以来体重无下降。既往有高血压病史,间断服用降压药,无肿瘤家族史。查体:体温36.5 ℃,脉搏72次/分,呼吸16次/分,血压140/100 mmHg。咽部充血,心肺无异常。腹软,无压痛及反跳痛,肠鸣音正常。诊断为胃食管反流病。

任务要求
1. 请根据患者疾病情况,给出用药指导。
2. 请结合患者基本情况,拟订健康指导的具体内容。

一、认识疾病

胃食管反流病是由多因素促成的上消化道动力障碍性疾病,也是一种胃酸相关性疾病,是食管抗反流机制减弱和反流物对食管黏膜攻击作用的结果。胃酸与胃蛋白酶是反流物中损害食管黏膜的主要成分。主要的临床表现有胃灼热、反流、上腹痛、非心源性胸痛、睡眠障碍、反流性哮喘、声音嘶哑、吞咽困难等,其中胃灼热和反流是胃食管反流病的典型症状。长期的胃食管反流病所致的食管并发症包括糜烂性食管炎、出血、食管狭窄、Barrett食管和食管癌等。与消化性溃疡相似,胃反流物中的胃酸、胃蛋白酶对食管黏膜的侵蚀是引发不适症状的主要原因,不同的是,根除 Hp 对缓解胃食管反流病症状没有帮助,而胃酸分泌抑制剂、促胃肠动力药可有效缓解症状。诊断胃食管反流病的金标准是食管 pH 监测,内镜检查术在反流性食管炎的诊断中具有重要的作用。

二、理解疾病防治策略

胃食管反流病的防治策略包括缓解症状、愈合食管黏膜损伤、提高生活质量、预防复发及防治并发症,治疗方法包括一般治疗、药物治疗、内镜或手术治疗。其中,药物治疗是治疗胃食管反流病的最主要方法。

三、识别药物作用特点

目前有效治疗药物主要包括四类,即胃酸分泌抑制剂、促胃肠动力药、抗酸药、黏膜保护药。其中,胃酸分泌抑制剂是治疗胃食管反流病最常用、最有效的药物。

(一)胃酸分泌抑制剂

胃酸分泌抑制剂主要包括 H_2 受体阻断药和质子泵抑制剂两大类。质子泵抑制剂可长时间、高效抑制基础胃酸以及刺激后胃酸分泌,可明显降低反流物的酸度和数量,因此,被认为是目前最主要的控制症状和维持治疗的药物。H_2 受体阻断药可与组胺竞争结合胃壁细胞 H_2 受体,抑制食物、组胺及五肽胃泌素刺激壁细胞引起的胃酸分泌,尤其能减少晚间基础胃酸分泌,适用于轻、中度患者。质子泵抑制剂抑酸效果明显优于 H_2 受体阻断药。用法用量:质子泵抑制剂标准剂量(如奥美拉唑 20 mg、兰索拉唑 30 mg、泮托拉唑 40 mg、雷贝拉唑 10 mg、艾司奥美拉唑 20 mg,富马酸伏诺拉生片 20 mg),1 次 / 日,口服给药治疗 8 周,然后维持治疗 8~12 周。长期服用胃酸分泌抑制剂可引起肝脏损害、白细胞下降、过敏反应、消化不良、骨质疏松等不良反应。

(二)促胃肠动力药

促胃肠动力药可增加食管下括约肌压力、改善食管蠕动、促进胃排空,从而减少胃内容物食管反流及食管在反流物的暴露时间。常用促胃肠动力药的用法用量见表 3-5-1。

表 3-5-1 常用促胃肠动力药的用法用量

分类	常用药物	用法用量
多巴胺受体阻断药	甲氧氯普胺	口服给药,每次 10 mg,3 次 / 日
	多潘立酮	口服给药,每次 10 mg,3 次 / 日
	伊托必利	口服给药,每次 50 mg,3 次 / 日
5-HT 受体激动药	莫沙必利	口服给药,每次 5 mg,3 次 / 日
	西沙比利	口服给药,每次 10 mg,3 次 / 日
	替加色罗	口服给药,每次 6 mg,2 次 / 日

1. **多巴胺受体阻断药** 代表药物有甲氧氯普胺和多潘立酮,可拮抗食管、胃、肠道多巴胺受体,使胆碱能受体相对亢进,促进食管、胃平滑肌动力,促进食管清除,加快胃排空,阻止胃内容物反流;其对十二指肠、空肠、回肠蠕动的促进可减少十二指肠反流。伊托必利为苯甲酰胺衍生物,具有阻断多巴胺 D_2 受体及抑制乙酰胆碱酯酶的双重作用,刺激内源性乙酰胆碱释放并抑制其水解,增加胃的内源性乙酰胆碱,增强胃和十二指肠运动。

2. **5-HT 受体激动药** 临床常用的莫沙必利、西沙必利均为选择性 $5-HT_4$ 受体激动药,该类药作用于肠肌间神经丛,释放乙酰胆碱使食管下括约肌压力升高,食管蠕动增强,胃排空加快,可有效减少反流次数和缩短反流时间,是新型全胃肠道动力药。替加色罗则选择性激动 $5-HT_3$ 受体。

3. **其他** 阿托品、哌仑西平等可阻断乙酰胆碱的功能,解除平滑肌和血管痉挛,降低胃肠运动性,可增加食管下括约肌张力,加速胃排空。大环内酯类抗菌药红霉素与胃动素结构相似,可激动胃动素受体,并进一步激活胆碱能受体,促进胃和胆囊排空,提高食管下括约肌张力,促进胃肠平滑肌收缩,临床证明也有一定促胃肠动力作用,空腹、进食服用均有效,且不良反应相对较小,安全性高。

胃动力药可能会产生消化不良、腹痛、恶心、呕吐、腹泻等不良反应。

(三) 抗酸药

抗酸药常呈弱碱性,可迅速中和胃酸,提高胃内及食管下段 pH,降低反流物酸性和胃蛋白酶活性,减轻酸性反流物对食管黏膜的损伤,并轻度增加食管下括约肌张力。常用药物有氢氧化铝、氧化镁、三硅酸镁、碳酸钙等,口感均欠佳,且铝盐易引起便秘,镁盐易引起腹泻。目前,已将上述抗酸药制成复方制剂,如复方石菖蒲碱式硝酸铋、复方铝酸铋、鼠李铋镁等。

(四) 黏膜保护药

黏膜保护药可覆盖在病变表面,形成保护膜,减轻症状,促进食管炎愈合。常用药物有硫糖铝、胶体铋剂、考来烯胺、铝碳酸镁等。属藻酸盐制剂的藻朊酸泡沫剂,如海藻酸铝镁,可与胃液作用形成浮游于胃液上的泡沫状物,隔绝胃内酸性或碱性物与食管下端接触,有利于食管炎症修复。部分黏膜保护药如考来烯胺、铝碳酸镁有一定吸附作用,通过吸附并结合胃蛋白酶直接抑制其活性,还可通过结合胆汁酸、吸附溶血卵磷脂避免或减少其对胃黏膜的损伤,此类药物应用广泛。

知识拓展

胃食管反流病的预防
——善学善用,防患于未然

可采取若干措施减轻胃食管反流:抬高床头;避免可引起症状或刺激胃酸分泌的药物和食物;睡前 3 小时不进食;减轻体重。

床头抬高约 6 英寸(约 15 厘米),方法是在床头处的床腿下方放置 6~8 英寸(15~20

厘米)垫头木,使用楔形枕头,或在床垫下放置一块三角木,这有助于在患者睡觉时防止胃酸流入食管。应避免吸烟和可引发症状的药物,也应避免摄入咖啡因、乙醇、高脂肪食物、含酸饮料(如橙汁和可乐)、以醋为主料的沙拉酱和其他可强烈刺激胃产酸或引起胃排空延迟的物质。患者应避免在睡前3小时进食。超重以及近期体重增加者应减重。

四、理解药物选用原则

1. 药物是治疗胃食管反流病的最主要方法。目前胃食管反流病的药物治疗以抑酸为中心,分为控制发作和维持治疗两个阶段。

2. 症状发作时,治疗药物应足量、足疗程,必要时多种药物联合使用,根据不同病情采用递增疗法或降阶疗法。维持期则以按需给药为主要策略。

3. 药物治疗旨在增强抗反流屏障作用,提高食管清除能力,改善胃排空和幽门括约肌功能,防止十二指肠反流,抑制酸分泌,降低反流损害,保护食管黏膜,促进修复,以达到解除症状、治愈炎症、预防并发症、防止复发的目的。

五、理解药物使用注意事项

1. 应警惕长期服用胃酸分泌抑制剂带来的不良反应,如钙吸收障碍引起的骨质疏松和脆性骨折,维生素 B_{12} 吸收障碍出现的巨幼细胞贫血及神经性症状,维生素 C 吸收障碍出现的缺铁性贫血。

2. 反流性食管炎患者以抑酸治疗为主,且强度和时间超过消化性溃疡。促胃肠动力药不能起到治疗作用,多潘立酮可能引起心脏相关风险,建议限制使用。

3. 长期服用胃酸分泌抑制剂可能增加胃体萎缩发生的风险,进而增加发生胃癌的风险。

4. 食管外反流表现如夜间哮喘可采用诊断性晚间抑酸治疗,观察疗效;慢性咽炎则需要至少抑酸治疗 3~6 个月方能见效,要权衡利弊。

避免使用可能加重反流症状的药物,如钙通道阻滞药、α 受体激动药、β 受体激动药、茶碱类、镇静剂、硝酸盐、雌激素等,以及可引起食管损害的药物如阿仑膦酸盐、多西环素、氯化钾、铁剂。

赛场直击 ▶▶▶▶

全国职业院校技能大赛药学技能赛项
用药咨询与慢病管理模块——慢病管理试题单
考核时间:20 分钟 题目分值:15 分

一、试题背景

患者,男,45 岁,公司经理。反酸、胃灼热 6 个月,通常在餐后卧床时发生,并常伴有异味液体流入口中。晚餐后很快上床睡觉,也会出现上述症状。服用奥美拉唑 20 mg,早晚各 1 次,治疗 1 周,效果不佳,主要表现为反酸,白天控制较好,夜间仍有发生,尤其是在凌晨,夜间睡眠差。吸烟 1 包/日,每日晚餐时饮啤酒 1 瓶。既往体健。无其他明显阳性体征。

二、答题要求

1. 根据试题背景资料,填写患者基本信息。
2. 根据患者病情和用药信息,对患者正在服用的药物进行用药指导,准确答出治疗药物的作用机制、常见不良反应和用药注意事项。
3. 针对患者情况进行疾病相关知识和日常生活管理的健康教育。

考证聚焦 >>>>

综合分析选择题

患者,女,55 岁。因反复发作胸骨后疼痛 2 年,伴反酸、胃灼热、间断积食就诊。食管测压提示食管下括约肌压力<6 mmHg,结合胃镜检查结果,临床诊断为胃食管反流病。医师处方为奥美拉唑肠溶片 20 mg,bid 强化抑酸治疗。

1. 关于奥美拉唑肠溶片用药教育的说法,错误的是(　　)。
   A. 适宜餐前 30 分钟服用
   B. 应整片吞服
   C. 用药后可能出现口干、便秘等不良反应
   D. 长期用药可能会出现维生素 K 缺乏
   E. 长期用药可能会出现骨质疏松

2. 胃食管反流病的治疗应注意调整生活方式。关于对本病例患者调整生活方式的说法,错误的是(　　)。
   A. 戒烟酒　　　　　B. 餐中多饮水　　　　C. 控制体重
   D. 避免高脂饮食　　E. 抬高床头

任务二　急性胃肠炎的药物治疗

急性胃肠炎(acute gastroenteritis,AGE)是最常见的消化道疾病,常见于夏秋季节,其发生多由于进食含有病原菌及其毒素的食物或饮食不当引起。

岗位模拟 >>>>

任务情境

患者,女,25 岁。因上腹疼痛、恶心、呕吐伴腹泻 3 日就诊。自述 3 日前因食用过夜剩饭菜,半夜发生上腹疼痛不适,伴持续恶心、呕吐,吐后腹痛稍减。解水样便,无黏液和脓血,3~4 次/日,无畏寒、发热。曾于药店自购"止泻药"和"镇痛药",自觉症状好转,但仍有腹部不适,随后到医院就诊。查体:体温 36.5 ℃,上腹轻压痛,肠鸣音较活

跃。血白细胞计数、分类正常；便常规：稀水样便，白细胞（+）；便培养：大肠埃希菌生长。诊断为急性胃肠炎。

任务要求
1. 请根据患者疾病情况，给出腹泻控制的方案建议。
2. 请结合患者基本情况，拟订健康指导的具体内容及用药指导。

一、认识疾病

急性胃肠炎可由进食被病原微生物或其毒素污染的食物或未煮透的食物引起，也称为细菌性食物中毒。病理上呈胃、肠（小肠为主）急性弥漫性黏膜炎症，有充血、水肿、糜烂、出血等改变，甚至一过性浅表溃疡形成。该病发病急，临床主要表现为恶心、呕吐、腹痛、腹泻，可伴有不同程度的脱水。常在进食污染食物后 2~24 小时发病。腹泻可达每日数次或十余次，粪便初为粥样，逐渐变为黄色水样，几无臭味，有的带有泡沫及少量黏液，一般肉眼看不到脓血。体格检查腹部柔软，有触痛，肠鸣音常亢进。因细菌及毒素作用，可有不同程度的畏寒、发热、头晕、头痛及全身无力等症状。重症者由于剧烈呕吐及腹泻，可出现口渴、尿少、眼眶下陷、四肢发冷、皮肤弹性下降、小腿肌肉痉挛等脱水症状，也可引起低钠、低钾、低氯或酸中毒，更严重者还可进一步引起血压下降、脉搏细数无力甚至休克。诊断通常依据详细病史、典型临床表现，必要时行胃肠镜及活组织检查和大便致病菌培养。

二、理解疾病防治策略

一般防治策略包括注意饮食卫生，防止食物、饮水被污染，不食腐败变质、被病原微生物或其毒素污染的食物，戒酒；卧床休息，进清淡流质饮食，必要时禁食 6~24 小时，一旦有恶心、轻微呕吐等症状，应口服葡萄糖－电解质溶液以防脱水。儿童可能较快发生脱水，应迅速给予葡萄糖－电解质溶液口服，如果呕吐持久或存在严重脱水，则需要经静脉适当补充电解质。

三、识别药物作用特点

目前的有效治疗药物主要包括三类，即对症治疗药物、抗菌药物、纠正水电解质紊乱药。

（一）对症治疗药物

对症治疗包括镇吐、止泻、镇痛三个方面。常用对症治疗药物如下：
1. 甲氧氯普胺　主要作用于上消化道，可提高静息状态胃肠道括约肌的张力，阻止胃食管反流，加强胃和食管蠕动，并增强镇吐效应。本药可通过血脑屏障导致锥体外系症状，一旦出现应立即停药。
2. 双八面体蒙脱石　能与黏液蛋白结合，保护肠黏膜，对病毒、细菌和细菌毒素具有极强的吸附能力,可减少这些攻击因子的致病作用,用于急、慢性腹泻,偶见便秘、大便干结。

3. 阿托品、山莨菪碱　具有明显的外周抗胆碱作用,可使乙酰胆碱引起痉挛的平滑肌松弛,选择性缓解胃肠道痉挛及抑制蠕动,可产生口干、面红、扩瞳、视近物模糊等不良反应,用量过大时可出现阿托品样中毒症状。

4. 洛哌丁胺　可抑制肠蠕动,减少肠壁神经末梢释放乙酰胆碱,抑制肠道腺体分泌而缓解腹泻症状。用于急、慢性腹泻,尤其是其他止泻药效果不佳的慢性腹泻。不良反应主要有瘙痒、口干、腹胀、恶心、食欲缺乏,偶有呕吐,也可有头晕、头痛、乏力。常用止泻药的用法用量见表3-5-2。

表3-5-2　常用止泻药的用法用量

分类	常用药物	给药剂量及方法
收敛、吸附、保护黏膜药	双八面体蒙脱石	口服给药,每次3 g,3次/日
	碱式碳酸铋	口服给药,每次0.9 g,3次/日
	氢氧化铝凝胶	口服给药,每次20 ml,3次/日
	药用炭	口服给药,每次4 g,3次/日
	鞣酸蛋白	口服给药,每次2 g,3次/日
减少肠蠕动药	复方樟脑酊	口服给药,每次5 ml,3次/日
	地芬诺酯	口服给药,每次5 mg,3次/日
	洛哌丁胺	口服给药,每次4 mg,3次/日
抑制肠道过度分泌药	消旋卡多曲	口服给药,每次100 mg,3次/日

(二) 抗菌药物

用于治疗急性胃肠炎的抗菌药物主要有氧氟沙星、氨苄西林、头孢噻肟等。氧氟沙星为氟喹诺酮类抗菌药,具广谱抗菌作用,尤其对需氧革兰氏阴性杆菌的抗菌活性高,通过抑制DNA的合成而导致细菌死亡,在体外对多重耐药菌亦具有抗菌活性。氨苄西林为广谱半合成青霉素,通过抑制细菌细胞壁合成而发挥杀菌作用。头孢噻肟为第三代头孢菌素,抗菌谱广,主要与细菌细胞膜上的青霉素结合蛋白结合,使转肽酶酰化,抑制细胞壁的合成,使细胞分裂和生长受到抑制,毒性小,适用于儿童、孕妇、哺乳期妇女。氧氟沙星可能影响骨骼发育,孕妇及18岁以下的患者禁用,哺乳期妇女使用时应暂停哺乳。氨苄西林的不良反应以过敏反应较为常见。

(三) 纠正水电解质紊乱药

呕吐、腹泻导致失水及电解质紊乱时,可给予口服补液,重者则需静脉输液,液体输入量根据病情决定,一般每日可输入1000~3000 ml,其中生理盐水或5%

的葡萄糖盐水需 1500 ml，亦可补充葡萄糖溶液。对血压下降的患者，应早期快速补液，以补充其循环血容量。输液后仍不能使血压恢复正常者，可在液体中加入升压药。如有酸中毒，应给予碱性药物。对不能进食而尿量正常的患者，应注意补充氯化钾。

知识拓展

"隐藏在胃肠中"的诺贝尔奖
——弘扬科学精神、创新精神，为中国医学的诺贝尔计划贡献力量

2005年10月3日，瑞典卡罗林斯卡医学院宣布，因为发现了导致胃炎和胃溃疡的细菌——幽门螺杆菌，澳大利亚科学家巴里·马歇尔和罗宾·沃伦获得2005年诺贝尔生理学或医学奖。1979年，澳大利亚珀斯皇家医院沃伦用高倍显微镜在一份胃黏膜活体标本中，意外发现紧贴胃上皮有无数的细菌。后来，他发现50%左右患者（大多是慢性胃炎患者）的胃腔下半部分都附生着这种微小又弯曲的细菌，他意识到，这种细菌与慢性胃炎等疾病可能密切相关。然而，这项发现与当时"正统"的医学理念"胃酸能杀灭吞入胃内的细菌，健康的胃是无菌的"相违背。1981年，马歇尔所在的珀斯皇家医院决定对100位肠胃病患者的活组织切片进行研究。1982年，他们终于发现，所有十二指肠溃疡患者胃内都有幽门螺杆菌，并证明该菌是导致胃炎、胃溃疡和十二指肠溃疡的罪魁祸首。

四、理解药物选用原则

1. 以补液治疗为主，适当选用镇吐、解痉镇痛、止泻等对症治疗药物。
2. 对伴有高热、子痫、休克等感染症状的患者，应合理选用抗菌药物短期应用，出现休克者需积极抗休克治疗。

五、理解药物使用注意事项

1. 由于急性胃肠炎引起的腹泻可由多种不同病因所致，故在应用止泻药的同时，实施对因治疗不可忽视。同时需及时补充水和电解质，应特别注意补钾。
2. 药用炭吸附能力强，可影响儿童的营养吸收，不宜与其他药物合用，3岁以下患长期腹泻或腹胀的儿童禁用。
3. 洛哌丁胺不能作为伴有发热、便血的细菌性痢疾患者的止泻药，急性腹泻者在服用本品48小时后若症状无改善，应及时停用，肝功能不全者、妊娠期妇女慎用，哺乳期妇女尽量避免使用，2岁以下儿童不宜使用。
4. 应用解痉药（如山莨菪碱）后24小时症状未缓解者，应立即就医。反流性食管炎、重症溃疡性结肠炎、严重心力衰竭及心律失常患者慎用。

赛场直击

全国职业院校技能大赛药学技能赛项
用药咨询与慢病管理模块——慢病管理试题单
考核时间:20 分钟　　题目分值:15 分

一、试题背景

患者,男,37 岁。因腹泻、呕吐、上腹痛 2 日,加重 1 日就诊。自述 2 日前进食不洁食物后出现腹痛、恶心、呕吐,非喷射状,呕吐物为胃内容物,无咖啡样液体及其他异常。呕吐后症状减轻,渐出现阵发性脐周疼痛,腹泻后疼痛减轻,为黄色稀水样便,无黏液、脓血,无里急后重,每日大便 4~5 次。初步诊断为急性胃肠炎。

二、答题要求

1. 根据试题背景资料,填写患者基本信息。
2. 根据患者病情,对患者进行用药指导,准确答出治疗药物的作用机制、常见不良反应和用药注意事项。
3. 针对患者情况进行疾病相关知识和日常生活管理的健康教育。

考证聚焦

配伍选择题

[1~2 题共用备选答案]
A. 十二指肠球部溃疡　　B. 急性糜烂性胃炎
C. 胃癌　　　　　　　　D. 胃溃疡
E. 胃泌素瘤

1. 患者,男,29 岁。既往有胃病史,数天前感冒,一直服用解热镇痛药,今晨突然呕吐咖啡色液体,钡餐透视胃十二指肠未发现异常,最可能的诊断是(　　)。
2. 患者,男,34 岁。上腹痛以夜间加重为主 1 年,基础胃酸分泌量/最大胃酸分泌量<0.6,最大胃酸分泌量(MAO)>40 mmol/h,考虑诊断为(　　)。

任务三　消化性溃疡的药物治疗

消化性溃疡(peptic ulcer,PU)是一种全球性常见病,男女之比为(5~6):1,可发生于任何年龄段,青壮年多发。根据发病部位的不同,可分为胃溃疡(gastric ulcer,GU)和十二指肠溃疡(duodenal ulcer,DU),DU 多于 GU,两者之比约为 3:1。DU 多见于青壮年,GU 多见于中老年人。过去 30 年,随着 H_2 受体阻断药、质子泵抑制剂等治疗药物的发展,消化性溃疡及其并发症的发生率明显下降。近年来,随着阿司匹林等非甾体抗炎药(NSAIDs)应用增多,老年消化性溃疡发病率有所增高。

岗位模拟

任务情境

患者,男,38岁。间断性上腹痛4年,加重1周。患者4年前饮食不当后出现上腹痛,为胀痛,伴恶心、嗳气,无呕吐,自服"胃药"好转,此后常于秋冬、冬春交际时出现餐后上腹胀痛,无反酸、胃灼热感,空腹时减轻,食欲可,进食减少。发作期间体重略有下降,症状缓解后体重可恢复。1周前劳累、少量饮酒后再次出现上述症状,大小便正常。既往无其他特殊疾病史,吸烟史10年。既往病史:在16岁时因肝炎住院1个月,诊断为甲型肝炎。10年前做过阑尾炎手术。对磺胺类药物过敏。已婚,妻子身体健康。母亲有冠心病,父亲身体健康。

体格检查:体温36.7 ℃,脉搏80次/分,呼吸16次/分,血压110/70 mmHg。体型瘦高,无贫血貌,浅表淋巴结不大,心肺无异常,腹平软,剑下压痛(+),无反跳痛,肝脾肋下未及,墨菲(Murphy)征(-),肠鸣音4次/分,双下肢不肿。实验室检查:血常规示血红蛋白135 g/L,白细胞7.2×10^9/L,中性粒细胞65%,淋巴细胞35%,血小板200×10^9/L。腹部B超示肝、胆、脾、胰、肾未见异常。

任务要求

1. 请根据患者疾病情况,给出用药指导。
2. 请结合患者基本情况,拟订健康指导的具体内容。

一、认识疾病

消化性溃疡是指胃肠道黏膜被胃酸和胃蛋白酶等消化而发生的溃疡,其深度可达到或超过黏膜肌层。其病因和发病机制尚未完全阐明,目前认为主要与黏膜的损伤因子增强及保护因子减弱有关,GU以保护因子减弱为主,DU以损伤因子增强为主。损伤因子主要有胃酸及胃蛋白酶、NSAIDs、Hp感染、乙醇(酒精)等,保护因子主要有黏膜血流、胃黏液-碳酸氢盐屏障、黏膜屏障、前列腺素及上皮再生能力等。神经内分泌紊乱和遗传因素也与消化性溃疡的发生有关。在病因学研究中最重要的进展是发现了Hp在消化性溃疡中的关键作用,约90%的DU和70%的GU与Hp感染有关。消化性溃疡临床表现不一,上腹部疼痛是其最常见的症状,性质可为灼痛、钝痛、胀痛、剧痛、饥饿样不适,并伴随上腹饱胀、厌食、恶心、反酸、嗳气、纳差等消化不良症状,甚至出现消瘦与贫血。部分患者可无腹痛或消化不良症状,而以消化道出血、穿孔等并发症为首发症状,可见于任何年龄,以长期服用NSAIDs的患者及老年人多见。消化性溃疡的特点如下:① 呈慢性过程,病史可达数年、十数年甚至数十年。② 反复或周期性发作,发作期可为数周或数月,有季节性,典型者多在季节变化时发生,如秋冬和冬春之交发病,亦可因情绪不良或服用NSAIDs诱发。③ 部分患者有与进餐相关的节律性上腹痛,GU的疼痛多在餐后1小时左右发生,即进食—疼痛—缓解。DU的疼痛多在餐后2~3小时发生,持续至下餐进食,即进食—舒适—疼痛,常有夜间痛,进食或服用碱性药物后可缓解。④ 腹痛可由胃酸分泌抑制药或抗酸药缓解。随着检查手段的发展和药物的早期干预,症状典型的消化性溃疡已经较为少见,很多消化性溃疡患者腹痛发作并无明显节律性或仅表现为消化不良症状。

二、理解疾病防治策略

消化性溃疡确诊最可靠的方法是胃镜检查,同时,应查明有无 Hp 感染。消化性溃疡的治疗方法包括三方面,即药物治疗、一般治疗和外科手术治疗。通常以药物治疗为主,可应用胃酸分泌抑制剂、胃黏膜保护药、抗生素等,常见药物有雷尼替丁、法莫替丁、奥美拉唑、泮托拉唑、硫糖铝、阿莫西林胶囊。一般治疗以内镜治疗为主,当出现消化道大出血时,可以在内镜下止血治疗,还可在内镜下通过喷洒凝血酶、氩气烧灼等方法进行治疗。出现大出血、药物治疗无效以及消化道穿孔者应考虑手术治疗,手术方式包括迷走神经切除术以及胃大部切除术。

三、识别药物作用特点

消化性溃疡的治疗目标为去除病因,控制症状,促进溃疡愈合,预防复发和避免并发症。自 20 世纪 70 年代以来,消化性溃疡的药物治疗经历了 H_2 受体阻断药、质子泵抑制剂和根除 Hp 三次里程碑式的进展,使溃疡愈合率显著提高,并发症发生率显著降低,外科手术明显减少。

(一)胃酸分泌抑制剂

胃酸分泌抑制剂又称抑酸药,是目前消化性溃疡治疗最主要的药物,包括质子泵抑制剂、H_2 受体阻断药、抗胆碱药和促胃液素受体阻断药。

1. 质子泵抑制剂(PPI) 质子泵抑制剂通过特异性地抑制 H^+, K^+-ATP 酶(质子泵)的活性,抑制胃酸生成的终末环节,抑酸作用强大,常用药物包括奥美拉唑、兰索拉唑、泮托拉唑、雷贝拉唑及艾司奥美拉唑等。近年来,雷贝拉唑及艾司奥美拉唑等新一代质子泵抑制剂在临床的使用越来越广泛,已成为活动期消化性溃疡治疗的首选药物,尤其适用于疼痛严重、合并出血或其他治疗失败的消化性溃疡患者。使用 H_2 受体阻断药(H_2RA)无效的消化性溃疡患者应用质子泵抑制剂治疗 8 周,治愈率超过 90%,治疗 12 周可达 99%。短期、大剂量奥美拉唑治疗对促进消化性溃疡急性出血时胃黏膜愈合和预防再出血有良好疗效。质子泵抑制剂的不良反应主要有恶心、腹胀、腹泻等胃肠道症状和头痛、头晕、嗜睡等神经系统症状,长期或大剂量使用质子泵抑制剂可引起髋骨、腕骨、脊椎骨骨折。常用于治疗消化性溃疡的质子泵抑制剂的剂量和疗程见表 3-5-3。

表 3-5-3 常用于治疗消化性溃疡的质子泵抑制剂的剂量和疗程

药品名称	给药剂量及方法	疗程
奥美拉唑	口服给药,每次 20 mg,1 次/日	GU 4~8 周,DU 2~4 周
兰索拉唑	口服给药,每次 30 mg,1 次/日	GU 8 周,DU 4 周
泮托拉唑	口服给药,每次 40 mg,1 次/日	GU 4~8 周,DU 2~4 周

续表

药品名称	给药剂量及方法	疗程
雷贝拉唑	口服给药,每次 20 mg,1 次/日	GU 4~6 周,DU 2~4 周
艾司奥美拉唑	口服给药,每次 20 mg,1 次/日	GU 4~8 周,DU 2~4 周

2. H_2 受体阻断药 常用药物有西咪替丁、雷尼替丁、法莫替丁、尼扎替丁、罗沙替丁等。其作用机制为选择性竞争结合胃壁细胞膜上的 H_2 受体,使组胺不能与受体结合,从而抑制食物、组胺及促胃液素引起的胃酸分泌,尤其能抑制夜间基础胃酸分泌,但强度不如质子泵抑制剂。H_2 受体阻断药不良反应较小,发生率低于3%。常见心血管反应有心动过速、心动过缓、房室传导阻滞、低血压,也有致心搏骤停的报道,其他不良反应有嗜睡、乏力、腹泻、头痛、转氨酶升高、白细胞减少等。常用 H_2 受体阻断药的剂量和疗程见表 3-5-4。

表 3-5-4 常用 H_2 受体阻断药的剂量和疗程

药品名称	给药剂量及方法	疗程
西咪替丁	口服给药,每次 400 mg,2 次/日	GU 6~8 周,DU 4~6 周
雷尼替丁	口服给药,每次 400 mg,2 次/日	GU 6~8 周,DU 4~6 周
法莫替丁	口服给药,每次 400 mg,2 次/日	GU 6~8 周,DU 4~6 周
尼扎替丁	口服给药,每次 300 mg,1 次/日	GU 6~8 周,DU 4~6 周
罗沙替丁	口服给药,每次 75 mg,2 次/日	GU 6~8 周,DU 4~6 周

(二) 抗酸药

抗酸药主要是一些无机弱碱,可中和胃酸,抑制胃蛋白酶活性。此类药物起效快,能迅速缓解溃疡疼痛,促进溃疡愈合。但单用能否使溃疡愈合,尚有争议。目前,抗酸药主要用于消化性溃疡的辅助治疗,尤其对于腹痛症状严重者,早期治疗阶段的联合用药可迅速控制疼痛的症状。常用制剂有氧化镁、铝碳酸镁、氢氧化铝、碳酸钙等。疗效以液体(如凝胶溶液)最好,粉剂次之,片剂较差。氧化镁中和胃酸作用强而持久,但起效慢,还会引起腹泻,肾功能不全者易导致高镁血症;铝碳酸镁不被吸收,有轻度腹泻作用,可引起呃逆、腹胀、嗳气和反跳性胃酸分泌增加,适用于伴有便秘的消化性溃疡患者;氢氧化铝除中和胃酸外,还在黏膜表面形成凝胶,保护胃黏膜,肾功能不全者应减量,不宜与喹诺酮类药物、四环素、异烟肼、地高辛、氯丙嗪、华法林等合用。常用抗酸药的剂量和疗程见表 3-5-5。

表 3-5-5 常用抗酸药的剂量和疗程

药品名称	给药剂量及方法	疗程
氧化镁	口服给药,每次 200 mg,3 次/日	1 周
铝碳酸镁	口服给药,每次 500 mg,3 次/日	1 周
氢氧化铝	口服给药,每次 600 mg,3 次/日	1 周
碳酸钙	口服给药,每次 500 mg,2 次/日	1 周

(三) 胃黏膜保护药

胃黏膜保护药主要通过促进胃黏膜细胞分泌黏液和碳酸氢盐,增加胃黏膜血流量,增加胃黏膜前列腺素合成,或在黏膜表面形成保护层,增强黏膜抵抗力。由于 GU 患者多数胃酸分泌正常,而黏膜屏障功能下降,故 GU 单用胃酸分泌抑制剂治疗疗效不如 DU,一般考虑胃酸分泌抑制剂和胃黏膜保护药联合应用。常用药物有硫糖铝、前列腺素衍生物、铋剂等,剂量和疗程见表 3-5-6。

表 3-5-6　常用胃黏膜保护药的剂量和疗程

分类	常用药物	给药剂量及方法	疗程
硫糖铝	硫糖铝	口服给药,每次 1.0 g,2 次/日	4~6 周
前列腺素衍生物	米索前列醇	口服给药,每次 200 mg,4 次/日	4~8 周
	恩前列素	口服给药,每次 35 g,2 次/日	4~8 周
铋剂	次枸橼酸铋	口服给药,每次 240 mg,2 次/日	4~8 周
	枸橼酸铋钾	口服给药,每次 600 mg,2 次/日	4~8 周
吉法酯	吉法酯片	口服给药,每次 50~100 mg,3~4 次/日	4 周

1. **硫糖铝**　是硫酸蔗糖和氢氧化铝的复合物,无抗酸作用。其保护胃黏膜的机制包括:① 与蛋白质形成大分子复合物,在溃疡创面上形成保护膜,阻止胃酸、胃蛋白酶和胆汁酸的渗透与侵蚀;② 吸附胃蛋白酶和胆汁酸;③ 促进胃黏液和碳酸氢盐分泌;④ 增加胃黏膜血流量;⑤ 刺激前列腺素合成与释放;⑥ 激活巨噬细胞,促进上皮细胞修复。硫糖铝适用于慢性胃炎及缓解胃酸过多引起的胃痛、胃灼热、反酸的患者,长期用药可致便秘,偶有恶心、胃部不适、腹泻、皮疹及头晕。

2. **前列腺素衍生物**　可激动胃壁细胞上的前列腺素 E 受体,抑制基础胃酸、组胺、促胃液素及食物刺激所致的胃酸和胃蛋白酶分泌,对 NSAIDs 引起的胃出血、溃疡或坏死有明显的抑制作用。代表药物有米索前列醇、恩索前列醇。不良反应主要为稀便、腹痛、腹泻。可引起子宫收缩及流产,故孕妇禁用。由于不良反应较多,价格昂贵,前列腺素衍生物主要作为二线用药,对于防治 NSAIDs 导致的溃疡有一定价值。

3. **铋剂**　临床常用药物包括胶体次枸橼酸铋、枸橼酸铋等。胶体次枸橼酸铋在酸性环境(pH<5.0)下形成氧氯化铋和枸橼酸铋的沉淀物,可直接与黏液结合形成糖蛋白铋,覆盖于溃疡表面,形成保护屏障,特别适用于合并 Hp 感染的消化性溃疡患者。服药期间舌苔、粪便变黑,偶见恶心、皮疹、轻微疼痛。

4. **吉法酯**　能促进溃疡修复愈合,增加胃黏膜前列腺素,促进黏液分泌,增强胃黏膜屏障,扩张胃黏膜微循环,改善血流分布。日常餐后半小时服用。

(四) 治疗 Hp 感染的药物

常用药物包括抗菌药物、铋剂、质子泵抑制剂等,单一药物治疗效果较差,目前提倡联合治疗。

1. **抗菌药物**　用于抗 Hp 感染的抗菌药物多在酸性环境中较稳定,主要有阿莫西林、甲硝唑、克拉霉素、四环素、呋喃唑酮和左氧氟沙星等。① 阿莫西林在体内外均有良好的抗 Hp 效果;在胃内酸性环境中较为稳定,在 pH 接近中性时疗效最佳,主要不良反应有腹泻、过敏反应和假膜性肠炎。② 甲硝唑对非耐药菌株非常敏感,但耐药菌株多见,一旦耐药,感染治愈率明显下降,与铋剂和其他抗生素合用可减少耐药机会;主要不良反应有头痛、恶心、口干、口中金属味、食欲下降、腹痛、腹泻、皮疹及白细胞暂时性减少。③ 克拉霉素属大环内酯类抗生素,易于吸收,抗 Hp 效果较好,但单独使用易耐药,主要不良反应有胃肠道反应、过敏反应、暂时性转氨酶升高。④ 四环素对 Hp 也比较敏感,耐药菌株少,主要不良反应有胃肠道反应、二重感染、影响骨和牙的生长、肝毒性、肾毒性及变态反应。随着 Hp 耐药菌株增加,呋喃唑酮、左氧氟沙星等逐渐受到重视,两者均有较强的抗 Hp 活性。

2. 铋剂　可通过破坏细菌细胞壁、阻止 Hp 黏附于胃黏膜上皮和抑制 Hp 蛋白酶、尿素酶、磷脂酶活性发挥抗 Hp 作用。铋剂与抗生素合用有协同效应。

3. 质子泵抑制剂　奥美拉唑等质子泵抑制剂在体内外均可抑制 Hp 生长,但单独应用并不能治愈 Hp 感染。质子泵抑制剂及其他胃酸分泌抑制剂抗 Hp 的主要机制是通过显著提高胃内 pH,增加抗菌药物稳定性,提高抗 Hp 疗效。

4. 根除 Hp 治疗方案　根除 Hp 可使消化性溃疡复发率明显降低,目前主要采用的一线治疗方案有三联治疗方案和四联治疗方案。

常用根除 Hp 感染的三联治疗方案大体上可分为以质子泵抑制剂为基础的方案和以铋剂为基础的方案两大类,即在质子泵抑制剂或铋剂的基础上加用两种抗菌药物组成三联方案。抗生素可选择阿莫西林、克拉霉素、甲硝唑(或替硝唑)等,国内用呋喃唑酮代替甲硝唑,也取得较好疗效。常用的根除 Hp 三联治疗方案有以下两种:

(1) 含质子泵抑制剂的根除 Hp 方案

1) 质子泵抑制剂(标准剂量)+ 克拉霉素(0.5 g)+ 甲硝唑(0.4 g),2 次 / 日;
2) 质子泵抑制剂(标准剂量)+ 阿莫西林(1.0 g)+ 呋喃唑酮(0.1 g),2 次 / 日;
3) 质子泵抑制剂(标准剂量)+ 阿莫西林(1.0 g)+ 甲硝唑(0.4 g),2 次 / 日;
4) 质子泵抑制剂(标准剂量)+ 克拉霉素(0.5 g)+ 阿莫西林(1.0 g),2 次 / 日。

标准剂量的质子泵抑制剂包括奥美拉唑 20 mg、兰索拉唑 30 mg、雷贝拉唑 10 mg、埃索美拉唑 20 mg。该方案的 Hp 根除率为 80%~98%,报道不一,主要用于肾功能减退、不耐受铋剂者,但 Hp 根除率不及四联治疗方案。其中,质子泵抑制剂 + 克拉霉素 + 阿莫西林三联方案对敏感菌株的根除率约为 88%,而质子泵抑制剂 + 克拉霉素 + 甲硝唑三联方案对敏感菌株的根除率可达 97%。含质子泵抑制剂的根除 Hp 方案疗程为 7~14 日。7 日和 14 日方案均有效,但 14 日方案可将根除率提高约 12%。

(2) 含铋剂的根除 Hp 方案

1) 铋剂(标准剂量)+ 甲硝唑(0.4 g)+ 克拉霉素(0.5 g),2 次 / 日;
2) 铋剂(标准剂量)+ 甲硝唑(0.4 g)+ 四环素(0.5 g),2 次 / 日;
3) 铋剂(标准剂量)+ 呋喃唑酮(0.1 g)+ 克拉霉素(0.5 g),2 次 / 日。

标准剂量的铋剂包括枸橼酸铋钾 600 mg、果胶铋 240 mg。含铋剂的根除 Hp 方案疗程为 14 日,Hp 根除率为 78%~90%。尽管目前甲硝唑、克拉霉素耐药菌株有所增长,但含铋剂的根除 Hp 方案仍能取得较满意的疗效。

目前根除 Hp 感染的四联治疗方案主要为含质子泵抑制剂、铋剂和两种抗生素的疗法,疗程 7~14 日,Hp 根除率高于三联治疗方案。该方案可在一定程度上克服甲硝唑和克拉霉素耐药的影响,并可能防止继发耐药。常用四联治疗方案有:① 质子泵抑制剂(标准剂量)+铋剂(标准剂量)+克拉霉素(0.5 g)+甲硝唑(0.4 g),2 次/日。② 质子泵抑制剂(标准剂量)+铋剂(标准剂量)+克拉霉素(0.5 g)+阿莫西林(1 g),2 次/日。

根除 Hp 疗效判断:用于明确 Hp 是否被根除的复查应在根除治疗结束至少 4 周后进行。可选用非侵入性的尿素呼气试验或粪便抗原检查,也可用胃黏膜活检标本检测 Hp,此时应同时取胃窦、胃体黏膜检测。

近年来,随着抗 Hp 药物的广泛使用,克拉霉素、甲硝唑等耐药菌株呈现逐年增多趋势,使 Hp 根除率有所下降。为避免耐药菌株产生,提高 Hp 根除疗效,应注意严格掌握 Hp 根除的适应证;选用正规、有效的治疗方案;联合用药,避免使用单一抗生素或抗菌药物;对根除治疗失败的患者,再次治疗前应先做药敏试验;对一线药物治疗失败者,改用补救疗法时,尽量避免使用克拉霉素。

(五) 促胃肠动力药

此类药物可加速胃排空,减少促胃液素分泌,减轻其对胃黏膜的损害,可用于消化性溃疡伴消化不良者。常用药物包括:① 甲氧氯普胺 5~10 mg,3 次/日,餐前服用,不良反应主要为锥体外系反应、尖端扭转型心律失常、心电图 QT 间期延长、泌乳、乳房肿痛、月经失调等;② 多潘立酮 10~20 mg,3 次/日,餐前口服,不良反应主要为腹痛、腹泻、口干、皮疹、乳房胀痛、溢乳以及倦怠乏力等;③ 莫沙必利的作用是多潘立酮的 10~12 倍,常用剂量为 5 mg,3 次/日,餐前服用,主要不良反应为胃肠道反应。

> **知识拓展**
>
> **NSAIDs 溃疡的治疗和预防**
> ——社会责任、理想信念、科学精神、医者精神
>
> NSAIDs 溃疡即服用 NSAIDs 后出现的消化性溃疡,对服用 NSAIDs 后出现的溃疡,如情况允许应立即停用 NSAIDs,如病情不允许可换用对黏膜损伤小的 NSAIDs,如选择性 COX-2 抑制剂(塞来昔布或罗非昔布)。对于停用 NSAIDs 者,可给予常规剂量、常规疗程的 H_2 受体阻断药或质子泵抑制剂治疗;对于不能停用 NSAIDs 者,应选用质子泵抑制剂治疗(H_2 受体阻断药疗效差)。因 Hp 和 NSAIDs 是引起溃疡的两个独立因素,因此应同时检测 Hp,如有 Hp 感染,应同时根除 Hp。溃疡愈合后,如不能停用 NSAIDs,应给予质子泵抑制剂或米索前列醇长程维持治疗。

四、理解药物选用原则

1. 消化性溃疡活动期的治疗首选质子泵抑制剂或 H_2 受体阻断药等抑制胃酸分泌的药物。合并出血、穿孔等并发症以及其他治疗失败的病例应优先使用质子泵抑制剂治疗。

2. GU 患者可考虑胃酸分泌抑制剂和胃黏膜保护药(硫糖铝、铋剂、铝碳酸镁)联合应用。对腹痛症状明显的患者,在治疗开始阶段联用抗酸药有助于迅速缓解疼痛。

3. 消化性溃疡合并十二指肠胃反流或腹胀症状明显时可联合使用促胃肠动力药。为预防溃疡复发,对部分反复发作或必须长期服用 NSAIDs 的患者可采用维持治疗。

4. 前列腺素衍生物对防治 NSAIDs 导致的溃疡有一定价值,可作为长期服用 NSAIDs 患者的二线用药。

5. 消化性溃疡伴有 Hp 感染时必须使用抗菌药物根治 Hp。

五、理解药物使用注意事项

1. 服用最高剂量二甲双胍的糖尿病患者长期服用质子泵抑制剂,可导致维生素 B_{12} 缺乏,需要补充。

2. H_2 受体阻断药应在餐中或餐后即刻服用,也可将一日剂量在睡前服用。如需同时服用抗酸药,则应间隔 1 小时以上。用药期间应注意监测患者的肾功能,并根据肌酐清除率调整剂量。

3. 使用抗酸药、铋剂等药物时,应注意肾功能,询问排便情况,老年人长期服用氢氧化铝片或凝胶时,可影响肠道吸收磷酸盐,导致骨质疏松,骨折患者不宜服用;铝盐吸收后沉积于脑,可引起老年痴呆;阑尾炎或急腹症时,服用氢氧化铝制剂可使病情加重,增加阑尾穿孔的危险,应禁用。

4. 抗酸药、铋盐、氢氧化铝凝胶和铝碳酸镁等形成保护膜制剂不要餐后服用,多在腹痛时临时服用,且不宜与铁剂、钙剂及喹诺酮类等药物合用,以免影响药物吸收。

5. 根除 Hp 治疗用药前应权衡身体情况,核查患者用药记录,注意疗程,观察病情及并发症。他汀类药物与克拉霉素同服会增加横纹肌溶解的风险。

赛场直击 ▶▶▶▶

全国职业院校技能大赛药学技能赛项
用药咨询与慢病管理模块——慢病管理试题单
考核时间:20 分钟 题目分值:15 分

一、试题背景

患者,男,75 岁。主诉:间断上腹痛 10 余年,加重 2 周,呕血、黑便 6 小时。

现病史:10 余年前开始无明显诱因间断上腹胀痛,餐后半小时明显,持续 2~3 小时,可自行缓解。近 2 周来加重,纳差,服中药后无效。6 小时前突觉上腹胀、恶心、头晕,先后两次解柏油样便,共约 700 g,并呕吐咖啡样液 1 次,约 200 ml,此后心悸、头晕、出冷汗,发病以来无眼黄、尿黄和发热,平素大小便正常,睡眠好,自觉近期体重略下降。

查体:体温 36.7 ℃,脉搏 108 次/分,呼吸 22 次/分,血压 90/70 mmHg,神志清楚,面色稍苍白,四肢湿冷,无出血点和蜘蛛痣,全身浅表淋巴结不大,巩膜无黄染,心肺无异常。腹平软,未见腹壁静脉曲张,上腹中部轻压痛,无肌紧张和反跳痛,全腹未触及包块,肝脾未及,腹水征(−),肠鸣音 10 次/分,双下肢不肿。

实验室检查：血红蛋白 82 g/L，白细胞 5.5×10^9/L，中性粒细胞 69%，淋巴细胞 28%，单核细胞 3%，血小板 300×10^9/L，大便隐血试验强阳性。

二、答题要求

1. 根据试题背景资料，填写患者基本信息。
2. 根据患者病情，对患者进行用药指导，准确答出治疗药物的作用机制、常见不良反应和用药注意事项。
3. 针对患者情况进行疾病相关知识和日常生活管理的健康教育。

考证聚焦

单项选择题

吉法酯片治疗消化性溃疡，正确的用药方法是（　　）。
A. 餐后半小时服用
B. 清晨空腹整片吞服，并保持上身直立至少 30 分钟
C. 睡前服用
D. 餐前 1 小时嚼碎服用
E. 进餐时整片吞服

任务四　肠易激综合征的药物治疗

肠易激综合征（irritable bowel syndrome，IBS）是一种最常见的功能性胃肠病，发病率很高，罗马Ⅲ型诊断标准将其列为功能性肠病的一类。各地研究的报道显示，肠易激综合征是一种世界范围内的多发病，我国城市居民的患病率约为 5%，在欧美国家则为 10%~20%。本病可发生于任何年龄，但以 20~50 岁高发，多数研究显示女性发病率高于男性。有家族聚集倾向，常与其他胃肠道功能紊乱性疾病如功能性消化不良并存、伴发。

岗位模拟

任务情境

患者，男，40 岁，公司职员（平素经常加班、熬夜，工作压力大）。主诉：左下腹隐痛、腹胀伴排便困难 2 年。现病史：2 年前患者无明显诱因下出现左下腹隐痛、腹胀，伴排便困难，大便每 3 日一次，粪便干结，伴有少许黏液，排便后腹痛可缓解，曾于当地医院治疗，给予匹维溴铵、诺氟沙星、开塞露治疗后，腹痛、腹胀缓解，有肛门排便、排气。后上述症状反复发作，每月 1~2 次，每次持续 3~5 日，使用开塞露后症状可缓解，现为进一步治疗，遂来就诊。医师诊断为肠应激综合征。

任务要求

1. 请根据患者疾病情况，给出用药指导。
2. 请结合患者基本情况，拟订健康指导的具体内容。

一、认识疾病

肠易激综合征是一组持续或间歇发作,以腹痛、腹胀、排便习惯和/或大便性状改变为主要临床表现,而缺乏胃肠道结构和生化异常的肠道功能紊乱性疾病。该病症是多因素共同作用的结果,病理生理机制涉及胃肠动力学异常、内脏高敏感性、中枢神经系统对肠道刺激的感知异常和脑-肠轴调节异常、肠道感染、肠道微生态失衡和精神心理障碍等。该病起病隐匿,症状反复发作或慢性迁延,病程可长达数年至数十年,但患者全身健康状况一般不受影响。最主要的临床表现是腹痛、排便习惯和粪便性状的改变。按照大便的性状将肠易激综合征分为腹泻型、便秘型、混合型和不定型四种临床类型,我国以腹泻型多见。检查过程旨在排除器质性病变,通常多次(至少3次)大便常规培养均阴性,便隐血试验阴性,血尿常规正常,红细胞沉降率正常,甲状腺、肝、胆、胰腺、肾功能正常。对于年龄在40岁以上的患者,除上述检查外,尚需进行结肠镜检查并进行黏膜活检,以除外肠道感染性、肿瘤性疾病等。钡剂灌肠X线检查和腹部超声检查也常用来进行排除诊断。

二、理解疾病防治策略

肠易激综合征的治疗策略以改善症状、提高患者的生活质量、消除顾虑为主,主要包括一般治疗、药物治疗、饮食疗法和心理治疗,具体来说,医师会根据患者个人情况,制订个体化的综合治疗策略。

1. **药物治疗** 不少药物可以不同程度、有针对性地改善肠易激综合征症状。常用药物有选择性肠道平滑肌钙通道阻滞药、抗胆碱能药物及其他解痉药物。

2. **饮食疗法**

(1) 剔除饮食法可改善肠易激综合征的腹泻症状:将患者不能耐受或过敏的食物从日常饮食中剔除,如咖啡、海鲜、乳制品等,可避免诱发胃肠道反应。

(2) 增加膳食纤维可改善肠易激综合征的便秘症状:增加膳食纤维素的摄入,如香蕉、桑葚、葡萄柚、胡萝卜、芹菜、燕麦、红薯、魔芋等。

3. **心理治疗**

(1) 心理认知:耐心讲解,给予患者更多关心。

(2) 松弛训练:进行盆底松弛行为训练,以改善便秘等症状。

(3) 催眠治疗:帮助患者缓解焦虑、紧张和恐惧等不良情绪。

三、识别药物作用特点

目前有效治疗药物主要包括解痉药、调节内脏感觉的药物、止泻药、泻药、促胃肠动力药、抗抑郁药、肠道微生态制剂等。

(一)解痉药

常用药物为匹维溴铵,为选择性作用于胃肠道平滑肌的钙通道阻滞药,能够缓解平滑肌痉挛,还可以降低内脏高敏感性,对腹痛亦有一定疗效,且不良反应少。用法用量:每次 50 mg,3 次/日。不良反应主要有腹痛、腹泻、便秘,偶见瘙痒、皮疹、恶心、口干等。

阿托品、莨菪碱类、颠茄合剂等抗胆碱药可作为缓解腹痛的短期对症治疗,但不适于长期用药。

(二) 调节内脏感觉的药物

常用药物有阿洛司琼、雷莫司琼,为 5-HT$_3$ 选择性拮抗剂,可以改善患者腹痛症状,减少大便次数。5-HT$_4$ 受体激动药普卡必利可减轻患者腹痛、腹胀症状,使排便通畅。不良反应较轻,可有头痛、疲倦、便秘、腹泻等。

(三) 止泻药

常用止泻药有洛哌丁胺、地芬诺酯、蒙脱石散、药用炭等,腹泻患者可根据病情适当选用止泻药。洛哌丁胺或地芬诺酯止泻效果好,适用于腹泻症状较重者,但不宜长期使用。轻症者宜使用吸附止泻药,如蒙脱石散、药用炭等。洛哌丁胺偶见荨麻疹、瘙痒等不良反应,出现上述症状时应停药,可见胃肠道反应如腹胀、腹痛、恶心、食欲缺乏,偶见呕吐、口渴、眩晕等。地芬诺酯服药后偶见口干、腹部不适、恶心、呕吐、嗜睡、烦躁、失眠等,减量或停药后消失。

(四) 泻药

常用的有渗透性轻泻剂如聚乙二醇、乳果糖或山梨醇,容积性泻药如羧甲基纤维素等。对以便秘为主的患者,宜使用作用温和的轻泻剂。常见胃肠道不良反应是腹泻,滥用泻药所致的腹泻可引起严重的代谢紊乱。

(五) 促胃肠动力药

常用药物有莫沙必利、依托必利等,其能够促进小肠和结肠蠕动。马来酸曲美布汀是消化道双向调节剂,对各种类型的肠易激综合征都有较好的效果。主要不良反应有腹泻、腹痛、口干、皮疹、倦怠和头晕等。

(六) 抗抑郁药

常用药物有三环类抗抑郁药如阿米替林、选择性抑制 5-HT 再摄取的抗抑郁药如帕罗西汀等,宜从小剂量开始,注意药物的不良反应。此类药物起效慢,应向患者耐心解释,提高患者依从性,以免患者对药物产生怀疑而影响效果。常见不良反应为阿托品样作用的口干、便秘、视物模糊、心悸等。因易致尿潴留及眼压升高,故前列腺增生及青光眼患者禁用。

(七) 肠道微生态制剂

常用药物有双歧杆菌、乳酸杆菌、酪酸菌等制剂,可纠正肠道菌群失调,对腹泻、腹胀有一定疗效。主要不良反应为过敏反应,有继发感染的可能,偶见大便干燥、腹胀等。

💡 知识拓展

肠易激综合征(腹泻型)的中医调理
——中医药文化传承

中医认为腹泻型肠易激综合征(IBS-D)与肝、脾、大肠、小肠的功能失调有关。常由饮食不节、情志不畅、肝气郁结、工作压力大所引起。其中值得强调的是肝与脾之间的关系。中医五行——木、火、土、金、水的相邻元素是相生关系,而间隔则产生相克的关系。相克的关系在大多数情况下维持平衡,体现在人体上便是健康状态。五脏中肝的属性是疏泄,与木(植物)向上生长、开枝散叶的抒发类似,于是归为一类;同理,脾的属性是运化,是气血生化之源,与土(地)滋生万物类似,于是归为一类。

土(地)不会被水、火、金(属)所伤,只会被木(植物)的生长占有、割据,所以称为"木克土"。具体到五脏的关系就是——因为生活节奏太快,压力太大,人于是焦虑、易怒(木胜肝旺),消化系统薄弱(土虚脾弱),所以一紧张或者遇到忽冷忽热的环境就腹痛,继而腹泻。排便后过剩的肝气得到了宣泄,因此症状上又有"泻后痛减"的特征。

以上病机有《医方考》为证——"泻责之脾,痛责之肝;肝责之实,脾责之虚,脾虚肝实,故令痛泻"。

有鉴于此,中医治疗上较常用的方子有痛泻要方、柴胡疏肝散、参苓白术散等。我们以痛泻要方为例略作说明。痛泻要方是元代朱丹溪的名方,方中白术苦温,补脾燥湿,为君药;白芍酸寒,柔肝缓急止痛,与白术配伍,为臣药;陈皮辛苦而温,理气燥湿,醒脾和胃,为佐药;防风燥湿以助止泻,为脾经引经药,故为佐使药。

四、理解药物选用原则

对于有临床症状的患者应给予对症处理。临床上常用药物包括解痉药、促动力药、泻药和促分泌剂等。目前多数肠易激综合征治疗药物主要针对单个症状,其药物选用原则如图 3-5-1 所示,且需关注安全耐受性和应用局限性问题。

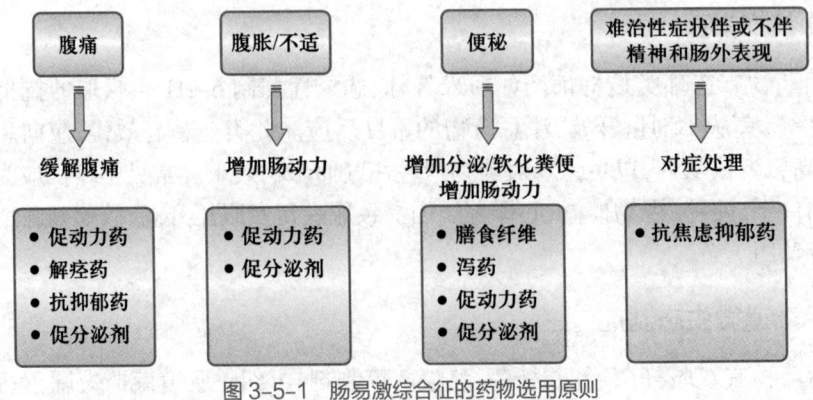

```
   腹痛              腹胀/不适           便秘           难治性症状伴或不伴
                                                     精神和肠外表现
    ↓                  ↓                ↓                  ↓
  缓解腹痛            增加肠动力     增加分泌/软化粪便        对症处理
                                      增加肠动力
  • 促动力药          • 促动力药       • 膳食纤维          • 抗焦虑抑郁药
  • 解痉药            • 促分泌剂       • 泻药
  • 抗抑郁药                          • 促动力药
  • 促分泌剂                          • 促分泌剂
```

图 3-5-1 肠易激综合征的药物选用原则

五、理解药物使用注意事项

1. 使用泻药和止泻药时,注意监测体内电解质。

2. 药用炭吸附能力强,可影响儿童的营养吸收,不宜与其他药物合用,患长期腹泻或腹胀的3岁以下儿童禁用。

3. 抗抑郁药尽可能采用最小有效剂量,疗效不佳时再逐渐增加剂量,切忌频繁换药,应做到个体化用药。

4. 微生态制剂主要用于肠道菌群失调引起的腹泻或由寒冷和各种刺激所致的激惹性腹泻,对细菌或病毒引起的感染性腹泻早期无效,后期可辅助给予,以帮助恢复菌群的平衡。微生态制剂多为活菌制剂,不宜与抗生素、药用炭、黄连素和鞣酸蛋白同时应用,以避免效价的降低。如需合用,至少应间隔2~3小时。

赛场直击 >>>>

全国职业院校技能大赛药学技能赛项
用药咨询与慢病管理模块——慢病管理试题单
考核时间:20分钟　题目分值:15分

一、试题背景

患者,女,40岁。6个月前开始持续腹泻,大便每日数次。大便不成形,有黏液,常在清晨或后半夜发生腹泻(民间俗称"黎明泻"或"五更泻"),精神紧张时也会发生腹泻,腹泻时无腹痛。患者就诊时精神十分紧张,怕患有严重的胃肠疾病不能治愈。多次血常规、便常规、便培养无阳性发现,生化检查未见异常,肠镜检查未见溃疡及糜烂面,未见新生物。临床诊断为肠易激综合征。

二、答题要求

1. 根据试题背景资料,填写患者基本信息。

2. 根据患者病情,对患者进行用药指导,准确答出治疗药物的作用机制、常见不良反应和用药注意事项。

3. 针对患者情况进行疾病相关知识和日常生活管理的健康教育。

考证聚焦 >>>>

综合分析选择题

[1~2题共用备选答案]

A. 番泻叶　　　　　　B. 利那洛肽　　　　　　C. 莫沙必利
D. 乳果糖　　　　　　E. 聚乙二醇4000

1. 属于鸟苷酸环化酶C激动剂,用于成人便秘型肠易激综合征的药物是(　　)。

2. 属于刺激性泻药,长期使用可引起结肠黑变病的药物是(　　)。

任务五　胆石症和胆囊炎的药物治疗

胆石症是临床腹部外科常见病、多发病,包括胆囊结石和胆管结石。随着人民生活水平的提高,我国胆囊结石发病率已高于胆管结石。胆囊炎(cholecystitis)是胆囊部位发生的急性化学性和细菌性炎症,发生率女性高于男性。约95%的胆囊炎患者合并有胆囊结石。

岗位模拟 》》》》

任务情境

患者,女,47岁,因间歇性右上腹疼痛1年入院。1年前患者无明显诱因出现右上腹疼痛,呈持续性钝痛,伴恶心、呕吐,时有右肩背部放射痛,无寒战、高热及黄疸,无头昏、头痛,无心悸、气促及呼吸困难等不适。自服药物治疗(具体不详)后疼痛有所缓解。1个月前患者右上腹疼痛发作,行腹部B超检查,结果提示结石性胆囊炎。

任务要求

1. 请根据患者疾病情况,给出治疗用药方案建议。
2. 请结合患者基本情况,拟订健康指导的具体内容。

一、认识疾病

胆石症又称胆结石,是指胆道系统包括胆囊或胆管内发生结石的疾病。按发病部位可将胆石症分为胆囊结石和胆管结石。结石在胆囊内形成后,可刺激胆囊黏膜,不仅可引起胆囊的慢性炎症,而且当结石嵌顿在胆囊颈部或胆囊管后,还可以引起继发感染,导致胆囊的急性炎症。由于结石对胆囊黏膜的慢性刺激,还可能导致胆囊癌的发生,有报道显示因此种原因导致的胆囊癌的发生率可达1%~2%。造成胆石症的主要原因可能有:① 喜静少动,天长日久其胆囊肌的收缩力下降,胆汁排空延迟,造成胆汁淤积,胆固醇结晶析出,为形成胆结石创造了条件。② 肥胖是患胆石症的重要基础。③ 长期不吃早餐会使胆汁浓度增加,有利于细菌繁殖,容易促进胆结石的形成。如果坚持吃早餐,可促进部分胆汁流出,降低一夜所储存胆汁的黏稠度,降低患胆石症的危险。④ 餐后体位呈一种蜷曲体位时,腹腔内压增大,胃肠道蠕动受限,不利于食物的消化吸收和胆汁排泄,饭后久坐影响胆汁酸的重吸收,致使胆汁中胆固醇与胆汁酸比例失调,胆固醇易沉积下来。⑤ 肝硬化患者身体中对雌激素的灭活功能降低,则雌激素水平较高,加上肝硬化者胆囊收缩功能低下、胆囊排空不畅、胆道静脉曲张、血中胆红素升高等多种因素,可造成胆石症。⑥ 遗传因子在明确胆石症危险性方面起着重要作用。胆石症在胆固醇胆石症患者的近亲中经常发生。

胆囊炎急性期的临床特点:① 上腹或右上腹剧烈绞痛,可放射至右肩背部,甚至可诱发心绞痛。② 可有不同程度的发热。③ 常有恶心、呕吐、腹胀和食欲下降等。④ 可出现不同程度的黄疸。胆囊炎慢性期(发作间歇期)的临床特点:① 慢性非结石性胆囊炎的临床表现多不典型,多为右上腹或上腹不同程度的隐痛或刺痛,进食油腻食物或劳累后症状加重。② 慢性结石性胆囊炎多有反复发作或绞痛史,于秋冬之交发作较频繁。结石较大有时长期无症状。③ 慢性胆管炎与胆管结石的临床表现亦不典型,可无症状或有类似慢性胆囊炎的表现。腹部超声是胆囊结石首选的检查方法。

二、理解疾病防治策略

胆结石、胆囊炎的最佳防治策略,主要取决于结石以及胆囊炎所处的阶段,具体如下:

1. **饮食调控** 若胆结石、胆囊炎没有任何的症状,可先观察,定期随访、复查。此时的治疗主要是针对饮食进行调控,例如减少高脂肪、高胆固醇食物的摄入,多吃新鲜蔬菜、水果,戒烟、戒酒。

2. **药物治疗** 若胆结石、胆囊炎出现一些轻微的症状,此时可考虑服用利胆的药物控制症状,如胆舒(胆舒胶囊)、胆石利通(胆石利通胶囊)等。此外,若症状急性发作,此时最好的治疗方法是给予抗感染、解痉等对症处理以控制急性症状。

3. **手术治疗** 若胆囊结石数量较多、直径较大,合并胆囊壁钙化以及瓷化胆囊、胆囊息肉>1 cm、胆囊壁明显增厚>3 mm 等情况,即使患者没有任何症状,此时也需考虑进一步手术治疗。因为上述情况下的胆结石、胆囊炎代表将来会有更严重的并发症,或有小概率的癌变风险,所以要早期手术治疗。当胆囊炎反复发作时,也需要考虑手术治疗,此时单纯靠保守治疗效果不佳、控制不良,手术治疗才是最好的治疗方法,才能有效根除胆结石、胆囊炎。

三、识别药物作用特点

迄今尚无证据表明使用药物或其他非手术疗法能完全溶解或排尽结石,胆囊结石的治疗主要是手术切除胆囊,取石、保留胆囊的微创手术尚在探索中。药物治疗主要用于缓解疼痛,消除感染、梗阻等并发症。

(一)镇痛药

常用镇痛药为吗啡,其机制是激动阿片受体,对中枢神经系统、心血管系统及内脏平滑肌可产生广泛的作用。使用吗啡缓解胆绞痛时须合用 M 受体阻断药(山莨菪碱、阿托品等)。不良反应主要有恶心、呕吐、颅内压升高、低血压、呼吸抑制、嗜睡、眩晕、便秘、排尿困难、胆绞痛、可成瘾等。口服常用量为每次 5~15 mg,日常用量为 15~60 mg。

(二)排石后解痉药

排石后解痉药的代表为匹维溴铵,作为钙通道阻滞药可解除包括奥迪(Oddi)括约肌在内的消化道平滑肌痉挛,无抗胆碱作用和心血管不良反应,可用于排石后胆绞痛。餐时口服每次 50 mg,3 次/日,应整片吞服,不可掰嚼,非卧位服用。不良反应主要有腹痛、腹泻、便秘,偶见瘙痒、皮疹、恶心、口干等。

(三) 溶石药

常用药物为熊去氧胆酸和鹅去氧胆酸。熊去氧胆酸能降低胆汁中胆固醇含量,促进胆固醇从结石表面溶解,抑制肠道吸收胆固醇,用于治疗胆固醇胆结石,也可用于胆囊炎、胆管炎。一般每日 8~10 mg/kg,口服给药。不良反应主要是腹泻,偶有便秘、瘙痒、头痛、头晕等。孕妇慎用,胆道完全阻塞和严重肝功能不全者禁用。

鹅去氧胆酸可减少胆固醇的分泌,还能抑制羟甲基戊二酰辅酶 A(HMG-CoA)还原酶,降低胆固醇合成,从而降低胆汁中胆固醇含量及促进胆固醇结石溶解,用于治疗胆固醇胆结石。一般每日 12~15 mg/kg,口服给药。易引起腹泻,长期应用可升高血清转氨酶,梗阻性肝胆疾病者和孕妇禁用,哺乳期妇女慎用。

(四) 抗菌药物

常用于胆石症及胆囊炎的抗菌药物主要有头孢菌素类和喹诺酮类。喹诺酮类抗菌药物可能影响骨骼发育,故孕妇和 18 岁以下的患者禁用,哺乳期妇女用药期间应暂停哺乳。

知识拓展

"肝胆相照"中医角度看胆囊
——胆囊疾病的中医治疗

胆囊是位于人体右方肋骨下肝脏后方的梨形囊袋构造,具有浓缩、储存胆汁的功能。中医学认为,胆与肝相连,附于肝之短叶内,内藏之胆汁为肝之余气所化,肝与胆相表里,胆不仅有协助脾胃消化食物的作用,同时还与人的情感具有密切的联系。《黄帝内经》中写道,肝为将军之官,胆为中正之官,肝主谋略,胆主决断。

常见的胆囊疾病有胆囊结石、急慢性胆囊炎、胆囊息肉、胆囊癌、胆囊腺肌症等。

从中医学角度,《黄帝内经》中有论述"胆胀者,胁下胀痛,口中苦,善太息"。西医的胆石症主要包括在中医学的"胁痛""胆胀""黄疸"等篇中。中医学认为胆石症是由于情志不畅、饮食不节、湿热内侵等影响肝的疏泄功能,使得胆汁排泄不畅,日久而瘀结成石。结石容易阻碍气机,瘀滞血行而生痰湿,因此,胆石症的病机特点主要为湿热、血瘀、痰阻等。

中医临床治疗胆囊疾病,可采取针灸、中医辨证论治的手段。针灸治疗常用穴位有胆俞、胆囊、气门、足三里、阳陵泉等,可缓解胆道系统疾病引起的痉挛疼痛,减轻恶心、呕吐等消化道症状。中医辨证论治将胆道疾病分为瘀血阻滞证、肝阴不足证、肝郁气滞证、肝胆湿热证、热毒内蕴证五型展开论治。

四、理解药物选用原则

1. 对于大多数无症状的胆石症可观察等待,但因胆囊癌的发生风险相应增加,故应定期做 B 超检查。

2. 胆石症排石若出现胆绞痛合并胆道感染,应急诊就医,合理使用抗菌药物。

3. 胆囊炎需要及时就医处理,解除梗阻,降低胆囊张力,合理使用抗菌药物。

五、理解药物使用注意事项

1. 吗啡与硫酸镁合用可增强中枢抑制,增加呼吸抑制和低血压风险;吗啡与甲氧氯普胺合用,由于引起肠道蠕动减慢、括约肌痉挛,可导致甲氧氯普胺效应降低。注意妊娠期妇女、儿童和老年人的用药安全,吗啡成瘾产妇的新生儿可立即出现戒断症状,儿童及老年人尤易引起呼吸抑制,应减少给药剂量。

2. 匹维溴铵在动物实验中未见致畸作用,在临床应用中目前尚缺乏评价其致畸或胎儿毒性作用的充足资料,故妊娠期禁用。另外,在妊娠晚期摄入溴化物可能影响新生儿神经系统(如镇静)。由于尚无是否进入乳汁的相关资料,哺乳期应避免服用。

3. 溶石药在治疗胆固醇结石过程中出现反复胆绞痛发作,症状无改善甚至加重,或出现明显结石钙化时,需终止治疗,并进行外科手术;有消化不良症状者应进行鉴别诊断;定期进行 B 超检查。

4. 除非有明确的细菌感染指征,如发热、中性粒细胞增高等,否则不要随意使用抗菌药物。

赛场直击

全国职业院校技能大赛药学技能赛项
用药咨询与慢病管理模块——慢病管理试题单
考核时间:20 分钟　题目分值:15 分

一、试题背景

患者,女,56 岁。右上腹痛伴寒战、发热 3 天。患者 3 天前进食油腻食物后出现右上腹痛,疼痛呈持续性伴阵发性加重,伴有发热、寒战、腹胀、恶心,未呕吐。大便颜色变浅,小便色深黄。近 2 年有发作性右上腹痛伴皮肤黄染、寒战、发热病史,经禁食、休息后症状均自行缓解,未曾就诊。无烟酒嗜好,无遗传病家族史。

查体:体温 39 ℃,脉搏 110 次/分,呼吸 22 次/分,血压 80/60 mmHg。体胖,神情淡漠、嗜睡。皮肤、巩膜明显黄染,未见出血点和皮疹,浅表淋巴结未触及肿大,口唇无发绀。双肺未闻及干湿性啰音,心界不大,心率 110 次/分,律齐。腹稍膨隆,右上腹肌略紧张伴局限性压痛,无反跳痛,肝脾肋下未触及,Murphy 征(−),移动性浊音(−),听诊肠鸣音弱。脊柱、四肢未见异常。

实验室检查:血常规示血红蛋白 110 g/L,白细胞 17.0×10^9/L,血小板 205×10^9/L。

二、答题要求

1. 根据试题背景资料,填写患者基本信息。

2. 根据患者病情,对患者进行用药指导,准确答出治疗药物的作用机制、常见不良反应和用药注意事项。

3. 针对患者情况进行疾病相关知识和日常生活管理的健康教育。

考证聚焦

单项选择题

用匹维溴铵片治疗胆石症,正确的用药方法是(　　)。
A. 餐后半小时服用
B. 清晨空腹整片吞服,并保持上身直立至少30分钟
C. 睡前服用
D. 餐前1小时嚼碎服用
E. 进餐时整片吞服

思考题

1. 急性胃肠炎、消化性溃疡和胆囊炎的治疗原则是什么?
2. 胆石症疾病常用治疗药物的作用特点是什么?应用时应注意什么?

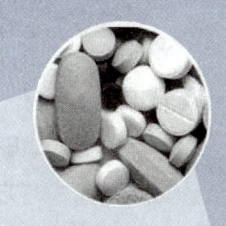

项目六
血液系统疾病的药物治疗

　　血液系统由血液和造血器官组成。血液系统疾病包括红细胞疾病、出血性疾病及造血系统肿瘤性疾病等。临床表现为机体免疫力下降、出凝血功能紊乱、造血器官和造血组织结构功能异常以及外周血中的血浆成分和细胞异常等。2021年,我国农村和城市居民血液系统疾病死亡率分别占主要疾病死亡人数的0.18%和0.21%。其中,贫血死亡率分别是0.81/10万和0.94/10万。

　　血液系统疾病由于种类繁杂、临床表现多样、多继发于其他系统疾病等,容易与其他疾病混淆。随着病情进展,易出现并发症,疾病危险性会明显上升。未来血液系统疾病的治疗发展方向是探索新的治疗靶点、生物效应治疗、基因治疗等。

　　本项目主要学习血液系统疾病中的贫血,包括缺铁性贫血、巨幼细胞贫血、再生障碍性贫血等疾病的药物治疗,拟达成下述学习目标,为服务我国血液系统疾病防控事业做出应有的贡献。

>>>> 学习目标

知识目标

1. 识别缺铁性贫血、巨幼细胞贫血和再生障碍性贫血的临床表现。
2. 阐释缺铁性贫血、巨幼细胞贫血和再生障碍性贫血的治疗原则。
3. 归纳缺铁性贫血、巨幼细胞贫血和再生障碍性贫血常用治疗药物的作用特点及应用注意事项。

技能目标

1. 会收集缺铁性贫血、巨幼细胞贫血和再生障碍性贫血患者的疾病基本信息。

2. 能根据缺铁性贫血、巨幼细胞贫血和再生障碍性贫血患者病情和用药处方，完成处方审核并开展用药指导。
3. 能针对缺铁性贫血、巨幼细胞贫血和再生障碍性贫血患者情况实施疾病相关知识和生活管理的健康指导。

素质目标

1. 认识常见血液系统疾病的危害，提升服务人类健康的责任感和使命感。
2. 认识血液系统疾病治疗新药物给患者带来的福音，树立创新探索精神。

任务一　缺铁性贫血的药物治疗

缺铁性贫血（iron deficiency anemia，IDA）是最常见的一种贫血疾病，其发病机制与体内铁的代谢密切相关。发展中国家、经济不发达地区的发病率较高，多见于育龄期妇女及婴幼儿。人体铁来源于食物，正常成人体内含铁总量为 3~4.5 g，其中 67% 用于合成血红蛋白，近 30% 以铁蛋白和含铁血黄素形式储存，约 5% 存在于肌红蛋白、细胞色素及细胞内氧化还原酶中。

岗位模拟 》》》》

任务情境

患者，男，38 岁。近半年来常感头晕、乏力、食欲缺乏、心烦急躁、失眠。查体发现：心、肺无异常，肝、脾不大，皮肤黏膜无出血点，浅表淋巴结不大，巩膜不黄，面色、口唇苍白，指甲扁平粗糙。血液检查：血红蛋白 57 g/L，红细胞 2.90×10^{12}/L，白细胞 6.0×10^9/L，血小板 120×10^9/L，铁蛋白 3.5 μg/L。大便隐血试验（+）。诊断为缺铁性贫血。

任务要求

1. 请根据患者疾病情况，给出贫血控制的方案建议。
2. 请结合患者基本情况，拟订健康指导的具体内容。

一、认识疾病

（一）IDA 的定义及病因

IDA 是由于机体对铁的需求与供给失衡，导致人体内储存铁缺乏，影响血红蛋白合成而引起的小细胞低色素性贫血。IDA 可发生于各年龄阶段，常见于铁摄入不足、吸收障碍、丢失过多的人群。处于生长发育期的婴幼儿、青少年、妊娠和哺乳期妇女铁需求量大，如不补充高铁食物，易发生 IDA。胃部手术、胃酸分泌不足、慢性腹泻等胃肠功能紊乱导致铁吸收障碍，可造成 IDA。慢性失血是 IDA 最常见的原因，消化性溃疡、胃肠道恶性肿瘤、痔疮、月经过多等均可引起 IDA。

（二）IDA 的临床表现

临床上主要表现为活动后心悸、乏力、面色苍白、气促、眼花、耳鸣等。此外,还可出现与组织缺铁和含铁酶活性降低有关的症状,如儿童生长发育迟缓、注意力不集中、皮肤干燥、毛发脱落、指甲易破碎、扁平甲、舌痛、口角炎、精神行为异常等。异食癖是 IDA 的特殊表现。

二、理解疾病防治策略

1. **病因治疗** 查明病因,积极治疗原发疾病。如寄生虫感染应进行驱虫治疗,消化性溃疡应进行抑酸治疗。

2. **补充铁剂** 口服铁剂是治疗 IDA 的首选治疗方法。铁剂治疗有效者网织红细胞在 4~5 天后即开始上升,1 周后血红蛋白上升,一般治疗 1~2 个月,血红蛋白恢复正常。贫血纠正后至少需要继续治疗 3 个月以补足储存铁,总疗程一般需要 4~6 个月。

3. **预防** 婴幼儿、妊娠期妇女、青少年、反复献血者、月经过多的妇女是 IDA 的预防重点人群;积极治疗慢性出血病灶;青少年应检查寄生虫感染。

三、识别药物作用特点

目前使用的铁剂可分为口服铁剂和注射铁剂。口服铁剂比注射铁剂更安全、方便和经济,是治疗 IDA 的主要药物。补充铁剂可促进患者血红蛋白合成,使代谢恢复正常,纠正与组织含铁酶活性降低有关的症状。其作用机制为吸收入血的铁通过转铁蛋白转运至骨髓的幼红细胞,在细胞线粒体中与原卟啉结合形成血红素,血红素再与珠蛋白结合,形成血红蛋白。此外,铁离子是许多酶的组成成分,参与多种生化代谢。

1. **口服铁剂** 常用药物有硫酸亚铁、富马酸亚铁、枸橼酸铁铵、硫酸亚铁缓(控)释片、琥珀酸亚铁、多糖铁复合物等。枸橼酸铁铵为三价铁络合物,含铁量低,吸收率低,作用缓和,不适用于重症贫血患者,但其可配成溶液,刺激性较小,适用于儿童及不能吞服药片的患者。口服铁剂的不良反应包括恶心、呕吐、腹泻、牙齿染色、口腔金属异味、便秘等。餐后服用可减少胃肠道反应。目前常用的硫酸亚铁缓(控)释片、琥珀酸亚铁、多糖铁复合物易于吸收且胃肠道刺激较小。常用口服铁剂的给药剂量及方法见表 3-6-1。

表 3-6-1 常用口服铁剂的给药剂量及方法

药品名称	给药剂量及方法
硫酸亚铁	餐后服用,每次 0.3 g,3 次/日
硫酸亚铁缓释片	餐后服用,每次 0.45 g,2 次/日
枸橼酸铁铵	餐后服用,每次 1~2 ml/kg,3 次/日
富马酸亚铁	餐时或餐后服用,每次 0.2 g,3 次/日

药品名称	给药剂量及方法
琥珀酸亚铁	餐时或餐后服用,每次 0.1 g,3 次/日
多糖铁复合物	口服给药,每次 0.15 g,3 次/日
右旋糖酐铁	深部肌内注射,每次 0.1~0.2 mg,每 1~3 日一次

2. 注射铁剂　常用的注射铁剂有右旋糖酐铁注射液、蔗糖铁注射液及葡萄糖酸铁钠注射液。注射铁剂推荐静脉注射,但静脉注射速度不宜过快,否则可致局部静脉疼痛、发红及金属味。注射铁剂的全身反应包括发热、关节痛、头痛、肌痛、荨麻疹等。个别患者有过敏反应,严重者可出现过敏性休克。

知识拓展

口服铁剂的发展
——创新与发展,服务人类健康

第一代口服铁剂:硫酸亚铁为第一代口服铁剂的代表,为无机铁,含铁量较高,价格低,应用广泛。硫酸亚铁以离子形式吸收,性质不稳定,易受其他成分的干扰,生物利用度差,胃肠道刺激性显著,金属味明显。

第二代口服铁剂:主要为有机酸盐类,以乳酸亚铁为代表,还包括柠檬酸亚铁、琥珀酸亚铁、富马酸亚铁。此类铁剂以离子形式吸收,易受到其他成分的干扰。琥珀酸亚铁中铁元素含量接近硫酸亚铁中的 2 倍,吸收率高,对胃肠道的刺激较轻,故琥珀酸亚铁是一种比较理想的口服铁剂。

第三代口服铁剂:是由高价铁和低分子量多糖构成的复合物。代表药物有多糖铁复合物、富铁酵母和多肽铁复合物等。与前两代相比,不良反应更小,吸收效果更好。此类铁剂含铁量高,对胃肠刺激小,尤其适用于孕产妇患者。

新型口服三价铁化合物:麦芽酚铁由英国 Shield Therapeutics 公司研发,于 2016 年和 2019 年先后经欧洲药品管理局(EMA)和美国 FDA 批准上市,用于成人铁缺乏症的治疗。此类铁剂生物利用度高且不易发生铁过载,耐受性良好。麦芽酚铁胶囊用于治疗成人铁缺乏症,目前正在开展国内临床Ⅲ期药物试验。

四、理解药物选用原则

1. 在明确诊断及查明病因的前提下,纠正缺铁病因的同时首选口服铁剂治疗。为减少胃肠道反应,可餐后服用。

2. 注射铁剂的适应证:① 需要迅速获得疗效者,如妊娠晚期患者;② 胃大部切除和慢性腹泻导致吸收障碍者;③ 不能耐受口服铁剂者,如消化性溃疡患者。注射铁剂禁用于过敏体质及肝、肾功能不全等患者。

3. 口服铁剂在血液检查恢复正常后仍需继续服用 3~6 个月。

4. 避免婴儿肌内注射铁剂。

五、理解药物使用注意事项

1. 为避免过敏反应,注射铁剂用药前需进行过敏试验。一旦发生过敏性休克,应立即皮下注射 0.1% 肾上腺素 0.5 ml,静脉注射琥珀酸氢化可的松 100 mg。

2. 注射铁剂期间,不宜同时口服铁剂,以免加重不良反应以及发生中毒反应。

3. 服药时应注意,与茶水、谷类、乳类等同服会抑制铁的吸收,鱼、肉类、维生素 C 和稀盐酸可促进铁的吸收。

赛场直击

全国职业院校技能大赛药学技能赛项
用药咨询与慢病管理模块——慢病管理试题单
考核时间:20 分钟 题目分值:15 分

一、试题背景

患者,男,45 岁。因头晕、乏力 10 年,黑便 1 日入院。查体:一般状态较差,极重度贫血貌,皮肤黏膜无出血点,浅表淋巴结不大,巩膜无黄染,口唇极度苍白,下肢无水肿。血常规:白细胞 $7.71×10^9$/L,红细胞 $2.03×10^{12}$/L,血红蛋白 83 g/L,血小板 $129×10^9$/L。诊断为缺铁性贫血、上消化道出血。治疗上消化道出血,同时给予硫酸亚铁片 0.3 g,每日 1 次。治疗 2 个月后,症状缓解,血常规示红细胞 $5.0×10^{12}$/L,血红蛋白 150 g/L。

患者基本情况:身高 170 cm,体重 65 kg,农民,喜饮酒。无其他疾病史,无过敏史。

二、答题要求

1. 根据试题背景资料,填写患者基本信息。

2. 根据患者病情和用药信息,对患者正在服用的药物进行用药指导,准确答出治疗药物的常见不良反应和用药注意事项。

3. 针对患者情况进行疾病相关知识和日常生活管理的健康教育。

考证聚焦

综合分析选择题

患者,女。实验室检查:血红蛋白 95 g/L。临床诊断为缺铁性贫血,处方为口服硫酸亚铁片。

1. 硫酸亚铁治疗片推荐的用法用量是(　　)。
   A. 0.3 g,tid   B. 20 mg,tid   C. 0.5 g,qd
   D. 0.4 mg,qd   E. 5 mg,tid

2. 患者服用该药物的主要不良反应是(　　)。
   A. 心动过速   B. 头晕   C. 胃肠道不适
   D. 肌肉酸痛   E. 尿频、尿急

3. 下列向患者交代的用药注意事项,错误的是( )。
A. 不宜与钙剂同时服用
B. 宜空腹服用
C. 宜同时补充维生素 C
D. 不宜同时进食牛奶和蛋类
E. 避免应用抑酸药

任务二　巨幼细胞贫血的药物治疗

巨幼细胞贫血(megaioblastic anemia,MA)为大红细胞性贫血,表现为骨髓及周围血细胞出现巨幼红细胞系列,并且细胞形态的巨型改变也见于粒细胞、巨核细胞系列,甚至某些增殖体细胞。巨幼细胞贫血约占贫血类型的 13%,仅次于 IDA。在我国,叶酸缺乏导致的巨幼细胞贫血较为多见;而在欧美,维生素 B_{12} 缺乏所致的恶性贫血较多见。

岗位模拟

任务情境

患者,男,51 岁。因头晕、乏力、四肢麻木 3 年入院。患者既往有素食史。入院时血常规提示:白细胞 1.63×10^9/L,中性粒细胞 0.97×10^9/L,血红蛋白 67 g/L,平均红细胞体积(MCV)120.1 fl,平均红细胞血红蛋白(MCH)42.1 pg,平均红细胞血红蛋白浓度(MCHC)351 g/L。

任务要求

1. 请根据患者疾病情况,给出药物治疗的方案建议。
2. 请结合患者基本情况,拟订健康指导的具体内容。

一、认识疾病

(一) 巨幼细胞贫血的定义及病因

巨幼细胞贫血是指因叶酸和/或维生素 B_{12} 缺乏,或遗传和某些药物影响核苷酸代谢导致细胞核 DNA 合成障碍所致的一类贫血。叶酸和维生素 B_{12} 是 DNA 合成过程中重要的辅酶,当叶酸和维生素 B_{12} 缺乏时,DNA 合成受阻,而 RNA 及蛋白质合成不受影响,导致细胞核的发育停滞,而细胞质仍继续发育成熟,形成巨幼细胞形态。摄入不足、吸收障碍、利用障碍等是导致叶酸和维生素 B_{12} 缺乏的常见因素。摄入不足常见于妊娠、婴幼儿、溶血性贫血、恶性肿瘤等;内因子缺乏、小肠疾病可导致吸收障碍;某些药物如对氨基水杨酸钠、新霉素、二甲双胍等可引起维生素 B_{12} 吸收障碍;甲氨蝶呤、乙胺嘧啶和甲氧苄啶都是二氢叶酸还原酶的抑制药,可导致叶酸利用障碍。

(二)巨幼细胞贫血的临床表现

本病常见于婴儿、儿童、妊娠期和哺乳期妇女及患有小肠疾病、恶性肿瘤、甲状腺功能亢进的患者或使用影响叶酸代谢的药物等情况。其起病大多数缓慢,临床表现主要有贫血症状、消化道症状、神经系统症状等。

1. **贫血症状** 主要有乏力、疲倦、心悸、头晕、气促、面色苍白等慢性进行性表现。

2. **消化道症状** 主要有食欲减退、腹泻、腹胀、呕吐、便秘等;舌炎表现突出,舌质红,舌痛,舌面光滑,舌乳头萎缩,俗称"牛肉舌"。

3. **神经系统症状** 维生素 B_{12} 缺乏可引起相应的神经系统症状,表现为对称性远端肢体麻木、感觉障碍、行走困难、共济失调等周围神经炎。部分患者出现精神异常。恶性贫血患者表现尤为明显。

二、理解疾病防治策略

1. **病因治疗** 积极去除病因,治疗原发疾病。
2. **补充治疗** 应补充足量叶酸和/或维生素 B_{12}。凡恶性贫血、胃切除者以及先天性内因子缺陷者,需终身使用维生素 B_{12} 维持治疗。
3. **预防** 加强营养知识教育,纠正偏食习惯及不正确的烹调习惯。婴儿应提倡母乳喂养,合理喂养,及时添加辅食。孕妇应多食新鲜蔬菜和动物蛋白质,妊娠后期可补充叶酸。对慢性溶血性贫血或长期服用抗癫痫药者应给予叶酸预防性治疗,全胃切除者应预防性应用维生素 B_{12}。

三、识别药物作用特点

由于巨幼细胞贫血主要是因叶酸和维生素 B_{12} 缺乏所致,故药物治疗主要是补充足够的叶酸和维生素 B_{12}。维生素 B_{12} 参与四氢叶酸的再生,故叶酸和维生素 B_{12} 在应用上可以互相辅助,但并不能完全替代。

1. **叶酸** 叶酸为水溶性 B 族维生素,在新鲜绿叶蔬菜中含量最多,食物烹调、腌制和储存过久等均可破坏叶酸。叶酸经肠道吸收后,在肝二氢叶酸还原酶的作用下,转变为有活性的四氢叶酸,后者与一碳单位结合,为体内一碳单位的传递体,参与体内氨基酸和核酸的合成,从而发挥治疗巨幼细胞贫血的作用。剂量和疗程:口服给药,成人每次 5~10 mg,3 次/日;儿童每次 5 mg,3 次/日。叶酸的不良反应较少,罕见过敏反应,大量服用可引起黄色尿。有些患者长期服用叶酸可能出现厌食、恶心、腹胀等胃肠道症状。

2. **维生素 B_{12}** 常用药物有维生素 B_{12}、甲钴胺、腺苷钴胺。维生素 B_{12} 为含钴的水溶性 B 族维生素,主要从动物性食物中摄取,在体内需转化为甲基钴胺和腺苷钴胺使其具有活性。

甲基钴胺可协助甲基四氢叶酸去甲基而生成四氢叶酸,继而参与 DNA 的合成。腺苷钴胺参与三羧酸循环,促进神经髓鞘脂类的合成,故维生素 B_{12} 可治疗 MA 并纠正神经系统症状。剂量和疗程:维生素 B_{12} 注射液,肌内注射,开始每次 0.05 mg,隔日 1 次,连用2~3周,血象恢复后,每次 0.1 mg,1次/日。甲钴胺,每次 0.5 mg,3次/日。腺苷钴胺,每次 0.5~1.5 mg,3次/日。肌内注射维生素 B_{12} 偶可引起皮疹、瘙痒、腹泻及过敏性哮喘,严重者可发生过敏性休克。

知识拓展

叶酸的发现与人工合成
——科学的传承与发展

1931 年,印度科学家 Lucy Wills 发现贫血可以通过一种酿造酵母纠正,称为 Will 因子。

1937 年,人们在酵母和肝的提取物中发现一种"新的促红细胞生成因子",可治愈巨幼细胞贫血。1941 年,Mitchell 等从菠菜叶中提取到这一生物因子,以"叶酸"命名。1945 年,第一次人工合成叶酸。

人体无法生成叶酸,必须依赖食物获取,叶酸也不能在体内大量储存,因此人需每日摄入叶酸以保证机体正常功能。天然食物中的叶酸(folate)主要以多谷氨酸叶酸形式存在,需在小肠分解为小分子的单谷氨酸进行吸收,而人工合成叶酸(folic acid)为单谷氨酸叶酸,不需要酶的分解即可被直接吸收。

四、理解药物选用原则

1. 尽量针对患者所缺乏物质用药,在明确诊断前若同时使用叶酸和维生素 B_{12} 会混淆诊断。如暂时无法区分叶酸缺乏或维生素 B_{12} 缺乏,可二者并用。

2. 单纯维生素 B_{12} 缺乏特别是恶性贫血时,不能单用叶酸治疗。因大量叶酸治疗会使维生素 B_{12} 消耗增加,故叶酸治疗后虽可改善贫血症状,但会加重神经系统症状。

3. 叶酸缺乏性巨幼细胞贫血治疗至血红蛋白浓度恢复正常即可,不需要维持治疗;恶性贫血或胃全切除的维生素 B_{12} 缺乏性巨幼细胞贫血者需终身使用维生素 B_{12}。

五、理解药物使用注意事项

1. 叶酸不宜单独用于恶性贫血,需与维生素 B_{12} 合用,以防治神经症状。
2. 痛风患者使用维生素 B_{12} 可能诱发痛风,应慎用。
3. 应用维生素 B_{12} 需要监测钾离子水平,严重巨幼细胞贫血患者需及时补充钾盐,以免发生心血管系统意外。

赛场直击 »»»

全国职业院校技能大赛药学技能赛项
用药咨询与慢病管理模块——慢病管理试题单
考核时间:20 分钟　题目分值:15 分

一、试题背景

患者,男,40 岁。以"两肺继发性肺结核"入院接受抗结核治疗。应用抗结核药物治疗:异烟肼 0.6 g,静脉滴注;对氨柳酸钠 8.0 g,1 次/日,口服;利福平 0.6 g,1 次/日,口服;吡嗪酰胺 0.5 g,3 次/日,口服;乙胺丁醇 0.75 g,1 次/日,口服。4 个月后,患者因头晕、乏力再次入院,入院后查血常规:血红蛋白 50 g/L,红细胞 $1.60×10^{12}$/L,白细胞 $3.8×10^9$/L,血小板 $3.7×10^9$/L。骨髓象提示巨幼细胞贫血。给予叶酸 10 mg,3 次/日;肌内注射维生素 B_{12},每次 0.05 mg,隔日 1 次。

患者基本情况:身高 175 cm,体重 70 kg,为退休工人,喜抽烟。无其他疾病史,无过敏史。

二、答题要求

1. 根据试题背景资料,填写患者基本信息。
2. 根据患者病情和用药信息,分析患者巨幼细胞贫血的原因,对患者正在服用的药物进行用药指导,准确答出治疗药物的作用机制、常见不良反应和用药注意事项。

考证聚焦 »»»

综合分析选择题

患者,男,64 岁,诊断为巨幼细胞贫血,给予叶酸治疗。

1. 叶酸推荐的用法用量是(　　)。
　A. 0.3 g,tid　　　　B. 20 mg,tid　　　　C. 0.5 g,qd
　D. 0.4 mg,qd　　　E. 5 mg,tid

2. 若患者伴有神经症状,在补充叶酸的基础上,还应补充(　　)。
　A. 维生素 B_1　　　B. 维生素 B_2　　　C. 维生素 B_4
　D. 维生素 B_6　　　E. 维生素 B_{12}

3. 患者在应用维生素 B_{12} 治疗 48 小时内,应监测的电解质是(　　)。
　A. 钠　　　　　　　B. 钾　　　　　　　C. 锂
　D. 钙　　　　　　　E. 锌

任务三　再生障碍性贫血的药物治疗

再生障碍性贫血(aplastic anemia,AA)简称再障,以全血细胞减少和骨髓造血功能低下为特点。根据病因分为获得性 AA 和先天性 AA。先天性 AA 罕见。流行病学研究表明,亚洲国家 AA 发病率明显高于欧美国家。其年发病率在我国为 0.74/10 万,可发生于各年龄组,发病高峰分别为 15~25 岁的青壮年和 65~69 岁的老年人。男、女发病率无明显差异。绝大多数 AA 属获得性,故本任务主要讲述获得性 AA。

岗位模拟

任务情境

患者,女,20 岁。因齿龈溃疡、头晕、乏力入院。查体:皮肤黏膜苍白,贫血貌,皮肤有散在出血点,无发热、腹胀等不适。血常规:血红蛋白 65 g/L,红细胞 2.14×10^{12}/L,白细胞 0.21×10^9/L,血小板 6×10^9/L。骨髓检查:骨髓组织增生低下,粒细胞系增生低下,脂肪组织增多,红细胞缺如,巨核细胞未见。诊断:AA。

任务要求

1. 请根据患者疾病情况,给出药物治疗的方案建议。
2. 针对患者的基本情况,制订适合患者的一线治疗方案。
3. 请结合患者基本情况,为患者给出具体用药指导。

一、认识疾病

(一) AA 的定义及病因

AA 是由多种原因引起的骨髓造血功能衰竭的一组贫血,主要表现为骨髓有核细胞增生低下,代之以脂肪组织而导致全血细胞减少。目前认为 AA 与物理因素、化学因素、生物学因素造成造血干细胞缺陷、造血微环境及免疫功能异常有关。

1. **物理因素** X 线、γ 射线、放射性核素等可通过干扰造血干细胞 DNA 的复制,引起干细胞增殖、分化障碍,导致骨髓造血功能衰竭。

2. **化学因素** 包括各类可以引起骨髓抑制的药物和工业化学物质,如烷化剂、抗代谢药和细胞毒类抗生素等。工业化学物质如苯及苯类化合物、氯化烃、杀虫剂都可能导致骨髓损伤,其中对苯的报道最多。

3. **生物学因素** 肝炎病毒、EB 病毒、感染与 AA 发病有关。

(二) AA 的分型

确诊获得性 AA 后,尚需依据疾病进展程度确定分型,根据骨髓象和血象水平,将其分为重型再障(SAA)和非重型再障(NSAA)。NSAA 进一步分为输血依赖型再障(TD-NSAA)和非输血依赖型再障(NTD-NSAA)。

(三) AA 的临床表现

临床上以外周血全血细胞减少及所致的贫血、感染、出血等临床表现为特征,其严重程度与临床类型有关。SAA 起病急、进展快、病情重,NSAA 起病缓、进展较慢、病程较长。

1. **贫血** NSAA 常表现为贫血,一般为轻度至重度贫血。SAA 起病初期贫血常不明显,以后由于病情进展及出血严重,血红蛋白呈进行性下降而表现为中、重度贫血。

2. 出血　是 SAA 起病时的主要症状,表现为皮肤瘀点、鼻出血、齿龈出血、消化道出血等。严重者可出现深部组织器官出血,表现为咯血、血尿、呕血等。颅内出血是 SAA 的严重并发症,也是导致患者死亡的原因之一。NSAA 出血症状较轻,且多限于皮肤黏膜,内脏出血较少且出血较易控制。

3. 感染　由于中性粒细胞减少或缺乏,常导致各种感染,感染是 SAA 起病时的主要症状之一,常见呼吸系感染、皮肤软组织感染、败血症等。NSAA 的感染发热症状较轻微,且多在呼吸道,较易控制。

二、理解疾病防治策略

AA 应坚持早期诊断、早期治疗的原则,在去除病因的同时,加强支持治疗。

1. 治疗原则　确诊为 SAA 及 TD-NSAA 的标准疗法:对年龄≤40 岁且有 HLA 相合同胞供者的 SAA 患者,如无活动性感染和出血,首选 HLA 相合同胞供者造血干细胞移植(MSD-HSCT)。对无 HLA 相合同胞供者和年龄>40 岁的患者,首选免疫抑制治疗(IST)[抗胸腺/淋巴细胞球蛋白(ATG/ALG)+环孢素 A(CsA)]联合促血小板生成素受体激动药(TPO-RA)和/或其他促造血的治疗方案;目前提倡 HLA 相合无关供者造血干细胞移植(MUD-HSCT)或单倍体造血干细胞移植(Haplo-HSCT)用于 IST 无效的年轻 SAA 患者。

2. 支持疗法

(1) 成分血输注:血红蛋白低于 60 g/L、有缺血缺氧症状时应给予输血。老年人(≥60 岁)、代偿反应能力低(如伴有心、肺疾病)、需氧量增加(如感染、发热、疼痛等)、氧气供应缺乏加重时需输注红细胞;存在血小板消耗因素者或 SAA 患者预防性血小板输注的指征为血小板计数低于 20×10^9/L,病情稳定者为血小板计数低于 10×10^9/L,发生严重出血者则不受上述标准限制,应积极输注血小板悬液;粒细胞缺乏伴不能控制的细菌和真菌感染,广谱抗生素及抗真菌药物治疗无效可以考虑粒细胞输注治疗。

(2) 护理:SAA 患者应予保护性隔离,有条件者应入住层流病房;避免出血,防止外伤及剧烈活动;进行必要的心理护理。

(3) 感染的预防和治疗:给予口腔护理及高压无菌饮食,必要时可预防性应用抗真菌药物。AA 患者由于中性粒细胞减少甚至缺乏、长期应用免疫抑制药,极易发生各类感染,而感染可加重骨髓衰竭,因此感染的防治尤为重要。

(4) 祛铁治疗:AA 患者反复输血,易出现铁过载,可根据血细胞数量和脏器功能情况酌情祛铁治疗,以铁螯合剂为主,推荐应用去铁胺、地拉罗司。

三、识别药物作用特点

由于 AA 的发病机制尚不十分清楚,故目前尚无满意的治疗药物。造血干细胞移植是目前治疗 AA 的最好方法,但寻找造血干细胞供体异常困难。目前常用的是免疫抑制剂治疗,SAA 以造血干细胞移植和免疫抑制剂治疗为主。

1. 免疫抑制剂

(1) 抗胸腺细胞球蛋白(ATG)/抗淋巴细胞球蛋白(ALG):ATG 或 ALG 是用人的胸腺细胞或淋巴细胞免疫动物(马、兔、猪等)后获得的免疫球蛋白复合物,是一种对免疫活性细胞及造血细胞具有多种作用的多克隆抗淋巴细胞血清。ATG 和 ALG 能杀伤已激活的对造血干细胞有抑制作用的淋巴细胞,能间接促进 T 细胞产生多种造血因子。兔源 ATG(法国)剂量为 2.5~3.5 mg/(kg·d),猪源 ALG(中国)剂量为 20~30 mg/(kg·d),连续使用 5 日。ALG 和 ATG 可能发生血清病反应(发热、出血、皮疹、充血、关节酸痛等)、过敏反应(发热、寒战、皮疹等)及感染倾向加重等多种不良反应。目前,临床上主张同步应用肾上腺糖皮质激素以减轻过敏、血清病等不良反应。

(2) 环孢素 A(CsA):环孢素 A 是真菌的代谢产物,为选择性 T 细胞抑制剂,免疫抑制效果较强。环孢素 A 还可抑制淋巴细胞生成干扰素。ATG 和/或 ALG 联合环孢素 A 治疗轻型 AA 疗效优于单用环孢素 A。环孢素 A 的不良反应包括消化道反应、齿龈增生、肌肉震颤、色素沉着、肝肾功能损害等,最常见的不良反应是肾毒性。

免疫抑制剂治疗方案:① ATG/ALG,因来源不同,临床用量不同。马 ALG 一般为 10~15 mg/(kg·d),兔 ATG 为 3~5 mg/(kg·d),5 日为一疗程,静脉滴注时加氢化可的松 4 mg/(kg·d),第 5 日后口服泼尼松 1 mg/(kg·d),第 15 日后逐渐减少泼尼松用量,第 31 日停用。首次 ATG/ALG 治疗后 6 个月如无效,可应用第二疗程。② 环孢素 A,3~5 mg/(kg·d),口服,疗程至少 6 个月,逐渐减量,总疗程为 2 年。

2. 促血小板生成素受体激动药(TPO-RA) 包括海曲泊帕、艾曲泊帕、阿伐曲泊帕、罗米司亭等,其中海曲泊帕在我国获批治疗难治性成人 SAA,艾曲泊帕在美国获批治疗初诊及难治性 SAA。

3. 雄激素类药 常用药物有司坦唑醇(康力龙)、达那唑、十一酸睾酮、丙酸睾酮、长效睾酮等,是治疗轻型 AA 的首选药物,在体内作用于雄激素受体和雌激素受体,能直接刺激骨髓干细胞、祖细胞增殖分化,并促进促红细胞生成素(EPO)的产生,加强造血细胞对 EPO 的反应性。雄激素因其男性化作用及肝毒性,一般较少用于女性患者。雄激素类药物有口服制剂和注射剂,司坦唑醇(康力龙)、达那唑、十一酸睾酮为口服制剂,丙酸睾酮和长效睾酮为注射剂。长期注射丙酸睾酮易产生疼痛、局部硬块、感染等不良反应,丙酸睾酮已逐渐被长效睾酮所取代。常用雄激素类药物的用法和用量见表 3-6-2。

表 3-6-2　常用雄激素类药物的用法和用量

药品名称	用法和用量
司坦唑醇	口服,每次 2 mg,3 次/日
达那唑	口服,每次 200 mg,3 次/日
十一酸睾酮	口服,每次 80 mg,2 次/日
丙酸睾酮	肌内注射,每次 50~100 mg,1 次/日
长效睾酮	肌内注射,每次 250 mg,2 次/周

4. 其他促造血治疗 骨髓造血过程有许多细胞因子参与,造血生长因子通过直接刺激各阶段造血细胞起效。目前疗效较为肯定的有粒细胞集落刺激因子(G-CSF)、粒细

胞-巨噬细胞集落刺激因子(GM-CSF)、多能造血干细胞刺激因子、EPO等。

> **知识拓展**
>
> **促血小板生成素受体激动药**
> ——创新服务健康
>
> 促血小板生成素(thrombopoietin,TPO)受体激动药(TPO-RA)是一类人工合成的TPO类似物,通过激活TPO受体从而刺激巨核细胞增殖并产生血小板。
>
> 2021年6月,我国自主研发的一类创新药物——海曲泊帕获得国家药品监督管理局批准上市。海曲泊帕是口服药物,可以促进血小板的生成。该药主要用于因血小板减少和临床条件导致出血风险增加的既往对糖皮质激素、免疫球蛋白等治疗反应不佳的慢性原发免疫性血小板减少症成人患者,以及免疫抑制治疗疗效不佳的SAA成人患者。2021年底,海曲泊帕进入国家医保目录,大大减轻了患者的治疗成本。

四、理解药物选用原则

1. 雄激素用于治疗NSAA,疗程较长,一般连用3~6个月显效,总疗程在2年以上。

2. SAA单用雄激素无效,但雄激素作为ATG的基础治疗,可提高疗效。

3. 对于无人类白细胞抗原(HLA)相合供者、老年患者、合并症限制的SAA,免疫抑制治疗(IST)联合促造血治疗,即ATG/ALG+CsA联合TPO-RA是标准一线治疗方案。

4. 环孢素A可单独或联合雄激素用于NSAA的治疗。

5. 糖皮质激素用于SAA可采用静脉滴注氢化可的松或地塞米松,用于NSAA可口服泼尼松。

视频:再生障碍性贫血药物治疗

五、理解药物使用注意事项

1. ATG和ALG用药前应做过敏试验,阴性者方可使用。

2. 环孢素A的安全血药浓度范围较窄,个体差异大,应常规定时进行血药浓度测定,及时调整剂量。

3. 服用环孢素A期间应定期复查肝肾功能,出现不良反应时应减量甚至停药。

4. 雄激素长期用药有肝毒性,可引起黄疸或诱发肝癌,故用药过程中应密切关注肝肾功能。女性可能出现月经紊乱,停药后自行缓解。

5. 糖皮质激素禁用于严重病毒感染、免疫功能低下、妊娠期妇女等患者。

6. 联合用药可提高疗效,但应注意不良反应的叠加。

赛场直击

全国职业院校技能大赛药学技能赛项
用药咨询与慢病管理模块——慢病管理试题单
考核时间:20 分钟　题目分值:15 分

一、试题背景

患者,男,45 岁。近 3 个月来出现牙龈肿痛,皮肤自发性散在瘀点、瘀斑。近 5 日症状加重,出现牙龈出血、血尿,伴咳嗽、发热,遂来院就诊。查血常规:红细胞、白细胞、血小板减低。骨髓穿刺术:骨髓增生极度低下。诊断为 AA。

因无人类白细胞抗原相合供者,给予 ATG、环孢素 A、海曲泊帕联合治疗。

患者基本情况:身高 175 cm,体重 70 kg,从事房屋装修工作,抽烟 10 年,未戒。无其他疾病史,无过敏史。

二、答题要求

1. 根据试题背景资料,填写患者基本信息。
2. 根据患者病情和用药信息,对患者正在服用的药物进行用药指导,准确答出治疗药物的作用机制、常见不良反应和用药注意事项。
3. 针对患者情况进行疾病相关知识和护理的健康教育。

考证聚焦

综合分析选择题

患者,女,40 岁。近 2 个月来,出现头晕、乏力、皮肤黏膜苍白,贫血貌,皮肤有散在出血点,诊断为 SAA。患者接受免疫抑制治疗:ALG+ 环孢素 A。

1. 患者应用 ALG 可能出现的不良反应是(　　)。
　A. 胃肠道反应　　　　B. 外周神经炎　　　　C. 血清病反应
　D. 中枢神经系统反应　E. 电解质紊乱

2. 服用环孢素 A 最常见的不良反应是(　　)。
　A. 肾毒性　　　　　　B. 肝损害　　　　　　C. 多毛
　D. 继发感染　　　　　E. 继发肿瘤

3. 若患者治疗期间出现感染,不宜使用可导致 AA 的抗菌药(　　)。
　A. 青霉素　　　　　　B. 氯霉素　　　　　　C. 甲砜霉素
　D. 头孢呋辛　　　　　E. 红霉素

思考题

1. 缺铁性贫血的主要临床表现有哪些?
2. 巨幼细胞贫血的药物治疗原则是什么?
3. AA 的治疗药物有哪些?

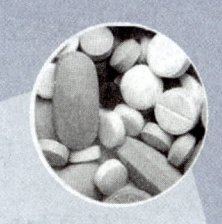

项目七
泌尿系统疾病的药物治疗

泌尿系统由肾、输尿管、膀胱、尿道及有关的血管、神经等组成,主要功能是生成和排泄尿液,排出机体代谢废物,维持内环境稳定。肾是重要的内分泌器官,起到调节血压、促进血细胞生成、参与骨代谢等作用。泌尿系统疾病依据其病因、发病机制、发病部位、病理诊断的不同,治疗方案的选择亦有所不同。

学习目标

知识目标

1. 识别慢性肾小球肾炎、肾病综合征、尿路感染、慢性肾衰竭等疾病的临床表现。
2. 阐释慢性肾小球肾炎、肾病综合征、尿路感染、慢性肾衰竭的治疗原则。
3. 区分慢性肾小球肾炎、肾病综合征、尿路感染、慢性肾衰竭等疾病治疗药物的不同类型。
4. 归纳慢性肾小球肾炎、肾病综合征、尿路感染、慢性肾衰竭等疾病常用治疗药物的作用特点及应用注意事项。

技能目标

1. 会收集慢性肾小球肾炎、肾病综合征、尿路感染、慢性肾衰竭等患者的疾病基本信息。
2. 能根据慢性肾小球肾炎、肾病综合征、尿路感染、慢性肾衰竭等患者病情和用药处方,完成处方审核并开展用药指导。
3. 能针对慢性肾小球肾炎、肾病综合征、尿路感染、慢性肾衰竭等疾病患者情况实施疾病相关知识和生活管理的健康指导。

素质目标

1. 认识常见泌尿系统疾病的危害,提升主动参与临床合理用药的使命感和责任感。
2. 认识血液净化技术的发展和中西医结合治疗带给患者的福音,提高面对药物治疗困境攻坚克难的决心和创新意识。

任务一　慢性肾小球肾炎的药物治疗

慢性肾小球肾炎简称慢性肾炎,是指起病方式各不相同,病情迁延,缓慢进展,并伴随不同程度的肾功能损伤,以血尿、蛋白尿、水肿、高血压为基本临床表现,最终发展为肾衰竭的一组肾小球疾病。其病理类型和临床表现具有多样性,可发生于任何年龄,以中青年男性多见。

岗位模拟 ▶▶▶▶

任务情境

患者,男,22 岁。全身疲倦、乏力、腰痛 1 年,1 年前血压正常,1 个月前测血压 160/95 mmHg,颜面轻度水肿。尿常规检查:尿蛋白(+),红细胞 5~15/HP。医师诊断为慢性肾小球肾炎。处方:依那普利氢氯噻嗪片(每片含马来酸依那普利 10 mg、氢氯噻嗪 6.25 mg),一次 2 片,一日 1 次,po。

任务要求

1. 请分析医师的诊断依据。
2. 请根据患者疾病情况,拟订用药指导的具体内容。

一、认识疾病

慢性肾小球肾炎发病机制各不相同,大多数病因不清,仅少数由急性肾小球肾炎迁延而来,多数为免疫介导的炎症,非免疫性因素如高血压、肾内动脉硬化也是重要的致病因素。不同病理改变的临床表现各不相同,但其共同的特点为起病缓慢、隐匿,发现时已进入慢性阶段。早期可有乏力、疲倦、腰痛、食欲下降,水肿可有可无,一般不严重,少数患者可无明显临床症状。蛋白尿、血尿、高血压、水肿为其基本的临床表现,可有不同程度的肾功能减退,病情时轻时重、迁延,渐进发展为慢性肾衰竭。实验室检查可见蛋白尿、血尿、管型尿,血压可正常或轻度升高,肾功能正常或轻度受损(表现为肌酐清除率下降或轻度氮质血症),以上情况可持续数年甚至数十年。部分患者除上述慢性炎症的一般表现外,还可因血压持续升高或感染、劳累、服用肾毒性药物等因素导致病情极度恶化。

知识拓展

连续性肾脏替代治疗
——科技创新为重症患者带来福音

连续性肾脏替代治疗(continuous renal replacement therapy,CRRT)是一种替代肾脏功能的血液净化治疗技术,通过体外循环血液净化方式连续、缓慢地清除水及血液中的溶质,治疗时间为每日 24 小时或接近 24 小时。常用的 CRRT 模式有:连续静脉-静脉血液滤过、连续静脉-静脉血液透析、连续静脉-静脉血液透析滤过、缓慢连续超滤、连续性血浆滤过吸附等。相较于普通血液净化疗法,CRRT 具有血流动力学稳定、血压和液体平衡控制精细、可长时间使用等特点,已成为救治危重症患者的重要手段。

二、理解疾病防治策略

1. 慢性肾小球肾炎的药物治疗以积极控制并发症及减缓肾衰竭为目的。

2. 患者应注意休息,避免感染、劳累及使用肾毒性药物(如庆大霉素、磺胺类药物、非甾体抗炎药、含马兜铃的中药等),应限制食物中蛋白、盐、脂肪和磷的摄入,适当补充氨基酸。

3. 慢性肾小球肾炎的治疗以防止和延缓肾功能恶化、改善或防治严重并发症为主要目的。

三、识别药物作用特点

常用药物有抗高血压药、利尿药及改善血凝状态的药物,急性发作时可考虑加用糖皮质激素及细胞毒性药物。

(一)抗高血压药

高血压是加速肾小球硬化、促进肾功能恶化的严重并发症,积极控制高血压是慢性肾小球肾炎治疗的重要环节。尿蛋白 ≥ 1 g/d 时,血压应控制在 125/75 mmHg 以下;尿蛋白 < 1 g/d 时,血压控制可适当放宽到 130/80 mmHg 以下。

1. 血管紧张素转换酶抑制剂(ACEI)及血管紧张素 II 受体阻断药(ARB) 两类药物除降压外,还能发挥对肾的保护作用,是治疗慢性肾小球肾炎高血压的首选药物。ACEI 类常用药物有卡托普利、依那普利、福辛普利等。用法用量:卡托普利,口服给药,每次 12.5~25 mg,2~3 次/日;依那普利,口服给药,每次 10 mg,1 次/日。ACEI 除降低外周阻力外,还可降低肾小球出球小动脉的阻力,减小肾小球内压。对于中重度高血压和心肌肥厚患者,使用 ACEI 可减少或抑制由血管紧张素 II 导致的心肌和血管平滑肌的增生和肥厚,这对肾炎高血压患者防治血管壁及心肌肥厚十分重要。ACEI 类药物易致刺激性干咳,吸烟后及夜间加重。与 ACEI 比较,ARB 类药物具有以下优点:① 不会因减少缓激肽降解而引发刺激性干咳。② 降压作用逐渐出现,较少引起直立性低血压。

常用 ARB 类药物有氯沙坦（口服给药，每次 50 mg，1 次/日）、缬沙坦、厄贝沙坦等，可替代 ACEI 使用。ACEI 和 ARB 两类药物都可致血钾升高。

2. 钙通道阻滞药　钙通道阻滞药通过阻断钙离子内流扩张血管，降低外周阻力，但部分药物会增加出球小动脉的阻力，使肾小球内压增加，对肾功能的保护不利。常用药物有硝苯地平、氨氯地平、尼群地平等。用法用量：硝苯地平，每次 5~10 mg，3 次/日；氨氯地平，口服给药，每次 5~10 mg，1~2 次/日。高血压严重时可以与 ACEI 或 ARB 合用。应用钙通道阻滞药可引发头痛、眩晕、踝部水肿、乏力，偶可致低血压。

3. 硝普钠　当发生急进性高血压或高血压危象时，可静脉滴注硝普钠，50~100 mg，以迅速控制血压。由于降压作用太强，故极易诱发直立性低血压。

4. 其他抗高血压药　如 β 受体阻断药普萘洛尔（口服，每次 10~20 mg，3~4 次/日）、美托洛尔，α 受体阻断药酚妥拉明等。

（二）利尿药

轻度水肿者可不必用药，水肿明显的患者可根据严重程度单用或联合应用利尿药。

1. 高效能利尿药　常用呋塞米，口服给药，每次 20~40 mg，2~3 次/日，或静脉注射，每次 40~120 mg，1~2 次/日。此类药利尿作用显著，可用于严重水肿，可同时扩张血管，减轻心脏负荷，缓解高血压及心力衰竭。常见不良反应为水、电解质紊乱，耳毒性和肾毒性。

2. 中效能利尿药　常用氢氯噻嗪，口服给药，每次 25~50 mg，1~2 次/日。此类药利尿作用温和，用于轻、中度水肿，亦可扩张血管，降低血压。常见不良反应为水、电解质紊乱。

3. 低效能利尿药　常用螺内酯，口服，每次 20 mg，3~4 次/日。单用效果不明显，常与高效能及中效能利尿药合用治疗水肿，由于低效能利尿药具有保钾利尿作用，故长期应用易致高钾血症。

（三）改善血凝状态的药物

改善血凝状态的药物包括纤维蛋白溶解药、抗凝及抗血小板药物。纤维蛋白溶解药尿激酶对顽固性、难治性肾静脉血栓形成有良好的疗效。抗凝血药肝素可对抗肾功能异常引起的高凝状态，每次 5000~10 000 U，用 5%~10% 葡萄糖注射液或用 0.9% 氯化钠注射液稀释，静脉注射或静脉滴注。双嘧达莫，口服，每次 25~100 mg，3 次/日，或阿司匹林，口服，每次 50~150 mg，1 次/日，具有抗血小板集聚作用，长期应用具有良好的改善肾血流、减轻肾损伤的作用。此类药物应用过程中易致自发性出血，阿司匹林还可引起胃肠道反应，诱发哮喘等。

（四）糖皮质激素和细胞毒性药物

一般不主张慢性肾小球肾炎患者使用糖皮质激素和细胞毒性药物。当患者尿蛋白较多或急性发作时需加用糖皮质激素，如氢化可的松，口服，20~30 mg/d，分 2 次服用，或注射给药每次 100~200 mg，1~2 次/日，以起效快、疗程短为原则。长期应用糖皮质激素会导致肾上腺皮质功能亢进综合征，突然停药可出现肾上腺皮质功能不全及反跳现象。对激素依赖或不敏感的肾功能正常患者可换用环孢素，但肾功能减退者不宜使用环孢素。

四、理解药物选用原则

1. 根据患者症状表现选择适宜药物治疗。
2. 根据患者水肿严重程度选择适宜的利尿药，避免引起严重水、电解质及代谢紊乱。
3. 根据尿蛋白程度尽量选择具有肾保护作用的降压药物。
4. 减少糖皮质激素及细胞毒性药物的使用，防止其他并发症的发生。

五、理解药物使用注意事项

1. **抗高血压药** 当患者无法耐受ACEI导致的刺激性干咳时，可换用ARB类药物；针对ACEI和ARB所致的血钾升高，可加用排钾利尿药，如氢氯噻嗪；在应用易诱发直立性低血压的药物时，要关注患者血压变化，注意患者体位，一旦出现直立性低血压，应采用头低足高位。

2. **利尿药** 用药期间应注意及时纠正水、电解质紊乱，高效能和中效能利尿药都易导致低钾血症，可与保钾利尿药合用以避免。应用呋塞米期间注意监测患者听力及肾功能，一旦出现异常，应立即停药，并注意避免与具有耳毒性、肾毒性的药物合用。

3. **改善血凝状态的药物** 纤维蛋白溶解药尿激酶引起的自发性出血可用氨甲苯酸对抗。抗凝血药肝素诱发的自发性出血可用特异性解救药鱼精蛋白对抗。抗血小板药物阿司匹林常见不良反应的注意事项包括：① 胃肠道反应，饭后服药或服用肠溶片可减轻或避免。② 凝血障碍，可用维生素K对抗。③ 支气管哮喘患者、消化性溃疡患者、有出血倾向者、孕妇、18岁以下病毒感染者等禁用。

4. **糖皮质激素** 应用糖皮质激素期间宜给予患者低盐、低糖、高蛋白饮食，以减轻肾上腺皮质功能亢进综合征，防止发生低钾血症，与抗凝血药阿司匹林合用谨防诱发消化性溃疡；停药时需逐渐减量停药，遇应激情况需及时补充足量的糖皮质激素。

赛场直击 »»»

全国职业院校技能大赛药学技能赛项
用药咨询与慢病管理模块——慢病管理试题单
考核时间：20分钟　题目分值：15分

一、试题背景

患者，女，30岁。因间断颜面及下肢水肿2年，加重1周入院。患者2年前无诱因出现面部水肿，晨起明显，伴双下肢轻度水肿、尿少、乏力、食欲缺乏。曾到医院就诊，患有高血压(150/95 mmHg),尿蛋白(+)~(++),间断服用过中药,病情时好时差。1 周前着凉后咽痛,水肿加重,尿少,尿色较红,无发热和咳嗽,无尿频、尿急和尿痛,进食和睡眠稍差,无恶心和呕吐。查体:体温 36.8 ℃,血压 160/100 mmHg。实验室检查:血红蛋白 112 g/L,白细胞 8.8×10^9/L,尿蛋白(++),尿液中见血细胞、颗粒管型 0~1/HP,尿蛋白 3.0 g/24 h,血尿素氮(BUN)、血肌酐(Cr)增高。诊断为慢性肾小球肾炎。医师处方:氯沙坦钾氢氯噻嗪片(含氯沙坦钾 50 mg,氢氯噻嗪 12.5 mg),每次 1 片,每日 1 次。

患者基本情况:身高 155 cm,体重 65 kg,无药物过敏史。

二、答题要求

1. 根据试题背景资料,填写患者基本信息。
2. 根据患者病情和用药信息,对患者正在服用的药物进行用药指导,准确答出治疗药物的作用机制、常见不良反应和用药注意事项。
3. 针对患者情况进行疾病相关知识和日常生活管理的健康教育。

考证聚焦

综合分析选择题

患者,男,62 岁。双下肢水肿 2 个月。年轻时曾有尿常规异常,高血压 10 年,糖尿病 5 年。查体:血压 175/100 mmHg,双下肢中度水肿。尿沉渣镜检红细胞 30~40/HP,80% 为变形红细胞,尿蛋白 2.3 g/d,血肌酐 125 μmo/L,血糖 7.2 mmol/L,抗中性粒细胞胞质抗体(-)。眼科检查示视网膜动脉硬化。

1. 最有可能的临床诊断是(　　)。
   A. 原发性小血管炎肾损伤　　B. 肾淀粉样变性
   C. 高血压肾损伤　　　　　　D. 慢性肾小球肾炎
   E. 糖尿病肾病
2. 下列治疗药物中错误的是(　　)。
   A. 利尿药　　　B. 抗血小板药物　　　C. 糖皮质激素
   D. ACEI 或 ARB　　E. 钙通道阻滞药
3. 对该患者健康教育正确的是(　　)。
   A. 感染时可选用庆大霉素　　B. 坚持长期无盐饮食
   C. 定期复查　　　　　　　　D. 可恢复体力劳动
   E. 停止用药

任务二　肾病综合征的药物治疗

肾病综合征(nephrotic syndrome,NS)是由多种病因、病理生理改变引起肾小球毛细血管滤过膜损伤的一组临床症候群。大量蛋白丢失、低蛋白血症、水肿、高脂血症为肾病综合征的特征性临床表现。肾病综合征可分为原发性肾病综合征和继发性肾病综合征两类,其中原发性肾病综合征约占 75%,故本项目仅讲述原发性肾病综合征的药物治疗。

岗位模拟

任务情境

患者,男,16岁。近半年来反复发生颜面及双下肢水肿到医院就诊。查体:体温36.6 ℃,脉搏126次/分,呼吸24次/分,血压120/90 mmHg。双肾区无叩痛,双下肢凹陷性水肿。尿常规:蛋白(+++),红细胞3~5/HP,尿蛋白定量6.9 g/24 h。血脂、血尿素氮、血肌酐明显增高。B超示双肾增大。诊断为肾病综合征。医师处方:贝那普利氢氯噻嗪片(每片含盐酸贝那普利10 mg、氢氯噻嗪12.5 mg),每次1片,qd,po;辛伐他汀片20 mg,qd,po。

任务要求

1. 请简要说明医师的诊断依据。
2. 请根据患者疾病情况和医师处方,为该患者制订用药指导方案。

一、认识疾病

原发性肾病综合征(简称肾病综合征)主要是由系膜增生性肾小球肾炎、膜性肾病、微小病变型肾病、系膜毛细血管性肾小球肾炎、局灶节段性肾小球硬化五种病理类型所致。临床表现有:① 大量尿蛋白,是肾病综合征的主要诊断依据(即尿蛋白≥3.5 g/d)。② 低蛋白血症(即血浆蛋白水平<30 g/L),导致血液中抗体、补体、抗凝及促凝成分、结合蛋白等减少,易致患者继发感染、凝血功能异常、微量元素缺乏、药物毒副反应增加等并发症。③ 水肿,是肾病综合征的基本特征之一,可见于全身各个部位,水肿的严重程度及范围与疾病的严重程度并不呈正相关,但严重水肿如心包积液、肺水肿会严重影响患者心肺功能。④ 高脂血症,表现为几乎所有脂质及脂蛋白水平均升高,易诱发患者动脉粥样硬化及肾小球硬化。⑤ 其他,如感染、血栓形成、急性肾损伤、低钙血症、内分泌及代谢异常等。部分肾病综合征可发展为肾功能不全,且其并发症亦可严重影响患者生存质量及生命健康。

二、理解疾病防治策略

1. 应及早明确病因及病理类型,实施综合性治疗。综合性治疗包括一般治疗和药物治疗,一般治疗包括适当休息、限制钠盐(<3 g/d)、减少脂质饮食、摄入适当的优质蛋白[富含必需氨基酸的动物蛋白,1~1.5 g/(kg·d)]及热量(126~147 kJ)。

2. 肾病综合征的治疗除减少尿蛋白外,还应重视保护肾功能,减轻肾功能恶化的程度,预防并发症的发生。

三、识别药物作用特点

(一)消除水肿药

1. **利尿药** 详见本项目任务一。

2. **脱水药及血容量扩充药**　对无明显肾功能减退者可使用脱水药甘露醇(1~2 g/kg，静脉滴注)或血容量扩充药低分子右旋糖酐、淀粉代血浆、血浆白蛋白等，通过提高胶体渗透压促进水分回流至血液并通过肾排出，与利尿药联用有时可获得良好的利尿效果。应用时偶见过敏反应，严重者可发生过敏性休克；剂量过大或连续应用时少数患者会出现凝血障碍；血浆白蛋白过多使用会使尿蛋白增多，加重肾损伤。

知识拓展

超滤脱水
——科技让水肿患者重燃生机

超滤脱水包括单纯超滤和缓慢连续性超滤。单纯超滤是通过对流转运机制，采用容量控制或压力控制，经过透析器或血滤器的半透膜等渗地从全血中除去水分的一种治疗方法。在单纯超滤治疗过程中，不需要使用透析液和置换液，在整个治疗过程中，仅置换水分。单纯超滤适用于药物治疗不佳的水肿、难治性充血性心力衰竭、急性和慢性肺水肿、腹膜透析脱水不足等。与单纯超滤相比，缓慢连续性超滤的超滤率较低，持续时间可视病情需要延长，对血流动力学影响较小，患者更容易耐受，适用于心血管功能状态不稳定且又需要超滤脱水的患者。应根据实际情况选择超滤方式。

(二) 糖皮质激素和免疫抑制剂

1. **糖皮质激素**　为目前治疗肾病综合征的主要药物，目的在于减轻炎症反应及减少尿蛋白。使用方案包括：① 起始足量。使用泼尼松或甲泼尼龙，成人 1 mg/(kg·d)，儿童 2 mg/(kg·d)，疗程为 4~12 周。② 缓慢减量。肾病综合征明显缓解后进入减量期，每 2~3 周减少原剂量的 10%。③ 维持治疗。减少剂量至 0.5 mg/(kg·d) 时，维持治疗 5 个月至 1 年，然后再逐渐减量、停药。根据药物作用时间长短可采用每日晨给药法或隔日晨给药法。

2. **免疫抑制剂**　应用于激素依赖或抵抗的患者，与激素联用可明显改善肾病综合征的症状。常用药物有环磷酰胺、环孢素、吗替麦考酚酯、霉酚酸酯、他克莫司等。用法用量：环磷酰胺，静脉注射，1.5~2.5 mg/(kg·d)，1 次 / 日；环孢素，口服给药，1.75~2.0 mg/(kg·d)，2 次 / 日；吗替麦考酚酯，口服给药，每次 0.5~1.5 g，2 次 / 日。环磷酰胺、苯丁酸氮芥疗程为 8 周，应用时可能引发骨髓抑制、肝损伤、脱发、出血性膀胱炎、感染加重、性腺抑制等不良反应；环孢素疗程不能超过 1 年，主要不良反应为牙龈增生、多毛、严重肾毒性及肝损伤；吗替麦考酚酯疗程为半年，不良反应相对较少，常见腹胀、腹泻等胃肠道反应。

(三) 改善血凝状态的药物

肾病综合征患者因血液处于高凝状态，故抗凝治疗成为肾病综合征患者的预防性治疗措施。常用抗凝药物有肝素或低分子量肝素、双香豆素。已发生血栓栓塞的患者应尽快应用纤维蛋白溶解药尿激酶、链激酶进行溶栓治疗。

(四) 降血脂药

肾病综合征所致的高脂血症是导致患者病情恶化,甚至危及生命的重要危险因素,需采取有效措施降血脂。

1. 他汀类 他汀类药物可降低血浆中的胆固醇及低密度脂蛋白,并能有效发挥抗动脉粥样硬化的作用。常用药物有洛伐他汀、普伐他汀、氟伐他汀、辛伐他汀等。普伐他汀,口服给药,每次10~20 mg,1次/日;氟伐他汀,口服给药,每次20~40 mg,1次/日。该类药物的不良反应较轻,常见胃肠道反应,部分患者出现头痛、皮肤潮红、视觉及味觉异常,可引起横纹肌溶解,出现全身肌肉酸痛、发热、乏力等。

2. 贝特类 以降低血液中的甘油三酯和极低密度脂蛋白为主,对其他脂质异常亦有调节作用。常用药物有:苯扎贝特,口服,每次200~400 mg,3次/日;非诺贝特,口服,每次100 mg,3次/日。应用过程中常见不良反应为胃肠道反应,偶有肌痛、血清转氨酶及尿素氮升高。

3. 其他 如胆汁酸螯合剂(考来烯胺、考来替泊)、烟酸类(烟酸、阿昔莫司)、多烯脂肪酸类等。

(五) 减少尿蛋白的药物

肾病综合征患者应将血压控制在130/80 mmHg以下,ACEI及ARB能有效控制血压,并可降低肾小球出球小动脉阻力,从而降低肾小球毛细血管血压,减少尿蛋白。常用药物有卡托普利、依那普利、缬沙坦、厄贝沙坦等。

四、理解药物选用原则

1. 肾病综合征的治疗主要采取对症治疗,其中糖皮质激素仍为主要治疗药物。针对患者的高尿蛋白,需选用减少尿蛋白的药物,如糖皮质激素及ACEI类药物等;对低蛋白血症所致的水肿,需选用消除水肿药如利尿药、脱水药、血容量扩充药;高脂血症需用降血脂药;其他并发症分别选择对应的药物治疗。

2. 根据患者病情制订个体化给药方案,以减少不良反应发生。

3. 根据高脂血症分型单用或联合应用降血脂药。

五、理解药物使用注意事项

1. 应用血容量扩充药时注意根据患者情况调整用量,血浆白蛋白需严格掌握适应证(严重低蛋白血症、高度水肿且少尿者)并控制用量。

2. 免疫抑制剂不良反应较多,但大多数患者可耐受,使用过程中要定期检查血常规和肝肾功能;应严格控制药物的剂量及疗程。

3. 体质虚弱者应用他汀类药物前建议到医院检查肌酸激酶,如超过正常值应避免使用本类药物;贝特类与他汀类合用时可增加肌痛发生率,应避免两药同时服用。

4. 免疫抑制剂可降低人体免疫功能,仅作为二线药物使用。

5. 利尿治疗不宜过快,以免诱发低血容量性休克及引起血液黏稠,诱发血栓形成。

6. 不主张输注血浆白蛋白增强渗透性利尿作用,因输注的蛋白会在 24~48 小时内从尿液丢失,过多的蛋白丢失会加重肾小球及肾小管损伤,延迟肾病综合征的缓解。

赛场直击

全国职业院校技能大赛药学技能赛项
用药咨询与慢病管理模块——慢病管理试题单
考核时间:20 分钟　题目分值:15 分

一、试题背景

患者,男,56 岁。因周身水肿 1 个月,加重并少尿、气促 2 日入院。体格检查:血压 150/100 mmHg。尿常规:尿蛋白(++++),6.5 g/24 h。血生化检查提示白蛋白 9 g/L,甘油三酯、总胆固醇增高。肾穿刺检查见大量肾小球系膜细胞和基质增生。诊断为肾病综合征。医师处方:马来酸依那普利片,每次 10 mg,每日 1 次;甘露醇,1~2 g/kg,静脉滴注;普伐他汀,口服给药,每次 10~20 mg,1 次/日。

患者基本情况:身高 178 cm,体重 55 kg,无药物过敏史。

二、答题要求

1. 根据试题背景资料,填写患者基本信息。

2. 根据患者病情和用药信息,对患者正在服用的药物进行用药指导,准确答出治疗药物的作用机制、常见不良反应和用药注意事项。

3. 针对患者情况进行疾病相关知识和日常生活管理的健康教育。

考证聚焦

综合分析选择题

患者,男,28 岁。全身高度水肿,尿蛋白(++++),血浆蛋白 16 g/L。

1. 该患者最有可能的诊断是(　　)。

A. 慢性肾炎　　　　　B. 急性肾炎　　　　　C. 肾病综合征

D. 急进性肾炎　　　　E. 狼疮性肾炎

2. 该患者若需使用糖皮质激素进行治疗,无须遵循的原则是(　　)。

A. 起始足量

B. 缓慢减量

C. 长期维持

D. 激素依赖型联合使用细胞毒性药物

E. 激素依赖型可以无限期足量使用激素

3. 若该患者使用足量泼尼松 3 个月后,尿蛋白仍然持续(+++),进一步治疗应首选(　　)。

A. 加大激素用量　　　B. 加用环磷酰胺　　　C. 加用抗凝药

D. 原剂量继续维持　　E. 加用吲哚美辛

任务三 尿路感染的药物治疗

尿路感染是由各种病原体入侵泌尿系统引起的尿路感染性炎症反应。根据发病部位分为上尿路感染(主要是肾盂肾炎)和下尿路感染(主要是膀胱炎)。绝大部分尿路感染为上行感染,即病原微生物沿尿道上行至膀胱、输尿管、肾盂引发炎症。女性尿路感染的发生率明显高于男性,成年男性很少发生尿路感染,50岁以后男性前列腺增生发生率增加,尿路感染发生率也相应升高。

岗位模拟

任务情境

患者,女,40岁。发热、腰痛、尿频、尿急、尿痛,尿常规显示尿蛋白(+),尿白细胞(++),给予抗感染治疗6周,病情好转后常复发。医师处方:左氧氟沙星氯化钠注射液,100 ml,ivgtt。体温恢复正常后,改为左氧氟沙星片,500 mg,qd,po。

任务要求

1. 请分析该患者反复发病的原因。
2. 请为该患者制订药物治疗方案。

一、认识疾病

尿路感染的致病微生物主要是细菌,尤以革兰氏阴性杆菌常见,在革兰氏阴性杆菌中又以大肠埃希菌最为常见,占70%以上,少数为病毒、真菌、支原体、衣原体及滴虫等。正常情况下,机体的防御能快速清除进入尿道的致病微生物,能否致病取决于微生物的数量、毒力及机体是否存在易感因素。常见易感因素包括尿路梗阻、医源性操作、机体抵抗力降低等。尿路感染的临床表现包括以下几种:

1. **急性膀胱炎** 占75%以上,常表现为尿频、尿急、尿痛、排尿不畅、下腹不适等膀胱刺激症状,尿常规检查常有白细胞尿,约30%伴有血尿,一般无全身症状。

2. **急性肾盂肾炎** ① 全身感染症状:起病急,常出现明显的全身感染症状,如发热、寒战、腰痛、全身酸痛,体温多在38 ℃以上。② 泌尿系统症状:多有尿频、尿急、尿痛等膀胱刺激症状,多数伴腰痛、肋脊角压痛和/或肾区叩击痛。③ 尿液变化:外观混浊,可见脓尿或血尿。

3. **慢性肾盂肾炎** 全身及泌尿道表现不明显,半数以上有急性肾盂肾炎病史,而后出现不同程度的低热、间歇热、尿频、排尿不适、腰部酸痛及肾小管受损表现,如夜尿增多、低比重尿等。病情持续可发展为慢性肾衰竭。急性发作时症状明显,类似于急性肾盂肾炎。

4. **无症状细菌尿** 患者有细菌感染,而无尿路感染症状。尿路感染的实验室检查:尿液常混浊,可有异味、白细胞尿、血尿、蛋白尿,部分肾盂肾炎患者尿中可见管型。清洁尿中段做尿细菌定量培养尿含菌数≥10^5/ml,尿沉渣涂片检查阳性,硝酸盐还原试验阳性。急性肾盂肾炎可见血白细胞升高,中性粒细胞增多;慢性肾盂肾炎可见肾小球滤过率下降,血肌酐增高。

二、理解疾病防治策略

1. 应根据尿道感染定位、药敏试验结果及患者感染严重程度制订合理的抗菌药物使用方案。

2. 应鼓励患者多饮水、勤排尿,发热患者应卧床休息,注意阴部清洁卫生,避免及尽可能除去尿路易感因素(如糖尿病患者控制好血糖,尽量避免使用尿路器械等),治疗原发病,提高机体免疫力。

3. 与性生活有关的反复发作的尿感,于性交后即排尿,并按常用量服用一次抗菌药物预防。

三、识别药物作用特点

(一) 急性膀胱炎

推荐使用三日疗法,常口服广谱青霉素类(阿莫西林,口服给药,每次 0.5 g,3 次/日)、头孢菌素类或氟喹诺酮类药物(氧氟沙星,口服给药,每次 0.3 g,2 次/日;左氧氟沙星,口服给药,每次 0.1~0.2 g,3 次/日)。治愈率为 90%,停药 7 日后需要进行尿细菌定量培养。

(二) 急性肾盂肾炎

首次发作的急性肾盂肾炎致病菌 80% 为大肠埃希菌,在留取尿液做细菌培养的同时开始药物治疗,首选对革兰氏阴性杆菌敏感的药物。72 小时未显效则根据细菌培养结果换用敏感抗菌药物治疗。

1. 轻型急性肾盂肾炎　可选用氟喹诺酮类、广谱青霉素类或第二、三代头孢菌素类药物如头孢克肟,每次 0.2~0.4 g,2 次/日,口服给药,疗程为 14 日。

2. 严重肾盂肾炎　应采用静脉给药。可选择对革兰氏阴性菌有杀菌作用的药物,如喹诺酮类药物氧氟沙星(每次 400 mg,静脉滴注)、氨基糖苷类药物阿米卡星(每次 0.2 g,静脉滴注)、半合成青霉素阿莫西林或氨苄西林、第二或三代头孢菌素类药物及其他对革兰氏阴性菌有杀菌作用的抗菌药。必要时可联合应用抗菌药物,如氨基糖苷类联合半合成青霉素、氨基糖苷类联合第三代头孢菌素类,或根据药敏试验结果选择针对性强的杀菌药。患者体温恢复正常后 72 小时可改为口服药物,并完成 2 周的疗程。

(三) 慢性肾盂肾炎

慢性肾盂肾炎治疗的关键是去除诱发因素,急性发作的治疗同急性肾盂肾炎。

(四) 再发尿路感染

再发尿路感染包括复发和重新感染。

1. **复发** 是指治疗后症状消失,尿菌阴性,停药6周后再次发生先前细菌感染。若一年内发作3次或3次以上,可用长疗程低剂量疗法。一般选择低毒药物,如复方磺胺甲噁唑每晚1g或呋喃妥因每晚0.1g,服用1年或更长时间,60%尿菌可转阴。男性慢性前列腺炎复发者,可选择复方磺胺甲噁唑或喹诺酮类药物,疗程可达3个月,必要时手术切除病变部位。

2. **重新感染** 是指治疗后症状消失,尿菌阴性6周后出现与先前不同菌的尿路感染。治疗方法与首次发作相同,并叮嘱患者注意尿路感染的预防,同时应检查有无易感因素存在并予以去除。

(五)妊娠期尿路感染

应选择毒力较低的抗菌药物,如阿莫西林、氨苄西林、第三代头孢菌素等。不宜选择影响胎儿发育及肾毒性较大的药物(如氨基糖苷类、喹诺酮类、复方磺胺甲噁唑)。孕妇急性膀胱炎治疗时间为3~7日;急性肾盂肾炎应静脉滴注给药,疗程为2周;反复发生尿路感染者可用呋喃妥因低剂量长疗程治疗。

四、理解药物选用原则

1. 根据药敏试验结果选择敏感抗菌药物,在药敏试验结果出来之前,应首选对革兰氏阴性杆菌敏感的药物。
2. 选择尿药浓度高、肾毒性小的药物,肾盂肾炎时宜选择血中及尿液中浓度都高的药物。
3. 根据尿路感染定位及严重程度,选择适宜的抗菌药物、给药途径及用药疗程。
4. 在应用抗菌药物过程中,应根据药物特点调节尿液酸碱度,以增强抗菌药物的抗菌活性。

视频:尿路感染的药物治疗

知识拓展

酸碱度对抗菌药物的作用及不良反应的影响
——用辩证思维看待用药环境

1. 大环内酯类抗生素在碱性环境下抗菌活性增强,红霉素、麦迪霉素、乙酰螺旋霉素等大环内酯类抗生素口服易被胃酸破坏,生物利用度低,常制成肠溶片。
2. 氨基糖苷类抗生素在碱性环境下抗菌作用增强,本类药物极性大,口服不吸收,要发挥全身作用必须注射给药。
3. 磺胺类药物在酸性环境中易析出结晶,损伤肾小管,引起结晶尿、血尿、尿痛,应用时应碱化血液和尿液。
4. 四环素类与抗酸药如碳酸氢钠同用时,由于胃内pH增高,可使四环素类吸收减少、活性降低,故服用四环素类后1~3小时内不应服用抗酸药。
5. 喹诺酮类药物在碱性环境下易析出结晶,损伤肾小管,引起结晶尿、血尿、尿痛,故应避免在碱性环境下使用。

五、理解药物使用注意事项

1. **青霉素类** 常见过敏反应,严重者可发生过敏性休克,一旦发生,应立即注射肾上腺素进行抢救。半合成青霉素类有胃肠道反应,通过饭后服用可以减轻。

2. **头孢菌素类** 与青霉素类有交叉过敏反应,抢救同青霉素;口服药物有胃肠道反应,应饭后服用;第一代、第二代头孢菌素有肾毒性,应避免和具有肾毒性的药物合用;可有双硫仑样反应,用药期间及停药5日内禁止饮酒;头孢孟多、头孢哌酮可见低凝血酶原血症及血小板减少症,可用维生素K对抗。

3. **氨基糖苷类** ① 耳毒性:用药期间注意监测患者听力,老年人和儿童慎用,避免与有耳毒性的药物合用。② 肾毒性:应定期进行肾功能及尿量检查,避免与具有肾毒性的药物合用。③ 神经肌肉阻滞:一旦发生,可用新斯的明及钙剂解救,避免与肌肉松弛药和全麻药合用。④ 过敏反应:用药后应注意观察,一旦发生过敏性休克,应皮下或肌内注射肾上腺素和缓慢注射葡萄糖酸钙来解救。

4. **喹诺酮类** ① 胃肠道反应:应饭后服用。② 神经系统反应:有癫痫和精神病史者禁用。③ 过敏反应:皮肤损伤,应避免日光、紫外线直接照射。④ 其他:如软骨损伤、心脏毒性;孕妇、哺乳期妇女、18岁以下未成年人应禁止使用本类药物;在碱性尿液中易造成肾损伤,应注意多饮水,避免与碱化尿液的药物合用。

5. **磺胺类** ① 肾损伤:在酸性尿液中易析出结晶,损伤肾小管,适当增加饮水和碱化尿液能减少结晶析出。② 过敏反应。③ 抑制骨髓造血功能,治疗中应定期检查血常规。④ 葡萄糖-6-磷酸脱氢酶缺乏者使用后可引起溶血。

6. **呋喃类** 可引起胃肠道反应,应饭后服用;会影响胎儿及婴儿发育,妊娠期及哺乳期禁用,肾功能不全者禁用。

赛场直击 〉〉〉〉

全国职业院校技能大赛药学技能赛项
用药咨询与慢病管理模块——慢病管理试题单
考核时间:20分钟　题目分值:15分

一、试题背景

患者,女,30岁。发热及尿频、尿急、尿痛、排尿不尽感2日,伴腰酸、乏力。体格检查:体温39℃,意识清楚,心肺无异常,腹软,两肾区叩击痛,双下肢无水肿。血常规:白细胞 14.7×10^9/L。尿常规:蛋白(+),尿液中见血细胞。临床诊断为急性肾盂肾炎。医师处方:氧氟沙星,每次400 mg,静脉滴注,体温恢复正常后72小时改为口服(每次0.2 g,2次/日),并完成2周的疗程。

患者基本情况:身高158 cm,体重55 kg,无药物过敏史。

二、答题要求

1. 根据试题背景资料,填写患者基本信息。
2. 根据患者病情和用药信息,对患者正在使用的药物进行用药指导,准确答出治疗药物的作用机制、常见不良反应和用药注意事项。

3. 针对患者情况进行疾病相关知识和日常生活管理的健康教育。

考证聚焦

综合分析选择题

患者,女,31岁。尿频、尿急、灼热、刺痛2日,小腹拘急胀痛,大便干结,口苦,舌红苔黄腻,脉滑数。尿常规:白细胞20/HP;尿菌落计数＞10^5/ml。

1. 该患者最可能的诊断是（　　）。
   A. 尿路感染　　　　B. 肾小球肾炎　　　　C. 肾病综合征
   D. 尿路结石　　　　E. 肾衰竭
2. 该疾病最常见的致病因素是（　　）。
   A. 葡萄球菌　　　　B. 粪肠球菌　　　　　C. 大肠埃希菌
   D. 变形杆菌　　　　E. 白念珠菌
3. 对该患者的治疗应选择（　　）。
   A. 头孢拉定　　　　B. 多西环素　　　　　C. 磺胺嘧啶
   D. 氧氟沙星　　　　E. 甲硝唑

任务四　慢性肾衰竭的药物治疗

慢性肾衰竭(chronic renal failure,CRF)是指各种慢性肾脏病(chronic kidney disease,CKD)持续进展致肾功能损害、代谢物蓄积、水电解质紊乱及酸碱平衡失调、全身各系统疾病表现的临床综合征。大多数慢性肾衰竭患者早期症状不明显,就诊时往往已经到了晚期。

岗位模拟

任务情境

患者,男,46岁。主诉:泡沫尿15年,恶心、少尿10日,气促2日。近6年发现血压升高,近2年来还伴有乏力、夜尿增多,在无明显诱因的情况下常出现齿龈出血。入院前2周因进食不洁食物出现腹泻,未进食4日,近10日出现恶心、呕吐、尿量减少,乏力、水肿加重。病程中无尿频、尿急、尿痛和腰痛史,家族史无特殊。查体:体温36.7 ℃,脉搏116次/分,呼吸24次/分(呼吸深大),血压170/105 mmHg。实验室检查:血尿素氮、肌酐增高;低钙、高磷、代谢性酸中毒,尿蛋白1.8 g/24 h。肾B超检查示双肾缩小,皮质变薄,皮髓质分界不清。心电图、心动超声及胸片提示左心室增大和心力衰竭表现。医师诊断为慢性肾衰竭。处方:马来酸依那普利片,10 mg,qd,po;碳酸氢钠注射液(250 ml:12.5 g),ivgtt;甲氧氯普胺片,5 mg,tid,po;比索洛尔氢氯噻嗪片(每片含富马酸比索洛尔5 mg,氢氯噻嗪6.25 mg),每次1片,qd,po。

任务要求
1. 请简要说出医师的诊断依据。
2. 请为该患者拟订合适的药物使用方案。

一、认识疾病

慢性肾衰竭的不同阶段临床表现不同。根据血肌酐和肾小球滤过率(glomerular filtration rate,GFR)水平可将其分为四期,即代偿期、氮质血症期、肾衰竭期、终末期(尿毒症期),见表 3-7-1。进入尿毒症期后,多器官多系统发生严重并发症,甚至危及生命。临床表现包括:① 水、电解质紊乱,酸碱平衡失调,为排泄及代谢障碍所致。② 糖、脂肪、蛋白质代谢障碍,可出现高血糖、高血脂、低蛋白等症状,患者可因蛋白质和氨基酸合成减少致发育不良、伤口愈合迟缓、感染等,严重威胁生命。③ 各器官系统功能障碍。消化系统症状是慢性肾衰竭患者最早出现的症状,表现为恶心、呕吐、腹泻、口中有异味、胃肠炎、消化性溃疡甚至出血。心血管系统症状是最常见的并发症和死亡原因,包括高血压、动脉粥样硬化、心肌病、心包炎、心功能不全。神经系统异常分为中枢神经系统异常及周围神经系统异常:中枢神经系统异常早期表现为抑制(疲乏、无力、失眠、记忆力减退等),晚期则出现严重紊乱(幻觉、精神错乱、震颤、舞蹈症等);周围神经系统异常表现为下肢疼痛、无力、步态不稳、运动障碍等。血液系统障碍表现为贫血、出血。内分泌系统异常表现为性激素分泌紊乱、甲状腺功能减退等。此外,还可出现免疫功能降低等。④ 其他:体温调节紊乱、骨骼病变、皮肤瘙痒、面色苍白或呈黄褐色等其他异常表现。

表 3-7-1 慢性肾衰竭分期

分期	血肌酐 μmol/L	血肌酐 mg/dl	肾小球滤过率/(ml·min^{-1})
Ⅰ.代偿期	133~166	1.5~2.0	50~80
Ⅱ.氮质血症期	178~442	2.1~5.0	20~50
Ⅲ.肾衰竭期	443~707	5.1~7.9	10~20
Ⅳ.终末期(尿毒症期)	>707	≥8.0	<10

二、理解疾病防治策略

1. 慢性肾衰竭应做到早诊断、早治疗,有效去除原发病及导致肾功能恶化的因素,防治和减轻并发症,全面实施一体化治疗。从而延缓肾衰竭进展,提高患者生活质量,降低肾衰竭病死率。

2. 坚持病因治疗,对高血压、高血糖、肾小球肾炎等坚持长期合理治疗,阻断或抑制肾单位损害渐进性发展的各种途径,有效控制血压,严格控制血糖,减少蛋白尿,低蛋白低磷饮食,应用 ACEI 和 ARB 类药物等。

知识拓展

慢性肾衰竭的饮食治疗
——个体化饮食方案，精准化综合医疗

饮食治疗是延缓肾衰竭进程的重要环节，慢性肾衰竭的饮食治疗需要根据患者情况制订合理的个体化方案。应根据肾功能损伤情况摄入一定量的优质蛋白，补充必需的氨基酸或 α-酮酸，以纠正体内必需氨基酸与非必需氨基酸比例的失调，改善蛋白质的合成。肾衰竭患者的热量摄入应为 126~147 kJ/(kg·d)，氮(g)热量(kJ)摄入比应为 1:(1255~1674)，以保证蛋白质和氨基酸的合理利用，减少蛋白质的分解。增加多价不饱和脂肪酸的摄入，并注意补充水溶性维生素、矿物质和微量元素。

三、识别药物作用特点

(一) 纠正水、电解质紊乱和酸碱平衡失调的药物

1. **纠正水、电解质紊乱的药物** 水钠潴留者需限制水钠摄入量，同时给予排钠利尿药，常用利尿药有高效能利尿药(呋塞米)、中效能利尿药(氢氯噻嗪)、低效能利尿药(螺内酯)，利尿过程中谨防低钾血症发生。限制磷摄入或使用磷结合剂(碳酸钙、氢氧化铝凝胶)可缓解高磷血症。对于血钙过低者可给予葡萄糖酸钙、碳酸钙补充。

2. **纠正酸碱平衡失调的药物** 口服碳酸氢钠 3~6 g/d，可分次口服。若二氧化碳结合率低于 15 mmol/L，可静脉输注碳酸氢钠。严重酸中毒者尽快给予透析治疗。

(二) 心血管系统用药

1. **抗高血压药** 高血压合并肾并发症时，血压应控制在 130/80 mmHg 以下，合并蛋白尿时，血压需要控制得更为严格，详见本项目任务一。ACEI 和 ARB 两类药物在降压的同时还能够延缓慢性肾衰竭进展。其他抗高血压药有利尿药(氢氯噻嗪、呋塞米)、钙通道阻滞药(氨氯地平、拉西地平)、β受体阻断药等。

2. **调血脂药** 慢性肾衰竭的脂质代谢异常以甘油三酯升高为主，故贝特类常为首选药物，他汀类药物在调血脂的同时亦有显著抗粥样硬化的作用，也较常用。

3. **抗心力衰竭、心律失常及心包炎药物** 抗心力衰竭的药物包括强心苷类、利尿药、β受体阻断药等。强心苷类常用药物有：地高辛，一般首剂 0.25~0.75 mg，维持量 0.25~0.5 mg；去乙酰毛花苷每次 0.4~0.8 mg；以上两种药物以 5% 葡萄糖注射液稀释后缓慢注射。应用时易诱发心律失常、神经系统异常(头痛、头晕、嗜睡等，其中黄绿视为强心苷中毒的先兆症状)、胃肠道反应(厌食、恶心、呕吐等)等早期中毒症状。心律失常主要由电解质紊乱及酸碱平衡失调所致，应在去除病因的基础上根据心律失常类型选择适宜药物。心包炎强调应尽早透析，并排除其他诱发因素(如感染、透析不充分等)。

(三) 其他

1. **消化道症状** 口服氧化淀粉(包醛氧化淀粉,每次 5~10 mg,2~3 次/日;AST-120,每次 2 g,3 次/日)可加速肠道中代谢毒素的排出;恶心、呕吐症状可应用镇吐药(多潘立酮,口服,每次 10~20 mg,3 次/日;甲氧氯普胺,口服,每次 5~10 mg,3 次/日)缓解,偶见头痛、眩晕、腹泻、口干、便秘、催乳素释放增多等不良反应;消化性溃疡应用质子泵抑制剂、H_2 受体阻断药治疗。

2. **控制感染** 选择适宜的抗菌药物,但禁止使用有肾毒性的药物(如氨基糖苷类、万古霉素、第一、二代头孢菌素类)。

3. **血液系统症状** 纠正贫血的药物主要为促红细胞生成素(erythropoietin,EPO),皮下注射或静脉注射,每次 2000~3000 U,2~3 次/周,应用时偶见头痛、低热、乏力、肌痛等不良反应,同时重视铁剂(乳酸亚铁,饭后口服,每次 0.15~0.6 g,3 次/日;硫酸亚铁,饭后口服,每次 0.3 g,3 次/日)和叶酸的补充。口服铁剂会出现胃肠道反应及大便呈黑褐色,过量可中毒。一般不直接输注红细胞纠正贫血。慢性肾衰竭尤其是透析患者,要谨防发生出血,出血严重时可输注血小板促凝,或应用促凝血药氨甲苯酸、加压素等。

4. **其他症状** 精神系统症状采用相应抗精神病药物治疗;肾性骨病要注意纠正钙磷失衡,并适当补充维生素 D_3(骨化三醇,口服给药,每次 0.15~0.25 g,2 次/日)。中医药治疗如黄芪、鹿茸、冬虫夏草等对肾衰竭有延缓进展的作用。适时开始透析治疗(血液透析、腹膜透析)是改善尿毒症患者预后的重要措施。

四、理解药物选用原则

1. 及时诊断及治疗导致慢性肾衰竭的基本疾病,是治疗肾衰竭的关键。
2. 对慢性肾衰竭患者进行降压治疗时,既要考虑药物本身的降压效果,又要考虑药物对肾的影响。
3. 在慢性肾衰竭的不同阶段,需根据患者疾病表现选择合理的个体化给药方案,尽量选择延缓慢性肾衰竭进展的药物,禁用有肾毒性的药物。

五、理解药物使用注意事项

1. **强心苷类药物** 强心苷类轻度中毒可口服钾盐,禁用钙盐,重者静脉滴注钾盐;重度快速型心律失常可用药物苯妥英钠对抗;缓慢型心律失常不宜补钾,可用阿托品对抗;对危及生命的中毒,可使用地高辛抗体 Fab 片段静脉滴注。
2. **铁剂** 铁剂应饭后服用,过量服用可在胃内注入特殊解毒剂去铁胺解毒。
3. **骨化三醇** 服用剂量应根据患者的血钙浓度而定,以防发生高钙血症。

赛场直击 »»»

全国职业院校技能大赛药学技能赛项
用药咨询与慢病管理模块——慢病管理试题单
考核时间:20 分钟　题目分值:15 分

一、试题背景

患者,男,50 岁。因下肢水肿、乏力半年入院。患者 20 年前诊断为慢性肾炎,半月前受寒后感觉全身乏力,颜面、双下肢水肿,晨起明显,午后好转,伴头晕、恶心、腹胀,每日尿量减少,约 500 ml/24 h,夜尿明显增多。查体:体温 36.7 ℃,脉搏 80 次/分,血压 185/110 mmHg,腹部稍隆,无压痛,双肾无叩痛,移动性浊音阳性,双下肢中度水肿。实验室检查:肾小球滤过率显著降低,尿蛋白(++),诊断为慢性肾衰竭。医师处方:马来酸依那普利片,每次 10 mg,每日 1 次;甲氧氯普胺,口服,每次 5~10 mg,3 次/日;骨化三醇,口服,每次 0.15~0.25 g,2 次/日;呋塞米片,口服,20 mg,1 次/日。

患者基本情况:身高 178 cm,体重 55 kg,无药物过敏史。

二、答题要求

1. 根据试题背景资料,填写患者基本信息。
2. 根据患者病情和用药信息,对患者正在服用的药物进行用药指导,准确答出治疗药物的作用机制、常见不良反应和用药注意事项。
3. 针对患者情况进行疾病相关知识和日常生活管理的健康教育。

考证聚焦 »»»

综合分析选择题

患者,男,75 岁。非胰岛素依赖型糖尿病史 30 年,近 6 年出现蛋白尿和高血压,近 2 年肾功能逐渐减退,3 个月前开始出现恶心、呕吐、双下肢水肿。近日检查:血压 164/102 mmHg,血钾 5.5 mmol/L,血肌酐 830 μmol/L,血红蛋白 6.5/L,血糖 16 mmol/L。

1. 该患者处于慢性肾衰竭几期?(　　)
   A. Ⅰ期　　　　　　　　B. Ⅱ期　　　　　　　　C. Ⅲ期
   D. Ⅳ期　　　　　　　　E. Ⅴ期
2. 该患者控制血压首选(　　)。
   A. 钙通道阻滞药　　　　B. 利尿药　　　　　　　C. ACEI
   D. β受体阻断药　　　　E. α受体阻断药
3. 延缓肾功能恶化最主要的措施是(　　)。
   A. 卧床休息　　　　　　　　　　B. 高热量、低盐饮食
   C. 低蛋白饮食,足够热量,低盐　　D. 应用抗生素预防感染
   E. 利尿

思考题

1. 简述慢性肾小球肾炎的常用治疗药物。
2. 简述肾病综合征的常用治疗药物。
3. 简述不同尿路感染的治疗方案。

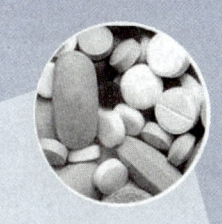

项目八
Ⅰ型超敏反应的药物治疗

过敏性疾病包括过敏性鼻炎(AR)、过敏性支气管哮喘(简称哮喘)、食物过敏等疾病。《过敏性疾病诊治和预防专家共识》显示,过敏性疾病影响了40%的人群,全球范围内约有4亿人患有AR,成人患病率为10%~40%,儿童患病率为2%~25%;约3亿人患有哮喘,2.5亿人食物过敏。过敏性疾病已被WHO列为最常见的六大慢性病之一,成为21世纪重点研究和防治的疾病。过敏性疾病不仅影响生活质量,还可能会危及生命,给家庭和社会带来沉重的经济负担。

近年来,我国过敏性疾病的患病率呈快速上升趋势,逐渐接近甚至超过西方发达国家。多种过敏性疾病可能同时出现在同一患者身上,给诊治和预防带来严重挑战。

过敏性疾病主要是由IgE介导的Ⅰ型超敏反应,可累及全身多个器官和系统,可以贯穿人的一生,有遗传易感性。

本项目主要学习Ⅰ型超敏反应的药物治疗,并达成下述学习目标,为服务我国过敏性疾病诊治和预防做出应有的贡献。

学习目标

知识目标

1. 识别Ⅰ型超敏反应的临床表现。
2. 阐释Ⅰ型超敏反应的治疗原则。
3. 区分Ⅰ型超敏反应治疗药物的不同类型。
4. 归纳Ⅰ型超敏反应常用治疗药物的作用特点及应用注意事项。

技能目标

1. 会收集Ⅰ型超敏反应患者的疾病基本信息。

2. 能根据Ⅰ型超敏反应患者病情和用药处方,完成处方审核并开展用药指导。

3. 能针对Ⅰ型超敏反应患者情况实施疾病相关知识和生活管理的健康指导。

素质目标

1. 认识常见Ⅰ型超敏反应的危害,提升服务"健康中国"的职业使命感。

2. 认识Ⅰ型超敏反应治疗新药带给患者的福音,树立积极探索创新的科学精神。

岗位模拟

任务情境

患者,女,6岁。1日前发现躯干出现少量红斑风团,略有瘙痒,后红斑风团逐渐蔓延,瘙痒加重,遂来医院就诊。查体:面部及四肢散在红斑风团,皮肤划痕试验(+)。实验室检查:白细胞 5.58×10^9/L、淋巴细胞百分比 50.4%、中性粒细胞百分比 34.1%、C反应蛋白 0.80 mg/L,诊断为急性荨麻疹。给予盐酸西替利嗪糖浆、炉甘石洗剂进行抗过敏治疗,经治疗后好转。

任务要求

1. 请根据患者疾病情况,简要说出医师的诊断依据。

2. 请结合患者用药情况,判断医师制订的治疗方案是否合理。

一、认识疾病

(一) 超敏反应的定义及病因

超敏反应是一类异常的病理性免疫应答,表现为被抗原致敏的机体再次接触同种抗原时,可出现某一组织或器官甚至全身的强烈反应,引起机体功能障碍或组织损伤。人们日常生活中遇到的皮肤瘙痒、红肿,就是常见的超敏反应。超敏反应是由于结合在肥大细胞、嗜碱性粒细胞上的抗体与再次接触的变应原结合后导致肥大细胞和嗜碱性粒细胞脱颗粒,释放一系列生物活性物质,导致机体生理功能紊乱,通常无组织细胞损伤。其发生需具备两个主要条件:一是容易发生超敏反应的特应性体质,这是先天遗传决定的,遗传因素是超敏反应发病的基础;二是与变应原的接触,变应原的种类繁多,是诱发超敏反应的直接病因。临床上常见的变应原有吸入物、食入物、物理化学接触物和感染因素等四大类。有特应性体质的人再次接触同一种变应原时,就可发生超敏反应,其时间不定,快者可在再次接触后数秒内发生,慢者需数日甚至数月时间。

(二) 超敏反应的症状

超敏反应的症状通常包括呼吸道症状、皮肤症状、眼部症状、消化道症状、神经系统症状等。

1. **呼吸道症状** 超敏反应常引起呼吸道症状,如哮喘、流涕、鼻塞和喷嚏等。这些症状是由于过敏原吸入呼吸道后,引起免疫反应,导致气道收缩和黏液分泌增加,患者可能感到呼吸困难,甚至出现窒息的危险。

2. **皮肤症状** 如瘙痒、红肿、皮疹和荨麻疹等。这些症状是由于组胺等生物活性介质的释放引起局部组织水肿和血管扩张导致的,患者可能感到皮肤刺痛、灼热和痒痛不堪。

3. **眼部症状** 如流泪、眼痒、眼红等。

4. **消化道症状** 如恶心、呕吐、腹痛和腹泻等。这些症状是由于过敏原刺激胃肠道黏膜,引起免疫反应和炎症反应导致的,患者可能有食欲不振和体重下降等。

5. **神经系统症状** 如失眠、疲乏、注意力不集中和记忆力减退等。

此外,过敏性休克是最严重的全身性超敏反应,需立即采取相应的抢救治疗。

(三) 超敏反应的分型

超敏反应一般分为 I 型(速发型)、II 型(细胞毒型)、III 型(免疫复合物型)和 IV 型(迟发型)。I 型超敏反应临床主要表现为受累器官的功能障碍,与毛细血管扩张、血管壁通透性增加、皮肤黏膜水肿、血压下降、腺体分泌增多及呼吸道和消化道平滑肌痉挛等有关,常见疾病有荨麻疹、过敏性休克、变应性鼻炎等;II 型超敏反应的临床表现比较复杂,与抗体和细胞原有的抗原或吸附在细胞表面的抗原结合后,通过补体、巨噬细胞、自然杀伤(NK)细胞等共同破坏靶细胞或免疫反应攻击靶细胞有关,常见疾病有输血反应、新生儿溶血症、风湿性心肌炎等;III 型超敏反应主要表现为受累部位的炎症反应,与某些细菌、病毒、寄生虫、异种动物血清等抗原或免疫复合物有关,常见疾病有类风湿关节炎、血清病样综合征、感染后继发的肾小球肾炎等;IV 型超敏反应的临床表现与致敏淋巴细胞增殖分化的部位有关,常见疾病有接触性皮炎、湿疹、多发性神经炎、急性移植排斥反应等。

二、理解疾病防治策略

超敏反应的预防和治疗是密不可分的两个方面,一方面应尽可能寻找变应原的种类,避免再次接触;另一方面应针对疾病发生发展的整个过程,对某个环节进行切断或干预,终止其发病。原则是"防治结合、四位一体":环境控制、特异性脱敏疗法、非特异性药物治疗及健康教育。本项目主要介绍非特异性药物治疗。

1. **环境控制** 对患者进行良好的环境控制,使其能隔绝环境中的过敏原及减少刺激物是超敏反应防治中的重要组成部分,是最重要、最有效的环节,但容易被忽略。环境控制主要包括室内过敏原防控、室外过敏原防控及空气污染防控。

2. **特异性脱敏疗法** 过敏原疫苗脱敏治疗又称过敏原免疫治疗(AIT),根据疫苗使用途径分为皮下免疫治疗(SCIT)和舌下免疫治疗(SLIT)。AIT 是对因治疗,已经被认为是一线治疗方法。

3. **非特异性药物治疗** 疾病治疗是长期管理的过程,疾病的管理需要院前、院内和院后的无缝隙闭环链接。非特异性药物治疗是目前常用的对症治疗方法,但滥用药物停药后容易导致疾病复发,故应规范使用药物。

4. 健康教育 健康教育是 WHO 首选公共卫生策略，投入少、产出高、效益大。健康教育的重点内容是预防，涵盖多个层面的知识普及。预防过敏原如避免尘螨、真菌、过敏性食物及戒烟等，让婴儿尽可能早期暴露于适量微生物；进行饮食管理，如不延迟婴儿辅食摄入，以避免错过诱导免疫耐受的最佳时期等。健康宣教可促使人们采取健康的生活方式，由被动治疗转变为主动预防，避免或降低致病因素，减少疾病，提高生活质量。

三、识别药物作用特点

药物治疗可用于各型超敏反应，优点是方便快捷，不需要明确变应原种类，且见效快，短期内可迅速缓解急性症状；缺点是只能对症治疗，而且有些药物有较多的不良反应，所以一般需要采用多种药物综合治疗。

Ⅰ型超敏反应是过敏性疾病中最常见的一种。常用的治疗药物包括生物活性介质拮抗药、抑制生物活性介质合成和释放的药物及改善效应器官反应性的药物三类。

（一）生物活性介质拮抗药

生物活性物质拮抗药即 H_1 受体阻断药，通过竞争性阻断 H_1 受体而产生拮抗作用。H_1 受体阻断药几乎对所有的Ⅰ型超敏反应引起的皮肤病均有效，如荨麻疹、血管神经性水肿等；对过敏性鼻炎，特别是花粉症，疗效亦好；对支气管哮喘及过敏性休克单用效果不佳。目前临床常用的 H_1 受体阻断药有第一代、第二代及其他 H_1 受体阻断药。

1. 第一代 H_1 受体阻断药 常用药物有苯海拉明、异丙嗪、氯苯那敏、赛庚啶等。其特点为：① H_1 受体阻断作用强。② 有不同程度的中枢抑制作用，可引起嗜睡、镇静等不良反应。③ 价格便宜，疗效可靠。

第一代 H_1 受体阻断药的不良反应主要是中枢抑制，表现为镇静、头昏、嗜睡、乏力、注意力不集中、认知能力降低等。中枢抑制作用的强弱与个体反应有关，常随用药时间延长而逐渐耐受，但疗效亦会降低，以异丙嗪、赛庚啶及苯海拉明尤为明显。故使用此类药物时剂量不宜过大，从事高空作业、驾驶车辆、机械操作的特殊人群禁用或慎用。此外，由于药物的抗胆碱作用，少数药物还可引起口干、心悸、视物模糊、排尿困难、胃肠道反应等，尿潴留、幽门梗阻、青光眼患者禁用。极少数药物有引起血液系统损害的报道，如苯海拉明引起粒细胞减少，赛庚啶使得葡萄糖-6-磷酸脱氢酶缺乏而诱发溶血性贫血。

2. 第二代 H_1 受体阻断药 常用药物有西替利嗪、氯雷他定、咪唑斯汀、依巴斯汀等。其特点为：① H_1 受体阻断作用更强，特异性较高，在皮肤科临床应用十分广泛；② 大部分药物半衰期比第一代长，药物作用可长达 24 小时，每日口服 1 次即可；③ 无明显的中枢抑制作用，尤其对驾驶员、高空作业者等特殊人群及慢性病例较为适用。

第二代 H_1 受体阻断药的不良反应主要是心脏毒性反应，表现为室上性心动过速、心搏骤停等，严重者可致心源性猝死，以阿司咪唑、特非那定报道最多。当这两种药物代谢受到抑制时，可引起致命性心律失常（尖端扭转型心律失常）。心脏毒性反应多与超剂量使用、多种药物混合使用、患者自身心脏疾病等有关。此外，有些患者使用第二

代 H_1 受体阻断药后也会出现第一代 H_1 受体阻断药抗胆碱的不良反应,少数药物还可出现轻度的困倦、嗜睡、眩晕等。

3. **其他 H_1 受体阻断药**　常用药物有左西替利嗪、地氯雷他定、非索非那定等。上述药物在第二代 H_1 受体阻断药化学结构的基础上进行优化,具有安全性高、毒副作用小等方面的优势,抗炎、抗过敏的作用也得到了显著增强。

H_1 受体阻断药多为口服给药。长期、大剂量服用同一种药物时容易出现耐受现象,故服用时间一般以 1~3 个月为宜。常用 H_1 受体阻断药的用法、用量和主要不良反应见表 3-8-1。

表 3-8-1　常用 H_1 受体阻断药的用法、用量和主要不良反应

口服药物		每日剂量 /mg（起始剂量~足量）	每日服药次数	主要不良反应
第一代	苯海拉明	50~75	2~3	中枢抑制
	异丙嗪	25~37.5	2~3	
	氯苯那敏	12	3	
	赛庚啶	4~12	2~3	
第二代	西替利嗪	10	1	心脏毒性
	氯雷他定	10	1	
	咪唑斯汀	10	1	
	依巴斯汀	10~20	1	
其他	左西替利嗪	5	1	
	地氯雷他定	5	1	
	非索非那定	30~180	1	

(二) 抑制生物活性介质合成和释放的药物

1. **过敏介质阻释药**　常用药物有色甘酸钠和酮替芬。通过稳定肥大细胞膜而减少过敏介质的释放,对平滑肌无松弛作用,也无对抗组胺、白三烯等过敏介质的作用。主要用于预防过敏性支气管哮喘、过敏性鼻炎及过敏性结膜炎等。色甘酸钠可与异丙肾上腺素合用预防少数患者因粉尘刺激引起的气急、呛咳、支气管痉挛等。色甘酸钠的不良反应较少见,偶有恶心、呕吐、头痛、头晕及关节痛。酮替芬的不良反应主要有嗜睡、倦怠、口干、恶心等,偶见头痛、头晕、迟钝以及体重增加。

用法、用量:色甘酸钠气雾剂用于预防支气管哮喘,喷吸前先摇匀液体,气雾吸入,每次 3.5~7 mg,3~4 次 / 日。色甘酸钠滴眼液用于预防春季过敏性结膜炎,外用滴眼,每次 1~2 滴,4 次 / 日,重症患者可适当增加到 6 次 / 日,均需在发病季节前 2~3 周用药。酮替芬片用于过敏性鼻炎、过敏性支气管哮喘,口服,每次 1 mg,2 次 / 日,可连服 2~6 周。酮替芬鼻喷雾剂用于过敏性鼻炎,鼻腔喷雾,每次 1~2 喷(0.15~0.30 mg),1~3 次 / 日。

2. 白三烯受体阻断药 常用药物有孟鲁司特、扎鲁司特、普鲁司特等,是一类非激素类抗炎药,主要通过竞争性结合半胱氨酰白三烯(CysLTs)受体、阻断 CysLTs 的活性而发挥作用,也可以抑制血管通透性的增加及支气管痉挛现象,主要用于儿童哮喘的预防和长期治疗,减轻过敏性鼻炎引起的症状。此类药物耐受性良好,不良反应轻微。使用时可能引起头痛或胃肠道反应等,通常不需要终止治疗。

用法、用量:孟鲁司特钠咀嚼片,口服咀嚼,2~5 岁患儿每次 4 mg,6~14 岁患儿每次 5 mg,15 岁及以上者每次 10 mg,1 次/日,可连服 3 个月。

3. 甘草酸类制剂 常用药物为复方甘草酸苷。甘草酸苷通过抑制花生四烯酸水解所需的磷脂酶 A2,减少白三烯、前列腺素等炎症前体物质的合成和释放,从而保护细胞膜;可增强糖皮质激素抑制应激反应的作用,并拮抗糖皮质激素抗肉芽形成和胸腺萎缩等方面的作用。复方甘草酸苷主要用于荨麻疹、湿疹、皮肤炎等。不良反应主要有低钾血症、血压上升、水钠潴留、水肿、尿量减少、体重增加等假性醛固酮增多症等。

用法、用量:复方甘草酸苷片(主要成分甘草酸苷 25 mg),饭后口服,成人每次 50~75 mg,小儿每次 25 mg,3 次/日。

4. 糖皮质激素 常用药物有泼尼松、倍氯米松、布地奈德、莫米松等。此类药物通过抑制过敏介质释放,抑制细胞因子的生成,降低毛细血管通透性,干扰前列腺素和白三烯的生物合成等产生作用。此类药物短期效果显著,虽然作为 I 型超敏反应最有效的治疗药物,但一般只作为次选药。以局部用药为主,效果不佳时或急重症患者需全身用药。

使用糖皮质激素时可引起一系列不良反应,其严重程度与用药剂量及用药时间相关。长期使用可引起高血压、高血糖、骨质疏松、溃疡及感染等不良反应,故不宜长期使用。使用吸入型糖皮质激素时可引起轻度喉部刺激、咳嗽、声嘶和口咽部念珠菌感染,偶见过敏反应和精神症状。

用法、用量:泼尼松片用于药物性皮炎、荨麻疹、支气管哮喘等,口服,20~40 mg/d,症状减轻后减量,每隔 1~2 日减少 5 mg;倍氯米松气雾剂用于缓解哮喘症状和过敏性鼻炎等,气雾吸入,每次 0.05~0.1 mg,3~4 次/日,儿童用量按年龄酌减,每日最大量不超过 0.4 mg,症状缓解后逐渐减量;布地奈德鼻喷雾剂用于治疗季节性和常年性过敏性鼻炎,鼻腔喷入,256 μg/d,早晨 1 次或早晚分 2 次给药;莫米松乳膏用于湿疹、神经性皮炎、异位性皮炎及皮肤瘙痒症,局部外涂,1 次/日。

(三) 改善效应器官反应性的药物

1. 茶碱类 常用药物有氨茶碱、二羟丙茶碱等。此类药物可松弛支气管平滑肌,对处于痉挛状态的支气管作用尤为明显,主要用于支气管平滑肌痉挛。小剂量茶碱联合激素治疗哮喘的疗效与较高剂量激素基本相同。氨茶碱的不良反应包括:口服可引起恶心、呕吐,肌内注射可引起局部红肿、疼痛,静脉滴注可出现头晕、心悸、心律失常、血压下降、抽搐、惊厥等不良反应。少数患者可出现失眠、目眩,剂量过大可引起惊厥、谵妄或谵语。

用法、用量:氨茶碱,静脉注射,成人每次 0.125~0.25 g,4 次/日,以 50% 葡萄糖注射液稀释至 20~40 ml,注射时间不得短于 10 分钟;静脉滴注,每次 0.25~0.5 g,2 次/日,以 5%~10% 葡萄糖注射液稀释后缓慢滴注。注射给药，极量为每次 0.5 g，2 次/日。小儿静脉注射，每次按体重 2~4 mg/kg，以 5%~25% 葡萄糖注射液稀释后缓慢注射，亦可口服。

2. M 受体阻断药　常用药物有短效 M 受体阻断药如异丙托溴铵，长效 M 受体阻断药噻托溴铵、乌美溴铵等。此类药物通过阻断 M 受体解除支气管平滑肌痉挛。不良反应主要有：皮肤干燥、口干、视物模糊、面部潮红、心悸、排尿困难、便秘等。

用法、用量：异丙托溴铵，气雾吸入，每次 40~80 μg，2~4 次/日；噻托溴铵，吸入，每次 18 μg，1 次/日；乌美溴铵，吸入，每次 62.5 μg，1 次/日。

3. 肾上腺素受体激动药　常用药物有肾上腺素、麻黄碱等。与肾上腺素相比，麻黄碱起效慢，作用弱而持久。短效选择性 β_2 受体激动药如沙丁胺醇，长效选择性 β_2 受体激动药如沙美特罗、福莫特罗等，具有选择性高、心血管系统不良反应少、稳定性较高、作用时间长等特点，长期使用肾上腺素受体激动药（如麻黄碱、沙丁胺醇等）易产生快速耐受性，停药 1~2 周后机体可恢复其敏感性。

用法、用量：肾上腺素每次 0.25~0.5 mg，皮下注射，3~5 分钟见效，但仅能维持 1 小时，必要时 4 小时可重复注射 1 次。麻黄碱每次 15~30 mg，3 次/日，口服，现已少用。缓解哮喘时选用 β_2 受体激动药如沙丁胺醇、特布他林、沙美特罗、福莫特罗等，以吸入给药为主。

4. 葡萄糖酸钙和维生素 C　可解除支气管平滑肌痉挛，也可降低毛细血管通透性从而减少渗出，改善靶器官的反应性。以静脉给药为主，亦可口服。葡萄糖酸钙的不良反应：静脉注射可引起全身发热，静脉注射过快可产生心律失常甚至心搏停止、呕吐、恶心，还可致高钙血症。长期大剂量应用维生素 C 可引起停药后坏血病、结石、头痛、尿频、胃肠道反应等。

用法、用量：葡萄糖酸钙用 10% 葡萄糖注射液稀释后缓慢注射，每分钟不超过 5 ml，每次 1 g。维生素 C，肌内或静脉注射，成人，每次 100~250 mg，1~3 次/日；小儿，100~300 mg/d，分次注射，亦可口服。

针对哮喘吸入剂的选用：吸入短效 β_2 受体激动药和短效 M 受体阻断药可以缓解轻、中度急性哮喘发作，也可用于运动性哮喘的预防；吸入长效 β_2 受体激动药与糖皮质激素联合治疗哮喘效果更好；吸入长效 β_2 受体激动药、糖皮质激素与长效 M 受体阻断药可用于重度哮喘。

知识拓展

生物制剂：奥马珠单抗
——科技创新服务生命健康

奥马珠单抗可抑制 IgE 与肥大细胞和嗜碱性粒细胞表面高亲和力的 IgE 受体（FCεRI）的结合。与表达 FCεRI 的细胞表面结合的 IgE 减少，可限制过敏反应介质的释放。使用奥马珠单抗治疗可降低过敏患者体内嗜碱性粒细胞表面 FCεRI 的数量。

奥马珠单抗是人源化单克隆抗 IgE 抗体，是首个获批用于中、重度持续性哮喘的生物制剂（经吸入型局部糖皮质激素和吸入型长效 β_2 受体激动药治疗后，仍不能有效控制症状的中、重度持续性过敏性哮喘)。目前用于治疗 6 岁及以上中、重度哮喘和 12 岁及以上慢性难治性自发性荨麻疹。治疗哮喘时的推荐剂量依据体重和总 IgE 水平,而治疗慢性荨麻疹时则为固定时间和剂量(每 4 周给药 150 mg 或 300 mg)。

奥马珠单抗于 2003 年首次在全球上市,已在 96 个国家获得批准,于 2017 年 8 月在我国正式获批,2018 年 3 月起正式在我国进入临床使用。其疗效和安全性明确,本品的上市,为我国中、重度过敏性哮喘患者带来更多个性化用药的治疗选择。

四、理解药物选用原则

组胺、白三烯、缓激肽、5-羟色胺及前列腺素等是引起 I 型超敏反应的生物活性介质,其中组胺是引起此类疾病的主要生物活性介质。因此,生物活性介质拮抗药是此类疾病常用的治疗药物,可联合使用抑制生物活性介质合成与释放的药物、改善效应器官反应性的药物,以提高疗效。

1. 及时用药治疗,以缓解超敏反应的症状,减轻患者的不安与痛苦。
2. 使用药物控制或干扰超敏反应的发生、发展过程,以减轻组织损伤或生理功能紊乱。
3. 在治疗非特异性控制抗原抗体反应时,使用糖皮质激素与免疫抑制剂,应注意尽量减少不良反应的发生。
4. 预防和控制继发感染的发生。

五、理解药物使用注意事项

1. **第一代 H_1 受体阻断药** ① 避免与对中枢神经系统有抑制作用的含乙醇饮品(如酒)、镇静催眠药(如氯硝西泮)、吩噻嗪类药物(如氯丙嗪等)同时服用,否则有可能引起头昏、运动失调、全身无力、视物模糊等中枢神经过度抑制症状,儿童及体弱患者更易发生。② 尽可能避免与复方感冒药同时服用,因为多数复方感冒药中都含有此类药物成分(如氯苯那敏、苯海拉明),易致重复用药。③ 避免与抗胆碱药(如阿托品)、三环类抗抑郁药(如多塞平)同时使用,否则可出现口渴、排尿困难、便秘、青光眼症状加重、记忆功能障碍等不良反应。

2. **第二代 H_1 受体阻断药** ① 心脏病患者及电解质紊乱(如低钾血症、低钙血症、低镁血症)者避免使用。② 应严格控制使用剂量,避免超剂量使用。③ 过量使用中毒时,应及早处理:催吐、洗胃,密切进行心电监护,可采用适当的抗心律失常药治疗,但应避免使用延长 QT 间期的抗心律失常药(如胺碘酮)。④ 同时使用两种以上 H_1 受体阻断药以加强疗效时,可选择不同类型的 H_1 受体阻断药交替使用,避免耐受现象的发生。⑤ 第二代 H_1 受体阻断药可致动物畸胎,孕妇及哺乳期妇女禁用。⑥ 部分患者在局部使用 H_1 受体阻断药后出现过敏症状加重的现象,此为抗过敏药的致敏现象,须立即停药,并及时去医院治疗。⑦ 禁止与肝药酶抑制剂如大环内酯类抗生素(如罗红霉素、克拉霉素)、唑类抗真菌药(如伊曲康唑、氟康唑)联用,否则可引起本类药物血药浓度升高,导致室性心律失常,甚至死亡。⑧ 避免与钠通道阻滞药(如奎尼丁)、钙通道阻滞药(如维拉帕米)、镇静催眠药(如水合氯醛)联用,否则会增加发生心律失常的危险。

3. **糖皮质激素** ① 需对用药追踪监测,必要时停药。② 长期使用后不可突然停药,应逐渐减量后停药,以避免反跳现象或停药症状。③ 使用吸入性糖皮质激素后,用清水漱口可减少声嘶和口咽部念珠菌感染的发生率。④ 色甘酸钠与糖皮质激素联用时,糖皮质激素应逐渐减量,停用色甘酸钠后为避免反跳现象或停药症状,应恢复或加大糖皮质激素用量,否则会引起严重的哮喘发作。

4. **氨茶碱** ① 静脉滴注氨茶碱时,应避免与维生素 C、葡萄糖酸钙、肾上腺素、四环素等配伍。② 氨茶碱静脉注射浓度过高或速度过快时易发生严重心律失常,甚至猝死,故临床使用时应严格控制剂量浓度和滴速。③ 氨茶碱应避免与西咪替丁、红霉素、依诺沙星、克林霉素等药物联用,因这些药物可降低氨茶碱在肝的清除率,使其半衰期延长,血药浓度可高于正常水平,易致中毒。④ 对氨茶碱中毒者,目前无特效拮抗剂,应及时进行对症治疗,采取镇静退热、吸氧排毒、抗休克等治疗措施。

5. **甘草酸苷** 部分利尿药可增强甘草酸苷的排钾作用,使血钾进一步降低。同时服用莫西沙星还可能引起室性心动过速。因此,在用药过程中,要充分注意观察血清钾值,发现异常情况,应立即停止给药。

6. **白三烯受体阻断药** 与糖皮质激素联用时,可逐渐减少使用的吸入糖皮质激素剂量,但不建议使用本品突然替代吸入或口服糖皮质激素。

7. **葡萄糖酸钙** 静脉注射葡萄糖酸钙时,若发现药液漏至血管外,应立即停止注射,并用氯化钠注射液进行局部冲洗注射,局部给予氢化可的松、1% 利多卡因和透明质酸,并抬高局部肢体及热敷。

赛场直击

全国职业院校技能大赛药学技能赛项
用药咨询与慢病管理模块——问病荐药试题单
考核时间:20 分钟　题目分值:15 分

一、试题背景

患者,男,15 岁。2 日前发现躯干出现少量红斑风团,略有瘙痒,自服氯雷他定片,未见明显好转,后红斑风团逐渐蔓延至全身,瘙痒加重。为进一步治疗,遂来医院就诊。查体:全身散在大量红斑风团,皮肤划痕试验(+)。实验室检查:白细胞 15.71×10^9/L、淋巴细胞百分比 12.6%、中性粒细胞百分比 85.2%、C 反应蛋白 70.58 mg/L,诊断为急性荨麻疹。给予甲泼尼龙、复方甘草酸苷、维生素 C、头孢曲松等药物进行抗过敏、抗炎、抗感染治疗,并辅以奥美拉唑抑酸护胃支持治疗,经治疗后好转。

患者基本情况:身高 173 cm,体重 48 kg,为学生。无其他疾病史,无过敏史。

二、答题要求

1. 根据试题背景和患者陈述,收集病情信息,如疾病史、就医史、用药史、过敏史、家族史。

2. 根据病情信息,进行疾病评估,判断患者可能患有的疾病,给出判断依据。

3. 结合疾病症状推荐主治药物和联用药物,说明推荐理由。

4. 自选 1 个推荐的主治药物进行用药交代,说明药物用法用量、常见不良反应、用药注意事项和储藏方法等。

5. 现场解答患者随机提出的用药问题(至少 3 个)。

考证聚焦

综合分析选择题

患者,男,28 岁。因鼻塞、鼻痒、打喷嚏、流涕就诊,诊断为过敏性鼻炎。该患者从事塔吊操作工作。

1. 该患者不宜使用的药物是( )。
A. 第一代口服抗组胺药　　　　B. 鼻用减充血剂
C. 白三烯受体阻断药　　　　　D. 肥大细胞膜稳定剂
E. 鼻用抗组胺药

2. 上述不宜使用的药物的主要不良反应是( )。
A. 头痛　　　　　B. 嗜睡　　　　　C. 干咳
D. 恶心　　　　　E. 呕吐

3. 该患者宜选用的药物是( )。
A. 阿莫西林胶囊　　　B. 头孢呋辛酯片　　　C. 奥司他韦胶囊
D. 对乙酰氨基酚片　　E. 布地奈德鼻喷剂

思考题

1. 孟鲁司特的临床应用、不良反应及用药注意事项有哪些?
2. 简述 H_1 受体阻断药的常用药物及特点。

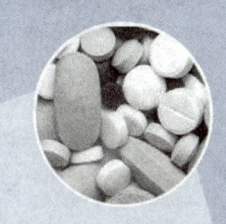

项目九
内分泌及代谢性疾病的药物治疗

内分泌系统由内分泌腺（包括垂体、甲状腺、甲状旁腺、肾上腺和性腺等）和某些器官组织（包括胃肠道、心、肺、肾和血管等）中的内分泌细胞组成。内分泌腺体和内分泌细胞合成并释放具有高效能的生物活性物质即激素，可随血液循环输送到相应的靶器官和细胞，对维持内环境的稳定起重要作用。体内各种激素最主要的调节方式是由神经系统调节，维持在与机体所处发育阶段及功能状态相适应的水平，该调节系统任何环节异常，都将导致激素水平的紊乱，并导致相应的内分泌疾病，如甲状腺功能亢进症、甲状腺功能减退症等。

代谢性疾病是一类由身体代谢过程异常引起的疾病，通常与生活习惯、饮食习惯、遗传因素等多种因素有关。目前常见的代谢性疾病包括糖尿病、肥胖症、血脂异常、高尿酸血症、骨质疏松症等。代谢性疾病之间存在一定的关联性，如肥胖症和糖尿病常常同时存在。对于代谢性疾病的预防和治疗需要考虑多种因素，采取综合干预措施，包括调整饮食、增加运动、控制体重、戒烟限酒、定期检查、药物治疗、心理调节等，其中药物治疗是代谢性疾病治疗的重要手段之一。

本章主要学习内分泌及代谢性疾病中甲状腺功能亢进症、甲状腺功能减退症、糖尿病、血脂异常、高尿酸血症、骨质疏松症等疾病的药物治疗，并达成下述学习目标，为全面推进健康中国建设做出一定的贡献。

学习目标

知识目标

1. 识别甲状腺功能亢进症、甲状腺功能减退症、糖尿病、血脂异常、高尿酸血症、骨质疏松症的临床表现。
2. 阐述甲状腺功能亢进症、甲状腺功能减退症、糖尿病、血脂异常、高尿酸血症、骨质疏松症的药物治疗原则。

3. 归纳甲状腺功能亢进症、甲状腺功能减退症、糖尿病、血脂异常、高尿酸血症、骨质疏松症常用药物的作用特点与用药注意事项。

技能目标

1. 能收集甲状腺功能亢进症、甲状腺功能减退症、糖尿病、血脂异常、高尿酸血症、骨质疏松症患者的基本信息。
2. 能根据甲状腺功能亢进症、甲状腺功能减退症、糖尿病、血脂异常、高尿酸血症、骨质疏松症患者临床表现、相关检查和用药处方,完成处方审核并开展用药指导。
3. 能对甲状腺功能亢进症、甲状腺功能减退症、糖尿病、血脂异常、高尿酸血症、骨质疏松症患者,进行生活方式的干预与健康指导。

素质目标

1. 认识内分泌及代谢性疾病对人民健康的危害,提升服务"健康中国2030"的职业使命感,为推进健康中国建设做出一份贡献。
2. 认识内分泌及代谢性疾病治疗新药带给患者的福音,树立积极探索、求实创新的科学精神。

任务一 甲状腺功能亢进症的药物治疗

甲状腺是人体内最大的内分泌腺,主要分泌甲状腺激素、降钙素等。甲状腺激素的主要生理作用是促进机体正常的生长发育、加快基础代谢、提高交感神经系统的兴奋性等。如果甲状腺激素过度合成与分泌,则会引起一系列临床症状,称为甲状腺功能亢进症(简称甲亢)。

岗位模拟 》》》》

任务情境

患者,男,48岁。近1个月因重症甲亢住院,医师给予丙硫氧嘧啶(PTU)200 mg,2次/日,口服,联合普萘洛尔10 mg,3次/日,1个月后改为PTU 100 mg,3次/日,并继续用普萘洛尔治疗。约3周后患者出现乏力,全身皮肤及巩膜黄染,肝功检查明显异常。停用PTU,并加用保肝药,黄疸逐渐消退,肝功能恢复正常。行 ^{131}I 治疗后,甲亢症状缓解出院。

任务要求

1. 请简要说出医师的用药依据。
2. 请为该患者制订合适的治疗方案。

一、认识疾病

(一) 甲亢的分类

甲亢可分为毒性弥漫性甲状腺肿(又称 Graves 病,Graves disease,GD)、毒性多结节性甲状腺肿、毒性甲状腺腺瘤、碘致甲亢、自身免疫性新生儿甲亢、家族性非自身免疫性甲亢、散发性非自身免疫性甲亢、功能性甲状腺癌转移、分泌促甲状腺素(TSH)的垂体腺瘤、甲状腺激素抵抗、人绒毛膜促性腺激素相关性甲亢、卵巢甲状腺肿等。GD 是甲亢最常见的类型,约占甲亢所有类型的 80%。调查显示,临床甲亢患病率为 0.78%、亚临床甲亢患病率为 0.44%,GD 患病率为 0.53%。临床甲亢和 GD 多见于女性,患病高峰在 30~60 岁,60 岁后患病率显著降低,GD 发病率为 15~30/(万人·年)。

(二) 甲亢的临床表现

1. **高代谢症群** 如怕热、多汗、皮肤湿热、乏力、进食增加而体重减轻,部分患者可有发热等表现。少数老年患者高代谢的症状不典型,表现为乏力、心悸、厌食、抑郁、嗜睡、体重明显减少,称之为淡漠型甲亢。

2. **心血管系统** 以高动力循环为特征。多有持续性心悸,严重时出现心力衰竭表现。听诊有心动过速、第一心音亢进,心电图检查还可发现期前收缩、心房颤动等心律失常。收缩压升高而舒张压下降,脉压增大。

3. **消化系统** 胃肠活动增强,食欲亢进,多食易饥,排便增多,极少数出现厌食,甚至恶病质。部分患者肝功能异常,转氨酶升高,偶伴黄疸。

4. **神经精神系统** 多言好动、情绪易激动、紧张、焦虑、失眠、记忆力减退,可有手和舌细颤,腱反射亢进。

5. **生殖系统** 女性月经减少或闭经。男性阳痿,有乳腺增生。

6. **肌肉骨骼系统** 可伴发甲亢性周期性瘫痪、急性和慢性甲亢性肌病。甲亢性周期性瘫痪主要见于亚洲的青年男性,常在饱餐、高糖饮食等之后发生,主要累及下肢,发作期常伴有转移性低钾血症,呈自限性,甲亢控制后可以自愈。急性甲亢性肌病常于数周内出现吞咽和呼吸肌麻痹,可危及生命。慢性甲亢性肌病主要表现为近端肌肉进行性无力、萎缩,以肩胛带和骨盆带肌群受累为主。骨代谢加速,表现为骨量减少,甚至骨质疏松。

7. **血液系统** 可有白细胞和粒细胞数量减少,淋巴细胞数量增加。可以伴发与自身免疫相关的血小板减少性紫癜和恶性贫血。

(三) 甲亢的诊断

甲亢的诊断包括临床表现、体格检查及实验室检查。

1. **临床表现** 临床表现如上所述,但亚临床甲亢通常无症状或症状略轻于临床甲亢。

2. **体格检查** 各种病因所致的甲亢均可能引起心动过速、高血压、眼睑迟滞、震颤和近端肌无力,其他症状因甲亢的病因而异,毒性甲状腺结节或弥漫性甲状腺肿可以触及。GD最常见的表现是眼眶病变,约25%的患者会出现,具体表现为结膜充血、眶周水肿、眼睑后缩和突眼。

3. 实验室检查　血清TSH是目前反映甲状腺功能最灵敏的指标,具有高灵敏度(92%~95%)和特异性(85%~89%),成人正常值范围为0.3~4.5 mIU/L,低于正常值下限需考虑甲亢。游离甲状腺素(FT_4)水平可用于评估甲亢的程度,三碘甲状腺原氨酸(T_3)水平也有助于确定甲状腺毒症的病因和严重程度。在GD或毒性甲状腺结节中,总三碘甲状腺原氨酸(TT_3):血清总甲状腺素(TT_4)一般大于20:1,而在甲状腺炎中小于20:1。GD的特征是存在促甲状腺素受体抗体(TRAbs),目前指南建议将TRAbs水平作为区分GD与甲状腺毒症其他病因的首要检测指标。

二、理解疾病防治策略

甲亢的治疗应以患者为中心,进行个体化治疗,要综合考虑患者的年龄、共病、甲亢严重程度、缓解的可能性、备孕计划、医院手术水平以及患者的意愿。甲亢的临床治疗措施有内科治疗、放射性核素治疗和手术治疗。

甲亢治疗方案应基于其病因来确定,对于GD患者,治疗的重点是控制甲亢,以期最终缓解GD。对于毒性甲状腺结节,如果选择抗甲状腺药物治疗甲亢,则需无限期服用。

甲状腺危象(甲亢危象)是甲亢的特殊类型,常见诱因有感染、手术、创伤、精神刺激等。甲状腺危象病死率高,表现为甲亢症状的急骤加重和恶化,以多系统受累为特征,可危及生命,多器官功能衰竭是其常见死因,需要早期识别和紧急治疗。治疗目标是降低甲状腺激素分泌和合成、减少甲状腺激素的外周效应、改善全身失代偿症状、去除诱因及治疗并发疾病。

亚临床甲亢是甲状腺功能增强导致的持续性亚临床甲状腺毒症,实验室指标表现为TSH水平低于参考范围下限,同时FT_4和游离三碘甲状腺原氨酸(FT_3)在参考范围内。TSH持续性<0.1 mU/L或年龄≥65岁,或有合并症(心脏病高危因素、心脏病患者、骨质疏松症、未接受雌激素或二膦酸盐的绝经妇女)及有甲亢症状的患者都应接受治疗;年龄<65岁,无心血管疾病、骨质疏松等合并症,TSH水平在0.1 mU/L与参考范围下限之间,且无甲亢相关症状的患者应暂时观察和随访;合并高代谢症候群的亚临床甲亢患者可使用β受体阻断药,如明确需要治疗,其治疗原则应基于病因且遵循与临床甲亢相同的治疗原则。

三、识别药物作用特点

(一)β受体阻断药

有症状的甲状腺毒症患者可能从使用β受体阻断药中获益,β受体阻断药可降低心率并改善肾上腺素能亢进症状,但支气管痉挛是相对禁忌证。β受体阻断药通常是治疗甲状腺炎所致甲状腺毒症所需的唯一疗法,因为这种疾病具有自限性,在甲状腺激素合成没有增加的情况下,无须使用抗甲状腺药物治疗。

在β受体阻断药使用中,首选非选择性β受体阻断药普萘洛尔,每次10~40 mg,每6~8小时口服1次。多数情况下小至中剂量的β受体阻断药足以缓解甲亢症状,偶有需要很大剂量来控制心率至正常上限。大剂量普萘洛尔(≥160 mg/d)还可抑制外周组织中T_4向T_3的转化。非选择性β受体阻断药(如普萘洛尔)因对$β_1$受体选择特异性不强,通常禁用于支气管哮喘患者。选择性$β_1$受体阻断药(美托洛尔、阿替洛尔、比索洛尔、艾司洛尔等)具有更好的心脏保护和心房颤动预防效果,对支气管哮喘患者、有轻度气道阻塞疾病或存在雷诺现象的患者,可小心应用选择性$β_1$受体阻断药,并注意密切观察肺部情况。超短效选择性$β_1$受体阻断药艾司洛尔因其半衰期短,容易逆转,可在重症监护环境下静脉输注,谨慎用于严重甲亢或甲状腺危象患者。

不能耐受或存在β受体阻断药禁忌证的患者,可应用非二氢吡啶类钙通道阻滞药,如维拉帕米和地尔硫䓬来控制心率,或应用伊伐布雷定口服。

(二) 抗甲状腺药物

抗甲状腺药物(ATDs)自20世纪40年代引入临床应用,一直是治疗甲亢的主要方法之一。ATDs治疗甲亢是控制甲状腺功能而不是针对病因治疗。但ATDs可能具有有益的免疫抑制作用,或通过改善甲亢状态,使失调的免疫功能恢复正常。

ATDs包括咪唑类和硫脲类,代表药物分别为甲巯咪唑(MMI)和丙硫氧嘧啶(PTU)。作用机制均是通过抑制甲状腺过氧化物酶(TPO)而减少甲状腺激素的合成。两类药物的体内代谢方式相似,口服后从胃肠道吸收,在甲状腺浓聚。MMI半衰期长,为4~6小时,故可每日服药1次。PTU半衰期短,仅为1~2小时,需6~8小时服药1次。卡比马唑是MMI的前体,在体内转化为MMI发挥作用,其药理作用和不良反应与MMI相似。

ATDs可用于初发的GD患者、甲亢手术前、^{131}I治疗前和治疗后阶段。甲亢病情较轻、甲状腺肿大不明显、TRAb阴性或滴度轻度升高的GD患者优先选择ATDs,缓解可能性较高。老年或因其他疾病身体状况较差不能耐受手术或预期生存时间较短者,手术后复发或既往有颈部手术史又不宜行^{131}I治疗,需要在短期内迅速控制甲状腺功能者优先采用ATDs治疗。MMI较PTU效能强10倍,临床虽等效剂量使用,但因MMI半衰期较长,故临床实际效果要强于PTU。妊娠早期MMI可能有致胎儿皮肤缺失等畸形的风险,故妊娠早期首选PTU,后者可能导致的畸形相对较轻。甲状腺危象抢救时需要迅速降低血中有活性的甲状腺激素,PTU有抑制T_4向T_3转化的作用,故甲亢抢救时推荐使用PTU。

ATDs初治期一般初始剂量MMI为10~30 mg/d,可单次或分次服用,PTU起始剂量为100~300 mg/d,分次服用。部分患者症状较轻,甲状腺激素增高幅度不大,可酌情减少ATDs的剂量。部分患者症状重、甲状腺激素升高幅度大,则需要较大剂量的ATDs。通常在初始治疗1个月后检测甲状腺功能,如果FT_3、FT_4下降至接近或达到正常范围,则进入减量期,MMI可减少5~10 mg/d,PTU可减少50~100 mg/d;如果FT_3、FT_4下降不明显,再延长原剂量服药。如果FT_3、FT_4不降反升高,则需适当增加

ATDs 剂量。1 个月后复查,再调整剂量。当 TSH、FT_3、FT_4 正常后,MMI 减量至 5 mg/d,或 PTU 至 50~100 mg/d 时随访时间可适当延长,甲状腺功能维持正常后 ATDs 再减量,并以维持 TSH 正常的最小剂量维持治疗。若随访过程中出现 TSH 降低或 FT_3、FT_4 升高,可延长治疗或增加 ATDs 剂量,或重新开始治疗。ATDs 治疗疗程一般为 18~24 个月,持续低剂量 MMI 治疗能够提高甲亢缓解率。高滴度 TRAb 者建议适当延长疗程。疗程足够、TRAb 阴性、小剂量 ATDs 维持 TSH 正常,常为停药的指征,预示缓解可能性大。

ATDs 轻微的不良反应包括皮肤反应、一过性粒细胞减少、轻度肝损伤、关节痛、胃肠道反应、味觉或嗅觉异常、涎腺炎等。严重不良反应有抗中性粒细胞胞质抗体相关血管炎、多发性关节炎、胰腺炎、低凝血酶原血症、低血糖症、粒细胞缺乏症、其他血液系统的不良反应、严重肝损害、免疫过敏性肝炎、胆汁淤积性肝炎等。轻微的皮肤不良反应可以在不停用 ATDs 的情况下同时进行抗组胺治疗。出现严重的过敏反应时,不推荐换用另一种 ATDs,而应采用 ^{131}I 或手术治疗等其他方案。所有服用 ATDs 的患者出现发热、咽痛、口腔溃疡或其他感染的早期征象时,应停用 ATDs 并检测血白细胞计数和分类。ATDs 服用前后均应进行血白细胞计数和分类的监测,尤其在治疗的前 3 个月。服用 ATDs 的患者出现瘙痒性皮疹、黄疸、大便颜色变浅或深色尿、关节痛、腹痛或腹胀、厌食、恶心或乏力时,应立即检测肝功能。服用 ATDs 的患者应在治疗前后监测肝功能,尤其在治疗的前 6 个月。

(三) ^{131}I 的治疗

碘是合成甲状腺激素的原料,甲状腺滤泡细胞通过钠/碘转运体主动摄取 ^{131}I。^{131}I 释放出的 β 射线使甲状腺滤泡细胞变性和坏死,甲状腺体积缩小,甲状腺激素合成分泌减少,由此达到非甲亢的状态,甲状腺功能恢复正常和发生甲减均视为达到了治疗甲亢的目的。

^{131}I 是成人 GD 的主要治疗方法之一,尤其适用于下述情况:ATDs 疗效差或多次复发;ATDs 过敏或出现其他治疗不良反应;有手术禁忌证或手术风险高;有颈部手术或外照射史;病程较长;老年患者(特别是伴发心血管疾病者);合并肝功能损伤;合并白细胞或血小板减少;合并骨骼肌周期性瘫痪;合并心房颤动;计划半年后妊娠的患者。

^{131}I 治疗 GD 的禁忌证:妊娠期和哺乳期患者;确诊或可疑有甲状腺癌患者。

四、理解药物选用原则

1. 有症状的甲亢患者,尤其是老年患者、静息心率超过 90 次/分或合并心血管疾病的甲亢患者,均可使用 β 受体阻断药。

2. MMI 和 PTU 均为 GD 的主要治疗药物,采用 ATDs 治疗时一般首选 MMI,以下情况可考虑优先使用 PTU:妊娠早期;治疗甲状腺危象时;对 MMI 反应差又不愿意接受 ^{131}I 和手术治疗者。

3. ^{131}I 多为成人 GD 的二线治疗方法,多应用在一些特殊人群。

> **知识拓展**
>
> **甲亢的复发和停药**
>
> 甲亢的复发是指甲亢患者经药物治疗后,症状消失,疾病得到完全缓解,但停药后又重新出现者。为减少复发,甲亢患者经药物治疗缓解后,达到以下指标方可考虑停药:① 甲亢的症状消失,体征缓解;② 多次检查甲状腺功能均正常;③ TSH 恢复正常且稳定,促甲状腺素受体抗体降至正常。

五、理解药物使用注意事项

1. 使用 β 受体阻断药期间需监测心率及血压,根据心率、血压调整剂量。该类药禁止用于低血压、显著心动过缓、心源性休克、重度或急性心力衰竭、末梢循环灌注不良、Ⅱ度或Ⅲ度房室传导阻滞、病态窦房结综合征、严重周围血管疾病的患者。

2. 根据甲亢严重程度确定 AIDs 起始剂量,当 FT_3、FT_4 接近或达到正常范围时进入 ATDs 减量期,当 TSH、FT_3、FT_4 正常时进入 ATDs 维持量期。ATDs 剂量调整需要个体化。ATDs 的不良反应按照严重程度可分为轻微和严重,按照发生频率可分为常见、罕见和非常罕见。其中,粒细胞缺乏症、肝损伤以及血管炎需引起重视,需规律监测,争取早期发现。

3. ^{131}I 治疗前 1~2 周内应避免进食富碘食物和药物;^{131}I 治疗后需密切随访,3 个月后无明显缓解或治疗无效,或 6 个月后未完全缓解的 GD 患者,可再次行 ^{131}I 治疗。

4. GD 的自然转归或 ^{131}I 治疗后转归均可致甲减的发生。

赛场直击

全国职业院校技能大赛药学技能赛项
用药咨询与慢病管理模块——慢病管理试题单
考核时间:20 分钟　题目分值:15 分

一、试题背景

患者,女,30 岁,公司职员。近日因心悸、失眠、情绪易波动等症状来医院就诊,查体发现心率 104 次 / 分,双手震颤。实验室检查:FT_4 35 pmol/L,FT_3 12 pmol/L,TSH 0.01 mU/L,TRAb 7.2 IU/L,血常规、肝肾功能检查未见异常。医师予以甲巯咪唑与普萘洛尔联合治疗。

二、答题要求

1. 根据试题背景资料,给出患者的临床诊断。

2. 根据患者病情,对患者正在服用的药物进行用药指导,准确答出治疗药物的作用机制和用药注意事项。

3. 针对患者情况进行疾病相关知识和日常生活管理的健康教育。

考证聚焦

综合分析选择题

患者,女,19岁。因怕热、多汗、皮肤湿热、乏力、心悸、进食增加而体重减轻到医院就诊,目前诊断考虑甲亢。

1. 为明确诊断,在甲亢的实验室检查中哪项指标最为敏感?(　　)
   A. T_3　　　　　　　　B. T_4　　　　　　　　C. FT_3
   D. FT_4　　　　　　　E. TSH

2. 最终诊断为甲亢,建议初始治疗方案采用(　　)。
   A. 普萘洛尔　　　　　　　　　　B. 甲巯咪唑 + 美托洛尔
   C. 丙硫氧嘧啶 + 普萘洛尔　　　D. ^{131}I 治疗
   E. 甲巯咪唑 + 地尔硫䓬

3. 在甲亢药物治疗过程中,需警惕以下不良反应,除了(　　)。
   A. 肝损伤　　　　　B. 粒细胞缺乏症　　　　C. 心动过缓
   D. 高血糖　　　　　E. 血管炎

任务二　甲状腺功能减退症的药物治疗

甲状腺功能减退症(hypothyroidism)简称甲减,是由于甲状腺激素合成和分泌减少或组织作用减弱导致的全身代谢减低综合征。成年甲减患病率女性高于男性,随着年龄的增长而升高,亚临床甲减患病率高于临床甲减。美国亚临床甲减的患病率为 4.3%,临床甲减患病率为 0.3%。根据 2010 年我国 10 个城市甲状腺疾病患病率调查,我国亚临床甲减患病率为 16.7%,临床甲减患病率为 1.1%。

岗位模拟

任务情境

患者,女,42岁。纳差、乏力、毛发脱落、经期延长 3 年,胸闷、憋气 1 个月,平时畏寒、少言,记忆力减退,便秘,体重无变化。近 1 个月出现胸闷、憋气,渐加重,自发病以来,精神差,食欲缺乏。查体:血压 90/60 mmHg,体温 35.6 ℃,声音嘶哑,皮肤干燥,睑结膜苍白,舌体肥大,甲状腺 Ⅱ 度,质地中等,结节样改变,血管杂音(−),双肺呼吸音粗,心音低钝,心率 55 次/分,律齐,腹软,双下肢水肿。辅助检查:超声心动图示少量心包积液。甲状腺功能 T_3、T_4 降低,TSH、PRL 升高。医嘱给予左甲状腺素片,50 μg,每日 1 次。

任务要求

1. 请简要说出医师的用药依据。
2. 请为该患者制订合适的治疗方案。

一、认识疾病

(一) 甲减的分类

根据病变发生部位分为原发性甲减、中枢性甲减和甲状腺激素抵抗综合征;根据甲状腺功能减退的程度分为临床甲减和亚临床甲减;根据病因分为自身免疫性甲减、药物性甲减、甲状腺手术后甲减、^{131}I 治疗后甲减、垂体或下丘脑肿瘤手术后甲减、先天性甲减等。原发性甲减(primary hypothyroidism)亦称甲状腺性甲减,最为常见,是由于甲状腺腺体本身病变如自身免疫、甲状腺手术和甲亢 ^{131}I 治疗所致的甲减。

(二) 甲减的症状

成人甲减常隐匿发病,进展缓慢,早期症状缺乏特异性。典型症状经常在几个月甚至几年后才显现出来,主要为代谢率减低和交感神经兴奋性下降的表现。

1. **低代谢症候群** 畏寒、少汗、乏力、体重增加、行动迟缓、言语缓慢、音调低哑。因血液循环差和产热减少,体温可低于正常。

2. **中枢神经系统** 轻者可表现为记忆力、注意力、理解力和计算力减退,嗜睡、反应迟钝。重者可表现为痴呆、幻想、木僵,可出现黏液性水肿昏迷。

3. **心血管系统** 心率减慢,每搏输出量减少。静息时心输出量降低,外周血管阻力增加。脉压减小,患者可伴有血压增高,久病者易并发动脉粥样硬化症及冠心病。由于心肌耗氧量减少,故很少发生心绞痛和心力衰竭。在应用甲状腺激素治疗期间会诱发或者加重心绞痛。原发性甲减出现心脏扩大,心包积液,称之为甲减性心脏病。

4. **消化系统** 食欲减退、腹胀、便秘,偶尔会导致黏液水肿性巨结肠或麻痹性肠梗阻。

5. **内分泌系统** 长期甲减可引起腺垂体增大、高催乳素血症,女性溢乳,男性乳房发育。儿童甲减可致生长发育迟缓。

6. **血液系统** 需氧量减少,促红细胞生成素生成不足、营养物质吸收不良或摄入不足,月经量多而致失血及胃酸缺乏导致铁吸收减少。上述原因都可以导致贫血。白细胞计数和分类、血小板数量通常正常。血浆凝血因子Ⅷ和Ⅸ浓度下降,毛细血管通透性增加以及血小板黏附功能下降,均易导致出血倾向。

7. **呼吸系统** 可有胸腔积液,只在极少情况下才引起呼吸困难。阻塞性睡眠呼吸暂停比较常见,在甲状腺功能恢复正常后可逆转。

8. **生殖系统** 婴儿期甲减如果不及时治疗会导致性腺发育不全。幼年期甲减会造成青春期延迟。成年女性重度甲减可伴性欲减退和排卵障碍、月经周期紊乱和月经量增多、不孕。男性甲减可致性欲减退、阳痿和精子减少等。

9. **肌肉与骨关节系统** 肌肉无力,可有肌萎缩。部分患者伴有关节疼痛和关节腔积液。

10. **黏液性水肿昏迷** 为甲减最严重的并发症。临床表现为嗜睡、低体温(<35 ℃)、呼吸减慢、心动过缓、血压下降、四肢肌肉松弛、反射减弱或消失,甚至昏迷、休克,危及

生命。多见于老年人或长期未获治疗者,多在寒冷时发病。诱发因素为严重全身性疾病、中断甲状腺激素治疗、感染、手术和使用麻醉、镇静药物等。

(三) 甲减的体征

1. **甲减面容** 又称为"面具脸",颜面虚肿,表情呆板、淡漠。面色苍白、眼睑水肿、唇厚舌大,舌体边缘可见齿痕。眉毛外 1/3 稀疏脱落,男性胡须稀疏。
2. **皮肤** 皮肤干燥粗糙,皮温降低。由于高胡萝卜素血症,手脚掌皮肤可呈姜黄色。毛发干燥稀疏,双下肢胫骨前方黏液性水肿,压之无凹陷。
3. **神经系统** 跟腱反射时间延长,膝反射多正常。
4. **心血管系统** 心动过缓、心音减弱、心界扩大。心包积液表现为心界向双侧增大,随体位而变化,坐位心浊音界呈烧瓶样,卧位心底部浊音界增大。
5. **消化系统** 肠鸣音减弱,部分患者可出现麻痹性肠梗阻。

(四) 甲减的实验室检查

1. **甲状腺功能评估指标** 包括血清 TSH、TT_4、FT_4、TT_3、FT_3。血清 TSH 及 FT_3 是诊断原发性甲减的首选指标。轻症患者血清 TT_3、FT_3 可在正常范围,严重患者会降低。

原发性甲减血清 TSH 的升高先于 FT_4 的降低,故血清 TSH 是评估原发性甲状腺功能异常最敏感和最早期的指标。

亚临床甲减仅有血清 TSH 增高,而血清 TT_4、FT_4、TT_3、FT_3 正常。

临床甲减血清 TSH 升高,TT_4、FT_4 降低,严重时血清 TT_3、FT_3 降低。

垂体性和/或下丘脑性甲减,TT_4、FT_4 降低,通常 TSH 正常或降低。

由于 TT_3、TT_4 受甲状腺素结合球蛋白、白蛋白、糖皮质激素、性激素等的影响,故测定 FT_3、FT_4 比 TT_3、TT_4 更敏感、准确。

2. **甲状腺自身抗体** 甲状腺过氧化物酶抗体(TPOAb)、甲状腺球蛋白抗体(TgAb)阳性,提示甲减是由自身免疫性甲状腺炎所致。
3. **其他** ① 外周血常规:轻、中度贫血,多为正细胞正色素性贫血,大细胞性贫血也可发生。② 脂质代谢异常:常见血总胆固醇、甘油三酯、低密度脂蛋白、脂蛋白(a)升高,高密度脂蛋白降低。③ 其他生化检查:血清肌酸激酶、乳酸脱氢酶、门冬氨酸转移酶升高,血胡萝卜素升高。④ 催乳素:严重的原发性甲减患者可伴血催乳素升高。

(五) 甲减的诊断

1. 有甲减的症状和体征。
2. 血清 TSH 增高,FT_4、TT_4 降低,即可诊断原发性甲减。
3. 血清 TSH 增高,FT_3、FT_4、TT_3、TT_4 正常,为亚临床甲减。
4. 血清 TSH 降低或正常,FT_4、TT_4 降低,考虑中枢性甲减,需进一步寻找垂体和下丘脑的病变。
5. 如 TPOAb 和/或 TgAb 阳性,可考虑甲减的病因为自身免疫性甲状腺炎。

二、理解疾病防治策略

1. **甲减的筛查** 建议在下述高危人群中积极筛查:有自身免疫病者;有恶性贫血者;一级亲属有自身免疫性甲状腺病者;有颈部及甲状腺的放射史包括甲亢的放射性碘治疗及头颈部恶性肿瘤的外放射治疗者;既往有甲状腺手术或功能异常史者;甲状腺检查异常者;患有精神疾病者;服用胺碘酮、锂制剂、酪氨酸激酶抑制剂等患者;高催乳素血症者;有心包积液者;血脂异常者。

2. **甲减的治疗** 原发性临床甲减的治疗目标是甲减的症状和体征消失,TSH、TT_4、FT_4值维持在正常范围。左甲状腺素是本病的主要替代治疗药物。

继发于下丘脑和/或垂体的甲减,其治疗目标非血清TSH,而是FT_4、TT_4达到正常范围。

治疗甲减以甲状腺制剂终身替代疗法治疗和对症治疗为主。在对症治疗中,患者应注意休息,避免过度紧张、劳累,给予高蛋白、高热量饮食,有贫血的患者应该抗贫血治疗,给予补充铁剂、叶酸及维生素B_{12}等。

三、识别药物作用特点

常用的治疗甲减的药物有左甲状腺素、碘塞罗宁、干甲状腺素片。

1. **左甲状腺素($L-T_4$)** $L-T_4$与甲状腺自然分泌的甲状腺素相同,它与内源性激素一样,在外周器官中被转化为T_3,然后通过与T_3受体结合发挥其特定作用。起始剂量和达到完全替代剂量所需时间要根据患者年龄、心脏状态、特定状况确定。年轻体健的成人可以完全替代剂量起始;一般人群起始剂量为25~50 μg/d,每3~7天增加25 μg,直至需要的剂量;老年人、有心脏病者应以小剂量起始,如12.5 μg/d,缓慢加量,如每1~2周增加12.5 μg。妊娠期妇女则应给予左甲状腺素足量治疗,使TSH尽快达标。

$L-T_4$的半衰期约7日,口服$L-T_4$吸收约70%,故可每日服药1次,早餐前30~60分钟服用,或睡前服用。不应与干扰$L-T_4$吸收的药物同服,服用间隔应在4小时以上,以免影响$L-T_4$的吸收和代谢。肠道吸收不良及氢氧化铝、碳酸钙、考来烯胺、硫糖铝、硫酸亚铁、食物纤维添加剂等均可影响小肠对$L-T_4$的吸收;苯巴比妥、苯妥英钠、卡马西平、利福平、异烟肼、洛伐他汀、胺碘酮、舍曲林等药物可以加速$L-T_4$的清除。甲减患者同时服用这些药物时,需要注意调整$L-T_4$剂量。

$L-T_4$替代治疗后4~8周监测血清TSH,治疗达标后,每6~12个月复查一次,或根据临床需要决定监测频率。原发性甲减根据TSH水平调整$L-T_4$剂量,治疗目标个体化。中枢性甲减应依据FT_4水平而非TSH调整治疗剂量。替代治疗过程中要注意避免用药过量导致临床甲亢或亚临床甲亢。

2. **碘塞罗宁**(liothyronine sodium) 是人工合成的三碘甲状腺原氨酸钠,作用与左甲状腺素类似,口服后迅速吸收,一般在服药6小时后出现作用,2~3日达到高峰。起效快,但作用消失也快,在长期治疗中,停药数日后症状又会再出现,故不宜作为首选药物,只适用于黏液性水肿昏迷患者的抢救。替代剂量为每日 50~100 μg,分 2~3 次口服。开始时,25~50 μg/d,每 2~4 周增加 25~50 μg,直到临床有效。

3. 干甲状腺片　为动物甲状腺干制剂,每片 40~60 mg。服药后 1 周开始出现疗效,2~4 周后病情好转。一般剂量为 40~120 mg/d,最大可用至 120 mg/d。本药价廉、易得,但因甲状腺素含量不稳定,T_3 含量过高,现已很少使用。

四、理解药物选用原则

1. 针对性治疗　早期轻型病例以口服甲状腺片或左甲状腺素为主。检测甲状腺功能,维持 TSH 在正常范围。中、晚期重型病例除口服甲状腺片或左甲状腺素外,还需对症治疗,如给氧、输液、控制感染、控制心力衰竭等。
2. 辅助治疗　贫血者除服用甲状腺制剂外,可根据贫血类型给予铁剂、维生素 B_{12}、叶酸等;胃酸缺乏者,应口服稀盐酸制剂。
3. 逐渐增量　应先从小剂量开始服用,以免突然加重心脏负担。
4. 注意年龄　老年人对甲状腺激素敏感性高,超过 60 周岁者,甲状腺激素需要量较年轻人低约 25%。

五、理解药物使用注意事项

1. 不可用左甲状腺素钠治疗肥胖或者用于减轻体重。甲状腺功能正常者服用该药并不能有效减轻体重,使用高剂量会引起严重问题,甚至危及生命。也不能单独使用该药物治疗甲亢,本药只可用于进行补充治疗。
2. 甲减药物替代治疗过程中需注意避免用药过量而导致临床甲亢或亚临床甲亢。

赛场直击 >>>>

全国职业院校技能大赛药学技能赛项
用药咨询与慢病管理模块——慢病管理试题单
考核时间:20 分钟　题目分值:15 分

一、试题背景

患者,女,71 岁。面部、胫前、手、足呈非凹陷性水肿。心率慢,皮肤发凉、苍白及畏冷。疲乏无力,语速慢,记忆力下降,动作迟缓,嗜睡。医院检查 T_3 和 T_4 水平低于正常值,TSH 升高。既往无甲状腺手术史。医师予以甲状腺素片 25 μg,每日 1 次治疗。

二、答题要求

1. 根据试题背景资料,给出患者的临床诊断。
2. 根据患者病情,对患者正在服用的药物进行用药指导,准确答出治疗药物的作用机制和用药注意事项。
3. 针对患者情况进行疾病相关知识和日常生活管理的健康教育。

考证聚焦 »»»

综合分析选择题

患者,男,32岁。因颅内肿瘤行外科手术,术后出现乏力、嗜睡、心动过缓、记忆力下降等症状,临床诊断考虑中枢性甲减。

1. 以下辅助检查有助于明确诊断,除了(　　)。
   A. 脑磁共振成像
   B. 促甲状腺激素释放激素兴奋试验
   C. TSH
   D. FT$_4$
   E. 促甲状腺素受体抗体

2. 该患者最终诊断为垂体性甲减,建议初始治疗方案采用(　　)。
   A. 左甲状腺素片　　　　　B. 三碘甲状腺原氨酸钠
   C. 干甲状腺素片　　　　　D. 碘化钾
   E. ^{131}I 治疗

3. 在患者甲减药物治疗过程中,需注意如下事项,除了(　　)。
   A. 定期检测甲状腺功能　　B. 根据 TSH 调整药物剂量
   C. 避免各种应激状态　　　D. 缺碘者需补碘
   E. 避免药物剂量过大

任务三　糖尿病的药物治疗

糖尿病(diabetes mellitus,DM)是一类常见的内分泌代谢性疾病,是由于不同原因引起胰岛素分泌缺陷和/或胰岛素作用缺陷而导致糖、蛋白质、脂肪代谢异常,以慢性高血糖为突出表现的疾病。我国糖尿病患病率有增加趋势,2015 年至 2019 年间,我国 2 型糖尿病(type 2 diabetes mellitus,T2DM)的总体患病率已达到 14.92%,糖尿病人群中 T2DM 占 90% 以上,目前我国糖尿病患病人数已超过 1.4 亿,居世界首位,在已诊断为 T2DM 的患者中,治疗率及治疗达标率均不足 50%。T2DM 主要通过生活方式干预、个体化药物治疗来进行综合管理,以实现血糖控制。

岗位模拟 »»»

任务情境

患者,女,75岁。糖尿病史 8 年,近几个月服用格列本脲 2.5 mg,3 次/日;格列齐特 80 mg,2 次/日。此期间因感冒进食少,在家出现头晕跌倒,昏迷 1.5 小时后送医院,查即刻血糖 2.18 mmol/L。

任务要求

1. 请分析该患者出现上述症状的原因。

2. 请为该患者制订合适的治疗方案。

一、认识疾病

糖尿病临床表现为多尿、多饮、多食、消瘦，可并发眼、肾、神经、心脏、血管等组织的慢性损伤，病情严重时可发生急性代谢紊乱，如酮症酸中毒、高渗性昏迷等。空腹血糖、随机血糖或口服葡萄糖耐量试验（oral glucose tolerance test，OGTT）2小时血糖是诊断糖尿病的主要依据，没有糖尿病典型临床症状时必须重复检测以确认诊断。在有严格质量控制的实验室，采用标准化检测方法测定的糖化血红蛋白（HbA_1c）可以作为糖尿病的补充诊断标准。目前糖尿病诊断标准包括：患者有典型糖尿病症状，加上随机血糖≥11.1 mmol/L，或加上空腹血糖≥7.0 mmol/L，或加上OGTT餐后2小时血糖≥11.1 mmol/L，或加上糖化血红蛋白≥6.5%；无糖尿病典型症状者，需改日复查确定。

目前采用WHO（1999年）的糖尿病病因学分型体系，根据病因学证据将糖尿病分为四种类型，即1型糖尿病（T1DM）、2型糖尿病（T2DM）、特殊类型糖尿病和妊娠期糖尿病。

二、理解疾病防治策略

糖尿病患者常合并高血压、血脂异常、肥胖等疾病，使糖尿病并发症的发生风险、进展速度及危害显著增加。因此，科学、合理的糖尿病治疗策略应该是综合性的，包括血糖、血压、血脂和体重的控制，并在有适应证时给予抗血小板治疗。血糖、血压、血脂和体重的控制应以改善生活方式为基础，并根据患者的具体情况给予合理的药物治疗，使血糖达标，延缓并发症的发生、发展，提高生活质量，延长患者寿命。

1. T2DM的三级预防

（1）针对高危人群进行糖尿病筛查，有助于早期发现糖尿病。

（2）如果空腹血糖≥6.1 mmol/L或随机血糖≥7.8 mmol/L，建议行OGTT。

（3）糖尿病前期患者应给予生活方式干预，以降低发生糖尿病的风险。

（4）糖尿病前期患者强化生活方式干预效果不佳时可考虑药物干预。

（5）血糖控制目标须个体化。

（6）对于合并其他心血管危险因素的T2DM患者，建议采取降糖、降压、调脂及合理应用阿司匹林治疗等综合管理措施，以预防心血管疾病和糖尿病微血管病变的发生。

（7）对于合并严重并发症的糖尿病患者，推荐至相关专科进行治疗。

2. T2DM综合控制目标和高血糖的治疗路径

（1）T2DM的治疗策略应该是综合性的，包括血糖、血压、血脂、体重的控制，抗血小板治疗和改善生活方式等措施。

（2）对大多数非妊娠成年T2DM患者，合理的HbA_1c控制目标为7%以下。

（3）HbA_1c控制目标应遵循个体化原则，年龄较轻、病程较短、预期寿命较长、无并发症、未合并心血管疾病的T2DM患者在没有低血糖及其他不良反应的情况下可采取

更严格的 HbA_1c 控制目标,反之则采取相对宽松的 HbA_1c 目标。

(4) 生活方式干预和二甲双胍为 T2DM 患者高血糖的一线治疗。生活方式干预是 T2DM 的基础治疗措施,应贯穿于治疗的始终。若无禁忌证,二甲双胍应一直保留在糖尿病的药物治疗方案中。

(5) 一种降糖药治疗血糖不达标者,应采用 2 种甚至 3 种不同作用机制的药物联合治疗,也可加用胰岛素治疗。

(6) 动脉粥样硬化性心血管疾病(atherosclerotic cardiovascular disease,ASCVD)或心血管风险高危的 T2DM 患者,不论其 HbA_1c 是否达标,只要没有禁忌证,都应在二甲双胍的基础上加用具有 ASCVD 获益证据的胰高血糖素样肽-1 受体激动药(GLP-1RA)或钠-葡萄糖转运体 2 抑制剂(SGLT2i)。

(7) 合并慢性肾脏病或心力衰竭的 T2DM 患者,不论其 HbA_1c 是否达标,只要没有禁忌证,都应在二甲双胍的基础上加用 SGLT2i;合并慢性肾脏病的 T2DM 患者,如不能使用 SGLT2i,可考虑选用 GLP-1RA。

三、识别药物作用特点

目前常用治疗药物包括胰岛素,口服降糖药和 GLP-1RA 三类。

1. **胰岛素** 胰岛素治疗是控制高血糖的重要手段,T1DM 患者需依赖胰岛素维持生命,也必须使用胰岛素控制高血糖,并降低糖尿病并发症的发生风险。T2DM 虽不需要胰岛素来维持生命,但当口服降糖药效果不佳或存在口服药使用禁忌时,仍需使用胰岛素,以控制高血糖,并减少糖尿病并发症的发生风险。

根据来源和化学结构的不同,胰岛素可分为动物胰岛素、人胰岛素和胰岛素类似物。根据作用特点的差异,胰岛素又可分为超短效胰岛素类似物、常规(短效)胰岛素、中效胰岛素、长效胰岛素、长效胰岛素类似物、预混胰岛素、预混胰岛素类似物以及双胰岛素类似物(表 3-9-1)。胰岛素类似物与人胰岛素控制血糖的效能相似,但在模拟生理性胰岛素分泌和减少低血糖发生风险方面优于人胰岛素。

胰岛素的主要药理作用包括:① 促进肌肉、脂肪组织对葡萄糖的主动运转,促进吸收葡萄糖转化成能量储存,以糖原或者二酰甘油的形式储存起来;② 促进肝脏摄取葡萄糖并转变为糖原;③ 抑制肝糖原分解及糖异生;④ 促进对碳水化合物、氨基酸、脂肪的摄取,加速蛋白质的合成以及抑制脂肪细胞中游离脂肪酸的释放,抑制酮体生成,调节物质代谢。

表 3-9-1 常用胰岛素及其使用方法

类别	通用名	皮下注射作用时间			给药时间
		起效时间	达峰时间	持续时间	
超短效	门冬胰岛素	10~20 分钟	1~3 小时	3~5 小时	餐前 5 分钟,3 次/日
	赖脯胰岛素	15 分钟	30~70 分钟	3.5~4 小时	
	重组赖脯胰岛素	0~15 分钟	0.5~1 小时	2~4 小时	

续表

类别	通用名	皮下注射作用时间			给药时间
		起效时间	达峰时间	持续时间	
短效	生物合成人胰岛素	0.5 小时	1.5~3.5 小时	7~8 小时	餐前 30 分钟皮下注射,3 次 / 日
	重组人胰岛素(诺和灵 R)	0.5 小时	2~4 小时	6~8 小时	
	重组人胰岛素(优泌林)	0.5 小时	1~3 小时	4~8 小时	
	胰岛素注射液	0.5~1 小时	2~4 小时	5~7 小时	
中效	精蛋白生物合成人胰岛素	1.5 小时	4~12 小时	24 小时	早餐或晚餐前 1 小时,1~2 次 / 日
	精蛋白锌重组人胰岛素	1 小时	8~10 小时	18~24 小时	
	低精蛋白重组人胰岛素	缓慢	6~9 小时	24 小时	
预混	30/70 混合重组人胰岛素	0.5 小时	2~8 小时	24 小时	早餐或晚餐前,1~2 次 / 日
	50/50 混合重组人胰岛素				
	精蛋白生物合成人胰岛素 30R	0.5 小时	2~8 小时	24 小时	
	精蛋白生物合成人胰岛素 50R	0.5 小时	2~8 小时	24 小时	
	精蛋白锌重组人胰岛素混合注射液	0.5 小时	2~12 小时	18~24 小时	
	门冬胰岛素 30	10~20 分钟	1~4 小时	24 小时	
	精蛋白锌重组赖脯胰岛素混合注射液 25	15 分钟	30~70 分钟	18~24 小时	
	精蛋白锌重组赖脯胰岛素混合注射液 50	15 分钟	30~70 分钟	18~24 小时	
长效	地特胰岛素	2~3 小时	6~8 小时	24 小时	每日同一时间注射,1 次 / 日
	甘精胰岛素	2~3 小时	无峰	30 小时	

2. **口服降糖药** 根据作用效果的不同,口服降糖药可分为以促进胰岛素分泌为主要作用的药物和通过其他机制降低血糖的药物,前者主要包括磺脲类、格列奈类、二肽基肽酶Ⅳ抑制剂(DPP-4i),后者主要包括双胍类、噻唑烷二酮类(TZD)、α- 糖苷酶抑制剂和 SGLT2i(表 3-9-2)。糖尿病的医学营养治疗和运动治疗是控制 T2DM 高血糖的基本措施。在饮食和运动不能使血糖控制达标时,应及时采用包括口服药治疗在内的药物治疗。临床上常需要不同口服降糖药联合治疗,或口服与注射降糖药(胰岛素、GLP-1RA)联合治疗。

表 3-9-2 常用口服降糖药的给药剂量及方法

药品名称	给药剂量及方法
二甲双胍	口服给药,500~2000 mg/d,1 次 / 日
格列本脲	口服给药,2.5~15.0 mg/d,1 次 / 日
格列吡嗪	口服给药,2.5~30.0 mg/d,1 次 / 日
格列齐特	口服给药,80~320 mg/d,1 次 / 日
格列喹酮	口服给药,30~180 mg/d,1 次 / 日

续表

药品名称	给药剂量及方法
瑞格列奈	口服给药,1.5~16 mg/d,3 次/日
吡格列酮	口服给药,15~45 mg/d,1 次/日
阿卡波糖	口服给药,100~300 mg/d,1 次/日
伏格列波糖	口服给药,0.2~0.9 mg/d,1 次/日
米格列醇	口服给药,100~300 mg/d,1 次/日
西格列汀	口服给药,100 mg/d,1 次/日
达格列净	口服给药,5~10 mg/d,1 次/日

(1) 双胍类:目前临床上使用的双胍类药物主要是盐酸二甲双胍。双胍类药物主要通过减少肝脏葡萄糖的输出和改善外周胰岛素抵抗而降低血糖。目前许多国家和国际组织制订的糖尿病诊治指南中均推荐二甲双胍作为 T2DM 患者控制高血糖的一线用药和药物联合中的基本用药。在 500~2000 mg/d 剂量范围内,二甲双胍的疗效呈现剂量依赖效应。二甲双胍的主要不良反应为胃肠道反应。从小剂量开始并逐渐加量是减少其不良反应的有效方法。双胍类药物禁用于肾功能不全、肝功能不全、严重感染、缺氧或接受大手术的患者。

(2) 磺脲类:属于胰岛素促泌剂,主要通过刺激胰岛 B 细胞分泌胰岛素,增加体内的胰岛素水平而降低血糖。目前在我国上市的磺脲类药物主要有格列本脲、格列美脲、格列齐特、格列吡嗪和格列喹酮。磺脲类药物如果使用不当可导致低血糖,特别是在老年患者和肝、肾功能不全患者。

(3) 格列奈类:格列奈类药物为非磺脲类胰岛素促泌剂,我国上市的有瑞格列奈、那格列奈和米格列奈。此类药物主要通过刺激胰岛素的早时相分泌而降低餐后血糖,也有一定的降空腹血糖作用。此类药物需在餐前即刻服用,可单独使用或与其他降糖药联合应用(磺脲类除外)。格列奈类药物的常见不良反应是低血糖和体重增加,但低血糖的风险和程度较磺脲类药物轻。格列奈类药物可以在肾功能不全的患者中使用。

(4) 噻唑烷二酮类(TZD):噻唑烷二酮类药物主要通过增加靶细胞对胰岛素作用的敏感性而降低血糖。目前在我国上市的 TZD 主要有罗格列酮、吡格列酮及其与二甲双胍的复方制剂。TZD 单独使用时不增加低血糖风险,但与胰岛素或胰岛素促泌剂联合使用时可增加低血糖风险。体重增加和水肿是 TZD 的常见不良反应,TZD 的使用与骨折和心力衰竭风险增加相关。心力衰竭、活动性肝病或转氨酶升高超过正常上限 2.5 倍、严重骨质疏松和有骨折病史的患者应禁用本类药物。

(5) α- 糖苷酶抑制剂:α- 糖苷酶抑制剂通过抑制碳水化合物在小肠上部的吸收而降低餐后血糖,适用于以碳水化合物为主要食物成分的餐后血糖升高的患者。推荐患者每日 2~3 次,餐前即刻吞服或与第一口食物一起嚼服。国内上市的 α- 糖苷酶抑制剂有阿卡波糖、伏格列波糖和米格列醇。α- 糖苷酶抑制剂可与双胍类、磺脲类、TZD 或胰岛素联合使用。α- 糖苷酶抑制剂的常见不良反应为胃肠道反应(如腹胀、排气等)。从小剂量开始逐渐加量是减少不良反应的有效方法。

(6) DPP-4i:通过抑制二肽基肽酶Ⅳ(DPP-4)减少胰高血糖素样肽 –1(GLP-1)在体内的降解,使内源性 GLP-1 水平升高,GLP-1 以葡萄糖浓度依赖的方式增加胰岛素分泌,抑制胰高血糖素分泌。目前在国内上市的有西格列汀、沙格列汀、维格列汀、利格列汀和阿格列汀。肾功能不全的患者使用西格列汀、沙格列汀、阿格列汀和维格列汀时，应注意按照药物说明书来减少药物剂量。肝、肾功能不全的患者使用利格列汀不需要调整剂量。

(7) SGLT2i：是近年来新型口服降糖药中的后起之秀，可抑制肾脏对葡萄糖的重吸收，降低肾糖阈，从而促进尿糖的排出而降低血糖。此类药物包括卡格列净、达格列净、恩格列净等。SGLT2i 在一系列大型心血管结局及肾脏结局的研究中显示了心血管及肾脏获益，目前应用前景广阔。SGLT2i 的常见不良反应为泌尿系统和生殖系统感染及与血容量不足相关的不良反应，罕见不良反应包括糖尿病酮症酸中毒。

(8) 中药辅助治疗：包括复方丹参滴丸、芪明颗粒、津力达颗粒、天芪降糖胶囊、大柴胡汤等。

3. GLP-1RA　GLP-1RA 通过激活 GLP-1 受体以葡萄糖浓度依赖的方式刺激胰岛素分泌和抑制胰高血糖素分泌，同时增加肌肉和脂肪组织对葡萄糖的摄取，抑制肝脏葡萄糖的生成而发挥降糖作用，还可抑制胃排空，抑制食欲，可有效降低血糖，能部分恢复胰岛 B 细胞功能，降低体重，改善血脂及降低血压。目前上市的有利拉鲁肽、司美格鲁肽、贝那鲁肽、度拉糖肽等。GLP-1RA 可单独使用或与其他降糖药联合使用。GLP-1RA 的主要不良反应为轻、中度的胃肠道反应，包括腹泻、恶心、腹胀、呕吐等。

四、理解药物选用原则

1. 胰岛素选用原则

(1) T1DM 患者由于自身缺乏胰岛素分泌，需终身接受胰岛素注射治疗。

(2) T2DM 患者在生活方式和口服降糖药联合治疗的基础上，若血糖仍未达到控制目标，应尽早(3 个月)开始胰岛素治疗。

(3) T2DM 患者的胰岛素起始治疗可以采用每日 1~2 次胰岛素皮下注射。

(4) 对于 $HbA_1c \geqslant 9.0\%$ 或空腹血糖 $\geqslant 11.1$ mmol/L 同时伴明显高血糖症状的新诊断 T2DM 患者可考虑实施短期(2 周至 3 个月)胰岛素强化治疗。

(5) 胰岛素强化治疗可以采用每日 2~4 次注射或持续皮下胰岛素泵入方法。

(6) T2DM 患者采用餐时 + 基础胰岛素(4 次 / 日)与每日 3 次预混胰岛素类似物治疗的降糖疗效和安全性相似。

(7) 在糖尿病病程中(包括新诊断的 T2DM)，当出现无明显诱因的体重显著下降时，应尽早使用胰岛素治疗。

2. 口服降糖药选用原则

(1) 二甲双胍为 T2DM 患者控制高血糖的一线用药和药物联合中的基本用药。

(2) 磺脲类药物、格列奈类药物、α- 糖苷酶抑制剂、TZD、DPP-4i、SGLT2i、GLP-1RA 和胰岛素是主要联合用药。

(3) T2DM 患者 HbA_1c 不达标时可根据低血糖风险、体重、经济条件、药物可及性等因素选择联用药物。

(4) 无论 HbA_1c 水平是否达标，只要 T2DM 患者合并 ASCVD、ASCVD 高风险、心力衰竭或慢性肾脏病，都建议首先联合有心血管疾病和慢性肾脏病获益证据的 GLP-1RA

或 SGLT2i。

五、理解药物使用注意事项

1. 糖尿病药物种类繁多,作用机制各不相同,需要在医师指导下个体化用药。同时,生活方式干预是糖尿病治疗的基础,与药物治疗同等重要。

2. 糖尿病治疗期间,需规律监测血糖,门诊随访调整用药,保持血糖平稳,避免发生低血糖。

3. 不同人群,血糖控制目标不一,需遵循医嘱;不应过度追求降糖速度,应当缓慢达到血糖控制目标。

4. 糖尿病患者需长期用药,切忌随意停用药物,无症状时也需按医嘱用药。

赛场直击

全国职业院校技能大赛药学技能赛项
用药咨询与慢病管理模块——慢病管理试题单
考核时间:20 分钟　题目分值:15 分

一、试题背景

患者,男,68 岁,体型肥胖,吸烟。于 2015 年因口干、多尿就诊,发现血糖高,诊断为 2 型糖尿病,给予二甲双胍缓释片 1.0 g,每日 2 次,阿卡波糖 50 mg,3 次/日,降糖治疗。2 年前血糖开始波动,血糖偏高,加用门冬胰岛素 30 早晚餐前各 10 U 皮下注射,1 年前诊断冠心病心绞痛、血脂异常,并行冠状动脉介入治疗,近期血糖再度升高,予以恩格列净 10 mg,每日 1 次,司美格鲁肽 0.5 ml 皮下注射,每周 1 次,目前血糖平稳。

患者基本情况:身高 170 cm,体重 82 kg,为退休工人,吸烟 40 年,20 支/日,少量饮酒。有冠心病、血脂异常病史,无其他疾病史,无过敏史。

二、答题要求

1. 根据试题背景资料,填写患者基本信息。

2. 根据患者病情和用药信息,对患者正在使用的药物进行用药指导,准确答出治疗药物的作用机制和用药注意事项。

3. 针对患者情况进行糖尿病药物使用注意事项教育。

考证聚焦

综合分析选择题

患者,女,57 岁。糖尿病史 5 年,体形偏瘦,目前口服二甲双胍缓释片 1.0 g,2 次/日,阿卡波糖 50 mg,3 次/日,格列齐特缓释片 60 mg,1 次/日。

1. 为了解患者近期血糖控制情况,建议完善的检查是(　　)。

A. 空腹血糖　　　　　B. 餐后血糖　　　　　C. OGTT 实验
D. 尿糖　　　　　　　E. 糖化血红蛋白

2. 检查后发现患者血糖控制不佳,同时合并脑卒中,目前建议使用的治疗方案是( )。
   A. 胰岛素 + 格列齐特缓释片　　B. 胰岛素 + 利格列汀
   C. 胰岛素 + 恩格列净　　　　　D. 胰岛素 + 利拉鲁肽
   E. 胰岛素 + 二甲双胍
3. 降糖治疗过程中应提防低血糖反应,以下不是低血糖症状的是( )。
   A. 心悸　　　　　　B. 出汗　　　　　　C. 手足震颤
   D. 恶心　　　　　　E. 乏力

任务四　血脂异常的药物治疗

血脂是血清中的胆固醇、甘油三酯(TG)和类脂(如磷脂)等的总称,与临床密切相关的血脂主要是胆固醇和TG。血脂不溶于水,必须与特殊的蛋白质,即载脂蛋白(apoprotein, Apo)结合形成脂蛋白才能溶于血液,被运输至组织进行代谢。脂蛋白分为乳糜微粒(chylomicron, CM)、极低密度脂蛋白(very low-density lipoprotein, VLDL)、中间密度脂蛋白(intermediate-density lipoprotein, IDL)、低密度脂蛋白(low-density lipoprotein, LDL)和高密度脂蛋白(high-density lipoprotein, HDL)。流行病学、遗传学和临床干预研究证据充分证实,LDL是动脉粥样硬化性心血管疾病的主要致病性危险因素。

血脂异常通常指血清中胆固醇和/或TG水平升高,俗称高脂血症。血脂异常表现为患者体内血脂代谢紊乱。长期高血脂可以引起血液黏稠度增加和加速全身动脉粥样硬化,继而导致心脑血管梗塞等,造成重要脏器的损伤。血脂异常是脑卒中、冠心病、心肌梗死、心脏性猝死独立而重要的危险因素,也是中老年人常见病之一。

心血管疾病是全球范围内威胁人类生命健康的最主要的慢性非传染性疾病。以动脉粥样硬化性心血管疾病(ASCVD)为主的心血管疾病(如缺血性心脏病和缺血性脑卒中等)是我国城乡居民第一位死亡原因,占死因构成的40%以上。近年来,我国ASCVD的疾病负担仍继续增加,防控工作形势严峻。

近几十年来,我国人群的血脂水平、血脂异常患病率明显增加,以高胆固醇血症的增加最为明显。2018年全国调查结果显示,18岁及以上成人血脂异常的总患病率为35.6%。2012—2015年进行的调查显示,我国35岁及以上成人对血脂异常的知晓率仅为16.1%。对于ASCVD高危人群和患者,防治重点是提高降胆固醇药物的治疗率和LDL-C的达标率。在一级预防的ASCVD高危人群中,降脂药物的治疗率仅为5.5%;在已患ASCVD人群中,降脂药物的治疗率为14.5%,LDL-C达标率仅为6.8%。由此可见,我国人群的血脂管理工作亟待加强。

岗位模拟

任务情境

患者,女,35岁。体形较胖,无明显症状和体征。健康体检时化验血脂,结果如下:甘油三酯(TG)7.8 mmol/L,总胆固醇(TC)6.5 mmol/L,血清低密度脂蛋白胆固醇

(LDL-C)2.8 mmol/L,血清高密度脂蛋白胆固醇(HDL-C)1.2 mmol/L。

任务要求
1. 请给出诊断及诊断依据。
2. 请为该患者制订合适的药物治疗方案。

一、认识疾病

根据病因不同,高脂血症分为原发性高脂血症和继发性高脂血症。原发性高脂血症主要指的是遗传因素导致的血脂代谢异常,包括家族性高甘油三酯血症、家族性高脂蛋白血症、家族性Ⅲ型高脂蛋白血症等。继发性高脂血症则主要指其他疾病诱发或产生的并发症导致的血脂代谢异常,包括肾病综合征和糖尿病高脂血症等情况。根据空腹静脉血清检测指标将血脂异常分为四种,分别为:高胆固醇血症(TC≥5.2 mmol/L)、高甘油三酯血症(TG≥1.7 mmol/L)、高低密度脂蛋白胆固醇血症(LDL-C≥3.4 mmol/L)、低高密度脂蛋白胆固醇血症(HDL-C<1.0 mmol/L),当上述血脂指标一项及以上异常时,可诊断为血脂异常。

二、理解疾病防治策略

降脂治疗的策略包括生活方式干预和药物治疗。降脂治疗中首先推荐健康生活方式,包括合理膳食、适度增加身体活动、控制体重、戒烟和限制饮酒等,其中合理膳食对血脂影响较大。关于 ASCVD 预防中的膳食推荐,较为一致的认识是要限制饱和脂肪酸及反式脂肪的摄入,增加水果、蔬菜、全谷薯类、膳食纤维及鱼类的摄入。当生活方式干预不能达到降脂目标时,应考虑加用降脂药物。

知识拓展

脂蛋白的功能

血浆中的 TG、胆固醇、胆固醇酯、游离脂肪酸和磷脂能与载脂蛋白结合成为脂蛋白复合物,是脂类在血液中存在、转运及代谢的形式。乳糜微粒(CM)主要含有外源性 TG,是转运外源性 TG 和胆固醇到肝及外周组织的主要形式,而 VLDL、LDL、IDL 可将肝内合成的内源性脂质转运至肝外组织。VLDL 在肝细胞内合成,是转运肝合成的 TG 进入血液循环的主要形式。LDL 由 VLDL 转变而来,富含胆固醇,主要功能是把胆固醇运输到全身各处细胞。HDL 是颗粒最小的血浆脂蛋白,主要功能是将外周的胆固醇转给 VLDL 或 LDL,被肝利用,担负着将内源性胆固醇(以胆固醇酯为主)从组织运往肝的逆向转运的任务,因此具有保护血管的作用。

三、识别药物作用特点

临床上可供选用的降脂药有许多种类,降脂药通常既能降低胆固醇,又能改变其他血脂成分。但根据其主要作用分为主要降低胆固醇的药物和主要降低 TG 的药物。其中部分降脂药既能显著降低胆固醇，又能明显降低 TG。临床实践中通常根据血脂异常类型、基线水平以及需要达到的目标值决定是否启动降脂药的联合应用。

目前临床上应用的降脂药种类很多，如他汀类、贝特类、烟酸和胆汁酸螯合剂等。其中，他汀类药物可更好地降低 LDL-C 水平，但他汀类药物的安全性仍是目前讨论的焦点，尤其是他汀类药物引起的糖尿病和认知功能障碍。

（一）主要降胆固醇药物

1. 他汀类药物 他汀类药物亦称 HMG-CoA 还原酶抑制剂，能够抑制胆固醇合成限速酶，显著降低血清 TC、LDL-C 和 ApoB 水平，也能轻度降低血清 TG 水平和升高 HDL-C 水平。

他汀类药物问世在人类 ASCVD 防治史上具有里程碑式的意义。大量循证医学证据均证实他汀类药物可显著降低 ASCVD 患者的心血管事件发生率，而且在 ASCVD 高危人群的一级预防中也具有降低心血管事件发生率的作用。最新荟萃分析发现，他汀类药物治疗可降低全因死亡 9%，心肌梗死 29%，脑卒中 14%。他汀类药物适用于高胆固醇血症、混合型高脂血症和 ASCVD 的防治。他汀类药物治疗的临床益处主要来自 LDL-C 水平的降低。他汀类药物可在任何时间段每日服用 1 次，但晚上服用时 LDL-C 降幅可稍有增加。他汀类药物应用取得预期疗效后应继续长期应用，如能耐受应避免停用，其目的是减少患者 LDL-C 的终身暴露量。

他汀类药物的不良反应是临床应用中常常受到关注的问题。目前报道的主要包括肝功能异常、他汀类药物相关肌肉并发症、新发糖尿病以及其他不良反应等。血清谷丙转氨酶和／或谷草转氨酶升高达正常值上限（upper limit of normal，ULN）的 3 倍及以上，以及合并总胆红素升高的患者，应酌情减量或停药。对于转氨酶升高在 3 倍 ULN 以内者，可在原剂量或减量的基础上进行观察，也可换用另外一种代谢途径的他汀类药物，部分患者经此处理后转氨酶可恢复正常。失代偿性肝硬化及急性肝功能衰竭是他汀类药物应用的禁忌证。他汀类药物相关肌肉并发症包括肌痛、肌炎、肌病以及横纹肌溶解，如临床考虑确为他汀类药物相关肌肉症状，且连续检测肌酸激酶呈进行性升高，应减少他汀类药物剂量或停药，并定期监测症状及肌酸激酶水平，根据症状及肌酸激酶水平进行相应的处理。长期服用他汀类药物有增加新发糖尿病的风险，属他汀类效应。他汀类药物对 ASCVD 的总体益处远大于新增糖尿病风险，无论是糖尿病高危人群还是糖尿病患者，有他汀类药物治疗适应证者都应坚持服用此类药物。

临床上常用的他汀类药物有 7 个，分别是洛伐他汀、辛伐他汀、普伐他汀、氟伐他汀、匹伐他汀、阿托伐他汀、瑞舒伐他汀。洛伐他汀、辛伐他汀亲脂性较强，口服吸收率低，与食物同服可增加吸收，因此服用时间以晚餐时最佳。用法、用量：洛伐他汀 20 mg，1 次／日；辛伐他汀 10 mg，1 次／日。普伐他汀、氟伐他汀、匹伐他汀三者兼具脂溶性和水溶性，口服不受食物影响，因此三者的服用时间均为睡前。普伐他汀 10~20 mg，1 次／日；氟伐他汀 20 mg，1 次／日；匹伐他汀 1~2 mg，1 次／日。阿托伐他汀与瑞舒伐他汀的吸收也不受食物影响，因此服用不受时间和食物限制，一日内任何时间服用均可。阿托伐他汀 10 mg，1 次／日，起始剂量为每日 10 mg，最大使用剂量为每日 80 mg；瑞舒伐他汀

5~40 mg,1 次/日,开始治疗时应从 5 mg 开始,需要时增至 20~40 mg,不宜开始时直接用 40 mg。

2. **胆固醇吸收抑制剂** 胆固醇吸收抑制剂在肠道抑制食物和胆汁胆固醇在肠道的吸收,而不影响脂溶性营养素的吸收,包括依折麦布和海博麦布。研究证实依折麦布与他汀类药物联用时,相较于安慰剂,LDL-C 水平可进一步降低 18%~20%。依折麦布的推荐剂量为 10 mg/d,可晨服或晚上服用,其安全性和耐受性良好。轻度肝功能不全或轻至重度肾功能不全患者均无须调整剂量,危及生命的肝功能衰竭极为罕见。不良反应轻微,且多为一过性,主要表现为头痛和消化道症状。与他汀类药物联用也可发生转氨酶增高和肌痛等不良反应,禁用于妊娠期和哺乳期。

3. **前蛋白转化酶枯草溶菌素 9 抑制剂(PCSK9i)** PCSK9 是肝脏合成的分泌型丝氨酸蛋白酶,可与 LDL 受体(LDLR)结合并使其降解,从而减少 LDLR 对血清 LDL-C 的清除。通过抑制 PCSK9,可阻止 LDLR 降解,促进 LDL-C 的清除。已上市的 PCSK9 抑制剂主要有 PCSK9 单抗(依洛尤单抗、阿利西尤单抗),PCSK9 小干扰 RNA(英克司兰)于 2023 年在我国上市。

研究证实依洛尤单抗和阿利西尤单抗可显著降低平均 LDL-C 水平达 50%~70%。依洛尤单抗 140 mg 或阿利西尤单抗 75 mg,每 2 周 1 次皮下注射,安全性和耐受性好,最常见的不良反应包括注射部位发痒和流感样症状。研究表明,英克司兰的 LDL-C 降幅与 PCSK9 单抗相当而作用更持久,注射一剂疗效可维持半年,属超长效 PCSK9 抑制剂,增加患者治疗的依从性为其主要优势。

4. **普罗布考** 普罗布考通过掺入 LDL 颗粒核心中,影响脂蛋白代谢,使 LDL 易通过非受体途径被清除。常用剂量为每次 0.5 g,2 次/日。主要适用于高胆固醇患者,尤其是家族性高胆固醇血症及黄色瘤患者,有减轻皮肤黄色瘤的作用。常见不良反应为胃肠道反应,也可引起头晕、头痛、失眠、皮疹等,极为少见的严重不良反应为 QT 间期延长。室性心律失常、QT 间期延长、血钾过低者禁用。目前主要联合其他降脂药用于治疗家族性高胆固醇血症患者,以减轻皮肤黄色瘤的严重程度。

5. **胆酸螯合剂** 胆酸螯合剂为碱性阴离子交换树脂,可阻断肠道内胆汁酸中胆固醇的重吸收。临床用法:考来烯胺每次 5 g,3 次/日;考来替泊每次 5 g,3 次/日;考来维仑每次 1.875 g,2 次/日。与他汀类药物联用,可明显提高降脂疗效。常见不良反应有胃肠道不适、便秘及影响某些药物的吸收。此类药物的绝对禁忌证为异常 β 脂蛋白血症和血清 TG>4.5 mmol/L。

6. **其他降脂药** 血脂康虽被归入降脂中药,但其降脂机制与他汀类药物类似,由特制红曲加入稻米生物发酵精制而成,主要成分为 13 种天然复合他汀,系无晶型结构的洛伐他汀及其同类物,并含有麦角甾醇以及多种微量元素和黄酮类等物质。常用剂量为 0.6 g,2 次/日。血脂康能够降低 LDL-C,并显著降低冠心病患者的总死亡率、冠心病死亡率以及心血管事件发生率,不良反应少。脂必泰是一种红曲与中药(山楂、泽泻、白术)的复合制剂,常用剂量为每次 0.24~0.48 g,2 次/日,具有降低胆固醇的作用,该药的不良反应少见。多甘烷醇是从甘蔗蜡中提纯的一种含有 8 种高级脂肪伯醇的混合物,常用剂量为 10~20 mg/d,降脂作用较弱且起效慢,不良反应少见。

(二) 主要降 TG 药物

1. **贝特类药物** 贝特类药物通过激活过氧化物酶体增殖激活受体 α(PPARα)和脂蛋白脂酶(LPL)而降低血清 TG 水平和升高 HDL-C 水平。常用的贝特类药物有(含缓释剂型):非诺贝特片每次 0.1 g,3 次/日;微粒化非诺贝特每次 0.2 g,1 次/日;苯扎贝特每次 0.2 g,3 次/日;苯扎贝特缓释片每次 0.4 g,1 次/日;吉非贝齐每次 0.6 g,2 次/日。常见不良反应与他汀类药物相似,包括肝脏、肌肉和肾毒性等,血清 CK 和谷丙转氨酶水平升高的发生率均在 1% 以下。临床试验结果及荟萃分析提示,贝特类药物可显著降低 TG 和升高 HDL-C,但心血管获益尚不肯定。

2. **高纯度 ω-3 脂肪酸** 通过减少 TG 合成与分泌及 TG 掺入 VLDL 和增强 TG 从 VLDL 颗粒中清除来降低血清 TG 浓度。研究显示 ω-3 脂肪酸(4 g/d)可使 TG 为 2.3~5.6 mmol 和高于 5.6 mmol 的患者的 TG 水平分别降低 20%~30% 和 30% 以上,且不同成分的 ω-3 脂肪酸产品降低 TG 的疗效相似,临床主要用于治疗高甘油三酯血症。ω-3 脂肪酸羧酸制剂[含二十二碳六烯酸(DHA)和二十碳五烯酸(EPA)]和 ω-3 脂肪酸乙酯化制剂[含 DHA 和 EPA,及只含 EPA 的二十碳五烯酸乙酯(IPE)],均被美国 FDA 批准用于严重高甘油三酯血症(>5.6 mmol)成人患者。

3. **烟酸类药物** 烟酸属于 B 族维生素,是许多重要代谢过程的必需物质。烟酸类药物大剂量应用时具有降低 TC、LDL-C 和 TG 以及升高 HDL-C 的作用。其降脂作用与抑制脂肪组织中激素敏感酶活性、减少游离脂肪酸进入肝脏和降低 VLDL 分泌有关。最常见的不良反应是颜面潮红,其他有皮肤瘙痒、皮疹、肝脏损害、高尿酸血症、高血糖、棘皮症和消化道不适等,慢性活动性肝病、活动性消化性溃疡和严重痛风者禁用。两项关于烟酸类药物的大型随机对照试验,一项是用缓释烟酸类药物,另一项是用烟酸类药物加拉罗皮兰,均未显示心血管获益,且不良反应增加。常用的药物有:烟酸缓释制剂,推荐剂量为 1~2 g,每晚 1 次;阿昔莫司,0.25 g,每日 1~3 次。

四、理解药物选用原则

1. 他汀类药物是血脂异常降脂药物治疗的基石,中等强度的他汀类药物是中国人群降脂治疗的首选策略。

2. 降脂药联合应用是血脂异常干预策略的基本趋势,主要目的是提高血脂达标率,进一步降低 ASCVD 风险,减少降脂药的不良反应发生率。

3. 高胆固醇血症首选他汀类药物,单用不能使血脂达到治疗目标值时,可联合胆固醇吸收抑制剂、PCSK9 单抗强化降脂治疗。

4. 高甘油三酯血症首选贝特类,也可选用烟酸类和高纯度 ω-3 脂肪酸。对于重度高甘油三酯血症、上述药物可两两联合应用。

5. 混合型高脂血症一般首选他汀类药物,以降低 TC 与 LDL-C;但当血清 TG ≥ 5.65 mmol/L 时,首选贝特类,以降低 TG,避免发生急性胰腺炎的危险;单药效果不佳时,可考虑联合用药。

6. 对于低高密度脂蛋白胆固醇血症,目前升高 HDL-C 作用最强的药物是烟酸,升幅可达 15%~35%。他汀类药物升高 HDL-C 幅度为 5%~10%。贝特类升高 HDL-C 幅度为 10%~20%。他汀类药物与烟酸类联合应用可显著升高 HDL-C，而不会发生严重的不良反应。

五、理解药物使用注意事项

降脂治疗过程中规律监测血脂十分重要，同时需根据血脂水平及患者 ASCVD 危险分层制订个体化血脂控制目标。降脂药物大多需要长期使用，故对不良反应的监测尤为重要。

1. **他汀类药物** 绝大多数患者对他汀类药物的耐受性良好，大剂量他汀类药物治疗者偶见肝酶升高、肌痛、肌炎、横纹肌溶解以及胃肠道不适等表现。
2. **贝特类药物** 常见不良反应与他汀类药物类似，包括肝酶谱升高、肌炎等。
3. **胆固醇吸收抑制剂** 不良反应多为一过性且较轻微，主要表现为头痛和消化道症状，与他汀类药物联用也可发生转氨酶增高和肌痛等。
4. **普罗布考** 常见不良反应为胃肠道反应，也可引起头晕、头痛、失眠、皮疹等严重不良反应，QT 间期延长极为少见。
5. **PCSK9i** 常见鼻咽炎、背痛、流感、上呼吸道感染、注射部位不良反应等。
6. **胆酸螯合剂** 常见不良反应有胃肠道不适、便秘以及影响某些药物的吸收。
7. **烟酸类药物** 常见不良反应有皮肤潮红或瘙痒，可引起糖耐量下降及诱发痛风。

赛场直击

全国职业院校技能大赛药学技能赛项
用药咨询与慢病管理模块——慢病管理试题单
考核时间：20 分钟　题目分值：15 分

一、试题背景

患者，男，55 岁。发现血压升高、血糖升高 6 年。6 年前在例行体检时发现血压、血糖升高，间断服用降压、降糖药治疗，并长期口服阿托伐他汀 20 mg，qn。3 个月前因心绞痛植入冠状动脉支架，联合依折麦布 10 mg，qd 降脂治疗，本次门诊复查血脂，TC 6.25 mmol/L，TG 4.8 mmol/L，LDL-C 1.8 mmol/L，加用依洛尤单抗 140 mg，每 2 周 1 次。

二、答题要求

1. 根据患者病情，对患者正在服用的药物进行用药指导，准确答出治疗药物的作用机制和用药注意事项。
2. 针对患者情况进行疾病相关知识和日常生活管理的健康教育。

考证聚焦

综合分析选择题

患者，男，52 岁。有糖尿病病史多年，本次体检发现血脂升高，TC 7.4 mmol/L，TG

5.8 mmol/L,LDL-C 3.9 mmol/L。

1. 对于该患者,建议降脂治疗方案采用(　　)。
   A. 瑞舒伐他汀　　　　　　　B. 依洛尤单抗
   C. 瑞舒伐他汀+苯扎贝特　　D. 依洛尤单抗+苯扎贝特
   E. 瑞舒伐他汀+依折麦布
2. 患者在降脂治疗过程中,需监测以下指标,除了(　　)。
   A. 肝功能　　　B. 肌酸激酶　　　C. 肌钙蛋白
   D. 肾功能　　　E. 血脂
3. 降脂治疗后患者血脂达标,但出现肝功能损害,转氨酶高于正常上限2倍,以下处理不合理的是(　　)。
   A. 换用阿托伐他汀　　B. 瑞舒伐他汀减量　　C. 加用保肝药物
   D. 查肝炎标志物　　　E. 随访肝功能
4. 在降脂过程中生活方式的干预尤为重要,以下不属于生活方式干预的是(　　)。
   A. 控制体重　　　B. 不吃胆固醇食物　　C. 减少饮酒
   D. 增加活动　　　E. 多吃水果

任务五　高尿酸血症的药物治疗

高尿酸血症是嘌呤代谢紊乱引起的代谢异常综合征。非同日2次血尿酸水平超过420 μmol/L,可诊断为高尿酸血症。血尿酸超过其在血液或组织液中的饱和度时,可在关节局部形成尿酸钠晶体并沉积,诱发局部炎症反应和组织破坏,即痛风;可在肾脏沉积引发急性肾病、慢性间质性肾炎或肾结石,称之为尿酸性肾病。许多证据表明,高尿酸血症和痛风是慢性肾病、高血压、心脑血管疾病及糖尿病等疾病的独立危险因素,是过早死亡的独立预测因子。高尿酸血症和痛风是多系统受累的全身性疾病,已受到多学科的高度关注,其诊治也需要多学科共同参与。

高尿酸血症在不同种族的患病率为2.6%~36%,痛风为0.03%~15.3%,近年呈现明显上升和年轻化趋势。研究显示,我国高尿酸血症的总体患病率为13.3%,痛风为1.1%,已成为继糖尿病之后又一常见代谢性疾病。

岗位模拟 ▶▶▶▶

任务情境

患者,男,45岁。自述1年前踝关节突然出现红、肿、热、痛,首次发病未治疗1周后康复。后因全身关节疼痛伴低热反复就诊,确诊为类风湿关节炎。口服秋水仙碱或静脉滴注糖皮质激素后,疼痛稍有好转。2个月前因疼痛加剧来医院就诊。查体:体温37.5 ℃,足关节肿胀,右侧较明显,双侧耳廓触及结节数个,伴随局部皮肤脱屑和瘙痒现象。实验室检查:白细胞$9.5×10^9$/L[参考值为$(4~10)×10^9$/L]。诊断为痛风。

任务要求
1. 请简要说出医师的诊断依据。
2. 请为该患者制订合适的治疗方案。

一、认识疾病

高尿酸血症与痛风是一个连续慢性的病理生理过程,其临床表型具有显著的异质性。随着新的更敏感、更特异的影像学检查方法的广泛应用,无症状高尿酸血症与痛风的界限渐趋模糊。因此,对其管理也应是一个连续的过程,需要长期甚至是终身的病情监测与管理。

(一)高尿酸血症的临床表现

急性痛风性关节炎表现为突然发作的单个关节红、肿、热、痛和功能障碍,最常见于跖趾关节,其次为踝、足跟、足背等。慢性关节炎是由于未治疗或治疗不彻底,反复发作,尿酸盐在关节的软骨、滑膜、肌腱等处沉积而形成痛风石。反复发作可造成关节永久性损害,表现为关节僵硬、活动受限和关节变形。

(二)高尿酸血症的诊断

高尿酸血症的诊断标准:非同日 2 次空腹血尿酸>420 μmol/L(成人,不分性别)。

痛风的诊断中将"至少发生 1 次关节肿胀、疼痛或触痛"作为诊断流程准入的必要条件,将"在关节或滑膜液中发现尿酸钠结晶,或出现痛风石"作为确诊的充分条件。亚临床痛风:无症状高尿酸血症患者,关节超声、双能 CT 或 X 线检查发现尿酸钠晶体沉积和/或痛风性骨侵蚀。难治性痛风:指具备以下三条中至少一条。① 足量、足疗程单用或联用常规降尿酸药物,血尿酸仍>360 μmol/L。② 接受规范化治疗,痛风仍发作>2 次/年。③ 存在多发性和/或进展性痛风石。

二、理解疾病防治策略

在高尿酸血症及痛风的防治过程中,建议所有高尿酸血症与痛风患者保持健康的生活方式,包括控制体重,规律运动,限制乙醇(酒精)及高嘌呤、高果糖饮食的摄入,鼓励奶制品和新鲜蔬菜的摄入及适量饮水,不推荐也不限制豆制品(如豆腐)的摄入;同时应告知所有患者高尿酸血症和痛风是一种慢性、全身性疾病,可导致多个靶器官的损伤,可能影响预期寿命,应定期监测靶器官损害并及时处理相关合并症。

治疗时机及原则:

1. **无症状高尿酸血症** 对于无合并症的无症状高尿酸血症患者,血尿酸水平≥540 μmol/L 时开始药物治疗,建议血尿酸控制在 420 μmol/L 以下;血尿酸水平≥480 μmol/L 时,建议血尿酸控制在<360 μmol/L。若高尿酸血症患者存在以下合并症之一:高血压、脂代谢异常、糖尿病、肥胖、脑卒中、冠心病、心功能不全、尿酸性肾石病、肾功能损害(>慢性肾脏病 2 期),建议血尿酸水平≥480 μmol/L 时开始药物治疗,建议血尿酸控制在 360 μmol/L 以下;若血尿酸水平 ≥ 420 μmol/L,建议血尿酸控制在 300 μmol/L 以下。选择降尿酸药物时,应综合考虑药物的适应证、禁忌证和高尿酸血症的分型,在痛风发作缓解后 2~4 周开始降尿酸药物治疗,药物治疗过程中若出现痛风发作,不建议停用降尿酸药物。

2. 痛风的治疗　痛风患者建议血尿酸 ≥ 480 μmol/L 时开始降尿酸药物治疗;血尿酸 ≥ 420 μmol/L 且合并下列任何情况之一时开始降尿酸药物治疗:痛风发作次数 ≥ 2 次/年、痛风石、慢性痛风性关节炎、肾结石、慢性肾脏疾病、高血压、糖尿病、血脂异常、脑卒中、缺血性心脏病、心力衰竭和发病年龄 < 40 岁;建议痛风急性发作完全缓解后 2~4 周开始降尿酸药物治疗,正在服用降尿酸药物的痛风急性发作患者,不建议停用降尿酸药物。建议痛风患者控制血尿酸 < 360 μmol/L,合并上述情况之一时控制血尿酸水平 < 300 μmol/L。不建议将血尿酸长期控制在 180 μmol/L 以下。

(1) 尽早使用小剂量秋水仙碱或非甾体抗炎药(足量、短疗程),对上述药物不耐受、疗效不佳或存在禁忌的患者,可全身应用糖皮质激素。

(2) 累及多关节、大关节或合并全身症状的患者,可首选全身糖皮质激素治疗。

(3) 发作累及 1~2 个大关节时,有条件者可抽吸关节液后,进行关节腔糖皮质激素治疗。

(4) ≥ 2 个大关节受累,或多关节炎,或一种药物疗效差的患者,可联合两种抗炎镇痛药物,如小剂量秋水仙碱与 NSAIDs,或小剂量秋水仙碱与全身糖皮质激素联用。

(5) 有消化道出血风险或需长期使用小剂量阿司匹林的患者,建议优先考虑选择性 COX-2 抑制剂。

(6) 疼痛反复发作、常规药物无法控制的难治性痛风患者,可考虑使用白细胞介素 1 或肿瘤坏死因子拮抗剂。

3. 预防痛风发作　痛风患者降尿酸治疗初期,推荐首选小剂量(0.5~1 mg/d)秋水仙碱预防痛风发作,至少维持 3~6 个月;肾功能不全患者,根据估算的 GFR(eGFR)调整秋水仙碱用量;不能耐受秋水仙碱的患者,建议用小剂量 NSAIDs(不超过常规剂量的 50%)或糖皮质激素(泼尼松 ≤ 10 mg/d)预防发作,至少维持 3~6 个月;建议从小剂量起始降尿酸药物治疗,缓慢加量,避免或减少痛风发作。

三、识别药物作用特点

治疗痛风的主要方法是:减少尿酸生成、促进尿酸排泄、减轻或消除炎症。治疗痛风的目的:① 迅速控制急性发作;② 预防复发;③ 纠正高尿酸血症,预防尿酸盐沉积造成的关节破坏及肾损害;④ 手术剔除痛风石,对损毁关节进行矫形手术,提高生活质量。治疗痛风的药物分为降尿酸药物、碱化尿液的药物和抗炎镇痛药三类。

(一) 降尿酸药物

降尿酸的常用药物有别嘌醇、非布司他、苯溴马隆等。

1. 别嘌醇　是第一个用于高尿酸血症和痛风患者的黄嘌呤氧化酶抑制剂,通过抑制黄嘌呤氧化酶减少尿酸的生成,从而降低血浆和尿中的尿酸浓度。本药具有良好的降尿酸效果,尤其适用于尿酸生成增多型患者。多国指南均推荐别嘌醇为高尿酸血症和痛风患者降尿酸治疗的一线用药,建议从小剂量起始,并根据肾功能调整起始剂量、增量及最大剂量。口服成人常用量:初始剂量为一次 50 mg,一日 1~2 次,每周可递增 50~100 mg,至一日 300 mg,分 2~3 次口服。每 2 周测一次血和尿中尿酸水平,如已达正常水平,则不再增量,如仍高可再递增,但一日最大量不得大于 600 mg。虽然其疗效显著、价格低廉,但在我国人群中使用应特别关注别嘌呤超敏反应(我国台湾地区超敏反应发生率为 2.7%),一旦发生,致死率高达 30%。

2. **非布司他** 是特异性黄嘌呤氧化酶抑制剂,具有良好的降尿酸效果,尤其适用于慢性肾功能不全患者。由于其价格昂贵及有潜在的心血管风险,欧美指南多推荐非布司他作为别嘌醇的替代用药,仅在别嘌醇不耐受或疗效不佳时使用。但随着非布司他价格的降低以及亚裔人群中其增加心源性猝死风险并无足够的证据,国内推荐非布司他作为痛风患者的一线降尿酸药物,起始剂量为 20 mg/d,如果 2~4 周后血尿酸水平仍未达标,可增加 20 mg/d,最大剂量为 80 mg/d。但在合并心脑血管疾病的老年人中应谨慎使用,并密切关注心血管事件。

3. **苯溴马隆** 通过抑制肾近端小管尿酸盐转运蛋白 1,抑制肾小管尿酸重吸收,从而促进尿酸排泄,特别适用于肾尿酸排泄减少的高尿酸血症和痛风患者。对于尿酸合成增多或有肾结石高危风险的患者不推荐使用。服用苯溴马隆时应注意大量饮水及碱化尿液。由于苯溴马隆在白种人应用中有引起爆发性肝坏死的报道,故欧洲指南中多作为二线药物推荐,但亚裔人中罕有报道,这可能与亚裔人群 CYP2C9 基因多态性不同有关。鉴于此,国内推荐苯溴马隆作为高尿酸血症与痛风降尿酸治疗的一线用药,建议起始剂量为 25 mg/d,如果 2~4 周后血尿酸水平仍未达标,可增加 25 mg/d,最大剂量为 100 mg/d。建议在使用过程中密切监测肝功能,在合并慢性肝病的患者中,应谨慎使用苯溴马隆。

(二)碱化尿液的药物

碱化尿液是预防和溶解尿酸性肾结石的主要方法。常用药物为碳酸氢钠和枸橼酸盐制剂。

1. **碳酸氢钠** 适用于慢性肾功能不全合并代谢性酸中毒患者,剂量为 0.5~1.0 g,口服,3 次/日。不良反应主要为胀气、胃肠道不适;长期应用需警惕血钠升高及高血压。血中碳酸氢根浓度>26 mmol/L,将增加心力衰竭的风险;血中碳酸氢根浓度<22 mmol/L,则增加肾脏疾病的风险。因此,在使用碳酸氢钠碱化尿液的过程中,血中碳酸氢根浓度应该维持在 22~26 mmol/L。

2. **枸橼酸盐制剂** 主要用于尿酸性肾结石、胱氨酸结石及低枸橼酸尿患者。使用剂量主要根据尿 pH 决定,一般用量为 9~10 g/d,疗程为 2~3 个月。第一次使用前需检查肾功能和电解质,当与保钾利尿药、ACEI 类降压药、NSAIDs 联用时,易引起高钾血症,应注意监测。禁用于急慢性肾衰竭、严重酸碱平衡失调、慢性泌尿道尿素分解菌感染及氯化钠绝对禁用患者。

(三)抗炎镇痛药

抗炎镇痛药主要包括秋水仙碱、NSAIDs 及糖皮质激素。

1. 秋水仙碱　秋水仙碱是第一个用于痛风抗炎镇痛治疗的药物，目前仍是痛风急性发作的一线用药。秋水仙碱治疗痛风急性发作的机制是利用其抗炎作用，通过抑制炎症细胞的趋化、黏附和吞噬作用以及抑制炎症因子的释放，来控制关节局部的疼痛、肿胀及炎症反应。研究显示，与大剂量用药比较，小剂量秋水仙碱治疗急性痛风同样有效，且不良反应明显减少。因此，推荐急性痛风发作时，应用秋水仙碱首剂 1 mg，1 小时后追加 0.5 mg，12 小时后改为 0.5 mg，每日 1~2 次。秋水仙碱是 CYP3A4 和 P- 糖蛋白的底物，在 CYP3A4 或 P- 糖蛋白抑制剂存在时，血液中秋水仙碱的浓度增加。因此，正在使用 P- 糖蛋白或强效 CYP3A4 抑制剂(如酮康唑、红霉素、克拉霉素、环孢素、奈非那韦、利托那韦、地尔硫䓬、硝苯地平、维拉帕米等)及经 CYP3A4 代谢的药物(如他汀类降脂药)的患者，应慎用秋水仙碱或减量使用。

2. NSAIDs　是痛风急性期一线用药，建议早期足量服用。首选起效快、胃肠道不良反应少的药物。老龄、肾功能不全及既往有消化性溃疡、出血、穿孔的患者应慎用。痛风急性发作时，选择性 COX-2 抑制剂(依托考昔)治疗 2~5 日时疼痛缓解程度与非选择性 NSAIDs(吲哚美辛和双氯芬酸)相当，但胃肠道不良反应和头晕的发生率明显降低。非选择性 NSAIDs 可能影响小剂量阿司匹林的抗凝活性，增加上消化道不良反应。对于需长期服用小剂量阿司匹林的痛风患者，建议优先考虑选择性 COX-2 抑制剂(塞来昔布)与阿司匹林联用。所有 NSAIDs 均可能导致肾脏缺血，诱发和加重急慢性肾功能不全。因此，对于痛风合并肾功能不全患者，建议慎用或禁用 NSAIDs。

3. 糖皮质激素　糖皮质激素在痛风急性发作期镇痛效果与 NSAIDs 相似，但能更好地缓解关节疼痛。目前欧美指南多推荐糖皮质激素作为一线抗炎镇痛药物。为防止激素滥用及反复使用增加痛风石的发生率，国内将糖皮质激素推荐为二线镇痛药物，仅当痛风急性发作累及多关节、大关节或合并全身症状时，才推荐全身应用糖皮质激素治疗，建议口服泼尼松 0.5 mg/kg/d，3~5 日停药；其他激素，如地塞米松、倍他米松的用法按照等效抗炎剂量交换。当痛风急性发作累及 1~2 个大关节时，建议有条件者可抽吸关节液后，行关节腔糖皮质激素治疗。

对于严重的急性痛风发作、多关节炎或累及 2 个及以上大关节者，建议使用 2 种或 2 种以上镇痛药治疗，包括秋水仙碱与 NSAIDs、秋水仙碱与口服糖皮质激素联合使用以及关节腔糖皮质激素注射与其他任何形式的组合。不建议口服 NSAIDs 和全身糖皮质激素联用。

四、理解药物选用原则

1. 选择降尿酸药物时，应综合考虑药物的适应证、禁忌证和高尿酸血症的分型。推荐别嘌醇、非布司他或苯溴马隆作为痛风患者降尿酸治疗的一线用药；推荐别嘌醇或苯溴马隆为无症状高尿酸血症患者降尿酸治疗的一线用药；单药足量、足疗程治疗，血尿酸仍未达标的患者，可考虑联合应用两种不同作用机制的降尿酸药物。不推荐尿酸氧化酶与其他降尿酸药物联用。

2. 痛风急性发作期，推荐尽早使用小剂量秋水仙碱或 NSAIDs(足量、短疗程)，对上述药物不耐受、疗效不佳或存在禁忌的患者，推荐全身应用糖皮质激素。有消化道出血风险或需长期使用小剂量阿司匹林的患者,建议优先考虑选择性 COX-2 抑制剂;痛风急性发作累及多关节、大关节或合并全身症状的患者,建议首选全身糖皮质激素治疗,2个及以上大关节受累,或多关节炎,或一种药物疗效差的患者,建议 2 种抗炎镇痛药物联合治疗,如小剂量秋水仙碱与 NSAIDs 或小剂量秋水仙碱与全身糖皮质激素联用。

3. 发作间歇期治疗,目的是长期有效控制血尿酸水平,防止痛风发作或溶解痛风石。治疗目标是使血尿酸控制在男性 210~420 mol/L,女性 150~360 mol/L,以减少或清除体内沉积的单钠尿酸盐晶体。抑制尿酸生成药和促进尿酸排泄药的使用均应在急性发作终止至少 2 周后,从小剂量开始,逐渐加量。根据降尿酸的目标水平,在数月内调整至最小有效剂量并长期甚至终身维持。

4. 痛风相关的肾病变均是降尿酸药物治疗的指征,应选用别嘌醇,同时碱化尿液并保持尿量。如不能耐受别嘌醇,可以减少其用量,合用通过肠道排尿酸的药物(微粒化活性炭),在肠道内吸附尿酸,促进排泄,起到良好效果。

5. 慢性痛风性关节炎的治疗,反复发作而控制不佳时的治疗方案:① 在用降尿酸药的同时,加用小剂量秋水仙碱或吲哚美辛,如无不良反应,可长期应用。② 对关节中有较大痛风石、较大肾结石者和无法挽救的坏死趾、指,可进行手术治疗。术前及术后亦可口服秋水仙碱或吲哚美辛。

五、理解药物使用注意事项

1. 别嘌醇使用过程中需警惕其超敏反应。
2. 非布司他具有潜在的心血管事件风险,在老年人中需谨慎使用。
3. 苯溴马隆不可以在痛风急性发作期服用,因为开始治疗阶段,随着组织中尿酸溶出,有可能加重病情。为了避免治疗初期痛风急性发作,建议在给药最初几日应用秋水仙碱或者抗炎药。
4. 小剂量秋水仙碱治疗急性痛风与大剂量效果类似,且不良反应明显减少,推荐小剂量使用。

赛场直击

全国职业院校技能大赛药学技能赛项
用药咨询与慢病管理模块——慢病管理试题单
考核时间:20 分钟　题目分值:15 分

一、试题背景

患者,男,30 岁,因经常夜间下班,晚上多在大排档进餐,并喜好饮啤酒。某日夜间突然右足趾疼痛,惊醒后,疼痛难忍,次日晨就医,经检查,血尿酸升高(620 mol/L),诊断为痛风,医师予以依托考昔、秋水仙碱、碳酸氢钠片治疗,症状缓解后予以非布司他治疗。

二、答题要求

1. 根据患者病情,对患者正在服用的药物进行用药指导和用药注意事项交代。

2. 针对患者情况进行疾病相关知识和日常生活管理的健康教育。

考证聚焦

综合分析选择题

患者,男,72岁。有高尿酸血症多年,门诊检查血尿酸 580 μmol/L,未有痛风发作,有肾结石、糖尿病、冠心病病史。

1. 对于该患者,血尿酸水平应降到的合理范围是(　　)。
   A. <480 μmol/L　　　B. <420 μmol/L　　　C. <360 μmol/L
   D. <300 μmol/L　　　E. <240 μmol/L

2. 目前建议使用以下哪种药物治疗更为合理?(　　)
   A. 非布司他　　　B. 别嘌醇　　　C. 秋水仙碱
   D. 碳酸氢钠　　　E. 苯溴马隆

3. 秋水仙碱的不良反应包括以下几类,除了(　　)。
   A. 腹泻　　　B. 粒细胞缺乏症　　　C. 肌炎
   D. 贫血　　　E. 高血压

任务六　骨质疏松症的药物治疗

骨质疏松症可发生于任何年龄,但多见于绝经后女性和老年男性。绝经后骨质疏松症一般发生在女性绝经后 5~10 年内;老年骨质疏松症一般指 70 岁以后发生的骨质疏松;特发性骨质疏松症主要发生在青少年,病因尚未明确。继发性骨质疏松症是指由影响骨代谢的疾病或药物或其他明确病因导致的骨质疏松。本任务主要针对原发性骨质疏松症。

随着我国人口老龄化加剧,骨质疏松症患病率快速攀升,已成为重要的公共健康问题。全国骨质疏松症流行病学调查显示:50 岁以上人群骨质疏松症患病率为 19.2%,其中女性为 32.1%,男性为 6.9%;65 岁以上人群骨质疏松症患病率为 32%,其中女性为 51.6%,男性为 10.7%。根据以上流行病学资料估算,目前我国骨质疏松症患者数约为 9000 万,其中女性约 7000 万。尽管我国骨质疏松症的患病率高,危害极大,但公众对骨质疏松症的知晓率及诊断率仍然较低,分别仅为 7.4% 和 6.4%;甚至在脆性骨折发生后,骨质疏松症的治疗率也仅为 30%。因此,我国骨质疏松症的防治面临患病率高,但知晓率、诊断率、治疗率低(即一高三低)的严峻挑战。

岗位模拟

任务情境

患者,女,54岁,已绝经,有高血压病史。自述腰膝疼痛,劳累活动后加重。药店销售员考虑顾客可能存在骨质疏松症,故为其推荐了处方药尼尔雌醇 1~2 mg,口服,1 次/2 周;维生素 D 0.25 μg,3 次/日;碳酸钙 0.5 g,3 次/日。

任务要求
1. 请简要说出药店销售员推荐药物的依据。
2. 请为该患者制订合适的治疗方案。

一、认识疾病

骨质疏松症是一种以全身骨量减少和骨显微结构受损为特征，导致骨脆性增加和骨折危险度升高的全身性骨代谢疾病，最常见的病因是女性绝经后雌激素缺乏和年龄增长所致的骨稳定性退化。

骨质疏松症的危险因素值得重视，包括影响骨骼健康，造成骨量减低、骨微结构破坏，最终造成骨强度下降的相关因素。骨质疏松症危险因素分为不可控因素和可控因素。不可控因素包括种族、增龄、女性绝经、脆性骨折家族史等。可控因素包括：① 不健康生活方式，包括体力活动少、阳光照射不足、吸烟、过量饮酒、钙和/或维生素 D 缺乏、过量饮用含咖啡因的饮料、营养失衡、蛋白质摄入过多或不足、高钠饮食、体重过低等。② 影响骨代谢的疾病，包括性腺功能减退症、糖尿病、甲亢等多种内分泌系统疾病，风湿免疫性疾病，胃肠道疾病，血液系统疾病，神经肌肉疾病，慢性肝肾及心肺疾病等。③ 影响骨代谢的药物，包括糖皮质激素、质子泵抑制剂、抗癫痫药物、芳香化酶抑制剂、促性腺激素释放激素类似物、抗病毒药物、噻唑烷二酮类药物和过量甲状腺激素等。

多数骨质疏松症患者没有明显的临床症状，随着骨量丢失、骨微结构破坏、骨骼力学性能下降及微骨折的出现等，患者可出现腰背疼痛，严重者出现脊柱变形，甚至出现骨质疏松性骨折等严重后果。骨质疏松症临床主要表现为：① 骨痛，以腰背痛多见，常于劳累或活动后加重，负重能力下降或不能负重。② 身材缩短、驼背，多在疼痛后出现。③ 骨折，为退行性骨质疏松症最常见和最严重的并发症，常在弯腰、负重、挤压或摔倒后发生骨折。

依据病因，骨质疏松症分为原发性和继发性两大类。原发性骨质疏松症包括绝经后骨质疏松症（Ⅰ型）、老年骨质疏松症（Ⅱ型）和特发性骨质疏松症（青少年型）。

知识拓展

骨质的丢失

钙具有非常重要的生理功能，在骨重构过程中，每日骨盐循环中涉及的钙量约为 700 mg，饮食、药物和物理因素（运动、负荷）均可影响骨的重构。从 35~40 岁开始，每年男性和女性均丢失 0.5%~1% 的骨量。女性在绝经后丢失速度增加到约 10 倍，然后再逐渐下降到每年丢失 1%~3% 的比例。因此，应注意合理补钙。

骨质疏松症的诊断基于详细的病史采集、体格检查、骨折风险评价、骨密度测量，以及影像学和实验室检查。骨质疏松症的诊断标准是基于双能 X 线吸收测定法（DXA），DXA 可用于骨质疏松症的诊断、骨折风险性预测和药物疗效评估，也是流行病学研究常用的骨量评估方法。

二、理解疾病防治策略

骨质疏松症的治疗应遵循综合治疗、早期治疗的原则。综合治疗包括药物、饮食、运动和心理治疗。早期治疗可减轻症状,延缓病变进展,改善预后,降低骨折发生率。

三、识别药物作用特点

有效的抗骨质疏松症药物治疗可以增加骨密度,改善骨质量,显著降低骨折的发生风险。目前推荐抗骨质疏松症药物治疗的适应证,主要包括以下任意一项:经DXA骨密度检查确诊为骨质疏松症患者;已经发生过椎体或髋部等部位脆性骨折者;骨量减少但具有高骨折风险的患者。

抗骨质疏松症药物按作用机制分为骨吸收抑制剂、骨形成促进剂、双重作用药物、其他机制类药物及中成药(表3-9-3)。骨质疏松症治疗药物的选择已逐步转为依据骨折风险分层的治疗策略,主要包括骨折高风险和极高风险者。对于骨折高风险者建议首选口服双膦酸盐(如阿仑膦酸钠、利塞膦酸钠等);对于口服不耐受者可选择唑来膦酸或地舒单抗;对于骨折极高风险者,初始用药可选择特立帕肽、唑来膦酸、地舒单抗、罗莫佐单抗或续贯治疗;对于髋部骨折极高风险者,建议优先选择唑来膦酸或地舒单抗。

硬骨抑素单克隆抗体(又称罗莫佐单抗)(romosozumab),是具有促进骨形成和抑制骨吸收双重作用的药物,已经在其他国家或地区上市使用,目前我国尚未上市。

表3-9-3 防治骨质疏松的主要药物

骨吸收抑制剂	骨形成促进剂	双重作用药物	其他机制类药物	中成药
双膦酸盐类、RANKL单克隆抗体(地舒单抗)、降钙素、雌激素、SERMs	甲状旁腺素类似物	硬骨抑素单克隆抗体(罗莫佐单抗)	活性维生素D及其类似物(阿法骨化醇、骨化三醇、艾地骨化醇)、维生素K_2	骨碎补总黄酮制剂、淫羊藿总黄酮制剂、人工虎骨粉制剂、中药复方制剂等

(一) 骨吸收抑制剂

1. **双膦酸盐** 双膦酸盐是目前临床上应用最为广泛的抗骨质疏松症药物,其为焦膦酸盐的稳定类似物,含有P-C-P基团,与骨骼羟基磷灰石具有高亲和力,能够特异性结合到骨重建活跃部位,抑制破骨细胞功能,从而抑制骨吸收。不同双膦酸盐抑制骨吸收的效力存在明显差别。因此,临床上不同双膦酸盐药物的使用剂量及用法也有差异。目前用于防治骨质疏松症的双膦酸盐类药物主要包括阿仑膦酸钠、唑来膦酸、利塞膦酸钠、伊班膦酸钠和米诺膦酸等。

双膦酸盐类药物总体安全性较好,但以下几点值得关注。①胃肠道不良反应:少数患者口服双膦酸盐后,可能发生轻度胃肠道反应,包括上腹不适、腹胀、反酸等症状。② 急性期"类流感样"反应：部分患者首次使用双膦酸盐后可能出现一过性发热、骨痛、肌痛等一过性症状。③ 肾功能损伤：进入血液的双膦酸盐类药物约60%以原形从肾脏排泄，因此，对于肾功能异常的患者，应慎用此类药物或酌情减少药物剂量。④ 颌骨坏死：双膦酸盐相关的颌骨坏死罕见，骨质疏松症患者颌骨坏死的发病率仅为0.001%~0.01%，略高于正常人群，90%以上发生于恶性肿瘤患者大剂量静脉输注双膦酸盐后，发生率为1%~15%，也可见于存在严重口腔疾病的患者，如严重牙周病或进行多次牙科手术等。⑤ 非典型性股骨骨折：即在低暴力下发生在股骨小转子到股骨髁上之间的骨折，一旦发生非典型性股骨骨折，应立即停用双膦酸盐等骨吸收抑制剂，停药后非典型性股骨骨折风险迅速下降。

2. **RANKL 单克隆抗体** 地舒单抗（denosumab）是一种 RANKL 抑制剂，为特异性 RANKL 的完全人源化单克隆抗体，能够抑制 RANKL 与其受体 RANK 结合，减少破骨细胞形成和存活，从而降低骨吸收，增加骨密度，改善皮质骨和松质骨的强度，降低骨折发生风险。

地舒单抗总体安全性良好，长期应用略增加颌骨坏死或非典型性股骨骨折的发生风险。同时，应注意地舒单抗为短效作用药物，不存在药物假期，一旦停用，需要序贯双膦酸盐类或其他药物，以防止骨密度下降或骨折风险增加。

3. **降钙素** 降钙素通过与破骨细胞上的特殊受体结合，从而抑制破骨细胞溶骨，适合骨转换率高和不愿接受又不宜采用雌激素治疗的患者。降钙素的另一作用是能有效缓解骨痛。用降钙素时需补充足量的钙剂。目前应用于临床的降钙素制剂有两种：鳗鱼降钙素类似物依降钙素和鲑降钙素。

降钙素总体安全性良好。通过荟萃分析发现，长期使用（6个月或更长时间）鲑降钙素口服或鼻喷剂型与恶性肿瘤风险轻微增加相关，但无法肯定该药物与恶性肿瘤间的确切关系。鉴于鼻喷剂型鲑降钙素具有潜在增加肿瘤风险的可能，鲑降钙素连续使用时间一般不超过3个月。

4. **绝经激素（雌激素）** 原发性骨质疏松症患者在确定有雌激素缺乏的证据、无禁忌证时，首选雌激素治疗。雌激素在维持骨组织的完整性方面具有重要作用，它能抑制细胞因子募集破骨细胞，并能抑制骨的溶解、吸收以及甲状旁腺激素动员骨钙的作用，达到防治绝经后骨质疏松以及降低发生骨质疏松性骨折风险的目的。大量循证医学证据也表明绝经激素治疗（menopausal hormone therapy, MHT）能有效减少绝经后妇女骨量丢失，降低椎体、非椎体及髋部骨折的风险，疗效肯定。常用药物有雌激素、甲羟孕酮和尼尔雌醇。

建议 MHT 遵循以下原则：① 有适应证、无禁忌证（保证利大于弊的基础）。② 绝经早期开始用（年龄<60岁或绝经不到10年），收益更大，风险更小。③ 有子宫妇女一定加用孕激素，尽量选择对乳腺影响小的孕激素。④ 血栓高危妇女，如需进行 MHT，可选择非口服雌激素。⑤ 仅有泌尿生殖道萎缩局部问题者，尽量局部用药治疗。⑥ 应用最低有效剂量。⑦ 治疗方案个体化。⑧ 坚持定期随访和安全性监测（尤其是乳腺和子宫）。⑨ 对治疗年限无明确限制，是否继续用药，应根据个体的特点和需求及每年体检结果进行利弊评估后做出决定。

5. **选择性雌激素受体调节剂类（selective estrogen receptor modulators, SERMs）** SERMs

不是雌激素,而是与雌激素受体(estrogen receptor,ER)结合后,在不同靶组织使 ER 空间构象发生改变,从而在不同组织发挥类似雌激素或拮抗雌激素的不同生物效应。如雷洛昔芬,该药物在骨骼与 ER 结合,发挥类似雌激素的作用,抑制骨吸收,增加骨密度,降低椎体和非椎体骨折发生风险;而在乳腺和子宫,药物则发挥拮抗雌激素的作用,因而不刺激乳腺和子宫,有研究表明该类药物能够降低 ER 阳性浸润性乳腺癌的发生风险。

雷洛昔芬总体安全性良好。国外报道该药存在轻度增加静脉栓塞的危险性,国内尚未见类似报道,故有静脉栓塞病史及有血栓倾向者,如长期卧床和久坐者禁用。对心血管疾病高风险的绝经后女性的研究显示,雷洛昔芬并不增加冠状动脉疾病和卒中风险。

(二) 骨形成促进药

甲状旁腺激素类似物(parathyroid hormoneanalogue,PTHa)是促骨形成药物,国内已上市的特立帕肽,是重组人甲状旁腺激素氨基端 1~34 片段。间断使用小剂量 PTHa 能刺激成骨细胞活性,促进骨形成,增加骨密度,改善骨质量,降低椎体和非椎体骨折风险。

特立帕肽总体安全性良好。常见不良反应有恶心、眩晕等。药物上市后临床监测未发现该药与骨肉瘤存在因果关系。美国 FDA 已于 2020 年 11 月取消了该药导致骨肉瘤的黑框警示及 24 个月的疗程限制。我国目前特立帕肽疗程仍限制在 24 个月,停药后建议序贯骨吸收抑制剂治疗以维持或增加骨密度,持续降低骨折发生风险。

(三) 其他抗骨质疏松药物

1. **活性维生素 D 及其类似物** 目前国内上市的治疗骨质疏松症的活性维生素 D 及其类似物有阿法骨化醇、骨化三醇及艾地骨化醇,艾地骨化醇为新型活性维生素 D 衍生物。上述药物因不需要肾脏 1α- 羟化酶羟化即可发挥生理活性,故称为活性维生素 D 及其类似物。此类药物更适用于老年人、肾功能减退及 1α- 羟化酶缺乏或减少的患者,具有提高骨密度、减少跌倒、降低骨折风险的作用。

活性维生素 D 总体安全性良好,但应在医师指导下使用,服药期间不宜同时补充较大剂量的钙剂,并建议定期监测血钙和尿钙水平;特别是艾地骨化醇,在常规饮食情况下,服药期间可不必服用钙剂。活性维生素 D 在治疗骨质疏松症时,可与其他抗骨质疏松症药物联用。

2. **维生素 K 类(四烯甲萘醌)** 四烯甲萘醌是维生素 K_2 的一种同型物,是 γ- 羧化酶的辅酶,在 γ- 羧基谷氨酸的形成中起重要作用。γ- 羧基谷氨酸是骨钙素发挥正常生理功能所必需的,具有提高骨量的作用。

四烯甲萘醌总体安全性良好,上市以来没有严重不良事件发生,也无导致凝血功能障碍的报道,需要注意的是,与华法林合用可影响抗凝药的效果,导致华法林抗凝作用大大减弱,因此,服用华法林的患者禁用。

3. **罗莫佐单抗** 罗莫佐单抗是硬骨抑素单克隆抗体,通过抑制硬骨抑素的活性,拮抗其对骨代谢的负向调节作用,在促进骨形成的同时抑制骨吸收。美国 FDA 于 2019 年 4 月批准罗莫佐单抗用于治疗具有高骨折风险或其他抗骨质疏松症药物治疗失败或不耐受的绝经后骨质疏松症,获批治疗骨质疏松症的疗程为 12 个月;同年 11 月 EMA

批准其上市,用于治疗具有高骨折风险,且无心肌梗死或脑卒中病史的绝经后骨质疏松症患者。

罗莫佐单抗总体安全性良好,使用时要注意监测心脏不良事件;注意过敏反应,如血管性水肿、多形性红斑、皮炎、皮疹和荨麻疹等,若发生应立即停药,并给予抗过敏治疗。在该药治疗期间,应补充充足的钙剂和维生素 D。

4. 中医中药治疗 按骨质疏松症的发病机制和临床表现,中医学中相近的病症有骨痿或骨痹。骨痿,是指没有明显的疼痛表现或仅感觉腰背酸软无力(腰背不举,骨枯而髓减),虚证居多;骨痹,症见"腰背疼痛或全身骨痛,伴身重、四肢沉重难举",常有瘀血阻络、损及筋骨,故虚实夹杂为多。根据虚则补之,中医学常按"肾主骨""肝主筋""脾主肌肉"而补之;依"不通则痛"或"不荣则痛"的理论,以补益肝肾、健脾益气、活血祛瘀为基本治法攻补兼施。所用药物中有效成分较明确的中成药有骨碎补总黄酮、淫羊藿总黄酮和人工虎骨粉;中药复方制剂主要有以补益为主的仙灵骨葆胶囊、左归丸;攻补兼施的有芪骨胶囊、骨疏康胶囊。中成药治疗骨质疏松症具有治病求本兼改善临床症状的作用,应在中医学理论指导下使用,适应证、用法和注意事项请参阅药品说明书。

常用治疗骨质疏松症药物的剂量和疗程见表 3-9-4。

表 3-9-4 常用治疗骨质疏松症药物的剂量和疗程

药品名称	给药剂量及方法	疗程
阿仑膦酸钠	口服,每次 10 mg,每日 1 次	可根据病情使用
唑来膦酸	静脉滴注,每次 5 mg,每年 1 次	可根据病情使用
地舒单抗	皮下注射,每次 60 mg,每半年 1 次	可根据病情使用
依降钙素	肌内注射,每次 20 U,每周 1 次	可根据病情使用
鲑降钙素	皮下或肌内注射,每次 50 IU,每日 1 次	连续使用时间小于 3 个月
雷洛昔芬	口服,每次 60 mg,每日 1 次	可根据病情使用
特立帕肽	皮下注射,每次 20 μg,每日 1 次	疗程不超过 24 个月
阿法骨化醇	口服,每次 0.25~1.0 μg,每日 1 次	可长期使用
骨化三醇	口服,每次 0.25 μg,每日 1 次或 2 次	可长期使用
四烯甲萘醌	口服,每次 15 mg,每日 3 次	可根据病情使用
罗莫佐单抗	皮下注射,每次 210 mg,每月 1 次	总疗程为 12 个月
钙剂	成人 800 mg(元素钙量);绝经后妇女和老年人每日钙摄入推荐量为 1000 mg(元素钙量)	可根据病情长期使用

四、理解药物选用原则

1. 骨质疏松症主要治疗目标是降低骨折发生风险,目前骨质疏松症的药物治疗已逐步转为依据骨折风险分层的治疗策略。应根据骨质疏松症患者的骨折风险分层,选择治疗骨质疏松症的药物。符合骨质疏松症诊断的患者均属于骨折高风险者,初始药物可选择阿仑膦酸钠、利塞膦酸钠等;若口服药物不耐受,可选择唑来膦酸或地舒单抗等。对于极高骨折风险患者,初始药物可选择特立帕肽、唑来膦酸、地舒单抗、罗莫佐单抗。对于髋部骨折极高风险患者,建议优先选择唑来膦酸或地舒单抗。

2. 抗骨质疏松症药物疗程应个体化、长期化,所有治疗至少应坚持1年,在治疗前和停药前都须全面评估骨质疏松性骨折的发生风险,并对患者进行骨折风险分层管理。

3. 骨质疏松症属于患病率高、危害严重的慢性疾病,需要采取多种有效药物进行长期的联合或序贯治疗,以增加骨密度,降低骨折风险。

4. 骨质疏松性骨折发生的病理基础是骨质疏松,因此积极给予抗骨质疏松症药物治疗,包括骨吸收抑制剂或骨形成促进剂等,是预防首次骨质疏松性骨折及再骨折发生的重要措施。

5. 骨质疏松症的治疗是一个长期的过程,在接受治疗期间应对如下情况进行监测:疗效,钙和维生素D摄入是否充足,药物不良反应,对治疗的依从性和新出现的可能改变治疗预期效果的共患病。

五、理解药物使用注意事项

1. 补钙的同时宜补充维生素D,维生素D是有效钙吸收过程所必需的,但应注意与食物服用的间隔时间。补钙以清晨和睡前各服用1次为佳,碳酸钙用于肾衰竭者降低血磷时,应在餐中服用,最好是嚼服。

2. 在使用一种双膦酸盐药时,不得联合应用其他双膦酸盐药,为避免引起消化道的不良反应,最好用静脉方式给药。钙剂可使双膦酸盐的吸收下降,服用双膦酸盐后2小时内避免食用高钙食品及含矿物质的维生素或抗酸剂。注射大剂量双膦酸盐时,应缓慢注射2~4小时,以避免在血液中与钙螯合形成复合物,导致肾衰竭。

3. 降钙素应用前应做皮肤敏感试验。对蛋白质过敏者可能对降钙素过敏,应用前宜做皮肤敏感试验。可先用1:100降钙素稀释液做皮试,观察15分钟,如注射部位发红超过中度为阳性,不应使用。鼻喷剂型鲑降钙素具有潜在增加肿瘤风险的可能,鲑降钙素连续使用时间一般不超过3个月。

4. 雷洛昔芬对绝经期超过2年的妇女方可应用。治疗期间如出现子宫出血应及时做妇科检查。

5. 特立帕肽能瞬时提高血钙水平,高血钙可能导致患者洋地黄中毒,因此使用洋地黄的患者应慎用特立帕肽。

赛场直击

全国职业院校技能大赛药学技能赛项
用药咨询与慢病管理模块——慢病管理试题单
考核时间:20分钟 题目分值:15分

一、试题背景

患者,女,55岁,绝经5年,近日晨练,发现锻炼后骨痛,尤其是腰背,到医院做健康体检。诊断：骨质疏松症。予以口服骨化三醇、雷洛昔芬，注射依降钙素治疗。

二、答题要求

1. 根据患者病情，对患者进行用药指导，准确答出治疗药物的作用机制和用药注意事项。

2. 针对患者情况进行疾病相关知识和日常生活管理的健康教育。

考证聚焦 》》》

综合分析选择题

患者，女，68 岁。跌倒后出现腰椎骨折，入院检查发现骨密度明显降低，诊断为腰椎骨折、骨质疏松症。

1. 患者有慢性肾脏病Ⅳ期，以下哪种药物不推荐使用(　　)。
   A. 钙尔奇　　　　　　B. 依降钙素　　　　　　C. 唑来膦酸
   D. 葡萄糖酸钙　　　　E. 骨化三醇

2. 患者除了药物治疗，在调整生活方式方面需要注意，除了(　　)。
   A. 加强营养，均衡饮食　　B. 充足日照
   C. 戒烟、限酒　　　　　　D. 多吃钙片
   E. 规律运动

3. 患者应尽量避免以下容易加重骨质疏松症的药物，除了(　　)。
   A. 泼尼松　　　　　　B. 奥美拉唑　　　　　　C. 吡格列酮
   D. 阿莫西林　　　　　E. 环孢霉素 A

思考题

1. ATDs 治疗应如何随访监测？
2. 什么是甲状腺激素的替代治疗？
3. 胰岛素的适应证有哪些？
4. 如何对降脂药物不良反应进行监测？
5. 高尿酸血症及痛风患者的饮食指导有哪些？
6. 抗骨质疏松药物如何联合使用？

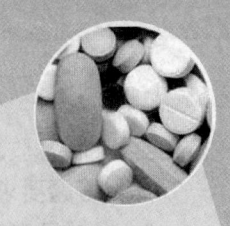

项目十
风湿性疾病的药物治疗

　　风湿性疾病是以关节痛、畏风寒为主要临床症状的一组极其常见的临床症候群。风湿性疾病泛指影响骨骼、关节、肌肉及其周围软组织,如滑囊、肌腱、筋膜、血管、神经的一大组疾病。风湿性疾病发病率高、致残率高,危害人类健康的同时也给社会和家庭带来沉重的经济负担。我国风湿性疾病发病率城市高于农村,北方高于南方,女性高于男性,老年人高于年轻人。

　　未来风湿性疾病流行病学研究方向:研究基因与环境因素在风湿性疾病发病中的作用,寻找新的风险因素;研究风湿性疾病的发病机制,为治疗提供新的靶点;利用大数据和人工智能技术建立风湿性疾病预后的预测模型,提高风湿性疾病患者的生存质量;研究新的治疗方法和药物,提高风湿性疾病患者的治疗效果和生活质量。

　　本项目主要学习风湿性疾病中的类风湿关节炎、骨关节炎等疾病的药物治疗,并达成下述学习目标,为服务我国风湿性疾病防控事业做出应有的贡献。

▶▶▶▶ 学习目标

知识目标
1. 识别类风湿关节炎、骨关节炎等疾病的临床表现。
2. 阐释类风湿关节炎、骨关节炎等疾病的治疗原则。
3. 区分类风湿关节炎、骨关节炎等疾病治疗药物的不同类型。
4. 归纳类风湿关节炎、骨关节炎等疾病常用治疗药物的作用特点及应用注意事项。

技能目标

1. 会收集类风湿关节炎、骨关节炎等患者的疾病基本信息。
2. 能根据类风湿关节炎、骨关节炎等患者病情和用药处方,完成处方审核并开展用药指导。
3. 能针对类风湿关节炎、骨关节炎等疾病患者情况实施疾病相关知识和生活管理的健康指导。

素质目标

1. 认识常见风湿性疾病的危害,提升服务"健康中国"的职业使命感。
2. 认识风湿性疾病治疗新药带给患者的福音,树立积极探索创新的科学精神。

任务一　类风湿关节炎的药物治疗

类风湿关节炎(rheumatoid arthritis,RA)是一种以侵蚀性、对称性、破坏性多关节炎为主要临床表现的全身自身免疫病。其病因和发病机制复杂,与遗传、环境、免疫紊乱、感染等多种因素有关。《类风湿关节炎诊疗规范》显示,中国大陆地区发病率约为 0.42%,目前约有 500 万 RA 患者,男女患病率之比约为 1∶4。RA 患者致残率高,我国 RA 患者在病程 1~5 年、5~10 年、10~15 年及 >15 年的致残率分别为 18.6%、43.5%、48.1% 和 61.3%。该疾病给患者、家庭和社会均造成了严重影响。

岗位模拟 》》》

任务情境

患者,女,46 岁。反复出现四肢多关节疼痛十余年,开始以指骨间关节明显,后逐渐波及双腕、肘、膝、踝等关节,有时伴有发热,体温 37.2~37.8 ℃。近 5 年疼痛加重,并出现关节僵硬(晨起明显,持续时间多超过 1 小时,活动后可缓解)。查体:双肘关节屈曲畸形,伸展受限,双膝及双踝关节肿胀、压痛明显,双手指骨间关节梭形改变,背伸受限。辅助检查:类风湿因子 107.5 IU/ml,肘及踝关节磁共振成像(MRI)显示滑膜水肿、骨质破坏、血管翳形成。医师诊断:RA。

任务要求

1. 请根据患者疾病情况,简要说出医师的诊断依据。
2. 请结合患者基本情况,拟订健康指导的具体内容。
3. 如果需要选择药物治疗,如何制订用药方案?

一、认识疾病

(一) RA 的定义及病理

RA 是一种慢性、全身性自身免疫病,主要累及关节滑膜、软骨和骨质,长期慢性炎症会导致骨质破坏和关节畸形,甚至残疾。RA 的基本病理表现为关节滑膜的慢性炎症、血管翳形成、关节软骨破坏、血管炎等。血管翳是造成关节破坏、畸形和功能障碍的病理基础。实验室检查 75% 的患者血清中出现抗环瓜氨酸多肽抗体、类风湿因子(RF)等。MRI 对早期诊断极有意义,可以显示滑膜水肿、骨质破坏、血管翳、骨髓水肿等。

(二) RA 的临床表现

RA 多为慢性起病,早期可有乏力、低热、肌肉酸痛、体重下降、手足麻木等症状,后逐渐出现关节的肿痛、压痛、晨僵(持续时间一般超过 1 小时)。受累关节多为双侧、对称,以腕关节、掌指关节、近端指间关节常见,其次是足趾、踝、膝、肘、肩等关节。病变持续发展,可出现关节畸形和功能障碍,常见如手指尺侧偏斜、天鹅颈样、纽扣花样等。超过 80% 的患者可出现颈痛、活动受限等颈椎关节受累的表现;10%~30% 的患者在肘、腕和踝等骨突出部位出现皮下类风湿结节;少数患者出现血管、肺、肾、眼、神经系统、血液系统病变。

(三) RA 的诊断

RA 的诊断时机将直接影响患者的治疗效果与预后,调查显示,我国 RA 患者从出现典型的多关节肿痛及晨僵等症状至确诊为 RA 的中位时间长达 6 个月,25% 的 RA 患者经 1 年以上才能确诊,说明 RA 的诊断是一件比较困难的事情,临床医师需要结合患者的临床表现、实验室和影像学检查做出诊断,目前临床上有三种分类标准来帮助诊断 RA:1987 年美国风湿病学会(ACR)发布的 RA 分类诊断标准、2010 年 ACR 和欧洲抗风湿病联盟(EULAR)联合发布的 RA 分类诊断标准及 2012 年国内简化版早期类 RA(ERA)分类诊断标准,见表 3-10-1。

(四) RA 的疾病活动度分级

准确地评估 RA 疾病活动度对确定治疗方案、评价治疗效果、规范治疗非常重要。目前均采用复合评分的方法进行评估,最常用的是基于 28 个关节疾病活动度评分(DAS28)、临床疾病活动指数(CDAI)、简化疾病活动指数(SDAI),分为临床缓解、低疾病活动度、中疾病活动度及高疾病活动度,见表 3-10-2。

表 3-10-1 RA 的三种分类诊断标准

分类	1987 年 ACR 发布的 RA 分类诊断标准	2010 年 ACR 和 EULAR 联合发布的 RA 分类诊断标准	2012 年 ERA 分类诊断标准
诊断标准	存在下述 4 项或以上可诊断 RA,且(1)~(4)项的持续时间 ≥6 周	下述 A~D 项评分总和 ≥6 分可诊断 RA	具有下述 1~5 项标准中的 3 项以上可诊断早期 RA

续表

分类	1987年ACR发布的RA分类诊断标准	2010年ACR和EULAR联合发布的RA分类诊断标准	2012年ERA分类诊断标准
症状（关节受累）	(1) 晨僵≥60分钟 (2) 多关节炎（≥3个） (3) 手关节炎 (4) 对称性关节炎 (5) 皮下结节	A. 关节受累： 1个大关节（0分） 2~10个大关节（1分） 1~3个小关节（伴或不伴大关节受累）（2分） 4~10个小关节（伴或不伴大关节受累）（3分） >10个关节（至少1个小关节）（5分）	(1) 晨僵≥30分钟 (2) 多发性关节炎 (3) 手关节炎
实验室检查	(6) 类风湿因子阳性	B. 血清学（至少1个检查结果阳性）： 类风湿因子和抗环瓜氨酸多肽抗体均阴性（0分） 类风湿因子或抗环瓜氨酸多肽抗体弱阳性（2分） 类风湿因子或抗环瓜氨酸多肽抗体强阳性（3分） C. 急性期炎症指标（至少1个检查结果）： C反应蛋白和红细胞沉降率正常（0分） C反应蛋白或红细胞沉降率升高（1分）	(4) 类风湿因子阳性 (5) 抗环瓜氨酸多肽抗体阳性
影像学检查	(7) 影像学改变		
症状持续时间	(8) 症状持续时间≥6周	D. 症状持续时间： <6周（0分） ≥6周（1分）	
诊断特异度	特异度为92.4%	特异度为83.2%	特异度为87.8%
诊断敏感度	敏感度为39.1%	敏感度为72.3%	敏感度为72.3%

表3-10-2 RA疾病活动度分级

疾病活动度分级	DAS28	CDAI	SDAI
临床缓解	<2.6	≤2.8	≤3.3
低疾病活动度	2.6~<3.2	>2.8~<10	>3.3~<11
中疾病活动度	3.2~5.1	10~22	11~26
高疾病活动度	>5.1	>22	>26

二、理解疾病防治策略

RA 的治疗原则为早期诊断、早期治疗、早期干预;RA 的治疗目标是达到临床缓解或低疾病活动度,即达标治疗;最终目的为控制病情,减少致残率,改善生活质量。RA 的治疗包括:一般治疗、外科手术治疗、药物治疗及其他治疗,本项目主要介绍药物治疗。

1. 一般治疗 包括患者教育,关节制动,功能锻炼,物理疗法。通过讲座、随访、互联网智能软件等途径对患者进行健康教育,帮助患者了解疾病知识,提高治疗依从性,改善躯体功能,重视关节保护,增加治疗信心,保持健康情绪。此外,禁烟、控制体重、合理饮食及适当运动有助于改善患者关节功能,提高生命质量,缓解疲劳感。同时应密切关注患者的心理健康管理,关注焦虑、抑郁、睡眠等问题,对患者进行心理疏导,帮助患者缓解疼痛症状和排解抑郁情绪。

2. 外科手术治疗 包括滑膜切除术,人工关节置换术,关节融合术,软组织手术。

3. 药物治疗 根据 RA 患者的核心风险因素及综合病情评估结果制订个体化用药方案,同时强化风险因素控制,降低 RA 患者发生风险。

用药过程中应定期监测实验室检查指标,进行疾病活动度分级,个性化调整治疗方案。对于 RA 治疗未达标者,考虑到抗风湿药(DMARDs)起效时间长及不良反应的发生情况,建议每个月监测 1 次;对确有困难的患者,每 3 个月监测 1 次。对于初始治疗和中/高疾病活动度者,建议监测频率为每月 1 次。对于 RA 治疗已达标者,其监测频率可调整为每 3~6 个月 1 次,根据监测情况及时调整用药。

4. 其他治疗 对于少数经规范用药疗效欠佳,血清中有高滴度自身抗体、免疫球蛋白明显增高者可考虑免疫净化,如血浆置换或免疫吸附等疗法;自体干细胞移植、T 细胞疫苗以及间充质干细胞治疗对 RA 的缓解可能有效,但仅适用于少数患者软组织手术。

三、识别药物作用特点

RA 的常用治疗药物共分为四类:非甾体抗炎药(NSAIDs),改善病情抗风湿药(DMARDs),糖皮质激素,植物药制剂。

1. NSAIDs 通过抑制环氧化酶(COX)减少花生四烯酸代谢为前列腺素。NSAIDs 的作用有解热、镇痛、抗炎,改善全身症状,但不能控制病情。根据对 COX 的选择抑制作用将 NSAIDs 进行分类,可分为非选择性 COX 抑制剂和选择性 COX-2 抑制剂,非选择性 COX 抑制剂的代表药物有布洛芬、双氯芬酸钠等,选择性 COX-2 抑制剂的代表药物有塞来昔布、艾瑞昔布、美洛昔康、尼美舒利等,其中塞来昔布与艾瑞昔布为特异性 COX-2 抑制剂。非选择性 COX 抑制剂的主要不良反应有胃肠道损害,如恶心、呕吐、出血和溃疡等,选择性 COX-2 抑制剂的主要不良反应是心血管危险,如心血管血栓性不良事件、心肌梗死和脑卒中等。NSAIDs 的用法、用量和主要不良反应详见表 3-10-3。

表 3-10-3　NSAIDs 的用法、用量和主要不良反应

口服药物		每日剂量 /mg（起始剂量～足量）	每日服药次数	主要不良反应
非选择性 COX 抑制剂	布洛芬	1200~1600	3~4	胃肠道损害
	双氯芬酸钠	100~150	2~3	
	吲哚美辛	50~150	2~3	
	萘普生	750~1000	3~4	
选择性 COX-2 抑制剂	塞来昔布	200~400	2	心血管危险
	艾瑞昔布	200	2	
	美洛昔康	7.5~15	1	
	尼美舒利	100~200	2	

2. DMARDs　可阻止关节结构破坏，延缓或控制病情的发展，但不能彻底消除滑膜炎症反应。可分为传统合成 DMARDs（csDMARDs）、靶向合成 DMARDs（tsDMARDs）及生物制剂 DMARDs（bDMARDs）。

（1）csDMARDs：本类药物发挥作用慢，平均起效时间为 6 周，镇痛和抗炎作用较弱，但能延缓和控制病情进展。RA 确诊后，要尽早使用，并根据患者疾病活动度、严重程度和进展情况，确定单用或联合给药。常用药物有甲氨蝶呤（MTX）、柳氮磺吡啶、来氟米特和羟氯喹等。csDMARDs 的起效时间和用法、用量详见表 3-10-4。① MTX 为二氢叶酸还原酶抑制剂，可阻止嘧啶核苷酸和嘌呤核苷酸的生成，抑制细胞增殖和免疫反应，本药还具有抑制中性粒细胞趋化和黏附、抑制炎症细胞因子的产生和蛋白水解酶的释放等作用，用药后能延缓关节的破坏，减轻症状，是 RA 治疗的首选药，也是联合治疗的基石药。若口服效果不理想，可静脉给药或肌内注射，疗程至少半年。不良反应有口腔炎、胃肠道反应、肝功能损害、骨髓抑制、脱发、皮疹、肺纤维化、致畸等。② 柳氮磺吡啶具有抗菌、抗炎、免疫调节、抑制内皮细胞趋化和增殖等作用。不良反应有皮疹、胃肠道反应，偶见男性不育等。③ 来氟米特可抑制二氢乳清酸脱氢酶，阻止嘧啶核苷酸的合成，使 T 细胞、B 细胞的增殖受影响，本药还可减少白细胞介素（IL）、肿瘤坏死因子（TNF）的基因表达，从而发挥抗炎、抗免疫作用。不良反应有腹泻、瘙痒、肝损伤、脱发、皮疹等。④ 羟氯喹可减少炎性渗出，减轻关节症状。不良反应有视网膜损伤、皮疹、胃肠道反应，偶见骨髓抑制等。这类药物起效比较慢，所以又称为慢作用抗风湿药。

表 3-10-4　csDMARDs 的起效时间和用法、用量

口服药物	起效时间 / 月	每日剂量 /mg（起始剂量～足量）	服药次数
甲氨蝶呤	1~2	7.5~20	每周 1 次
来氟米特	1~2	10~20	每日 1 次
柳氮磺吡啶	1~2	2000~3000	每日 2 次
羟氯喹	2~3	200~400	每日 2 次

(2) tsDMARDs：近年来，靶向小分子药物的研究及应用已成为当前一类新的RA治疗策略，目前该类药物中的JAK抑制剂已成功应用于临床，代表药物有托法替布、巴瑞替尼、乌帕替尼等，可抑制细胞内非受体酪氨酸激酶JAK依赖的细胞因子信号通路。不良反应有严重感染、恶性肿瘤和淋巴增殖性疾病、胃肠道穿孔、肝酶升高等。tsDMARDs的用法、用量详见表3-10-5。

表3-10-5　tsDMARDs的用法、用量

口服药物	每日剂量/mg（起始剂量~足量）	每日服药次数
托法替布	5~10	1~2
巴瑞替尼	2~4	1
乌帕替尼	15	1

(3) bDMARDs：本类药物具有抗炎和缓解病情的作用，发挥作用较快。csDMARDs治疗RA未达标时，可考虑加用bDMARDs。目前使用的药物分为五类：① TNF-α拮抗剂，代表药物有依那西普、英夫利西单抗、阿达木单抗，其中依那西普是第一个被美国FDA批准用于RA的生物制剂。② IL-1拮抗剂，代表药物是阿那白滞素。③ IL-6拮抗剂，代表药物是托珠单抗。④ B细胞靶向药(抗CD20单抗)，代表药物是利妥昔单抗。⑤ T细胞共刺激信号抑制剂(CTLA4-lg)，代表药物是阿巴西普。主要不良反应有注射部位反应、输液反应，增加感染(特别是结核感染)的风险，诱发狼疮样综合征，白细胞及血小板减少，皮肤黏膜的过敏反应，长期使用还可增加发生肿瘤的潜在风险。bDMARDs的用法、用量和给药途径详见表3-10-6。

表3-10-6　bDMARDs的用法、用量和给药途径

治疗药物	用法、用量	给药途径
依那西普	50 mg，每周1次	皮下注射
英夫利西单抗	每次3~10 mg/kg，第0、2、6周各用药1次，之后每8周1次	静脉滴注
阿达木单抗	40 mg，每2周1次	皮下注射
阿那白滞素	100 mg，每日1次	皮下注射
托珠单抗	每次8 mg/kg，每4周1次	静脉滴注
利妥昔单抗	推荐剂量为每次1000 mg，第1天和第15天各1次，使用前应予甲泼尼龙和抗组胺药预防过敏反应	静脉滴注
阿巴西普	125 mg，每周1次	皮下注射

3. 糖皮质激素　糖皮质激素的作用是抗炎、抗毒、抗休克及免疫抑制。小剂量激素(泼尼松≤10 mg/d)，仅适用于少数RA患者，另外，关节腔注射有利于减轻关节炎症状。激素治疗RA的原则是小剂量、短疗程。长期大剂量使用可引起医源性肾上腺皮质功能亢进、高血压、骨质疏松症、肌肉萎缩，诱发或加重感染、溃疡病、糖尿病等。

4. 植物药制剂　植物药制剂的作用一般比较温和，代表药物有雷公藤多苷、白芍

总苷等,具有抗炎、免疫抑制或免疫调节作用,缓解关节肿痛和晨僵效果较好,控制病情进展的作用有待进一步研究证实。其中雷公藤多苷较为常用,用量为 1~1.5 mg/(kg·d),分 3 次饭后口服,病情控制后可减量或采用间歇疗法,1 个月为一疗程。主要不良反应有过敏反应、骨髓抑制、生殖毒性、肝损害等。

知识拓展

DMARDs 新秀：艾拉莫德（IGU）
——科技创新服务生命健康

IGU 是一种口服小分子药物,是第一个我国完全拥有自主知识产权的新型 DMARDs,具有调节免疫平衡、减少炎性因子、抑制 B 细胞成熟、减少免疫球蛋白分泌等作用,可显著改善 RA 患者的疾病症状和炎症指标,减轻患者的痛苦。

IGU 主要在中国和日本使用,耐受较好,安全性更高,副作用更小。常见不良反应如胃肠道反应、转氨酶升高、白细胞减少、皮肤瘙痒等,多数不良反应是轻微且短暂的,减量、停药后可缓解或消失。

IGU 的成功研制上市对于治疗和控制风湿性疾病具有极其重要的意义,是我国防治风湿性疾病科技攻关工作的重要里程碑,标志着我国在抗风湿药物研制领域已处于世界领先地位。

四、理解药物选用原则

1. 一般人群选用原则

（1）尽早使用：RA 患者一经确诊,应尽早开始 csDMARDs 治疗,首选 MTX 单用。存在 MTX 使用禁忌时,考虑单用来氟米特或柳氮磺吡啶。

（2）联合用药：① 疾病初期,通常将 NSAIDs 和 DMARDs 联合使用,NSAIDs 发挥作用快,是缓解关节疼痛和晨僵的常用药,但不能控制病情进展,需与改善病情的抗风湿药同时使用。② 单用 csDMARDs 治疗未达标时,需应用 2 种或 3 种 csDMARDs 进行治疗；或一种 csDMARDs 联合一种 bDMARDs 进行治疗；或一种 csDMARDs 联合一种 tsDMARDs 进行治疗；经 csDMARDs 联合治疗仍不能达标时,可考虑延长治疗时间,观察疗效。③ 对中/高疾病活动度的 RA 患者,在使用 csDMARDs 的基础上联合小剂量糖皮质激素（泼尼松 ≤ 10 mg/d 或等效的其他药物）可快速控制症状,协助 csDMARDs 发挥作用。一般情况下病情稳定,就可以考虑减药,病情长时间稳定,就可以考虑停药。

2. 特殊人群选用原则
特殊人群包括：老年患者、妊娠或计划妊娠患者、合并结核分枝杆菌感染患者、合并消化性溃疡患者等。应根据患者各自特点,选用合适的治疗药物,控制疾病活动度。

（1）老年患者：宜选用半衰期短的 NSAIDs。

（2）妊娠或计划妊娠患者：MTX、来氟米特禁用于妊娠期及哺乳期,对男性患者也有生殖毒性,用药前及用药期间应注意避孕。如服药期间意外妊娠,应立即与风湿科医师讨论调整治疗方案。

(3) 合并结核分枝杆菌感染患者：应尽量避免使用生物制剂。与 csDMARDs 相比，接受生物制剂尤其是 TNF-α 拮抗剂治疗的患者，结核发生率更高。

(4) 合并消化性溃疡患者：宜使用选择性 COX-2 抑制剂。

(5) 合并肾功能不全患者：NSAIDs 可抑制 MTX 经肾排泄，应避免同时使用。

五、理解药物使用注意事项

1. NSAIDs 服用 NSAIDs 时，应只选用一种，避免同时服两种或两种以上，一种无效可换另一种，但应慎重换药；从小剂量开始服用，视病情调整剂量；观察 NSAIDs 的常见不良反应，服用非选择性 COX 抑制剂期间应密切监测胃肠道症状，如呕吐、腹痛、呕血或黑便等；同时，服药期间禁止饮酒，因其可增加胃肠道的不良反应；应用选择性 COX-2 抑制剂期间还需监测心肌梗死的症状，包括胸痛、气短或无力等，如果发现有这些症状，应立即停药或换药。因为 NSAIDs 可能会导致肝肾损伤，所以，应定期检查肝肾功能。

2. DMARDs ① 有些患者在服用 MTX 时，会把每周 1 次误服为每日 1 次，会极大地增加 MTX 的毒性反应，应立即给予解毒剂亚叶酸钙。服用 MTX 期间可能出现贫血，应定期检查血常规。② 柳氮磺吡啶对于磺胺及水杨酸盐过敏者、肠梗阻或泌尿系统梗阻者、卟啉症者及 2 岁以下者禁用。服用期间应多饮水，保持高尿流量，以防结晶尿的发生，必要时服用碳酸氢钠碱化尿液，加速柳氮磺吡啶的排泄。服用期间尿液呈橘红色，不必担心，不应与血尿混淆。因为柳氮磺吡啶的不良反应，应定期检查血常规和肝肾功能。③ 因为来氟米特的不良反应，应定期检查血常规、肝肾功能及胸片。④ 羟氯喹对于已知对 4-氨基喹啉类化合物过敏的患者、先前存在眼睛黄斑病变的患者及 6 岁以下儿童禁用。在开始服用羟氯喹治疗前，所有患者均应进行眼科学检查。检查包括视力灵敏度、眼科镜检、中心视野和色觉等。服用期间也应每年至少进行一次眼科学检查。

3. 糖皮质激素 使用糖皮质激素时应慎用 NSAIDs，因糖皮质激素有可能加强 NSAIDs 的致溃疡作用。虽然关节腔注射可以迅速减轻关节炎症状，但过频的关节腔穿刺可能增加感染的风险，并可发生类固醇晶体性关节炎。服用糖皮质激素期间应注意骨质疏松、消化性溃疡及感染等不良反应；不可立即停药，停药时需逐渐减量。因为糖皮质激素的不良反应，服用期间应定期监测血压、血糖、血脂。糖皮质激素对于运动员来说是禁用药，使用前应注意，以免违反反兴奋剂相关法规。

4. 植物药制剂 使用雷公藤多苷应注意其性腺抑制及生殖毒性，避免用于有生育需求的育龄期 RA 患者。

赛场直击 》》》

全国职业院校技能大赛药学技能赛项
用药咨询与慢病管理模块——慢病管理试题单
考核时间：20 分钟　题目分值：15 分

一、试题背景

患者，女，36 岁。2 个月前出现双手关节肿胀、疼痛，以指骨间关节较明显，最近疼痛加重,并出现关节僵硬(晨起明显,持续时间多超过 1 小时,活动后可缓解)。遂到当地医院就诊,查体:双手指骨间关节梭形改变,背伸受限,压痛明显。辅助检查:抗环瓜氨酸多肽抗体(抗 CCP 抗体)>200 U/ml,类风湿因子 95.8 IU/ml,红细胞沉降率 72 mm/h,结核分枝杆菌抗体测定阴性,诊断为类风湿关节炎,给予甲氨蝶呤片,每次 7.5 mg,1 次/周,口服,以及塞来昔布胶囊,每次 200 mg,2 次/日,口服,服药 1 个月后,治疗未达标,遂加用托法替布片,每次 5 mg,2 次/日,口服,病情控制稳定。

患者基本情况:身高 161 cm,体重 60 kg,为工人,无其他疾病史,无过敏史。

二、答题要求

1. 根据试题背景资料,填写患者基本信息。
2. 根据患者病情和用药信息,对患者正在服用的药物进行用药指导,准确答出治疗药物的作用机制、常见不良反应和用药注意事项。
3. 针对患者情况进行疾病相关知识和日常生活管理的健康教育。

考证聚焦

综合分析选择题

患者,女,37 岁。因患类风湿关节炎引起关节疼痛,有恶心、呕吐现病史。

1. 该患者不宜使用的药物是(　　)。
   A. 塞来昔布　　　　B. 艾瑞昔布　　　　C. 美洛昔康
   D. 尼美舒利　　　　E. 吲哚美辛
2. 上述不宜使用的药物的主要不良反应是(　　)。
   A. 嗜睡　　　　　　B. 过敏反应　　　　C. 肝功能损害
   D. 胃肠道损害　　　E. 心血管危险
3. 该患者宜选用的药物是(　　)。
   A. 塞米昔布　　　　B. 布洛芬　　　　　C. 双氯芬酸钠
   D. 萘普生　　　　　E. 吲哚美辛

任务二　骨关节炎的药物治疗

骨关节炎(osteoarthritis,OA)是一种以关节软骨退行性变和继发性骨质增生为特征的慢性关节疾病。OA 多见于中老年人,女性多于男性,累及部位包括膝、髋、踝、手和脊柱(颈椎、腰椎)等。随着人口老龄化进程加快,OA 的患病率越来越高,流行病学研究显示,65 岁以上人群中 OA 的患病率达 50% 以上。在我国,有超过 1 亿的 OA 患者,且发病呈年轻化趋势,致残率高达 53%。OA 作为一种全身性疾病,会给患者个人、家庭以及社会造成巨大的经济负担。

岗位模拟

任务情境

患者,女,57岁。5年前出现左膝关节不明原因的疼痛,可因体位改变而诱发,劳累、阴天时疼痛明显,休息后缓解。1年前疼痛加重,伴左下肢乏力、活动受限,晨起出现左膝关节僵硬,持续20分钟左右,活动后改善。查体:左膝关节局部压痛,活动时关节疼痛加剧,局部皮肤温度无明显升高,左膝关节骨摩擦感明显(研磨试验阳性)。X线检查提示关节间隙变窄,关节边缘有骨赘形成,关节面不平。医师诊断:OA。

任务要求

1. 请根据患者疾病情况,简要说出医师的诊断依据。
2. 请结合患者基本情况,拟订健康指导的具体内容。
3. 如果需要选择药物治疗,如何制订用药方案?

一、认识疾病

(一) OA 的定义及病因

OA 作为是一种严重影响晚期患者生活质量的退行性骨关节疾病,包括原发性和继发性两种。原发性 OA 病因不清楚,可能与遗传等因素有关;继发性 OA 好发于青壮年,可继发于创伤、炎症、骨的缺血性坏死、关节畸形等。其病变主要发生在关节软骨,也可累及整个关节,可出现软骨局部软化、糜烂,软骨下骨外露和硬化,关节囊纤维变性及继发滑膜炎等。

(二) OA 的临床表现

OA 一般起病隐匿,进展缓慢。临床表现为关节疼痛、僵硬、骨性肥大及活动受限等。① 关节疼痛是 OA 最主要的临床表现,发生率为 36.8%~60.7%,以髋、膝及手指骨间关节最常见。初期为轻度或中度间断性隐痛,休息后好转,活动后加重,部分患者晨起时疼痛,稍微活动后缓解,称"休息痛",晚期为持续性疼痛并有明显的关节局部压痛。② 关节活动受限多见于髋、膝关节,晨起时关节僵硬,活动后可缓解,关节僵硬持续时间一般不超过 30 分钟。疾病中晚期可出现关节活动时的"绞锁"现象,好发于膝关节。③ 关节畸形以指骨间关节最常见且明显,表现为指骨间关节的骨质增生,可出现赫伯登(Heberden)结节和布夏尔(Bouchard)结节。膝关节可因骨赘形成或滑膜炎、关节软骨破坏等出现严重的内翻或外翻畸形。

(三) OA 的诊断

OA 的诊断一般依据关节活动时疼痛、短暂的晨僵及关节功能障碍等症状,骨摩擦感、关节压痛、骨性肥大等体征及 X 线检查,排除其他炎性关节炎即可诊断,甚至在有典型临床表现的高危年龄者中,无需 X 线检查和/或实验室检查亦可诊断,1986—1995

年美国风湿病学会(ACR)制订了膝、手、髋 OA 的分类标准,见表 3-10-7。

表 3-10-7　OA 的三种分类诊断标准

分类	1986 年 ACR 制定的膝 OA 分类诊断标准	1990 年 ACR 制定的手 OA 分类诊断标准	1991 年 ACR 制定的髋 OA 分类诊断标准
诊断标准	具有膝痛并具备下述 6 项中至少 3 项可诊断膝 OA (1) 年龄≥50 岁 (2) 晨僵<30 分钟 (3) 骨摩擦感 (4) 骨压痛 (5) 骨性肥大 (6) 膝触之不热	具有膝痛和 X 线片示骨赘,并具备下述 3 项中至少 1 项可诊断膝 OA (1) 年龄≥40 岁 (2) 晨僵<30 分钟 (3) 骨摩擦感	具有手疼痛、酸痛和晨僵,并具备下述 4 项中至少 3 项可诊断手 OA (1) 10 个指定的关节中骨性肥大≥2 个 (2) 远端指间关节骨性肥大≥2 个 (3) 掌指关节肿胀少于 3 个 (4) 10 个指定的指关节中关节畸形≥1 个	具有髋痛,并具备下述 3 项中至少 2 项可诊断髋 OA (1) 红细胞沉降率≤20 mm/h (2) X 线片示股骨头和/或髋臼骨赘 (3) X 线片示髋关节间隙狭窄(上部、轴向和/或内侧)

二、理解疾病防治策略

OA 的治疗原则:依据患者年龄、性别、体重、自身危险因素、病变部位及程度等选择阶梯化及个体化治疗。OA 的治疗目的是缓解关节疼痛,改善关节功能,预防或减缓关节结构的变化,提高患者的生活质量。OA 的治疗分为一般治疗、手术治疗、药物治疗,本项目主要介绍药物治疗。

1. **一般治疗**　包括患者健康教育、体重管理、运动锻炼、物理治疗及应用辅助器具,是 OA 治疗的核心措施。OA 患者应减少长久的站位、跪位和蹲位以及上下楼梯等不良姿势。负重活动时,髋、膝关节会承受较大的负荷,保持理想的体重对保护关节结构和改善症状十分重要。运动可以增强肌肉力量,更好地保护关节。

2. **手术治疗**　全关节置换术是保守治疗无效或疼痛严重影响生活质量的终末期 OA 患者成熟且有效的治疗方法,能显著缓解疼痛和改善功能。

3. **药物治疗**　OA 大多累及老年人,常有共存疾病,如果尝试非药物干预后未获得疼痛缓解,可同时或在之后给予药物治疗。

三、识别药物作用特点

OA 的常用治疗药物共分为两类:缓解疼痛药,保护关节软骨药。常用 OA 治疗药物的用法、用量和给药途径见表 3-10-8。

表 3-10-8 常用 OA 治疗药物的用法、用量和给药途径

治疗药物		每日剂量 /mg（起始剂量~足量）	给药次数	给药途径
缓解疼痛药	双氯芬酸钠贴剂	50~100	每日 1 次	外用
	双氯芬酸钠搽剂	20~120	每日 2~4 次	外用
	双氯芬酸钠乳膏	600~1600（含辅药）	每日 3~4 次	外用
	曲马多	100~300	每日 2~3 次	口服
	度洛西汀	40~60	每日 2 次	口服
	泼尼松龙	5~25	每日 1 次	关节腔注射
保护关节软骨药	氨基葡萄糖	1500	每日 2~3 次	口服
	双醋瑞因	50~100	每日 1~2 次	口服
	透明质酸（HA）	20~25	每周 1 次	关节腔注射

1. **缓解疼痛药** 包括 NSAIDs、弱阿片类药、抗抑郁药、糖皮质激素等。

（1）NSAIDs：是治疗 OA 最常用的一类药。轻度疼痛可局部外用，外用无效时可口服给药。常用制剂有双氯芬酸钠贴剂、搽剂或乳膏，外用 NSAIDs 最常见的不良反应为局部烧灼感，口服 NSAIDs 主要不良反应是胃肠道损害和心血管危险，详见本项目任务一。

（2）弱阿片类药：代表药为曲马多，可抑制神经元突触前膜对 NA 的再摄取，增加神经元细胞外 5-HT 浓度，影响痛觉传递，产生镇痛作用。常见不良反应有恶心、眩晕等。

（3）抗抑郁药：代表药为度洛西汀，为 5-HT、NA 再摄取抑制剂，可显著提高大脑额叶皮质和下丘脑细胞外 5-HT、NA 的水平，提高机体对疼痛的耐受力，用药后短期内达到缓解疼痛的作用。常见不良反应有口干、胃肠道反应等。

（4）糖皮质激素：对急性发作的剧烈疼痛、夜间疼痛、关节积液等严重 OA 病例，可关节腔注射糖皮质激素，可迅速缓解关节症状。不良反应详见本项目任务一。

2. **保护关节软骨药** 临床上常用的药物如氨基葡萄糖、双醋瑞因和关节腔注射透明质酸等。本类药物有一定的缓解疼痛、润滑关节、改善关节功能、延缓病程进展的作用。

（1）氨基葡萄糖：关节软骨蛋白聚糖生物合成异常是 OA 关节退行性变的重要原因。氨基葡萄糖可刺激软骨细胞产生正常多聚体结构的蛋白聚糖，并抑制胶原酶，抑制超氧化自由基的产生，减轻 OA 的病理过程，延缓疾病进展，减轻疼痛，改善关节活动。一般疗程 4~12 周，如有必要可在医师指导下延长服药时间。每年重复治疗 2~3 次。常见不良反应有轻度的胃肠不适、头痛、乏力和困倦等。

（2）双醋瑞因：白细胞介素 -1 是 OA 的主要影响因子，可促进软骨细胞蛋白聚糖酶的表达，降低蛋白聚糖含量，破坏细胞外基质结构，引起关节炎症和软骨降解。双醋瑞因通过抑制白细胞介素 -1，产生镇痛、抗炎、诱导软骨生成、延缓病情进展的作用。使用 2~4 周后开始起效，疗程不应短于 3 个月。连续治疗 3 个月停药，疗效还可持续 1 个月。常见不良反应有腹泻、腹痛、排便频繁、软便和胃肠胀气等。

(3) 关节腔注射透明质酸(HA)：透明质酸既是关节滑液的主要成分，又是软骨基质的重要组成。关节腔注射透明质酸可润滑关节，缓解关节症状和改善关节功能。一般疗程5次，个别患者注射部位可出现疼痛肿胀、皮疹、瘙痒等症状。

知识拓展

OA 阶梯化治疗
——科技创新服务生命健康

我国《骨关节炎诊疗指南(2021年版)》提出 OA 阶梯化与个体化的治疗方案，并给出了金字塔形的阶梯化治疗示意图：① 金字塔最底层为基础治疗，是病变程度不重、症状较轻患者的首选治疗方案。基础治疗主要强调改变生活及工作方式，树立正确的治疗目标，减轻疼痛，改善和维持关节功能，延缓疾病进展，包括健康教育、运动治疗、物理治疗、行动支持等疗法。② 随着病情加重，进入第二层治疗，即药物治疗。在考虑患者发病的部位及自身危险因素的基础上，选择正确的用药途径及药物种类。③ 基础治疗和药物治疗无效，影响正常生活者，可进行手术治疗。手术方案需依据患者病变部位、病变程度、一般情况及自身意愿等综合考虑。包括关节软骨修复术、关节镜下清理术等修复性治疗和人工关节置换的重建治疗，其中重建治疗为金字塔最顶端的治疗方案。

四、理解药物选用原则

NSAIDs 是控制 OA 症状最常用的药物，外用 NSAIDs 的全身吸收少，不良反应小。因此，对病变仅限于膝关节或同时累及手部的轻度 OA 患者，考虑到关节的位置较表浅，建议外用 NSAIDs。在外用药物剂型选择方面，经皮贴剂生物利用度高于外用软膏，患者依从性亦更好。外用药物无法缓解的患者可口服 NSAIDs。应使用最低有效剂量、短疗程，药物的种类及剂量要个体化，以最大限度地减轻不良反应，详见本项目任务一，同时可选用透明质酸钠关节腔注射进行治疗。NSAIDs 不能缓解的疼痛或有用药禁忌时，谨慎使用曲马多等弱阿片类药物进行 OA 镇痛治疗。对部分伴有神经病理性疼痛特点的患者，可给予抗抑郁药如度洛西汀治疗。糖皮质激素使用要谨慎，应避免全身应用，若有关节局部使用指征，可考虑关节腔注射。有症状的 OA，均可使用保护关节软骨药，以润滑关节，改善关节功能，延缓病程进展。

五、理解药物使用注意事项

外用 NSAIDs 若出现局部烧灼感，应立即将药物去除，可以使用清水将局部残留的药物清洗干净，再使用冷毛巾或冰袋对局部进行冰敷。口服 NSAIDs 的用药注意事项见本项目任务一。阿片类镇痛药的不良反应多，特别是具有成瘾性，应慎用。糖皮质激素关节腔注射虽可迅速控制症状，但软骨损害、感染的风险随用药次数的增加而增加，并可引起类固醇晶体性关节炎，若必须使用，要注意无菌操作，严格控制剂量，1年内注射不超过3次，每次间隔时间应在3个月以上。

赛场直击

全国职业院校技能大赛药学技能赛项
用药咨询与慢病管理模块——慢病管理试题单
考核时间：20 分钟　题目分值：15 分

一、试题背景

患者，女，61 岁。双手关节不明原因疼痛 5 年，远端指关节为主，无晨僵，疲劳、负重疼痛明显，休息后缓解，最近疼痛加重，遂到本地医院就诊。查体：双手关节局部压痛，活动时关节疼痛加剧，双手关节有骨摩擦感。辅助检查：抗 CCP 抗体与类风湿因子均为阴性，X 线检查提示双手部分指间关节间隙变窄，关节面不规整，骨质密度增高，以双手远侧指间关节为重，部分掌指骨边缘可见骨质增生，腕骨局部重叠，结构显示欠清，双手退行性改变，诊断为 OA，给予"艾瑞昔布片，每次 0.1 g，2 次/日，口服""盐酸氨基葡萄糖片，每次 0.75 g，2 次/日，口服""碳酸钙 D_3 咀嚼片，每次 1.5 g，1 次/日，口服"治疗，病情控制稳定。

患者基本情况：身高 159 cm，体重 63 kg，退休工人，无其他疾病史，无过敏史。

二、答题要求

1. 根据试题背景资料，填写患者基本信息。
2. 根据患者病情和用药信息，对患者正在服用的药物进行用药指导，准确答出治疗药物的作用机制、常见不良反应和用药注意事项。
3. 针对患者情况进行疾病相关知识和日常生活管理的健康教育。

考证聚焦

综合分析选择题

患者，女，55 岁。双手关节疼痛，诊断为 OA。

1. 该患者为轻中度疼痛，宜选用的药物是（　　）。
　A. 双氯芬酸钠片　　　B. 盐酸曲马多片　　　C. 硫酸氨基葡萄糖片
　D. 注射透明质酸　　　E. 硫酸软骨素片

2. 上述药物的主要不良反应是（　　）。
　A. 嗜睡　　　　　　　B. 过敏反应　　　　　C. 肝功能损害
　D. 胃肠道损害　　　　E. 心血管危险

3. 若患者有恶心、呕吐症状，宜选用的药物是（　　）。
　A. 塞来昔布　　　　　B. 布洛芬　　　　　　C. 双氯芬酸钠
　D. 萘普生　　　　　　E. 吲哚美辛

思考题

1. 简述 RA 的特殊人群药物选用原则。
2. 简述 OA 的防治策略。

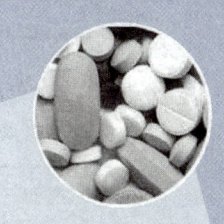

项目十一
慢性疼痛的药物治疗

　　慢性疼痛是一种复杂的疾病,是影响人们健康的最普遍问题之一。伴随着社会老龄化的日趋严重,慢性疼痛患者数量呈现井喷式态势。据《肌肉骨骼系统慢性疼痛管理专家共识(2020年)》和《非阿片类镇痛药治疗慢性疼痛病中国指南》数据显示,慢性疼痛累及全球20%以上的人口,中国慢性疼痛人数约1亿;50%晚期糖尿病、75%晚期恶性肿瘤患者存在神经损害性或顽固性疼痛;45~65岁的患病率为42.2%,并且疼痛的患病率随年龄增长而增加。慢性疼痛会持续性影响人们的身体健康与生活质量,约2/3的慢性疼痛患者伴有认知和情感障碍。

　　慢性疼痛已经成为我国临床亟待解决的重大医学问题,人们对慢性疼痛预防、治疗和控制的需求日益增长。本项目主要学习慢性疼痛的药物治疗,并达成下述学习目标,为服务我国慢性疼痛的防治事业做出应有的贡献。

学习目标

知识目标

1. 识别疼痛的定义、诊断和评估。
2. 阐释慢性疼痛的药物治疗原则。
3. 归纳慢性疼痛常用治疗药物的作用特点及应用注意事项。

技能目标

1. 会收集慢性疼痛患者的疾病基本信息。
2. 能根据慢性疼痛患者病情和用药处方,完成处方审核并开展用药指导。
3. 能针对慢性疼痛患者情况实施疾病相关知识和生活管理的健康指导。

素质目标
1. 认识慢性疼痛的危害,关爱疼痛患者,提升服务"健康中国"的职业使命感。
2. 认识阿片类镇痛药的不良反应,树立"珍爱生命,远离毒品"的正确的人生观、价值观及不滥用药物的意识。

疼痛是继呼吸、体温、血压、脉搏之后的第五大生命体征,是一种因实际的或潜在的组织损伤而产生的痛苦感觉和情感体验,常伴有不愉快的情绪或心血管和呼吸方面的变化。当机体受到损伤性(如炎症、创伤、肿瘤等)刺激后,局部组织会释放致痛物质,致痛物质作为疼痛信号,刺激感受器产生的动作电位到达大脑皮质特定区域,产生疼痛感。根据疼痛持续时间和性质可分为急性疼痛和慢性疼痛。慢性疼痛持续时间较长,多发生于40岁以上人群,60岁以上人群所占比例相对较高,30岁以下人群中慢性疼痛发病率也有增长趋势,女性高于男性。

岗位模拟 》》》

任务情境

患者,男,52岁。7个月前行胃大部切除术,术后一直疼痛难忍,生活质量较差,口服非甾体抗炎药对乙酰氨基酚片300 mg,每日3次,疗效甚微,每晚需服用地西泮才能勉强入睡,患者不堪忍受疼痛的折磨吞服了约30片地西泮(2.5 mg/片)意图自杀,家人及时发现送来医院抢救后脱险。为了缓解患者的疼痛,提高生活质量,给予吗啡缓释片15 mg,每日2次,患者疼痛稍有缓解,情绪未见明显好转,睡眠不佳,每晚睡前口服地西泮,经过两次调整,吗啡缓释片剂量为30 mg,每日2次,疼痛明显缓解,情绪好转,睡眠明显改善,偶尔服用地西泮。随访2个月,患者食欲增加、活动增多、情绪良好。

任务要求
1. 分析患者意图自杀的原因。
2. 说出应用阿片类镇痛药时的注意事项和地西泮的作用。
3. 说出本案例中体现了哪些慢性疼痛的药物治疗原则。

一、认识疾病

(一)慢性疼痛的定义及病因

国际疼痛学会将慢性疼痛定义为:"超过正常的组织愈合时间(一般为3个月)的疼痛",或正常组织愈合后仍然存在的疼痛。在临床实际工作中,通常将持续时间超过6个月的疼痛认为是慢性疼痛。慢性疼痛的病因复杂,常与其基础病变不相符,原因可能包括创伤后、疾病相关性或特发性疼痛等,其发生、发展、持续、加重与心理因素密切相关。

(二)慢性疼痛的类型

慢性疼痛根据病因可分为非癌性疼痛和癌性疼痛,包括三叉神经痛、带状疱疹后遗神经痛、幻肢痛、癌症痛等顽固性慢性疼痛和其他慢性疼痛,如偏头痛、腰背痛、关节炎所致的疼痛等。国际疾病分类第11版(ICD-11)将慢性疼痛分为慢性原发性疼痛、慢性癌症相关性疼痛、慢性术后和创伤后疼痛、慢性继发性肌肉骨骼疼痛、慢性继发性内脏痛、慢性神经病理性疼痛和慢性继发性头痛或颌面痛七大类。

(三)慢性疼痛的诊疗

慢性疼痛可导致机体各器官系统功能紊乱、免疫系统受损,增加恶性疾病发生的可能,同时还可能导致或伴随抑郁、焦虑、睡眠障碍。临床上对疼痛的评价和记录要求客观、准确、直观、便捷,但由于疼痛是一种难以准确定义的主观体验,因此在进行疼痛强度的评价时应始终强调患者本人叙述自身疼痛。常用的疼痛测量方法包括视觉模拟评分法(VAS)、口述分级评分法(VRS)、数字分级法(NRS)和疼痛问卷法等。目前,国际上推行疼痛的数字分级法,即将不同程度的疼痛用0~10的数字代表,0为无痛,10为最剧烈疼痛,让患者自己圈出一个最能代表其疼痛程度的数字。其计分大致分为三级:1~3为轻度疼痛,4~6为中度疼痛,7~10为重度疼痛,见图3-11-1。

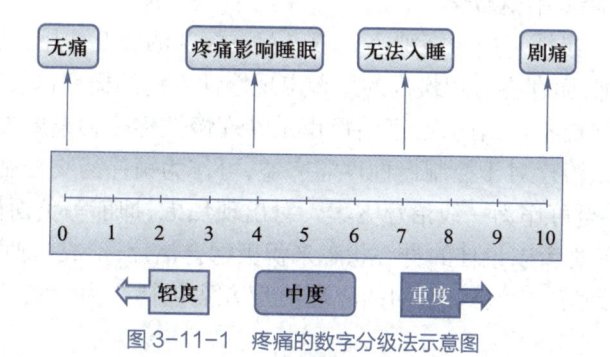

图3-11-1 疼痛的数字分级法示意图

慢性疼痛的治疗需要考虑疼痛类型、疼痛强度、患者的基础健康状态、合并疾病以及患者对镇痛效果的期望和对生活质量的要求。单一的治疗手段往往不能取得令人满意的效果,常采用多手段联合的方式来治疗,目前主要治疗方法有去除病因、药物镇痛、神经阻滞、外科手术治疗、心理治疗和其他治疗如针刺、物理疗法等。治疗过程中,不仅要有效消除疼痛,最大程度地减少药物不良反应,也要把疼痛及治疗带来的心理负担降到最低。疼痛控制的标准是:数字分级法的疼痛强度<3或达到0;24小时内突发性疼痛次数<3次;24小时内需要镇痛药的次数<3次;也有学者提出将睡眠时无痛、静息时无痛及活动时无痛作为疼痛控制的标准。

二、理解疾病防治策略

慢性疼痛的发病过程较急性疼痛更长,还包含复杂的心理和社会因素等,临床表现更加复杂和多样化,不仅给患者带来生理上的痛苦,还对心理和生活造成负面影响。

慢性疼痛的防治策略涉及多种手段,药物治疗是最基本、最常用的疼痛治疗方法,临床遵循口服给药、按阶梯用药、按时用药和个体化给药的原则合理用药。另外,慢性疼痛作为常见病,常导致患者产生焦虑、抑郁、厌倦等心理问题,也在一定程度上影响了疼痛感,焦虑、抑郁与疼痛密切相关。

越来越多的证据表明,不健康的生活方式可影响慢性疼痛的严重程度,也很大程度上促进了慢性疼痛的发生和持续。因此,及时有效地管理和生活干预慢性疼痛非常重要。患者可以通过调整饮食与生活方式、锻炼身体、放松心情等来减轻疼痛。

1. **运动康复** 慢性疼痛常导致运动障碍、行动迟缓,影响患者的独立性和生活质量。通过有效、安全的康复锻炼可减轻慢性疼痛程度,恢复体力活动。锻炼方式多种多样,常用的包括力量、拉伸、耐力、抗阻训练及有氧锻炼等,这些锻炼方式对于改善包括骨关节炎、腰背痛在内的慢性疼痛均有显著疗效,其他锻炼方式有太极拳、瑜伽等。

2. **调整饮食、增加营养** 许多研究证实饮食、营养与慢性疼痛密切相关,调整饮食有助于降低疼痛程度,增加营养也会改善慢性疼痛的预后。富含高蛋白饮食,可防止肌肉萎缩等;避免高糖食物,以免增加疼痛感;食用新鲜蔬菜、水果等,富含抗氧化剂,可降低炎性因子。保持神经系统的正常功能需足够的必需氨基酸合成神经递质,如5-羟色胺、多巴胺、谷氨酸、内啡肽、γ-氨基丁酸等。低碳水化合物饮食方式或生酮饮食可能有助于提高痛阈,降低中枢敏化。

3. **心理干预** 慢性疼痛与精神心理障碍存在复杂的交互作用,长期慢性疼痛患者常伴随焦虑和抑郁,而存在心理疾病的患者出现慢性疼痛的概率也会明显增加,并且可能出现疼痛扩大化现象。因此,心理治疗也是管理慢性疼痛的重要方法之一。积极的心理评估以及干预治疗对于控制慢性疼痛有益,可作为镇痛药物控制不佳的替代疗法或者辅助治疗,甚至可作为一线治疗方案。对出现焦虑、抑郁等负面情绪的患者,应及时给予心理疏导使患者以最佳的身心状态来积极配合治疗,形成一种良性循环,从而使患者疼痛症状得到有效缓解。常用的心理治疗方案包括行为疗法、支持疗法、正念疗法等。

4. **中华传统医学治疗** 中华传统医学历史悠久,在治疗慢性疼痛中发挥重要作用,目前较为常用的治疗方法包括针灸、针刀、银质针、推拿正骨以及中药等。中华传统医学治疗在广大患者中也有很好的接受度和依从性,中医、中药的合理应用与其他治疗手段联合可提高疗效。

三、识别药物作用特点

(一) 非甾体抗炎药(NSAIDs)

NSAIDs 的作用机制是抑制环加氧酶(COX),减少前列腺素(PG)等炎性介质的合成而产生外周镇痛作用。非选择性 COX 抑制剂对 COX-1 和 COX-2 的药理作用没有差别,此类药物均具有胃肠、肝、肾等不良反应,表现为胃肠道溃疡、出血、穿孔和肝肾功能障碍等;选择性 COX-2 抑制剂对 COX-2 的抑制强度是 COX-1 的 2~100 倍,低剂量时对 COX-1 几乎没有影响,避免或减轻了不良反应。NSAIDs 中很多药物为非处方药物。

NSAIDs 无成瘾性,但不良反应较多,且存在封顶效应,即超过最大有效剂量,镇痛作用也不再增加,故应避免同时使用两种同类药物或超量使用,当一种药物治疗无效时可换另一种药物。

NSAIDs 对头痛、牙痛、神经痛、关节痛、肌肉痛及月经痛等中等程度的钝痛效果较好,对轻度癌性疼痛也有较好的镇痛作用,但对内脏平滑肌绞痛和外伤性剧痛等无效。临床常用药物有对乙酰氨基酚、阿司匹林、布洛芬、萘普生、洛索洛芬、塞来昔布等。常用 NSAIDs 的适应证及用法用量见表 3-11-1。

表 3-11-1 常用 NSAIDs 的适应证及用法用量

分类	药物	适应证	用法用量
苯胺类	对乙酰氨基酚	感冒发热、肌肉痛、关节痛、痛经、神经痛和癌症患者的轻、中度疼痛等	口服:每次 0.3~0.6 g,每日 3 次,一日量不超 2 g,疗程不超过 10 日
水杨酸类	阿司匹林	感冒发热、肌肉痛、关节痛、痛经、神经痛和癌症患者的轻、中度疼痛等	口服:每次 0.3~0.6 g,每日 3 次,需要时每 4 小时一次
芳基丙酸类	布洛芬	一般解热镇痛、风湿及类风湿关节炎引起的疼痛	口服:每次 0.2~0.4 g,每 4~6 小时一次,成人最大限量为每日 2.4 g
芳基丙酸类	萘普生	类风湿关节炎、骨关节炎、强直性脊柱炎、痛风、运动系统的慢性疾病引起的轻、中度疼痛	口服:开始时每次 0.5 g,必要时隔 6~8 小时后再服 0.25 g,一日量不超过 1.25 g
芳基丙酸类	洛索洛芬	类风湿关节炎、变形性关节炎、腰痛、肩关节周围炎、颈肩腕综合征,以及手术后、外伤后和拔牙后的镇痛消炎,急性上呼吸道炎症的解热镇痛	口服:慢性炎症疼痛,成人每次 60 mg,每日 3 次;急性炎症疼痛,顿服,每次 60~120 mg,可根据年龄、症状适当增减,一日量不超 180 mg
吡唑酮类	保泰松	类风湿关节炎、风湿性关节炎、强直性脊柱炎及急性痛风	口服:每次 0.1~0.2 g,每日 3 次,一日量不超过 0.8 g,1 周后如无不良反应,可继续服用并递减至维持量每日 0.1~0.2 g
吲哚乙酸类	吲哚美辛	急、慢性风湿性关节炎,痛风性关节炎的抗炎镇痛及偏头痛、痛经、癌性疼痛的缓解	口服:每次 25 mg,每日 2~3 次
选择性 COX-2 抑制剂	塞来昔布	急、慢性骨关节炎和类风湿关节炎	口服:每次 0.1~0.2 g,每日 2 次

(二)中枢性镇痛药

中枢性镇痛药包括阿片类和非阿片类。阿片类镇痛药通过激动中枢阿片受体产生强大的镇痛作用,无封顶效应,多为麻醉性镇痛药。根据药物作用的强度,分为强效阿片受体激动药和弱效阿片受体激动药,前者常用药物有吗啡、芬太尼、美沙酮、哌替啶、喷他佐辛等,后者常用药物有可待因。一般年龄>40岁、疼痛病史>4周、无阿片类药物滥用史的中、重度慢性疼痛患者,在其他镇痛方法无效时,可考虑采用强阿片类药物治疗。非阿片类药物包括曲马多、罗通定等。常用中枢性镇痛药的作用特点、适应证及用法用量见表3-11-2。

表3-11-2 常用中枢性镇痛药的作用特点、适应证及用法用量

药物		作用特点及适应证	用法用量
强阿片类	吗啡	镇痛作用强大,久用易成瘾,常用于其他镇痛药无效的急性锐痛或长期应用于癌症诱发的剧痛	口服:每次5~15 mg,每日15~60 mg;极量为每次30 mg,每日100 mg。皮下注射:每次5~15 mg,每日15~40 mg;极量为每次20 mg,每日60 mg。静脉注射:5~10 mg
	吗啡控释片	主要适用于晚期癌症患者镇痛	整片吞服,个体差异较大,宜从每12小时服用10 mg或20 mg开始,根据镇痛效果调整剂量
	芬太尼	镇痛效力是吗啡的80倍,起效快,持续时间短,成瘾性小,可用于各种剧痛,与氟哌利多合用有"神经松弛镇痛"效果	肌内注射:0.05~0.1 mg;贴剂:初始建议使用低剂量的阿片类药物,进行剂量调整直至达到与规格为25 μg/h的本品等效,随后转换为规格为25 μg/h的本品。剂量的调整及维持治疗:每72小时应更换一次本品贴剂。应根据个体情况调整剂量直至达到足够的镇痛效果。如果在首次使用后镇痛不足,可在用药3日后增加剂量。其后每3日可进行一次剂量调整
	羟考酮	镇痛作用略强于吗啡(约高出50%),可缓解中至重度疼痛,如关节痛、背痛、癌性疼痛、牙痛、手术后疼痛、带状疱疹后遗神经痛等	静脉推注:每次1~10 mg,给药频率不应短于每4小时一次;皮下注射:每次5 mg,如有必要每4小时重复给药;口服:每次5 mg,每12小时一次
	美沙酮	镇痛效力与吗啡相似,起效慢,维持时间长,成瘾性小,常用于创伤性、癌性剧痛,外伤手术后和慢性疼痛	口服:成人每日10~15 mg,极量为20 mg;肌内注射或皮下注射:每日10~15 mg
	哌替啶	镇痛效力为吗啡的1/10~1/8,成瘾性较吗啡轻,用于各种剧痛,与阿托品合用治疗胆绞痛和肾绞痛	口服:每次50~100 mg,每日200~400 mg,极量为每次150 mg,每日600 mg。皮下注射或肌内注射:每次25~100 mg,每日100~400 mg;极量为每次150 mg,每日600 mg。两次用药间隔不宜少于4小时
	喷他佐辛	镇痛效力较强,属非成瘾性镇痛药,用于慢性剧痛	静脉注射、肌内注射或皮下注射:每次30 mg;口服:每次25~50 mg,必要时3~4小时一次

续表

药物		作用特点及适应证	用法用量
弱阿片类	可待因	镇痛效力是吗啡的 1/12~1/7,不易成瘾,常与对乙酰氨基酚合用于治疗中等程度的疼痛,如头痛、背痛等	口服:每次 15~30 mg,每日 3 次
非阿片类	罗通定	非成瘾性镇痛药,用于消化性溃疡的疼痛、月经痛、分娩后宫缩痛等,因有催眠作用,尤适用于因疼痛而失眠者	口服:每次 60~120 mg,每日 1~4 次;肌内注射:每次 60~90 mg
	曲马多	非成瘾性镇痛药,强度与喷他佐辛相当,为吗啡的 1/10~1/8,用于中、重度急慢性疼痛,如术后疼痛、创伤痛、晚期癌痛、神经痛等	口服:每次 100 mg,每日不超过 400 mg;肌内、皮下、静脉注射:每次 50~100 mg

(三) M 受体阻断药

该类药通过阻断 M 受体松弛内脏平滑肌而缓解内脏疼痛。临床常用药物有阿托品、山莨菪碱、溴丙胺太林、颠茄等。阿托品用于胃肠痉挛引起的疼痛、肾绞痛、胆绞痛、胃及十二指肠溃疡疼痛时,皮下注射每次 0.5 mg;山莨菪碱用于胃及十二指肠溃疡疼痛时,肌内注射或静脉注射每次 5~10 mg。

(四) 辅助药物

1. **糖皮质激素类药** 通过强大的抗炎作用,减轻疼痛部位的充血、水肿,阻止炎性介质对组织的刺激而缓解疼痛。常用药物有泼尼松、泼尼松龙、倍他米松等。此类药物应用时需注意严格掌握适应证、用法用量及不良反应。

2. **三环类抗抑郁药** 慢性疼痛患者常伴有抑郁,此类药物可产生镇痛、镇静、改变心境的作用,是慢性疼痛的常用辅助治疗药物,常用药物有阿米替林、氟西汀等。应从小剂量开始以防发生不良反应,镇痛作用较抗抑郁作用剂量小、起效早,对非抑郁者有协同镇痛作用。

3. **抗惊厥药** 卡马西平、苯妥英钠可抑制神经元自发性放电,可应用于神经痛,如自发性刀割样、闪电样疼痛和放化疗后疼痛等,常联用抗抑郁药、糖皮质激素辅助吗啡治疗神经痛。

4. **镇静催眠药** 通过减轻患者的焦虑状态或改善烦躁情绪,提高睡眠质量等作用辅助治疗镇痛。常用药物有地西泮、艾司唑仑等。

5. **局麻药** 利多卡因对慢性疼痛合并电击样痛效果好,5% 利多卡因贴剂镇痛效果长达 12 小时,几乎无全身作用或不良反应。普鲁卡因用于疼痛的封闭疗法,常注射于病变有关的神经周围或病变部位。

知识拓展

癌痛治疗常见误区
——避免认识误区,保障合理用药

误区一:疼痛剧烈时才用镇痛药

事实上,及时、按时使用镇痛药更安全有效,而且所需的剂量也较低。

误区二:使用非阿片类药物更安全

对于慢性癌痛需要长期用镇痛药的患者,使用阿片类药物(如吗啡)更安全有效。

误区三:哌替啶是最安全有效的镇痛药

实际上,因毒性大、镇痛效果差,WHO已将哌替啶列为癌症疼痛治疗不推荐的药物。

误区四:吗啡易成瘾

实验研究和临床实践均证实,癌痛患者口服吗啡或使用芬太尼透皮贴剂,极少发生成瘾。癌痛患者长期使用阿片类药物可能需要逐渐增加用药剂量,在疼痛缓解时也可以成功撤药。但非医疗目的使用阿片类药物属于药物滥用,如反复静脉注射大剂量阿片类药物易导致成瘾。

误区五:癌症患者服用吗啡意味着已面临死亡

国外的资料显示,吗啡的正确应用延长了癌症患者的生命,这是由于:① 疼痛消失;② 改善睡眠;③ 增强了食欲和体质。阿片类药物的应用不应根据预计生命的长短、而应根据疼痛的程度而决定。

四、理解药物选用原则

慢性疼痛药物治疗一般遵循WHO用于癌痛治疗的三阶梯镇痛原则。

1. **口服给药** 尽可能采用口服给药途径,避免创伤性给药途径。若患者不能口服,则选用直肠或经皮的无创伤性给药途径。只有在以上方法不适合或无效时,才考虑肠道外给药途径。口服给药便于患者长期用药,简单、无创,可增加患者的依从性。

2. **按时给药** 不是按需给药(即患者疼痛时才给药),而是按照规定的间隔时间给药,以保证疼痛缓解的连续性。

3. **按阶梯给药** 药物选择应根据疼痛程度由弱到强的顺序逐级提高。辅助用药是针对有特殊适应证的患者,如特殊性神经痛或有心理情绪障碍、精神症状者均可加用(表3-11-3)。

表3-11-3 癌痛三阶梯镇痛治疗

疼痛程度	治疗药物
轻度疼痛	NSAIDs
中度疼痛	弱阿片类 + NSAIDs + 辅助药物
重度疼痛	强阿片类 + NSAIDs + 辅助药物

4. 个体化给药 轻度疼痛的患者应主要选用NSAIDs,中度疼痛应选用弱阿片类药物,重度疼痛应选用强阿片类药物。镇痛药的使用应注重具体患者实际疗效。镇痛剂量应根据患者需要由小到大逐步增加,直至患者疼痛感觉被解除为止,不应对药量限制过严而导致用量不足。

5. 注意具体细节 为使患者获得最佳疗效且不良反应最小,应严密观察患者用药后的变化,及时处理各类药物的不良反应,观察评定药物疗效,及时调整药物剂量。

五、理解药物使用注意事项

1. NSAIDs

(1) 胃肠道反应:因抑制胃肠道COX-1,口服常引起恶心、呕吐、上腹部不适等,停药后多可消失,饭后服用可减轻胃肠道刺激症状。大剂量长期应用可诱发胃溃疡、出血或穿孔,应及时就医诊治,有活动性溃疡或消化道出血的患者禁用此类药物。

(2) 血液及造血系统影响:镇痛剂量的阿司匹林可抑制血小板聚集,长期使用可抑制凝血酶原生成,引起出血,故应定期检查凝血时间和出血时间,维生素K可用于预防,应在术前1周停药。吲哚美辛能引起粒细胞减少、再生障碍性贫血,长期使用应定期检查血常规。

(3) 肝肾功能损害:长期或大剂量应用对乙酰氨基酚等NSAIDs时易引起肝、肾功能损害,应定期检查肝、肾功能。

(4) 过敏反应:对少数患者可引起过敏反应,严重者会引起过敏性休克,此类药物之间存在交叉过敏现象,故对一种药物过敏时,应避免再次使用同类其他药物;某些哮喘患者服用阿司匹林后可诱发"阿司匹林哮喘"。

(5) 其他不良反应:病毒感染伴发热的儿童和青少年患者服用阿司匹林后可引起瑞氏综合征,应慎用;长期大量服用阿司匹林可引起急性中毒,表现为头痛、眩晕、耳鸣、视力减退、谵妄、虚脱、昏迷甚至危及生命,除洗胃、导泻外,还应静脉滴注碳酸氢钠和5%葡萄糖或0.9%氯化钠溶液。

NSAIDs与糖皮质激素联用,可增加胃肠道溃疡和出血的危险;与抗凝血药、溶栓药联用,可增加出血的危险;与呋塞米联用,NSAIDs抑制前列腺素的合成,减少肾血流量,能降低呋塞米的利尿作用,加重肾损害。布洛芬、吲哚美辛等与强心苷联用时,可使后者的血药浓度升高而增加毒性,应注意调整剂量。

2. 阿片类镇痛药

(1) 中毒反应:吗啡使用过量可引起急性中毒,表现为昏迷、呼吸深度抑制、瞳孔极度缩小、血压下降等,除进行人工呼吸、吸氧外,可用阿片受体阻断药纳洛酮解救,一般0.4~0.8 mg静脉注射或肌内注射,必要时2~3分钟重复一次或将纳洛酮2 mg溶于生理盐水或5%葡萄糖500 ml内静脉滴注。哌替啶用量过大可抑制呼吸,偶尔出现震颤、肌肉挛缩、反射亢进甚至惊厥等中枢兴奋症状,除应用纳洛酮外,还应配合使用巴比妥类药物。美沙酮因呼吸抑制时间较长,禁用于分娩镇痛。

(2) 耐受性和成瘾性:吗啡连续使用3~5日即产生耐受性,表现为对吗啡的需求量增大及用药间隔时间缩短;应用1周以上可致成瘾,停药后出现戒断症状,表现为兴奋、失眠、流涕、流泪、震颤、出汗、呕吐、腹泻、肌肉疼痛、瞳孔散大、焦虑甚至虚脱和意识丧失，吗啡停药后6~10小时开始出现戒断症状，36~48小时症状最严重。哌替啶连续应用易成瘾，故应避免长期应用。

（3）其他不良反应：长期使用阿片类药物可致便秘，可选用乳果糖等药物软化粪便或促进排便，阿片类所致的呕吐可选用止吐药缓解。

吗啡与局麻药联用，中枢抑制作用加强，需及时调整剂量；与苯二氮䓬类药物联用，可引起呼吸暂停。哌替啶与单胺氧化酶抑制剂联用，因中枢5-羟色胺浓度增加，哌替啶的代谢速度减慢，可引起中枢兴奋、抑制，甚至死亡。

3. M受体阻断药　常见不良反应有口干、视物模糊、小便困难、心悸等。一般停药后逐渐消失，不需要特殊处理。

赛场直击

全国职业院校技能大赛药学技能赛项
用药咨询与慢病管理模块——问病荐药试题单
考核时间：20分钟　　题目分值：25分

一、试题背景

患者，女，20岁，大学二年级学生。自述多年来，自月经来潮起月经期间小腹经常性疼痛，并伴有腰腹坠胀、恶心、手足冰冷的症状，月经第1、2天尤其明显；月经量少，颜色正常。昨日是本次月经的第一天，疼痛尤其明显，今日未见缓解。未就医治疗，否认有药物过敏史、疾病史、用药史。

二、答题要求

1. 根据试题背景和患者陈述，收集病情信息，如疾病史、就医史、用药史、过敏史、家族史。
2. 根据病情信息，进行疾病评估，判断患者可能患有的疾病，给出判断依据。
3. 结合疾病症状推荐主治药物和联用药物，说明推荐理由。
4. 自选1个推荐的主治药物进行用药交代，说明药物用法用量、常见不良反应、用药注意事项和储藏方法等。
5. 现场解答患者随机提出的用药问题（至少3个）。

考证聚焦

一、单项选择题

缓和医疗中，镇痛治疗的基本目标是减轻痛苦。关于镇痛治疗给药原则的说法，错误的是（　　）。

　　A. 注意不良反应处理　　B. 个体化给药　　C. 按阶梯给药
　　D. 提倡无创给药　　E. 可按时或按需给药

二、配伍选择题

[1~3 题共用备选答案]

A. 双氯芬酸　　　　B. 美洛昔康　　　　C. 阿司匹林
D. 曲马多　　　　　E. 布洛芬

1. 患者,男,67 岁。诊断为骨性关节炎,既往有胃溃疡病史。宜选用的药物是（　　）。

2. 患者,女,58 岁。诊断为骨性关节炎,经洛索洛芬单药治疗,疼痛缓解不理想,可联合使用的药物是（　　）。

3. 患儿,男,4 岁。体温 39.1 ℃,诊断为上呼吸道感染,有引起瑞氏综合征风险的药物是（　　）。

三、综合分析选择题

患者,男,69 岁。BMI 27 kg/m²,既往有骨关节炎病史。近期爬山后,再次出现膝关节疼痛,患者热敷后疼痛未缓解,前来咨询如何选用镇痛药。

1. 药师在与患者沟通时,应告知其镇痛药对疼痛的治疗属于（　　）。

A. 姑息治疗　　　　B. 对因治疗　　　　C. 缓和治疗
D. 对症治疗　　　　E. 替代治疗

2. 适用于该患者的镇痛药是（　　）。

A. 吗啡控释片　　　B. 双氯芬酸钠缓释片　C. 颠茄片
D. 加巴喷丁胶囊　　E. 卡马西平片

3. 如服用所选镇痛药,需关注的不良反应是（　　）。

A. 便秘　　　　　　B. 肾损害　　　　　　C. 口干
D. 共济失调　　　　E. 剥脱性皮炎

4. 关于该患者教育的说法,错误的是（　　）。

A. 注意关节保暖
B. 遵医嘱,不得自行增加剂量
C. 疼痛加重时,可将镇痛药嚼碎服用
D. 应适当减轻体重
E. 避免关节过度劳累,减少不合理运动

思考题

1. 简述疼痛的数字分级法和缓解标准。
2. 简述慢性疼痛的药物治疗原则。

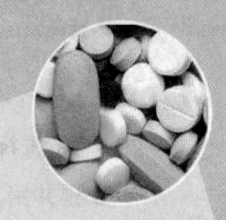

项目十二
病毒感染性疾病的药物治疗

病毒感染性疾病因发病率高、传染性强,对人类健康构成了巨大的威胁,如各种病毒性肝炎、艾滋病、流行性感冒、麻疹、疱疹、严重急性呼吸综合征(severe acute respiratory syndrome,SARS)等。由于病毒的结构简单,常依靠宿主细胞进行繁殖,不易与宿主细胞加以区别,因而大多数抗病毒药物在发挥治疗作用的同时,对人体也有较大毒性,且抗病毒作用有限。这给病毒感染性疾病的药物治疗带来了很大的困难。

学习目标

知识目标

1. 识别病毒性肝炎、获得性免疫缺陷综合征、带状疱疹、手足口病等疾病的临床表现。
2. 阐释病毒性肝炎、获得性免疫缺陷综合征、带状疱疹、手足口病等疾病的治疗原则。
3. 区分病毒性肝炎、获得性免疫缺陷综合征、带状疱疹、手足口病等疾病治疗药物的不同类型。
4. 归纳病毒性肝炎、获得性免疫缺陷综合征、带状疱疹、手足口病等疾病常用治疗药物的作用特点及应用注意事项。

技能目标

1. 会收集病毒性肝炎、获得性免疫缺陷综合征、带状疱疹、手足口病等患者的疾病基本信息。
2. 能根据病毒性肝炎、获得性免疫缺陷综合征、带状疱疹、手足口病等患者病情和用药处方,完成处方审核并开展用药指导。

3. 能针对病毒性肝炎、获得性免疫缺陷综合征、带状疱疹、手足口病等疾病患者情况实施疾病相关知识和生活管理的健康指导。

素质目标

1. 认识常见病毒感染性疾病的危害，提升主动参与公共卫生服务的职业使命感。
2. 认识抗病毒治疗新药带给患者的福音，培养不断探索、研发新药服务人类健康的科学精神。

任务一 病毒性肝炎的药物治疗

病毒性肝炎是一种世界范围内常见的传染病，包括甲、乙、丙、丁、戊五种类型，分别由甲型肝炎病毒（hepatitis A virus，HAV）、乙型肝炎病毒（hepatitis B virus，HBV）、丙型肝炎病毒（hepatitis C virus，HCV）、丁型肝炎病毒（hepatitis D virus，HDV）、戊型肝炎病毒（hepatitis E virus，HEV）感染引起。西方国家丙型肝炎较多，我国主要流行乙型肝炎。2022 年，我国病毒性肝炎的发病率和死亡率分别为 78.39/10 万和 0.03/10 万，发病率居甲、乙类法定报告传染病之首。

岗位模拟

任务情境

患者，女，24 岁。2 年前诊断为急性肝炎，经护肝及中药治疗效果不理想，近 1 周来因乏力、食欲减退等症状加重入院。查体：巩膜黄染，颜面、胸部及颈部有数枚蜘蛛痣，肝位于肋下 2 cm，质软，压痛，乙型肝炎表面抗原（HBsAg）(+)，乙型肝炎 e 抗原（HBeAg）(+)，乙型肝炎核心抗体（抗-HBc）(+)，ALT 2000 U/L，血清白蛋白 30 g/L，球蛋白 40 g/L。医师诊断为乙型肝炎。处方：拉米夫定片，100 mg，qd，po；甘草酸二铵肠溶片，150 mg，tid，po。

任务要求

1. 请简要说出医师的诊断依据。
2. 请结合患者情况和医师处方指导患者合理用药。

一、认识疾病

病毒性肝炎是由肝炎病毒引起的以肝损害为主的传染病。HAV 主要通过粪-口传播，如可通过水源和食物传播；HBV 可经母婴、血液和性接触传播，在我国以母婴传播为主（多发生在围生期，占新发感染的 40%~50%）；HCV 主要经血液传播，包括经输血和血制品、单采血浆回输血细胞传播、经破损的皮肤和黏膜传播、经性接触传播；HDV 与 HBV 的传播方式相近，主要通过输血和血制品传播；HEV 主要通过粪-口传播，以水型流行最为常见。病毒性肝炎临床上主要表现为食欲缺乏、厌油腻、恶心、上腹不适、乏力、肝区疼痛、肝功能异常等，部分患者还可出现黄疸和发热，无症状感染者也比较常见。急性病例多在2~4个月后恢复,部分乙、丙、丁型肝炎易转为慢性,少数可发展为肝硬化,甚至肝癌。目前,临床上尚缺乏有效的抗肝炎病毒药物,大多只能达到抑制病毒的效果,无法根除肝炎病毒。本任务主要讨论乙型、丙型肝炎的药物治疗。

二、理解疾病防治策略

1. **病毒性肝炎的预防** 应做好病毒性肝炎患者的诊断、筛查,管理好传染源,切断传播途径;同时,保护病毒性肝炎的易感人群,甲型、乙型、戊型肝炎可通过注射相应的疫苗进行预防。

2. **病毒性肝炎的药物治疗** 包括抗病毒和抗炎保肝两方面。急性肝炎一般无须使用抗病毒药物,尤其是甲型肝炎和戊型肝炎,两者均不易转为慢性,只需对症治疗即可;重型肝炎一般也无须使用抗病毒药物,尤其是干扰素,容易加重病情。抗病毒治疗的主要适应证为慢性病毒性肝炎和急性丙型肝炎。

3. **治疗目标**

(1) 乙型肝炎:最大限度地长期抑制HBV复制,减轻肝细胞炎症坏死及肝脏纤维组织增生,延缓和减少肝功能衰竭、肝硬化失代偿、肝癌和其他并发症的发生,改善患者生活质量,延长其生存时间。

(2) 丙型肝炎:清除HCV,获得治愈,清除或减轻HCV相关肝损害和肝外表现,逆转肝纤维化,阻止进展为肝硬化、失代偿期肝硬化、肝衰竭或肝癌,提高患者的长期生存率,改善患者的生活质量,预防HCV传播。

三、识别药物作用特点

(一) 抗病毒药

1. **α干扰素(Interferon α,IFN-α)** IFN-α为广谱的抗病毒药物,对乙型和丙型肝炎病毒均有作用。作用机制为:① 产生抗病毒蛋白,抑制病毒复制。② 调节免疫,增强和促进自然杀伤细胞、细胞毒性T细胞和巨噬细胞的活性。IFN-α包括普通干扰素(短效)和聚乙二醇干扰素(长效PEG-IFN)两种。用法用量:普通干扰素,皮下或肌内注射,9 μg,一周3次或隔日1次;PEG-IFNα-2α,皮下注射,180 μg,一周1次;PEG-IFNα-2b,皮下注射,1.5 μg/kg,每周1次。疗程均为1年或更长时间。INF-α的不良反应主要包括流感样症候群、骨髓抑制、精神异常、甲状腺功能异常、自身免疫性和少见的肾损害(间质性肾炎、肾病综合征和急性肾衰竭)、心血管并发症(心律失常、缺血性心脏病和心肌病等)、视网膜病变、听力下降等。IFN-α治疗的绝对禁忌证包括:妊娠或短期内有妊娠计划、精神病史(具有精神分裂症或严重抑郁症等病史)、未能控制的癫痫、失代偿期肝硬化、未控制的自身免疫病;相对禁忌证包括:甲状腺疾病、视网膜病、未控制的糖尿病、高血压等基础疾病。

知识拓展

聚乙二醇干扰素
——科技创新助力肝炎治疗效果提升

普通 IFN-α 因分子量较小，易通过肾排出体外，半衰期只有约 4 小时，为达到持续抑制 HBV 的效果需多次给药，使用非常不便。为此，先灵葆雅公司通过 10 年的努力，研发出世界上第一个长效干扰素，随后罗氏公司研发出另一种长效干扰素，即聚乙二醇干扰素（PEG-IFN）。聚乙二醇可使普通干扰素的分子量变大，使之不易经肾排出，从而延长干扰素的药效，减少给药次数和不良反应的发生。PEG-IFN 的研制成功进一步提高了干扰素的抗病毒效果和减少了不良反应，是病毒性肝炎治疗史上的一次重要突破。

2. **核苷酸类似物** 常用药物有拉米夫定、阿德福韦、恩替卡韦、替比夫定和替诺福韦。其作用机制为抑制病毒的聚合酶或逆转录酶，从而抑制病毒 DNA 的合成和增殖。治疗上首选安全性好、耐药屏障高的药物，如替诺福韦和恩替卡韦。恩替卡韦、替比夫定和拉米夫定之间有交叉耐药性，而阿德福韦与以上三种药物无交叉耐药性。阿德福韦多用于病毒耐药后的二线治疗。常用核苷酸类似物的给药剂量及方法见表 3-12-1。

表 3-12-1 常用核苷酸类似物的剂量和疗程

药品名称	给药剂量及方法
拉米夫定	口服给药，100 mg，1 次/日
阿德福韦	口服给药，10 mg，1 次/日
恩替卡韦	口服给药，0.5 mg，1 次/日
替比夫定	口服给药，600 mg，1 次/日
替诺福韦	口服给药，300 mg，1 次/日

（二）抗炎、抗氧化、保肝药物

甘草酸制剂、水飞蓟素制剂、多不饱和卵磷脂制剂和双环醇等具有抗炎、抗氧化和保护肝细胞等作用，有望减轻肝脏炎症损伤。

（三）抗纤维化药物

中药方剂如安络化纤丸、复方鳖甲软肝片、扶正化瘀片，对明显纤维化或肝硬化患者可以酌情选用。

四、理解药物选用原则

1. **抗病毒治疗适用证**
（1）乙型肝炎：① 血清 HBV DNA 阳性，ALT 持续异常（>ULN），且排除其他原因所致者。② 血清 HBV DNA 阳性者，无论 ALT 水平高低，只要符合下列情况之一：a. 有乙型肝炎肝硬化或肝癌家族史;b. 年龄>30 岁;c. 无创指标或肝组织学检查提示肝脏存在明显炎症(G≥2)或纤维化(F≥2);d. HBV 相关肝外表现(如 HBV 相关性肾小球肾炎等)。③ 临床确诊为代偿期和失代偿期乙型肝炎肝硬化。以上情况无论其 ALT 和 HBV DNA 水平如何及 HBeAg 阳性与否,均建议抗病毒治疗。

(2) 丙型肝炎:所有 HCV RNA 阳性的患者,不论是否有肝硬化、是否合并慢性肾脏疾病或者肝外表现,均应接受抗病毒治疗。抗病毒治疗的终点为治疗结束后 12 周或 24 周,采用敏感检测方法(检测下限≤15 IU/ml)检测血清或血浆 HCV RNA 检测不到 [持续病毒学应答(SVR)12 或 24]。

2. 核苷酸类似物疗程　大部分患者需要长期使用核苷酸类似物治疗,停药后病毒学复发率高。对 HBeAg 阳性慢性乙型肝炎,HBV DNA 检测不到,HBeAg 血清学转换后,如果达到 HBsAg<100 IU/ml,可以降低停药后复发风险。对 HBeAg 阴性慢性乙型肝炎,一般需要更长期治疗,HBV DNA 检测不到,HBsAg 消失和/或出现抗-HBs,并且经过巩固治疗至少 6 个月后才可考虑停药。

五、理解药物使用注意事项

1. 丙型肝炎患者进行抗病毒治疗前,需评估肝脏疾病的严重程度、肾脏功能、HCV RNA 定量检测、HCV 基因型、HBsAg、合并疾病以及联合用药情况。

2. 密切关注患者治疗依从性问题,包括用药剂量、使用方法、是否有漏用药物或自行停药等情况,确保患者已经了解随意停药可能导致的风险,提高患者依从性。

3. 应用 PEG-IFN-α 的患者,治疗第一个月血常规检查每 1~2 周 1 次,稳定后血常规、肝脏生物化学指标检查每个月 1 次;甲状腺功能指标、血糖、HBV DNA、HBsAg、HBeAg 和抗-HBe 检测每 3 个月 1 次;腹部超声检查和甲胎蛋白检测等,无肝硬化者每 6 个月 1 次,肝硬化者每 3 个月 1 次,必要时做增强 CT 或增强 MRI。

赛场直击 》》》》

全国职业院校技能大赛药学技能赛项
用药咨询与慢病管理模块——慢病管理试题单
考核时间:20 分钟　题目分值:15 分

一、试题背景

患者,女,27 岁,已婚未孕。既往有乙型肝炎病毒携带史 3 年,主诉 1 周前出现黄疸,倦怠乏力。体格检查:消瘦,巩膜黄染,肝大质硬,肋缘下 5 cm 可触及,腹平软。实验室检查:谷草转氨酶 326 U/L,谷丙转氨酶 382 U/L,碱性磷酸酶 142 U/ml,白蛋白 2.8 g/dl,HBsAg(+),HBeAg(+),HBcAb(+),HBV DNA>2300 拷贝/ml(>1000 拷贝/ml 时为阳性)。诊断为慢性乙型肝炎。医师处方:干扰素 9 μg,肌内注射,一周 3 次;甘草酸二铵胶囊 150 mg,口服,一日 3 次。

患者基本情况:身高 165 cm,体重 45 kg,个体经营者,喜欢喝酒,每日 300 ml。

无药物过敏史。

二、答题要求

1. 根据试题背景资料,填写患者基本信息。
2. 根据患者病情和用药信息,对患者正在服用的药物进行用药指导,准确答出治疗药物的作用机制、常见不良反应和用药注意事项。
3. 针对患者情况进行疾病相关知识和日常生活管理的健康教育。

考证聚焦 »»»

综合分析选择题

患者,男,32 岁。患乙型肝炎,医师开具 α 干扰素进行治疗。

1. 使用 α 干扰素治疗乙型肝炎的用法用量正确的是(　　)。
A. 隔日 1 次,iv　　　　B. 每周 1 次,im　　　C. 每周 1 次,iv
D. 每周 3 次,iv　　　　E. 每周 3 次,im

2. 干扰素治疗乙型肝炎的相对禁忌证为(　　)。
A. 妊娠　　　　　　　B. 未能控制的癫痫　　C. 失代偿期肝硬化
D. 自身免疫病　　　　E. 视网膜病变

3. 下列关于干扰素的抗病毒机制的说法正确的是(　　)。
A. 直接杀灭病毒　　　B. 产生抗病毒蛋白　　C. 抑制病毒聚合酶
D. 抑制病毒逆转录酶　E. 抑制蛋白合成

任务二　获得性免疫缺陷综合征的药物治疗

获得性免疫缺陷综合征(acquired immunodeficiency syndrome,AIDS)即艾滋病,是一种由人类免疫缺陷病毒(human immunodeficiency virus,HIV)感染所引起的传染病。目前,AIDS 已成为严重威胁人类健康的重要公共卫生问题。在我国,AIDS 被列为乙类传染病,2022 年发病率、死亡率分别为 3.69/10 万和 1.33/10 万,死亡率位居甲、乙类法定报告传染病之首。

岗位模拟 »»»

任务情境

患者,男,45 岁。4 年前,因家境贫困外出打工,其间多次卖血。挣钱后回到家乡,结婚生子。因低热伴乏力、食欲缺乏及消瘦月余入院。体格检查:唇周苍白,口腔黏膜布满白色膜状物,四肢大关节畸形。实验室检查:白细胞 2.5×10^9/L,血红蛋白 75 g/L。诊断为 AIDS。

任务要求

1. 说出案例中患者所患 AIDS 的感染途径。其家人有可能被感染吗？为什么？
2. 说出治疗 AIDS 的药物有哪些。

一、认识疾病

(一) HIV 的病原学特征

AIDS 是由 HIV 感染引起的传染病。传染源为 HIV 感染者和 AIDS 患者。HIV 是一种变异性很强的病毒，由核心和包膜两部分组成。核心由衣壳蛋白组成，衣壳内包括两条完全相同的病毒单股正链 RNA、核衣壳蛋白和病毒复制所必需的酶类，包括反转录酶、整合酶和蛋白酶等。病毒的最外层为包膜，其中嵌有外膜糖蛋白 gp120 和跨膜糖蛋白 gp41；包膜结构之下为基质蛋白，形成病毒内壳。HIV 分为 HIV-1 和 HIV-2，我国主要以 HIV-1 为流行株。

HIV 主要存在于传染源的血液、精液、阴道分泌物、胸腹水、脑脊液、羊水和乳汁等体液中。性接触（包括不安全的同性、异性和双性性接触等）、血液及血制品（包括共用针具静脉注射毒品，不安全、不规范的介入性医疗操作，文身等）和母婴垂直传播（包括宫内感染、分娩时和哺乳传播）是 AIDS 的主要传播途径。

HIV 在人体细胞内的感染包括以下几个过程。① 吸附与穿入：HIV 侵入人体后，选择性地吸附于 T 细胞、单核巨噬细胞以及树突状细胞表面的 CD4 受体，在辅助受体的协助下进入宿主细胞内。② 逆转录、入核及整合：病毒 RNA 在逆转录酶作用下，形成互补 DNA（complementary DNA，cDNA），在 DNA 聚合酶作用下形成双链线性 DNA，在整合酶的作用下整合至宿主细胞的染色体 DNA 中。这种整合至宿主细胞 DNA 中的病毒 DNA 被称为"前病毒"，也成为 HIV 不能从体内彻底清除的原因之一。③ 转录与翻译：前病毒被活化后进入自身转录，生成、组装并释放单链 RNA 和多种病毒蛋白，在蛋白酶作用下，裂解产生子代病毒的蛋白和酶。④ 装配、出芽与成熟：病毒蛋白与 RNA 装配成核壳体，通过芽生的方式形成成熟的病毒颗粒，继续感染新的 T 细胞，被感染的淋巴细胞寿命缩短，最终使细胞免疫功能崩溃，免疫系统对感染和肿瘤的监督功能下降。

(二) AIDS 的临床表现

HIV 主要侵犯人体的免疫系统，包括 CD4$^+$ T 细胞、单核巨噬细胞和树突状细胞等，主要表现为 CD4$^+$ T 细胞数量不断减少，最终导致人体细胞免疫功能缺陷，引起各种机会性感染和肿瘤的发生。从初始感染 HIV 至终末期是一个较为漫长、复杂的过程，根据感染后的临床表现，HIV 感染的全过程可分三个阶段，即急性期、无症状期和艾滋病期。

1. **急性期** 通常发生在感染 HIV 后的 6 个月内。部分感染者出现 HIV 病毒血症和免疫系统急性损伤所产生的临床症状。临床表现为发热（最常见）、皮疹、淋巴结肿大、恶心、呕吐及神经系统症状等，持续 1~3 周后缓解。此期可查到 HIV 抗原、HIV RNA，CD4$^+$ T 细胞计数一过性减少，2~6 周后 HIV 抗体阳性。

2. 无症状期 此期持续时间一般为 4~8 年或更长，其时间长短与感染病毒的数量与类型、机体的免疫状况、感染途径、营养条件等因素有关。此期感染者体内 HIV 不断复制，免疫系统受损，$CD4^+T$ 细胞计数逐渐下降，具有传染性。

3. 艾滋病期 此期为感染 HIV 后的最终阶段，出现各种致命性机会性感染和恶性肿瘤。主要表现为持续 1 个月以上的发热、腹泻、盗汗、体重明显减轻、全身性淋巴结肿大等，$CD4^+T$ 细胞计数 <200 个 /μl，部分患者可表现为神经精神症状。

二、理解疾病防治策略

1. 预防措施 正确使用安全套，采取安全的性行为；不吸毒，不共用针具；推行无偿献血，对献血人群进行 HIV 筛查；加强医院感染控制管理，严格执行消毒制度，控制医院交叉感染，预防职业暴露与感染；控制母婴传播；对 HIV 感染者/AIDS 患者的配偶和性伴侣、与 HIV 感染者/AIDS 患者共用注射器的静脉药物依赖者以及 HIV 感染者/AIDS 患者所生的子女，进行 HIV 相关检测，并提供相应的咨询服务。

2. 综合治疗 目前尚未找到根治 AIDS 的措施，临床多采用综合治疗，包括心理治疗、预防及治疗机会性感染、抗病毒治疗、支持治疗等。其中，抗病毒治疗最为关键。

三、识别药物作用特点

目前国际上共有六大类抗逆转录病毒药物，包括核苷逆转录酶抑制剂（nucleotide reverse transcriptase inhibitors，NRTIs）、非核苷逆转录酶抑制剂（non-nucleotide reverse transcriptase inhibitors，NNRTIs）、蛋白酶抑制剂（protease inhibitors，PIs）、融合抑制剂（fusion inhibitors，FIs）、整合酶抑制剂（integrase strand transfer inhibitors，INSTIs）和 CCR5 抑制剂（C-C chemokine receptor type 5 inhibitors）。目前，国内临床上主要使用的是 NRTIs、NNRTIs、PIs 和 INSTIs 四类。

1. NRTIs 常用药物有齐多夫定、拉米夫定、阿巴卡韦、替诺福韦、恩曲他滨等。此类药物进入被感染细胞后，磷酸化形成具有竞争抑制 HIV 逆转录酶活性的三磷酸化合物，阻断 HIV 逆转录，抑制病毒双链 DNA 的合成。

2. NNRTIs 常用药物有奈韦拉平、依非韦伦、利匹韦林、多拉韦林等。该类药物通过与 HIV 逆转录酶活性点附近的疏水区结合而干扰酶的活性。NNRTIs 对其他逆转录病毒无效，也不抑制其他的 DNA 多聚酶，细胞毒性小，但易产生耐药性。

3. PIs 常用药物有达芦那韦、洛匹那韦等。PIs 通过抑制蛋白酶活性，使新产生的 HIV 不能成熟。PIs 抗病毒作用很强，能明显缓解 AIDS 患者的临床症状，延迟发病，降低死亡率，但对机体内已有的 HIV 无效。

4. INSTIs 常用药物有拉替拉韦、多替那韦、艾维雷韦等。此类药物通过抑制病毒复制所需的 HIV 整合酶，防止感染早期 HIV 基因组共价插入或整合到宿主细胞基因组。

5. 其他 如 FIs 艾博卫泰、CCR5 抑制剂马拉维若。

常用抗 HIV 药物的用法用量及不良反应见表 3-12-2。

表 3-12-2 常用抗 HIV 药物的用法用量及不良反应

药品名称	缩写	类别	给药剂量及方法	主要不良反应
齐多夫定 (zidovudine)	AZT	NRTIs	成人：每次 300 mg，2 次/日。新生儿/婴儿：2 mg/kg，4 次/日。儿童：按体表面积 160 mg/m²，3 次/日	① 骨髓抑制、严重的贫血或中性粒细胞减少症。② 胃肠道不适：恶心、呕吐、腹泻等。③ 肌酸激酶和谷丙转氨酶升高，乳酸酸中毒和/或肝脂肪变性
拉米夫定 (lamividine)	3TC	NRTIs	成人：每次 150 mg，2 次/日；或每次 300 mg，1 次/日。新生儿：2 mg/kg，2 次/日。儿童：4 mg/kg，2 次/日	不良反应少，且较轻微，偶有头痛、恶心、腹泻等不适
阿兹夫定 (azvudine)		NRTIs 辅助蛋白 Vif 抑制剂	每次 3 mg，1 次/日，睡前空腹服用，整片吞服，不可咀嚼	发热、头晕、恶心、腹泻、肝肾损伤等；可能会引起中性粒细胞降低，以及总胆红素、天冬氨酸转氨酶和血糖升高
阿巴卡韦 (abacavir)	ABC	NRTIs	成人：每次 300 mg，2 次/日。新生儿/婴幼儿：不建议。儿童：8 mg/kg，2 次/日	① 高敏反应，一旦出现高敏反应应终身停用。② 恶心、呕吐、腹泻等
替诺福韦 (tenofovir disoproxil)	TDF	NRTIs	成人：每次 300 mg，1 次/日，与食物同服	① 骨质疏松。② 肾脏毒性。③ 轻至中度消化道不适，如恶心、呕吐、腹泻等。④ 代谢异常如低磷酸盐血症，脂肪分布异常，可能引起酸中毒和/或肝脂肪变性
恩曲他滨/替诺福韦 (emtricitabine/tenofovir disoproxil)	FTC/TDF	NRTIs	每次 1 片，1 次/日	同 TDF
奈韦拉平 (nevirapine)	NVP	NNRTIs	成人：每次 200 mg，2 次/日。新生儿/婴幼儿：5 mg/kg，2 次/日。儿童：<8 岁，4 mg/kg，2 次/日；≥8 岁，7 mg/kg，2 次/日	① 皮疹，出现严重的或可致命的皮疹后应终身停用本药。② 肝损伤，出现重症肝炎或肝功能不全时，应终身停用本药
依非韦伦 (efavirenz)	EFV	NNRTIs	成人：每次 600 mg，1 次/日。儿童：体重 15~25 kg，200~300 mg，1 次/日；体重 25~40 kg，300~400 mg，1 次/日；体重>40 kg，600 mg，1 次/日。睡前服用	① 中枢神经系统毒性，如头晕、头痛、失眠、抑郁、非正常思维等，可产生长期神经精神作用，可能与自杀意向相关。② 皮疹。③ 肝损伤。④ 高脂血症和高甘油三酯血症
利匹韦林 (rilpivirine)	RPV	NNRTIs	每次 25 mg，1 次/日，进餐时服用	抑郁、失眠、头痛和皮疹

续表

药品名称	缩写	类别	给药剂量及方法	主要不良反应
多拉韦林（doravirine）	DOR	NNRTIs	成人：每次100 mg，1次/日	不良反应少，偶有恶心、头晕、异梦
洛匹那韦/利托那韦（lopinavir/ritonavir）	LPV/RTV	PIs	成人：每次2片，2次/日。儿童：7~15 kg，LPV 12 mg/kg 和 RTV 3 mg/kg，2次/日；15~40 kg，LPV 10 mg/kg 和 RTV 2.5 mg/kg，2次/日	腹泻、恶心和皮疹
达芦那韦/考比司他（darunavir/cobicistat）	DRV/c	PIs	成人：每次1片，1次/日。随餐服用，整片吞服，不可掰碎或压碎	腹泻、恶心和皮疹
拉替拉韦（raltegravir）	RAL	INSTI	成人：每次400 mg，2次/日	常见的有腹泻、恶心、头痛、发热等；少见的有腹痛、乏力、肝肾损伤等
艾博韦泰	ABT	FIs	成人及16岁以上青少年：每次320 mg，第1天、第2天、第3天和第8天各用1次，1次/日，此后一周1次，静脉滴注	过敏性皮炎、发热、头晕、腹泻

四、理解药物选用原则

1. **成人及青少年开始抗病毒治疗的时机** 一旦确诊 HIV 感染，无论 CD4$^+$T 细胞计数高低，均建议立即开始治疗。出现下列情况者需加快启动治疗：妊娠、诊断为 AIDS、急性机会性感染、CD4$^+$T 细胞计数<200 个/μl、HIV 相关肾脏疾病、急性期感染、合并活动性 HBV 或 HCV 感染。

2. **成人及青少年抗病毒治疗的方案** 初治患者推荐方案为 2 种 NRTIs 类骨干药物联合第三类药物治疗。第三类药物可以为 NNRTIs 或增强型 PIs（含利托那韦或考比司他）或 INSTIs，也可选用复方单片制剂。

五、理解药物使用注意事项

1. **明确抗病毒的治疗目标** 最大限度地抑制病毒复制，使病毒载量降至检测下限并减少病毒变异；重建免疫功能；降低异常的免疫激活；减少病毒传播，预防母婴传播；降低 HIV 感染的发病率和病死率，减少 AIDS 相关疾病的发病率和病死率，使患者获得正常的预期寿命，提高生活质量。

2. **病毒耐药性检测** 病毒耐药是导致抗逆转录病毒治疗失败的主要原因之一，对抗逆转录病毒治疗疗效不佳或失败者可行基因型耐药检测。

3. **药物不良反应观察** 抗病毒药物可导致代谢紊乱、体重增加、骨质疏松、肝肾损伤等不良反应，可影响患者的服药依从性和疗效，需密切观察并及时识别给予相应处理,必要时更换抗逆转录病毒治疗方案。

4. 治疗药物浓度监测 在条件允许的情况下,可进行特殊人群如儿童、妊娠期妇女和肾功能不全患者等的治疗药物浓度监测。

赛场直击

全国职业院校技能大赛药学技能赛项
用药咨询与慢病管理模块——慢病管理试题单
考核时间:20 分钟　题目分值:15 分

一、试题背景

患者,女,32 岁,HIV 感染者。因持续剧烈头痛伴发热 1 周入院。实验室检查:血红蛋白 112 g/L,白细胞 $3.5×10^9$/L,血小板 $73×10^9$/L,血肌酐 79.6 mol/L,血糖 5.2 mmol/L,$CD4^+$ T 细胞计数 91 个/L。腰椎穿刺抽取脑脊液发现隐球菌抗原滴度为 1:2046,颅内压 340 mmH$_2$O(正常值为 70~200 mmH$_2$O)。诊断为艾滋病隐球菌性脑膜炎。医师处方:替诺福韦,300 mg,1 次/日,与食物同服;拉米夫定,每次 150 mg,2 次/日;多替拉韦,每次 50 mg,1 次/日。

患者基本情况:身高 163 cm,体重 55 kg,有吸毒史,无药物过敏史。

二、答题要求

1. 根据试题背景资料,填写患者基本信息。
2. 根据患者病情和用药信息,对患者正在服用的药物进行用药指导,准确答出治疗药物的作用机制、常见不良反应和用药注意事项。
3. 针对患者情况进行疾病相关知识和日常生活管理的健康教育。

考证聚焦

综合分析选择题

艾滋病是获得性免疫缺陷综合征的简称,因免疫系统遭受人类免疫缺陷病毒的毁灭性打击,免疫功能遭到破坏而逐日低下,如果得不到有效控制,最终可导致一系列机会性感染和恶性肿瘤。

1. 艾滋病是由何种病毒所引起的(　　)。
   A. HAV　　　　　　　　B. HBV　　　　　　　　C. HCV
   D. HEV　　　　　　　　E. HIV

2. 艾滋病的传播途径不包括(　　)。
   A. 性途径传播　　　　　B. 经血液传播　　　　　C. 消化道传播
   D. 经血制品传播　　　　E. 母婴垂直传播

3. 艾滋病抗病毒治疗强调多种药物联合治疗,俗称"鸡尾酒疗法",目前国内免费治疗的一线方案是(　　)。
   A. 拉米夫定 + 替诺福韦 + 齐多夫定

B. 拉米夫定 + 司他夫定 + 奈韦拉平
C. 替诺福韦 + 依非韦伦 + 雷特格韦
D. 齐多夫定 + 依非韦伦 + 利托那韦
E. 恩替卡韦 + 奈韦拉平 + 利托那韦

任务三　带状疱疹的药物治疗

带状疱疹是由长期潜伏在脊髓后根神经节或颅神经节内的水痘–带状疱疹病毒（varicella-zoster virus，VZV）经再激活引起的感染性皮肤病。全球普通人群带状疱疹的年发病率为(3~5)/1000，年住院率为(2~25)/10万，年死亡率为(0.01~0.46)/10万。我国带状疱疹发病率与其他国家和地区基本一致，≥50岁人群带状疱疹年发病率为(2.9~5.8)/1000，女性终身患病率也略高于男性。

岗位模拟

任务情境

患者，女，63岁。自述于2日前出现发热、食欲缺乏、乏力，肋间皮肤持续烧灼感，疼痛持续1日后肋间出现皮疹，且疼痛加剧。查体：肋间皮肤带状红斑、丘疹。既往体健。诊断为带状疱疹。医师处方为：阿昔洛韦，0.4 g，tid，po；布洛芬片，0.2 g，q6 h，po；0.25%炉甘石洗剂，外用。

任务要求

1. 请简要说出医师的诊断依据。
2. 请结合医师处方对患者进行用药指导。

一、认识疾病

带状疱疹是皮肤科常见病，除皮肤损害外，常伴有神经病理性疼痛，多见于年龄较大、免疫抑制或免疫缺陷等人群，严重影响患者的生活质量。其原发感染为水痘，多发生在儿童，带状疱疹多见于成人。婴幼儿主要通过呼吸道黏膜入侵，或接触感染者的疱液或输入病毒血症期的血液感染VZV。对此病毒无免疫力的儿童被感染后发生水痘，部分患者感染后成为带病毒者而不出现症状。由于病毒具有嗜神经性，感染后可长期潜伏于脊髓神经后根神经节或颅神经节内的神经元内，当机体免疫功能下降时，潜伏病毒被激活而复制，沿感觉神经传播到该神经支配的皮肤细胞内增殖，引起局部皮肤节段性疱疹和神经痛。好发部位依次为肋间神经、颈神经、三叉神经和腰骶神经支配区域，沿某一周围神经呈带状排列，多发生在身体的一侧，一般不超过正中线。发疹前局部皮肤有烧灼感、感觉过敏或疼痛，同时可伴全身不适或发热。几日后局部皮肤出现不规则红斑，在此基础上出现簇集性粟粒样丘疹，继而变成水疱。病程一般2~3周，水疱干涸、结痂脱落后可留有暂时性淡红斑或色素沉着。在皮损消退后可长期遗留神经痛，重者可遗留神经麻痹。VZV再活化的危险因素主要有高龄、创伤、全身性疾病（如糖尿病、肾病、发热、高血压等)、HIV 感染、恶性肿瘤等导致的免疫抑制等。

> **知识拓展**
>
> 水　痘
> ——预防为主,未病先防
>
> 水痘是由 VZV 所引起的儿童常见的急性传染病。临床上以分批出现的皮肤黏膜斑疹、丘疹、疱疹和结痂为主要特征,全身症状轻微。皮疹一般经过斑疹、丘疹、疱疹、结痂几个阶段,呈向心分布,集中于皮肤受压或易受刺激处,躯干最多见,其次为头面部。水痘为自限性疾病,10 日左右可自愈。患者是该病的唯一传染源,可通过呼吸道飞沫、直接接触水痘疱疹液和污染的用具传播。水痘结痂后病毒消失,从出疹前 1~2 日到皮疹完全结痂时均具有很强的传染性。本病传染性极强,一年四季均可发生,以冬春季多见。人群普遍易感,易感儿童接触后 90% 可发病,但婴儿少见。

二、理解疾病防治策略

1. 带状疱疹的治疗目标包括促进皮损消退,缓解疼痛,改善患者生活质量;及时进行针对性抗病毒治疗有助于皮损及时愈合,且可能缩短疼痛持续时间。

2. 带状疱疹的治疗原则通常以镇痛、消炎、保护局部、抗病毒、防止感染与并发症、营养神经为主。

三、识别药物作用特点

带状疱疹的治疗包括抗病毒治疗、局部治疗和缓解神经痛三个方面。

1. 抗病毒药物　常用药物有阿昔洛韦、伐昔洛韦、泛昔洛韦、溴夫定和膦甲酸钠。其中,伐昔洛韦在体内经肝代谢生成阿昔洛韦,口服生物利用度大于阿昔洛韦。常用治疗带状疱疹的抗病毒药物的用法用量及不良反应见表 3-12-3。

表 3-12-3　常用于治疗带状疱疹的抗病毒药物的用法用量及不良反应

药物	用法用量	常见不良反应
阿昔洛韦	口服:800 mg,每日 5 次,疗程 7~10 日;静脉滴注:5~10 mg/kg,每 8 小时给药 1 次,疗程 7~10 日	头晕、头痛、恶心、呕吐、腹泻、白细胞减少、蛋白尿、尿素氮升高、皮肤瘙痒等
伐昔洛韦	口服:1000 mg,每日 3 次,疗程 7~10 日	轻度胃肠道症状、头痛、头晕、贫血、白细胞减少、肾功能损害、心律失常、关节痛、皮肤瘙痒等
泛昔洛韦	口服:250~500 mg,每日 3 次,疗程 7~10 日	嗜睡、感觉异常、腹泻、腹痛、发热、寒战、皮肤瘙痒、鼻窦炎、咽炎等
溴夫定	口服:125 mg,每日 1 次,疗程 7~10 日	蛋白尿、肌酐升高、恶心、呕吐、食欲不振等

续表

药物	用法用量	常见不良反应
膦甲酸钠	静脉滴注：40 mg/kg，每 8 小时给药 1 次	头痛、震颤、贫血、粒细胞减少、肾功能损害、恶心、呕吐等

2. **镇痛药物** 疼痛常贯穿带状疱疹疾病的全过程，常用的镇痛药物有普瑞巴林、加巴喷丁、阿米替林等。治疗带状疱疹的常用镇痛药物的用法用量及不良反应见表 3-12-4。

表 3-12-4 治疗带状疱疹的常用镇痛药物的用法用量及不良反应

药物名称	作用特点	用法用量	常见不良反应
普瑞巴林	疗效无封顶效应	口服：起始剂量为 150 mg/d，可在 1 周内增加至 300 mg/d，最大剂量为 600 mg/d	头晕、嗜睡
加巴喷丁	疗效存在封顶效应	口服：起始剂量为 300 mg/d，逐渐增加至最适剂量，常用有效剂量为 900~1800 mg/d	头晕、嗜睡
阿米替林	抑制 5-羟色胺和去甲肾上腺素的再摄取	口服：起始剂量为 12.5~25 mg/d，最大剂量为 150 mg/d	心脏毒性
15% 利多卡因贴剂	阻断电压门控钠离子通道，减少损伤后初级传入神经的异位冲动，从而减少痛觉的传入	疼痛区域 1~3 贴，1 贴最多不超过 12 小时	使用部位皮肤反应，如瘙痒、红斑和皮炎

3. **局部用药** 以干燥和消炎为主，预防感染。疱疹未破可外搽 0.25% 炉甘石洗剂或阿昔洛韦软膏。疱疹破溃时，以 3% 硼酸溶液或 0.5% 新霉素溶液湿敷。

4. **其他** 老年早期患者无明显禁忌证时，可给予泼尼松以阻止病毒对神经节和神经纤维的毒性和破坏；肌内注射丙种球蛋白可提高患者的免疫功能。

四、理解药物选用原则

1. **抗病毒药物的选择** 对于免疫功能正常的带状疱疹患者，可选用阿昔洛韦、伐昔洛韦、泛昔洛韦；免疫功能正常的成年急性带状疱疹患者的早期治疗可选用溴夫定；对阿昔洛韦耐药的免疫功能损害患者可静脉滴注膦甲酸钠。

2. **镇痛药物的选择** 不同程度的疼痛应选用不同的镇痛药物。轻中度疼痛可选用对乙酰氨基酚等非甾体抗炎药或曲马多；中重度疼痛可使用治疗神经病理性疼痛的药物，如钙离子通道调节剂加巴喷丁、普瑞巴林，三环类抗抑郁药如阿米替林，或选择阿片类药物。

3. **糖皮质激素的选择** 目前关于是否系统应用糖皮质激素治疗带状疱疹仍存在

争议。系统应用糖皮质激素应仅限于治疗中枢神经系统并发症,如脑炎或 Bell 麻痹(特发性面神经麻痹)。年龄大于 50 岁、出现大面积皮疹及重度疼痛、累及头颈部的带状疱疹、疱疹性脑膜炎及内脏播散性带状疱疹患者在发病早期(出现皮损 1 周内)可系统使用糖皮质激素。

五、理解药物使用注意事项

1. 妊娠晚期患者可口服阿昔洛韦或伐昔洛韦,严重者静脉滴注阿昔洛韦,但妊娠 20 周前应慎用。哺乳期口服阿昔洛韦未见乳儿异常,但口服泛昔洛韦需停止哺乳。

2. 阿昔洛韦静脉滴注前需稀释,滴速不宜过快,给药期间患者应充足饮水,防止阿昔洛韦在肾小管内沉淀,损害肾功能。

3. 溴夫定禁止与氟尿嘧啶类药物同服,因二者相互作用可导致严重的骨髓抑制。

赛场直击 》》》》

全国职业院校技能大赛药学技能赛项
用药咨询与慢病管理模块——慢病管理试题单
考核时间:20 分钟　题目分值:15 分

一、试题背景

患者,女,73 岁。因右胸背部疼痛、水疱 7 日,全身多处水疱 1 日就诊。右胸背部有带状分布的斑丘疹、红斑,簇集绿豆到黄豆大小的血疱、水疱,周围有红晕,水疱未破溃,内容物清,皮疹未超过体表中线。其他部位的水疱散在分布,绿豆大小,紧张发亮,未见脓疱。右胸背部压痛明显。医师处方:阿昔洛韦,每次 800 mg,每日 5 次,使用 10 日;0.25% 炉甘石洗剂,涂抹;普瑞巴林,口服,起始剂量为每日 150 mg,可在 1 周内增加至每日 300 mg。

患者基本情况:身高 153 cm,体重 57 kg,无其他病史,无药物过敏史。

二、答题要求

1. 根据试题背景资料,填写患者基本信息。
2. 根据患者病情和用药信息,对患者正在服用的药物进行用药指导,准确答出治疗药物的作用机制、常见不良反应和用药注意事项。
3. 针对患者情况进行疾病相关知识和日常生活管理的健康教育。

考证聚焦 》》》》

综合分析选择题

患者,男,67 岁。因带状疱疹前来就诊,实验室检查肌酐清除率为 100 ml/min,医师为患者开具阿昔洛韦片治疗,对于该患者:

1. 阿昔洛韦适宜的用法用量是(　　)。

A. 0.8 g,每日 5 次　　B. 0.8 g,每日 4 次　　C. 0.8 g,每日 3 次
D. 0.8 g,每日 2 次　　E. 0.8 g,每日 1 次

2. 若该患者出现严重后遗神经痛,宜选用的治疗药物是（　　）。
A. 对乙酰氨基酚片　　B. 芬太尼透皮贴剂　　C. 羟考酮缓释片
D. 加巴喷丁胶囊　　　E. 塞来昔布胶囊

任务四　手足口病的药物治疗

手足口病(hand-foot-mouth disease,HFMD)是一种由肠道病毒(enterovirus,EV)感染引起的儿童常见传染病,多发生于 5 岁以下儿童。我国各地全年均有发生,发病率为(37.01~205.06)/10 万,病死率为(6.46~51.00)/10 万。

岗位模拟 >>>>

任务情境

患儿,女,4 岁。因双手、双足及口周疱疹 3 日入院。3 日前双手、双足及口周开始出现米粒大小、分散性疱疹,疱疹周围有炎性红晕,疱疹液不多。伴食欲缺乏、发热、鼻塞、流涕等症状。无恶心、呕吐、腹痛、腹泻、呼吸困难等症状。诊断为手足口病。

任务要求

1. 请简要说出医师的诊断依据。
2. 请为该患者制订合适的药物治疗方案。

一、认识疾病

手足口病由肠道病毒引起,主要致病血清型为柯萨奇病毒 A16 型(CV-A16)和肠道病毒 A71 型(EV-A71),重症和死亡病例多由 EV-A71 所致。密切接触是手足口病的传播方式,患儿和隐性感染者是其主要传染源,肠道病毒可通过感染者的粪便、唾液、咽喉分泌物和疱疹液等广泛传播。肠道病毒感染人体后,主要通过与咽部及肠道上皮细胞表面相应的病毒受体结合进入细胞,在细胞内大量复制后释放入血,从而进一步扩散到皮肤及黏膜、神经系统、心脏、呼吸系统、肝等部位,引起一系列炎症反应。循环衰竭和神经源性肺水肿是重症手足口病患儿死亡的主要原因。患儿感染肠道病毒后,潜伏期为 2~10 日,然后出现临床症状或体征。根据手足口病的发生发展过程,将其分为以下几期:

1. **出疹期(普通型)**　该期主要临床表现为发热,手、足、口、臀等部位出疹,伴流涕、咳嗽、食欲缺乏等症状。典型皮疹为斑丘疹、疱疹、丘疹,皮疹周围有炎性红晕,不疼不痒,疱疹内液体较少,恢复时不结痂、不留瘢痕。绝大多数患儿在此期痊愈。

2. **神经系统受累期(重症病例重型)**　少数患儿出现中枢神经系统损害,表现为头痛、嗜睡、吸吮无力、烦躁、易惊等。此期大多数患儿可痊愈。

3. **心肺功能衰竭前期（重症病例危重型）** 多数发生在病程5日内，表现为呼吸和心率加快、血压升高、出冷汗、四肢末梢发凉等。应及时识别并正确治疗以降低病死率。

4. **心肺功能衰竭期（重症病例危重型）** 患儿可在心肺功能衰竭前期的基础上迅速进入此期，表现为心动过速、口唇发绀、呼吸急促、咳粉红色泡沫样痰、血压降低等。此期病死率较高。

5. **恢复期** 体温逐渐恢复正常，神经系统受累症状和心肺功能逐渐恢复。大多数患儿预后良好，一般在1周内痊愈，无后遗症。

知识拓展

肠道病毒71型灭活疫苗
——自主研发，"手足"有措

2015年12月3日，由中国医学科学院医学生物学研究所自主研发的预防用生物制品1类新药——肠道病毒71型灭活疫苗（人二倍体细胞）获得原国家食品药品监督管理局批准的新药证书和生产批文。2016年3月，肠道病毒71型灭活疫苗在广西完成接种，标志着该疫苗正式投入使用。这一疫苗的问世，对有效降低我国儿童手足口病的发病率，尤其是减少重症及死亡病例，保护我国儿童的生命健康具有重要意义。

二、理解疾病防治策略

1. 注意隔离，避免交叉感染，清淡饮食，做好口腔和皮肤护理。
2. 目前尚无对肠道病毒有特殊治疗效果的药物，故手足口病的治疗以支持和对症治疗为主。

三、识别药物作用特点

手足口病的治疗包括病因治疗和对症治疗两方面。其中，对症治疗包括控制高热、保持患儿安静、降低颅内压、纠正血压等。对于重症病例，还应控制补液量。

1. **解热、抗惊厥药物** 常用解热药物有布洛芬、对乙酰氨基酚。用法用量：布洛芬，口服，每次5~10 mg/kg；对乙酰氨基酚，口服，每次10~15 mg/kg。对于发生惊厥的患儿，应及时抗惊厥，常用药物有咪达唑仑、地西泮等。用法用量：咪达唑仑，肌内注射，每次0.1~0.3 mg/kg；体重<40 kg者，最大剂量不超过5 mg/次；体重>40 kg者，最大剂量不超过10 mg/次；注射速度为1~2 mg/min。地西泮，静脉注射，每次0.3~0.5 mg/kg，最大剂量不超过10 mg/次。

对乙酰氨基酚、布洛芬等解热药使用时可出现恶心、呕吐、上腹不适等胃肠道反应。咪达唑仑、地西泮等镇静催眠药的主要不良反应为嗜睡、头晕、乏力等，静脉注射速度过快可引起呼吸和循环抑制，甚至出现死亡。水合氯醛口服具有强烈的胃肠刺激性，可引起恶心、呕吐，宜灌肠给药。

2. **降颅压药物** 颅内压增高的患儿应使用20%甘露醇降低颅内压。用法用量：静脉注射，每次0.25~1.0 g/kg，每4~8小时一次，20~30分钟内快速静脉注射；严重颅内高压或脑疝者，可增加频次至每2~4小时一次。严重颅内高压或低钠血症患儿可联合使用3%氯化钠。合并心功能障碍的患儿，可使用呋塞米1~2 mg/kg静脉注射。

3. **血管活性药物** 处于心肺功能衰竭前期和心肺功能衰竭期的患儿常有血流动力学和血压变化，需使用血管活性药物。常用的扩血管药物有：米力农、酚妥拉明、硝普钠等。血压下降时，应使用正性肌力药和升压药物治疗，常用药物有多巴胺、去甲肾上腺素、肾上腺素、多巴酚丁胺等。常用升/降血压药物的给药剂量及方法见表3-12-5。

表3-12-5 常用升/降血压药物的给药剂量及方法

药品名称	给药剂量及方法
米力农	静脉滴注，负荷量50~75 g/kg，15分钟内输注结束，维持量从0.25 g/(kg·min)开始，逐步调整剂量，最大可达1 g/(kg·min)，疗程一般不超过72小时
酚妥拉明	静脉滴注，1~20 g/(kg·min)
硝普钠	静脉滴注，0.5~5 g/(kg·min)
多巴胺	静脉滴注，5~20 g/(kg·min)
肾上腺素	静脉滴注，0.05~2 g/(kg·min)
去甲肾上腺素	静脉滴注，0.05~2 g/(kg·min)
多巴酚丁胺	静脉滴注，2.5~20 g/(kg·min)

4. **其他** 常用的糖皮质激素有甲泼尼龙、氢化可的松、地塞米松等。用法用量：甲泼尼龙，静脉滴注，1~2 mg/(kg·d)；氢化可的松，静脉滴注，3~5 mg/(kg·d)；地塞米松，静脉滴注，0.2~0.5 mg/(kg·d)。疗程均为3~5日。丙种球蛋白的用法用量为：静脉滴注，1.0 g/(kg·d)，连续使用2日。

四、理解药物选用原则

1. 目前尚无特效抗肠道病毒的药物。可早期喷雾（或雾化）使用α干扰素或静脉滴注利巴韦林。不能使用阿昔洛韦、更昔洛韦、单磷酸阿糖腺苷等药物治疗。

2. 体温超过38.5 ℃的患儿，应采用物理降温或应用解热药物治疗。

3. 有脑脊髓膜炎和持续高热的患儿以及危重病例可使用丙种球蛋白或糖皮质激素治疗。

4. 有颅内压增高者可给予甘露醇等脱水治疗，重症病例可酌情给予甲泼尼龙、静脉用丙种球蛋白等药物。

5. 维持血压稳定，必要时适当给予血管活性药物。

五、理解药物使用注意事项

1. 为减轻对乙酰氨基酚、布洛芬等解热药的胃肠道反应,宜餐后服用;两次使用解热药的间隔时间不得短于 6 小时。

2. 使用 20% 甘露醇时,应注意注射速度,过快易引起一过性头痛、眩晕、视物模糊等。

3. 使用米力农、酚妥拉明、硝普钠、肾上腺素等血管活性药物时,应从小剂量开始逐渐增加剂量,直到调整至合适剂量并密切监测血压等生命体征。

赛场直击

全国职业院校技能大赛药学技能赛项
用药咨询与慢病管理模块——慢病管理试题单
考核时间:20 分钟　题目分值:15 分

一、试题背景

患儿,女,5 岁。因口腔溃疡 5 日入院。主诉 5 日前无任何诱因发生口腔溃疡,疼痛明显。继而发现手掌、足底出现红色斑丘疹,瘙痒感不明显。自述无口腔溃疡病史。查体:低热,上腭、下唇可见散在米粒大小的溃疡,并覆有黄色假膜。手掌、足底可见对称分布的散在红色斑丘疹。诊断为手足口病。医师处方:对乙酰氨基酚,口服,每次 10~15 mg/kg。

患者基本情况:身高 86 cm,体重 21 kg,无其他病史,无药物过敏史。

二、答题要求

1. 根据试题背景资料,填写患者基本信息。

2. 根据患者病情和用药信息,对患者正在服用的药物进行用药指导,准确答出治疗药物的作用机制、常见不良反应和用药注意事项。

3. 针对患者情况进行疾病相关知识和日常生活管理的健康教育。

考证聚焦

综合分析选择题

患儿,男,4 岁。轻度发热、流涕、咳嗽、纳差、恶心,1 天后出现口腔内疱疹,并破溃后形成小的溃疡,疼痛、流涎、拒食,1 天后手足也见到疱疹,分布稀疏,疹色红润,疱浆清亮。

1. 该患者可能的诊断是(　　)。
A. 疱疹性咽峡炎　　　　B. 过敏反应　　　　C. 手足口病
D. 猩红热　　　　　　　E. 水痘

2. 该病是由以下哪种病毒感染引起的?(　　)

A. 人类疱疹病毒6型　　B. 麻疹病毒　　C. 风疹病毒
D. 肠道病毒A71型　　E. 诺如病毒

思考题

1. 干扰素的临床应用和主要不良反应有哪些?
2. 获得性免疫缺陷综合征的治疗目标有哪些?

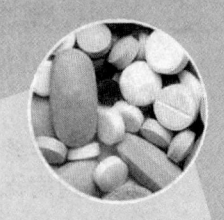

项目十三
抗菌药物的合理应用

　　抗菌药物广泛应用于医疗卫生领域,在治疗感染性疾病挽救患者生命以及保障公共卫生安全中发挥了重要作用。但是由于不合理应用产生了如不良反应、细菌耐药性、药源性疾病等不良后果,特别是细菌耐药问题日益突出,不仅会使抗菌药物逐步失效,而且可能导致出现无药可治的多重耐药菌。细菌耐药已经成为全球公共健康领域面临的一项重大挑战,引起了我国及国际社会的广泛关注。因此,合理规范使用抗菌药物,对指导临床合理用药具有重要意义。

　　本项目主要学习抗菌药物的合理应用,并达成下述学习目标,规范抗菌药物临床应用行为,提高抗菌药物合理应用水平。

学习目标

知识目标

1. 识别抗菌药物的不良反应。
2. 阐释细菌耐药性的特点。
3. 归纳常用抗菌药物的作用特点及应用注意事项。
4. 理解抗菌药物合理应用的治疗原则。

技能目标

1. 会根据患者的感染症状推荐适合的抗菌药物。
2. 能根据患者病情和抗菌药物用药处方,完成处方审核并开展用药指导。
3. 能运用抗菌药物的相关知识开展抗菌药物合理使用的健康宣教。

素质目标

1. 认识抗菌药物滥用的危害,强调用药要从实际需要出发,不能以利益主义为中心盲目使用或随意联合使用抗菌药物,树立以患者为中心、以人为本的服务意识。

2. 认识抗菌药物的治疗作用和不良反应,培养辩证思维,强化安全用药意识。

任务一　认识抗菌药物的药动学及耐药性特点

抗菌药物临床治疗的目的是要根除致病菌,同时尽量避免耐药菌株的生成。制订合理的给药方案是抗菌药物达到临床治疗目的的保证。抗菌药物的效力取决于药物、人体和病原菌的相互作用。了解抗菌药物的药动学特点对制订合理的给药方案、减少不良反应及评估药物相互作用有重要意义。

岗位模拟 》》》

任务情境

患者,男,58岁。诊断:尿路感染。医师给出下列处方:
Rp.　注射用盐酸左氧氟沙星　　0.4 g×7 瓶
　　　0.9% 氯化钠注射液　　　　250 ml×7 袋　　　ivgtt　qd
患者在输液过程中输注部位有轻微刺痛感,遂告知护士,护士向药师咨询。

任务要求

1. 请解释患者出现输液部位不适的可能原因。
2. 请结合患者基本情况,告知护士该患者用药的注意事项。

一、抗菌药物的药动学特点

(一) 吸收

不同抗菌药物的吸收程度和吸收速率各不相同。有些抗菌药物口服吸收不完全或吸收差,不能达到有效的血药浓度,如口服青霉素 G 和氨苄西林后分别吸收 10%~15% 和 30%~50%,头孢菌素类的多数药物口服吸收亦很少。

(二) 分布

血供丰富的组织,如肝、肾、肺组织中的药物浓度较高,血供匮乏的部位如骨、前列腺等组织中浓度较低。某些部位存在生理屏障,如血脑屏障的存在使大多数药物的脑脊液浓度偏低。

1. **骨组织**　克林霉素、林可霉素、磷霉素、氟喹诺酮类等药物均可在骨组织中达到有效药物浓度,其药物浓度可达血药浓度的 0.3~2 倍,在治疗骨组织感染时宜根据不同病原菌对抗菌药物的敏感情况选用上述药物。

2. **前列腺**　抗菌药物在前列腺组织和前列腺液中浓度大多较低,但氟喹诺酮类、红霉素、磺胺甲噁唑(SMZ)、甲氧苄啶(TMP)、四环素等在前列腺液和组织中可达有效浓度,故前列腺炎患者的治疗可根据感染病原菌种类选用上述药物。

3. **脑脊液** 由于血脑屏障的存在,大多数抗菌药物在脑脊液中的浓度低,但某些药物对血脑屏障的穿透性好。脑膜炎症时抗菌药物的脑脊液浓度见表 3-13-1。

表 3-13-1 脑膜炎症时抗菌药物的脑脊液浓度

脑脊液药物浓度	药物
脑脊液/血药浓度比率≥50%	氯霉素、磺胺嘧啶、甲硝唑、异烟肼、吡嗪酰胺、环丝氨酸
脑脊液/血药浓度比率 5%~<50%	磺胺甲噁唑/甲氧苄啶、亚胺培南、美罗培南、氨苄西林、帕尼培南、替卡西林、左氧氟沙星、哌拉西林、加替沙星、青霉素、氧氟沙星、头孢吡肟、环丙沙星、头孢唑肟、万古霉素、头孢他啶、利福平、头孢噻肟、乙胺丁醇、头孢曲松、头孢呋辛、氨曲南
脑脊液/血药浓度比率<5%	苯唑西林、头孢唑林、头孢噻吩、头孢西丁
脑脊液药物浓度微量或不能测得	克林霉素、红霉素、克拉霉素、阿奇霉素、罗红霉素

4. **浆膜腔和关节腔** 抗菌药物在全身给药后可分布至各体腔和关节腔中,局部药物浓度可达血药浓度的 50%~100%。

5. **胎儿循环** 抗菌药物可透过胎盘屏障自母体进入胎儿体内。抗菌药物胎盘屏障通透性见表 3-13-2。四环素类、氯霉素、氟喹诺酮类、羧苄西林、磺胺类、甲氧苄啶、呋喃妥因等药物的胎儿/母体血药浓度之比可达 50% 以上。特别是氨基糖苷类药物,可透过胎盘屏障进入胎儿体内,损害第Ⅷ对脑神经,导致先天性耳聋。

表 3-13-2 抗菌药物胎盘屏障通透性

胎儿/母体血药浓度比率	药物
>50%~100%	四环素类、氯霉素、氟喹诺酮类、羧苄西林、磺胺类、甲氧苄啶、呋喃妥因
>30%~50%	庆大霉素、卡那霉素、链霉素、两性霉素 B、普鲁卡因青霉素、青霉素、氨苄西林、头孢哌酮、克林霉素
>10%~30%	妥布霉素、阿米卡星、苯唑西林、头孢唑林、头孢曲松、红霉素
≤10%	头孢噻吩、头孢拉定

(三) 代谢

部分抗菌药物在体内经过代谢后,其代谢物可能保持原有的抗菌活性,也可能导致抗菌活性减弱,甚至完全消失。如氯霉素与葡糖醛酸结合生成无抗菌活性的氯霉素单葡糖醛酸酯,利福平在肝内乙酰化后抗菌活性较原药明显降低,头孢噻肟在体内的代谢物去乙酰头孢噻肟的抗菌活性亦较原药为低。

(四) 排泄

大部分抗菌药物经肾排泄,有些抗菌药物也可经肠道、胆汁、唾液、泪液、支气管分泌物、痰液、乳汁等排泄。

1. **经肾排泄** 大多数青霉素类和头孢菌素类药物以及氨基糖苷类、喹诺酮类药物等在尿液中的浓度可达血药浓度的数十至数百倍,甚或更高。不同的抗菌药物在不同酸碱度的尿液中,抗菌活性可有明显的差异。

2. **经消化道排泄** 主要经胆汁排泄的药物有大环内酯类、林可霉素类、利福平、头孢哌酮、头孢曲松等。抗菌药物在胆汁中的浓度见表3-13-3。部分药物存在肝肠循环。部分药物如红霉素、四环素类、利福平等在粪便中的浓度较高,可达50~600 mg/L。

表3-13-3 抗菌药物在胆汁中的浓度

抗菌药物	胆汁/血药浓度比值	抗菌药物	胆汁/血药浓度比值
青霉素	0.5	多西环素	0.2~32
氨曲南	0.6	头孢噻肟	0.1~0.5
氨苄西林	1~2	克林霉素	2.5~3
亚胺培南	0.04	头孢唑肟	0.1~0.3
哌拉西林	1~15	氯霉素	0.2
美罗培南	0.3~3	头孢他啶	0.3
美洛西林	1~10	利福平	5~20
庆大霉素	0.1~0.6	头孢曲松	0.5
苯唑西林	0.2~0.4	万古霉素	5
妥布霉素	0.1~0.6	头孢吡肟	0.4~0.7
双氯西林	0.05~0.08	磺胺甲噁唑	1~2
阿米卡星	0.3	甲氧苄啶	1
头孢唑林	0.7	甲硝唑	0.4
链霉素	0.4	头孢呋辛	8~25
头孢噻吩	0.4~0.8	红霉素	0.3
环丙沙星	2	头孢西丁	0.2~32
左氧氟沙星	1~2	头孢哌酮	8~12

二、抗菌药物耐药性的发生及其影响

细菌耐药性可分为固有耐药和获得性耐药。固有耐药又称天然耐药,由细菌染色体基因决定,代代相传,不会改变,如链球菌对氨基糖苷类天然耐药,肠道阴性杆菌对青霉素G天然耐药,铜绿假单胞菌对多数抗菌药物不敏感等。获得性耐药是细菌与抗菌药物接触后,由质粒介导产生耐药,如金黄色葡萄球菌产生β-内酰胺酶,故对β-内酰胺类耐药。细菌的获得性耐药可因不再接触抗菌药物而消失,也可由质粒将耐药基因转移给染色体而代代相传,成为固有耐药。

细菌可通过一种或多种机制对一种或多种不同类的抗菌药物产生耐药性,或一种耐药机制可能导致细菌对多种不同类的抗菌药物耐药。抗菌药物的耐药机制见表3-13-4。

表 3-13-4 抗菌药物的耐药机制

耐药机制	耐药性举例
降低细菌体内药物浓度 　增加药物外排 　降低外膜通透性 　减少细胞膜转运	四环素(tet A 基因) 喹诺酮类(nor A 基因) β-内酰胺类(外膜蛋白 OmpF, OprD) 喹诺酮类(外膜蛋白 OmpF) 氨基糖苷类(减少能量供应)
使抗菌药物灭活(可逆或不可逆)	β-内酰胺类(β-内酰胺酶) 氨基糖苷类(钝化酶) 氯霉素、大环内酯类(灭活酶)
作用靶位改变	喹诺酮类(旋转酶修饰) 利福平(改变 DNA 多聚酶结合) β-内酰胺类(青霉素结合蛋白改变) 大环内酯类(rRNA 甲基化) 氨基糖苷类(核糖体改变) 糖肽类(VanA, VanB) 甲氧苄啶(二氢叶酸还原酶)
其他	磺胺类；甲氧苄啶(高产酶) 硝基咪唑类(还原减少)

自 1928 年英国细菌学家弗莱明发现青霉素以来,抗菌药物挽救了无数细菌感染性疾病患者的生命。但随着抗菌药物在医疗、农业、养殖、畜牧等各个领域的广泛使用,细菌耐药性也不断增加,部分国家和地区甚至出现了对几乎所有抗菌药物耐药的多重耐药菌,人类再次面临感染性疾病的威胁,这也引起了 WHO 和世界各国的高度重视。WHO 在 2007 年世界卫生报告中,把细菌耐药列为威胁人类安全的重大公共卫生问题之一。2011 年世界卫生日提出"抵御耐药性——今天不采取行动,明天就无药可救"的主题,向全世界发出了合理使用抗菌药物、遏制细菌耐药的呼声。中国是最早发布和实施遏制细菌耐药国家行动计划的国家之一。2021 年施行的《中华人民共和国生物安全法》已将应对微生物耐药纳入生物安全的八大领域之一。2022 年,国家卫生健康委员会等 13 个部门联合印发《遏制微生物耐药国家行动计划(2022—2025 年)》,将目标从遏制细菌耐药扩大到遏制微生物耐药。

知识拓展

世界提高抗微生物药物认识周
—— 每个人都可以有所作为

如果细菌、病毒、真菌和寄生虫随着时间的推移发生变化并且不再对药物产生反应,就会出现抗微生物药物耐药性,并使感染更难治疗且增加疾病传播、严重疾病和死亡的风险。由于产生了耐药性,导致抗生素和其他抗微生物药物变得无效,感染变得越来越难治疗或无法治疗。

WHO 自 2015 年开始,将每年 11 月的第三周,定为世界提高抗菌药物认识周。

2020年5月，WHO、联合国粮食及农业组织和世界动物卫生组织召开会议，决定将"抗菌药物"名称改为"抗微生物药物"。

世界提高抗微生物药物认识周，旨在提高全社会合理使用抗微生物药物的意识和水平，遏制细菌耐药发展与蔓延，维护人民群众身体健康，促进经济社会协调发展。

三、抗菌药物耐药性的防范策略

1. **建立细菌耐药性监测系统**　包括建立国家、地区和各城市的细菌耐药性监测网，凡有条件的医疗单位都应对临床常见病原微生物（包括细菌、真菌、病毒、寄生虫等，目前以细菌耐药性为重点）进行耐药性监测，掌握重要病原菌对抗菌药物敏感性的准确资料，供临床选用抗菌药物参考。

2. **严格掌握用药的适应证**　使用抗菌药物前应尽可能地进行病原学检查，有条件时进行药敏试验，作为调整用药的参考。改进诊断方法，建立快速病原菌诊断方法，以便促进针对病原菌正确选用抗菌药物。掌握适当的剂量和疗程，既要避免剂量过大造成药物浪费和毒性反应的出现，又要注意由于剂量不足而致病情迁延、转为慢性或复发及细菌耐药性的产生。

3. **新抗菌药物的寻找和研制**　加强对抗菌药物的作用机制研究和病原菌的耐药机制研究，研究改变给药方案对于加速或减缓耐药性及耐药性传播的影响等。根据细菌耐药性的发生机制及其与抗菌药物结构的关系，寻找和研制具有抗菌活性，尤其对耐药菌有活性的新抗菌药物；同时可以针对某些主要因细菌灭活酶而失效的抗菌药物，寻找适当的酶抑制剂，酶抑制剂与抗菌药物联合应用时可保护药物不受灭活酶的破坏而保存其抗菌活性。目前已用于临床的 β- 内酰胺酶抑制剂有克拉维酸、舒巴坦、三唑巴坦及其与 β- 内酰胺类抗菌药物的复合制剂；阿莫西林克拉维酸、氨苄西林舒巴坦、替卡西林克拉维酸、头孢哌酮舒巴坦及哌拉西林三唑巴坦等。

4. **其他**　① 严格掌握抗菌药物的局部用药、预防用药和联合用药，避免滥用。② 在农业和食用动物等部门建立细菌耐药性监测网，早期检测在植物生长和食用动物中存在的致病菌耐药性，研究分析耐药菌与农、牧、渔业中使用抗菌药物和杀菌剂的关系及其对人类健康的影响。③ 制订合理应用抗菌药物的政策与策略，加强对医务人员和公众有关正确使用抗菌药物的教育，制订临床合理用药指南。④ 医疗机构中严格执行消毒隔离制度，防止耐药菌的交叉感染。对耐药菌感染的患者应予以隔离，以免传播感染。⑤ 疗程应尽量缩短，一种抗菌药物可以控制的感染不可任意采用多种药物联合，能用窄谱抗菌药物则不用广谱抗菌药物。

任务二　合理应用抗菌药物

抗菌药物合理应用是指在明确的指征下选用适宜的抗菌药物，并采用适当的剂量和疗程，以达到杀灭致病微生物和/或控制感染的目的，同时采用相应措施防止药物不良反应的发生,做到安全、有效、经济、适当地使用抗菌药物。合理应用抗菌药物是提高抗感染治疗水平、减少不良反应、防止耐药菌播散的重要保障。

岗位模拟

任务情境

患者,男,46岁,患急性粒细胞白血病。化疗后肺部感染、反复发热,给予抗感染治疗。用药医嘱:0.9% 氯化钠注射液 100 ml+ 哌拉西林他唑巴坦 4.5 g,ivgtt,q8h,用药7日后,改用头孢呋辛酯片 0.25 g,bid,口服,患者应用头孢呋辛酯片后第3日出现腹泻,每日 6~8 次,伴高热,体温 39.5 ℃。大便涂片示:革兰氏阳性菌占优势。

任务要求

请分析患者出现腹泻的原因及如何处理。

一、抗菌药物常见不良反应及其防治

抗菌药物虽应用于临床已有几十年历史,但在用药过程中也发现许多由于药物引起的不良反应或后果,严重时致残或致死,使患者承受极大的痛苦。因此,了解和掌握抗菌药物的特性,对避免或减少不良反应的发生极为重要。

(一) 抗菌药物常见的不良反应

1. **毒性反应** 抗菌药物的毒性反应是指药物引起的生理、生化等功能异常和/或组织、器官等的病理改变,其严重程度可随剂量增大和疗程延长而增加。其机制可为药物的化学刺激、人体细胞蛋白质合成或酶系功能受阻等,也可因宿主原有的遗传缺陷或病理状态而诱发。毒性反应是抗菌药物所引起的各种不良反应中常见的一种,主要表现在肾、神经系统、肝、血液、胃肠道、给药局部等方面。

2. **变态反应** 抗菌药物所致的变态反应主要是由抗原和相应抗体相互作用而引起。抗菌药物的分子结构比较简单,均非蛋白质,但大多可作为半抗原,与体内(偶或体外)的蛋白质结合而成为全抗原,从而促使人体产生特异性抗体(或致敏淋巴细胞)。当人体再次接触同种抗菌药物后即可产生各种类型的变态反应,如青霉素 G 导致的过敏性休克。

3. **二重感染** 也称菌群交替症,是抗菌药物应用过程中出现的新感染。在正常情况下,人体的口腔、呼吸道、肠道、生殖系统等处都有细菌寄生繁殖,这些细菌多数为条件致病菌,少数属致病菌或纯寄生菌。寄生菌群在互相拮抗制约下维持平衡状态。当较长期应用广谱抗菌药物后,敏感菌群受到抑制,而未被抑制者则趁机大量繁殖,从而导致二重感染。

二重感染的病原菌主要有革兰氏阴性杆菌、真菌、葡萄球菌属等,可引起口腔及消化道感染、肺部感染、尿路感染、血液感染等,发生率为 2%~3%,一般出现于用药后 3 周内,多见于长期应用广谱抗菌药物者、婴儿、老年人、有严重原发病(如恶性肿瘤、白血病、糖尿病、肝硬化等)者及进行腹部大手术者。

(二) 抗菌药物不良反应的防治

1. 毒性反应的防治 应用任何抗菌药物前均应充分了解其可能发生的各种反应及相应防治对策。剂量宜按生理和病理状况(特别是肾、肝功能)而确定。因药动学的个体差异常较大,故有条件时应定期监测血药浓度,这在毒性较大的抗菌药物如氨基糖苷类、万古霉素、氯霉素用于新生儿治疗时尤为必要。疗程必须适当,并及时停药。在疗程中严密观察可能发生的一切反应及其先兆症状,并做必要的血、尿常规,血小板计数,肝、肾功能等实验室检查。

2. 变态反应的防治 使用青霉素类制剂前须详细询问既往史,并做皮试确定是否过敏,已停用 24 小时以上需再次使用时应重做皮试;换用另一种批号时也以再做皮试为妥。鉴于 90% 的过敏性休克于给药后 30 分钟内发生,故给药后应观察 30 分钟。过敏性休克一旦发生,患者首选 0.1% 的肾上腺素 0.3~0.5 mg,肌内注射,本品可重复应用,剂量同上。其他选用药物有血管活性药物、扩容剂、肾上腺皮质激素、抗组胺药物、葡萄糖酸钙等。喉头水肿严重引起窒息时,应及早做气管切开术。

3. 二重感染的防治

(1) 鹅口疮的防治:长期应用广谱抗菌药物时,应密切观察口腔内有无鹅口疮发生。治疗可用制霉菌素每日 200 万~300 万 U,酮康唑每日 400 mg 或氟康唑每日 2 mg,疗程 3~5 日,也可用作预防。口腔局部可用制霉菌素甘油混悬液涂搽,并考虑暂停广谱抗菌药物。

(2) 假膜性肠炎的防治:现已证实与抗菌药物有关的假膜性肠炎为艰难梭菌产生的外毒素所引起,治疗时首先采用甲硝唑口服,每日 3~4 次,每次 300~400 mg,疗程 7~10 日;若甲硝唑无效,也可考虑采用万古霉素或去甲万古霉素口服,成人每日 1.5~2.0 g,分 3~4 次服用,疗程 7~10 日;同时纠正水、电解质紊乱。服用甲硝唑 3~10 日后病情一般可见好转。停药后可有复发,复发再治仍有效。不宜加用抗肠蠕动药物如复方地芬诺酯等,肾上腺皮质激素的疗效并不肯定,以不用为宜。

视频:抗菌药物常见不良反应的表现和防治

知识拓展

治疗药物监测
——患者用药的"保护伞"

治疗药物监测(TDM)是临床药理学的重要组成部分。治疗药物监测通过测定患者治疗用药期间的血液或其他体液浓度,利用药动学原理和公式,使给药方案个体化,包括药物剂量、给药间期和给药途径,以提高疗效和降低不良反应,从而达到有效而安全治疗的目的。抗菌药物广泛用于临床各种不同感染性疾病的治疗,对于某些毒性大的抗菌药物进行治疗药物监测并予以个体化给药,是提高感染性疾病治愈率和降低毒性反应的重要措施。

二、抗菌药物应用的原则

合理应用抗菌药物是提高疗效、降低不良反应发生率以及减少或减缓细菌耐药性发生的关键。抗菌药物临床应用是否合理,基于以下两方面:有无指征应用抗菌药物;选用的品种及给药方案是否正确、合理。

(一) 抗菌药物治疗性应用的基本原则

1. **诊断为细菌性感染者方可应用抗菌药物** 根据患者的症状、体征及血、尿常规等实验室检查结果,初步诊断为细菌性感染者以及经病原学检查确诊为细菌性感染者方有指征应用抗菌药物。由真菌、结核分枝杆菌、非结核分枝杆菌、支原体、衣原体、螺旋体、立克次体及部分原虫等病原微生物所致的感染亦有指征应用抗菌药物。缺乏细菌及上述病原微生物感染的证据,诊断不能成立者,以及病毒性感染者,均无指征应用抗菌药物。

2. **根据病原菌种类及药敏试验结果选用抗菌药物** 抗菌药物品种的选用应根据病原菌种类及病原菌对抗菌药物敏感或耐药,即药敏试验结果而定。因此,有条件的医疗机构,住院患者必须在开始抗菌治疗前,先留取相应标本,立即送细菌培养,以尽早明确病原菌和药敏试验结果。门诊患者可以根据病情需要开展药敏试验工作。

危重患者在获知病原菌及药敏试验结果前,可根据患者的发病情况、发病场所、原发病灶、基础疾病等推断最可能的病原菌,并结合当地细菌耐药状况先给予抗菌药物经验治疗,获知细菌培养及药敏试验结果后,应对疗效不佳的患者调整给药方案。

3. **按照药物的抗菌作用特点及其体内过程特点选择用药** 各种抗菌药物的药效学和人体药动学特点不同,并且各有不同的临床适应证。临床医师应根据各种抗菌药物的上述特点,按临床适应证正确选用抗菌药物。

4. **抗菌药物治疗方案应综合患者病情、病原菌种类及抗菌药物特点制订** 根据病原菌、感染部位、感染严重程度和患者的生理、病理情况制订抗菌药物治疗方案,包括抗菌药物的选用品种、剂量、给药次数、给药途径、疗程及联合用药等。在制订治疗方案时应遵循下列原则:

(1) 品种选择:根据病原菌种类及药敏试验结果选用抗菌药物。

(2) 给药剂量:按各种抗菌药物的治疗剂量范围给药。治疗重症感染(如败血症、感染性心内膜炎等)和抗菌药物不易到达部位的感染(如中枢神经系统感染等),抗菌药物剂量宜较大(治疗剂量范围高限);而治疗单纯性下尿路感染时,由于多数药物尿液中浓度远高于血药浓度,则可应用较小剂量(治疗剂量范围低限)。

(3) 给药途径:① 轻症感染可接受口服给药者,应选用口服吸收完全的抗菌药物,不必采用静脉或肌内注射给药。重症感染、全身性感染患者初始治疗应静脉给药,以确保药效;病情好转能口服时应及早转为口服给药。② 宜尽量避免抗菌药物的局部应用。皮肤黏膜局部应用抗菌药物后,很少被吸收,在感染部位不能达到有效浓度,反而易引起过敏反应或导致耐药菌产生,因此治疗全身性感染或脏器感染时应避免局部应用抗菌药物。在一些特殊感染性疾病,如中枢神经系统感染时某些药物可同时鞘内给药;对包裹性厚壁脓肿可在脓腔内注入抗菌药物；眼科感染时可局部用药等。

(4) 给药次数：为保证药物在体内能发挥最大药效，杀灭感染灶病原菌，应根据药动学和药效学相结合的原则给药。青霉素类、头孢菌素类和其他 β- 内酰胺类、红霉素、克林霉素等消除半衰期短者，应一日多次给药。氟喹诺酮类、氨基糖苷类等可一日给药 1 次（重症感染者例外）。

(5) 疗程：抗菌药物疗程因感染不同而异，一般宜用至体温正常、症状消退后 72~96 小时，特殊情况应妥善处理。但是，败血症、感染性心内膜炎、化脓性脑膜炎、伤寒、布鲁菌病、骨髓炎、溶血性链球菌咽炎和扁桃体炎、深部真菌病、结核病等需较长的疗程方能彻底治愈，并防止复发。

(二) 抗菌药物预防性应用的基本原则

1. 内科预防用药

(1) 用于预防一种或两种特定病原菌入侵体内引起的感染可能有效；如目的在于防止任何细菌入侵则往往无效。

(2) 预防在一段时间内发生的感染可能有效；长期预防用药常不能达到目的。

(3) 患者原发疾病可以治愈或缓解者，预防用药可能有效。原发疾病不能治愈或缓解者（如免疫缺陷者），预防用药应尽量不用或少用。对免疫缺陷患者，宜严密观察其病情，一旦出现感染征兆，在送检有关标本做培养的同时，首先给予经验治疗。

(4) 通常不宜常规预防性应用抗菌药物的情况：普通感冒、麻疹、水痘等病毒性疾病；昏迷、休克、中毒、心力衰竭、肿瘤、应用肾上腺皮质激素等患者。

2. 外科手术预防用药

(1) 外科手术预防用药的目的：预防手术后切口感染，以及清洁—污染手术或污染手术后手术部位感染及术后可能发生的全身性感染。

(2) 外科手术预防用药基本原则：根据手术野有无污染或污染可能，决定是否预防性应用抗菌药物。如果手术野为人体无菌部位，局部无炎症、无损伤，也不涉及呼吸道、消化道、泌尿生殖道等人体与外界相通的器官，手术野无污染，通常不需预防性应用抗菌药物，仅在特殊情况时可考虑预防用药，如手术时间长、异物植入手术、患者为高龄或免疫缺陷者等高危人群。由于胃肠道、尿路、胆道体液大量溢出或开放性创伤未经扩创等已造成手术野严重污染的手术则需预防性应用抗菌药物。

抗菌药物的选择应根据预防目的而定。为预防术后切口感染，应针对金黄色葡萄球菌（简称金葡菌）选用药物。预防手术部位感染或全身性感染，则需依据手术野污染或可能的污染菌种类选用，如结肠或直肠手术前应选用对大肠埃希菌和脆弱拟杆菌有效的抗菌药物。选用的抗菌药物必须是疗效肯定、安全、使用方便及价格相对较低的品种。

一般在术前 0.5~2 小时内给药，或麻醉开始时给药，给药剂量应使手术切口暴露时局部组织中已达到足以杀灭手术过程中入侵切口细菌的药物浓度。如果手术时间超过 3 小时，或失血量大（>1500 ml），可手术中给予第二剂。抗菌药物的有效覆盖时间应包括整个手术过程和手术结束后 4 小时，总的预防用药时间不超过 24 小时，个别情况可延长至 48 小时。手术时间较短（<2 小时）的清洁手术，术前用药 1 次即可。接受清洁—

污染手术者的手术时预防用药时间亦为 24 小时,必要时延长至 48 小时。

(三)抗菌药物的联合应用

抗菌药物的联合应用始终是医务人员所关注的问题,但联合用药往往偏于滥用,导致不必要的浪费和不良反应,也增加了细菌的耐药性。联合应用抗菌药物的适应证应较单独用药更为严格,其明确适应证见表 3-13-5。

表 3-13-5 有效的抗菌药物联合

病原菌	有效的抗菌药物联合	备注
草绿色链球菌	青霉素 + 链霉素(或庆大霉素)	
肠球菌属	氨苄西林 + 庆大霉素 万古霉素 + 链霉素(或庆大霉素)	用于心内膜炎或血流感染患者
金葡菌	氯唑西林或头孢唑林 + 庆大霉素 β-内酰胺类 +β-内酰胺酶抑制剂 万古霉素 + 磷霉素或利福平	适用于血流感染及心内膜炎患者,用于 MRSA 感染
李斯特菌属	氨苄西林(或青霉素)+ 庆大霉素	青霉素过敏患者可用磺胺甲噁唑 + 甲氧苄啶
结核分枝杆菌	利福平 + 异烟肼;链霉素 + 异烟肼	强化期宜加用吡嗪酰胺、乙胺丁醇
布鲁菌属	四环素 + 链霉素(或庆大霉素) 磺胺甲噁唑 + 甲氧苄啶 + 氨基糖苷类	布鲁菌病易复发,宜用多个疗程
肺炎克雷伯菌	氨基糖苷类 + 头孢菌素类	适用于严重感染患者
铜绿假单胞菌	氨基糖苷类 + 哌拉西林 氨基糖苷类 + 头孢他啶(或头孢哌酮) 氨基糖苷类 + 亚胺培南	用于严重感染患者
其他革兰氏阴性杆菌(主要为肠杆菌科)	氨基糖苷类 + 哌拉西林 氨基糖苷类 + 头孢菌素类 β-内酰胺类 +β-内酰胺酶抑制剂	联合药敏试验结果有重要参考价值
各种深部真菌	两性霉素 B+ 氟胞嘧啶	两性霉素 B 剂量宜酌减
卡氏肺孢子菌	磺胺甲噁唑 + 甲氧苄啶	

单一药物可有效治疗的感染不需要联合用药,仅在有下列指征时联合用药。

1. **病因未查明的严重感染** 因病情危重不宜等待时,可在采取有关标本进行病原学检查后即予以抗菌药物联合应用,选用的药物应抗菌谱广,以后再根据病原学检查与药敏试验结果进行调整。

2. **单一抗菌药物不能控制的严重感染** 感染性心内膜炎及发生于免疫缺陷者或粒细胞减少者的各种严重感染如血流感染、肺炎等(病原菌已明确),单一抗菌药物常不能有效控制感染,此时宜联合应用抗菌药物。

3. **单一抗菌药物不能有效控制的混合感染** 严重混合细菌感染常见于肠穿孔所致的腹膜炎及胸、腹部严重创伤后。病原菌常为需氧菌与厌氧菌的混合感染,因此有联合应用抗需氧菌药物如哌拉西林、第二代和第三代头孢菌素、氨基糖苷类和抗厌氧菌药物如甲硝唑、克林霉素、氯霉素等的指征。

4. 较长期用药细菌有可能产生耐药性者 这一情况主要见于结核病的治疗,其他还有慢性尿路感染、慢性骨髓炎等。常用的抗结核药如链霉素、异烟肼、利福平等较长期单独应用时,结核分枝杆菌在疗程中对上述药物均易产生耐药性。联合用药(二联或三联)后,耐药菌的出现机会即明显减少。

5. 用以减少药物毒性反应 毒性较大的抗菌药物,联合用药时剂量可适当减少。治疗隐球菌脑膜炎时,两性霉素B与氟胞嘧啶合用抗菌活性加强,因而两性霉素B的剂量可相应减少,以使毒性反应减轻,有利于疗程的顺利完成。

赛场直击

全国职业院校技能大赛药学技能赛项
处方调剂与用药指导模块试题单
考核时间:10 分钟　题目分值:12 分

处方笺　　　　　　　　　　　　　　　　　　普通

科室:普外科　　门诊号:×××　　费别:××
姓名:×××　　　性别:男　　　　年龄:56 岁
临床诊断:腹痛待诊　　　　　　　日期:××

Rp:
　　注射用磺苄西林钠　1 g×18 支
　　　　　　Sig:2 g　qd　ivgtt
　　0.9% 氯化钠注射液　250 ml×18 袋
　　　　　　Sig:250 ml　qd　ivgtt

医师:××　　审核:××　　　药价:××
调配:××　　核对/发药药师:××

答题要求

1. 对处方笺做出合理性审核。
2. 对于合理处方,要说明处方中各药的药理作用、作用机制、联合用药的理由,并进行用药交代;对于不合理处方,要点评处方的规范性和适宜性,详尽指出处方中的所有不规范或/和不适宜之处并说明理由,同时给出合理性建议。

考证聚焦

综合分析选择题

患者,女,27岁,孕32周。4天前受凉后开始持续发热,体温最高达39.5℃,伴咽痛、声音嘶哑。查体:扁桃体Ⅲ度肿大,咽部表面有脓点。患者否认药物过敏史。

1. 该患者宜选用的退热药物是(　　)。
   A. 布洛芬　　　　　　B. 双氯芬酸　　　　　C. 塞来昔布
   D. 阿司匹林　　　　　E. 对乙酰氨基酚
2. 该患者宜选用的抗感染治疗方案是(　　)。
   A. 阿米卡星注射液,600 mg,qd,ivgtt,3天
   B. 青霉素V钾片,250 mg,qid,po,10天
   C. 左氧氟沙星注射液,500 mg,qd,ivgtt,5天
   D. 阿奇霉素片,500 mg,qd,po,7天
   E. 注射用头孢哌酮舒巴坦钠,4.5 g,q12h,ivgtt,10天

思考题

1. 抗菌药物的耐药机制有哪几种?
2. 过敏性休克的防治措施有哪些?
3. 抗菌药物临床联合应用的适应证有哪些?

项目十四

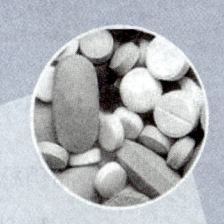

中毒的药物治疗

在健康中国的大背景下,民众的健康越来越受到关注。但随着我国工业科技水平的高速发展,新的化合物、新材料和新药品不断出现,毒物谱不断更新,对中毒的防治提出更高的要求和挑战。尽管我国缺乏中毒总体的流行病学资料,但多个区域流行病学调查结果显示,急性中毒病例占同期急诊患者的 2.7%~3.6%,呈逐年增长趋势,中毒患者的病死率居高不下。

中毒严重危害我国人民的身心健康,给家庭和社会带来沉重负担。专家建议,中毒的诊疗应从经验医学逐渐向循证医学、精准医学转变,从而提高中毒抢救及治疗的成功率。

本项目主要学习中毒及其一般治疗原则,有机磷农药、镇静睡眠药、金属和类金属等物质中毒的药物治疗,拟达成下述学习目标,提高中毒的临床救治水平。

学习目标

知识目标

1. 识别有机磷农药、镇静催眠药、金属和类金属等物质中毒的临床表现。
2. 阐释临床常见中毒物质的一般救治原则。
3. 归纳常见解毒药物的作用特点及其应用注意事项。
4. 阐释常见有机磷农药、镇静催眠药、金属和类金属等物质的中毒机制。

技能目标

1. 会收集有机磷农药、镇静催眠药、金属和类金属等中毒患者的基本信息。
2. 能根据患者中毒的临床表现和用药处方,完成处方审核并开展用药指导。

素质目标

1. 认识有机磷农药、镇静催眠药、金属和类金属等物质中毒的危害,提升服务"健康中国"的职业使命感。
2. 认识解毒药给中毒患者带来的福音,树立科学、创新、求实、爱国的精神。

任务一　中毒的一般处理

外界化学物质侵入人体后,与组织发生反应,引发暂时性或持久性严重损害的过程,称为中毒。引起中毒的化学物质称为毒物,包括农药、工业性毒物、药物、有毒动植物等。中毒的严重程度与后果取决于毒物的类型、剂量、作用时间及诊断与救治是否准确与及时等。

依据毒物作用的时间,中毒在临床上主要分为急性中毒和慢性中毒两大类。急性中毒是指大量毒物在较短时间内侵入人体引起的疾病,发病急,症状严重,病情变化迅速,如不积极治疗常危及患者生命。慢性中毒则是由于长期接触较小剂量的毒物而蓄积引起的中毒,多见于职业中毒和地方病。中毒时除立即脱离中毒现场、终止与毒物继续接触外,还要立刻实施药物救治。中毒解救,一般遵循以下治疗原则。

一、清除未吸收的毒物

根据毒物的吸收途径不同,选择相应的清除措施。

1. **非消化道吸收中毒者的一般处理**　吸入性中毒者,应尽快脱离中毒环境,呼吸新鲜空气,必要时给予氧气吸入。经皮肤和黏膜吸收中毒者,除去污染的衣物,用大量温水清洗被污染的黏膜与皮肤,冲洗时间为 15~30 分钟。眼内污染毒物时,立即用清水冲洗;若是固体的腐蚀性毒物颗粒,需用眼科器械取出。

2. **经消化道吸收中毒者的一般处理**

(1) 催吐:常用的催吐药物为阿扑吗啡。阿扑吗啡的成人常规剂量为一次 2~5 mg,皮下注射,一次最大剂量为 5 mg;儿童常规剂量为一次 0.06~0.1 mg/kg,皮下注射,一次最大剂量不得超过 5 mg。

使用催吐药物时的注意事项:① 不应重复给药,因为阿扑吗啡的中枢神经系统作用或呼吸抑制作用可发生累积。② 禁用于昏迷及休克状态者。③ 中毒引起抽搐者、惊厥未被控制者及患有食管静脉曲张、胃溃疡出血、主动脉瘤、严重心脏病等患者不宜催吐。④ 孕妇慎用。⑤ 催吐时,为防止呕吐物吸入气管发生窒息或引起肺炎,应将中毒者头部放低或转向一侧。

(2) 洗胃:适用于水溶性药物中毒。根据不同的中毒物质,选用不同的洗胃液(常用洗胃液的作用与用途见表 3-14-1)。注意事项:① 中毒后 6 小时内洗胃最有效。② 洗胃液每次灌入 300~400 ml,最多不超过 500 ml,过多易将毒物驱入肠中。③ 深度昏迷时,洗胃有可能引起吸入性肺炎。④ 强腐蚀剂中毒者洗胃可能引起食管及胃穿孔,禁止洗胃。⑤ 口服汽油等挥发性烃类化合物中毒患者洗胃容易导致胃反流后引起类脂质性肺炎,故不宜洗胃。

表 3-14-1　常用洗胃液的作用与用途

洗胃液类型	作用与用途
生理盐水	常用于硝酸银、砷化物等中毒或中毒药物不明的急性中毒
高锰酸钾溶液 (1∶5000~1∶10 000)	氧化剂。能氧化破坏生物碱等有机物,常用于巴比妥类、阿片类、奎宁、烟碱、毒扁豆碱及砷化物、氰化物、有机磷等的中毒
活性炭混悬液 (0.2%~0.5%)	强效吸附剂。能阻止毒物吸收,用于无机及有机毒物中毒
鞣酸溶液(3%~5%)	沉淀剂。能使士的宁、阿扑吗啡、强心苷类等有机物及铅、铝等重金属沉淀
鸡蛋白	能吸附砷、沉淀汞,用于砷、汞等中毒
牛奶与水等量混合	能缓解氯酸盐、硫酸铜等化学物质对胃肠道的刺激

二、加速毒物的排泄

经消化道中毒者,应给予导泻药促使毒物尽快排出。常用盐类导泻药有硫酸镁、硫酸钠等,取 15 g 溶于水,可口服或由胃管注入。注意硫酸镁如吸收过多,可加重中枢抑制药的中毒症状。肾功能不全、呼吸抑制或昏迷的中毒患者及磷化锌和有机磷中毒晚期患者都不宜使用。

静脉输液、使用利尿药等可促使已吸收的毒物排出。血液净化如血液透析、血液灌注、腹膜透析、血浆置换等,可通过支持及替代机体重要器官功能清除体内毒物。

知识拓展

血液灌流术
——技术创新赋予"生命的期望"

血液灌流是将患者的血液引入装有固态吸附剂的灌流器中,通过吸附作用,清除外源性或内源性毒素、药物或代谢废物的一种血液净化技术,主要用于抢救药物和毒物中毒,也可与血液透析合用清除慢性肾衰竭维持性透析患者体内的大分子毒素。选择的吸附剂必须具备的条件有:应具有较快的吸附速度和较高的吸附容量;生物相容性好;有良好的机械效能,无颗粒脱落;对人体无毒,无过敏反应;不破坏血液正常成分和电解质平衡。常用的吸附剂为树脂和活性炭。

一般接触毒物 4~6 小时应尽早进行血液灌流,此时血中药物或毒物浓度达高峰,清除的效能最高,在治疗的同时进行毒物鉴定,及时调整治疗方案。

血液灌流治疗重症中毒,尤其是无特殊解毒剂的毒物中毒患者,可以短时间内快速清除患者体内的毒物,有效地缩短昏迷患者的昏迷时间,提高抢救成功率,减少严重并发症。在抢救药物过量及毒物中毒方面,血液灌流治疗有着得天独厚的效果,是抢救中毒的最佳方法。

三、使用解毒药

临床上能直接对抗毒物或解除毒物所致毒性反应的药物称为解毒药,根据其作用是否具有特异性,分为非特异性解毒药和特异性解毒药。非特异性解毒药包括催吐药、吸附药、沉淀药、导泻药、利尿药等,通过防止毒物进一步吸收或促进毒物的排泄来解毒,对多种毒物中毒均可使用。非特异性解毒药无专一性,仅作解毒时的辅助用药以减轻中毒程度。特异性解毒药是能特异性地对抗或阻断某些毒物中毒效应的药物,专一性强,解毒效果好。临床上应根据具体的中毒原因,尽早选用特异性的解毒药。临床常用特异性解毒药及其用途见表 3-14-2。

表 3-14-2　临床常用特异性解毒药及其用途

特异性解毒药	用途
碘解磷定	有机磷农药中毒
氯磷定	有机磷农药中毒
盐酸烯丙吗啡	吗啡、哌替啶急性中毒
谷胱甘肽	氰化物、一氧化碳、丙烯腈、重金属等中毒
乙酰半胱氨酸	对乙酰氨基酚过量所致的中毒
纳洛酮	急性阿片类中毒及急性乙醇中毒
氟马西尼	苯二氮䓬类药物过量或中毒
二巯丙醇	砷、金、汞、铋及酒石酸锑钾中毒
二巯丁二钠	砷、锑、汞、铅的中毒
依地酸钙钠	铅、铜、锰、镉等中毒,铅中毒疗效好
青霉胺	汞、铜、铅中毒,另可治疗肝豆状核变性病
亚甲蓝	氰化物、亚硝酸盐中毒
硫代硫酸钠	氰化物、砷、铋、碘、汞、铅的中毒
亚硝酸钠	氰化物中毒
二巯丙磺钠	汞、砷中毒首选,对铬、铋、铅、铜及锑化合物(包括酒石酸锑钾)中毒均有效,对锌、镉、钴、镍、钋等中毒也有解毒作用

四、支持治疗

支持治疗包括及时纠正缺氧,维持水、电解质及酸碱平衡,改善中毒者的内环境,增强抵抗力,减少痛苦,防止并发症等。根据中毒者的表现如惊厥、呼吸困难、循环衰竭等给予对症治疗,帮助患者度过危险阶段,争取及早康复。

考证聚焦 》》》》

单项选择题

患者,女,38岁。被发现时呈深昏迷状态,四肢频繁抽搐,屋内有无标签的农药空瓶,被发现时距离服药时间4小时(醒后自诉)。查体:脉搏120次/分,瞳孔直径2 mm,光反射迟钝,四肢腱反射减弱。血常规:白细胞 $15.5×10^9$/L、钾 2.7 mmol/L、钠 129 mmol/L;pH 7.27。诊断中毒后,首要的治疗方法是(　　)。

A. 温水洗胃,硫酸镁导泻
B. 血液透析
C. 脑部复苏治疗
D. 服用B族维生素保护肝脏
E. 镇静疗法

任务二　有机磷酸酯类中毒的药物治疗

有机磷酸酯类是全球使用最广泛、用量最大的杀虫剂之一。急性有机磷酸酯类中毒(AOPP)为临床常见疾病,据WHO估计,每年全球有数百万人发生AOPP,其中约20万人死亡,且大多数发生在发展中国家。我国每年发生的中毒病例中AOPP占20%~50%,病死率为3%~40%。AOPP起病急,进展快,及时、规范的干预及救治可明显降低AOPP的病死率。

岗位模拟 》》》》

任务情境

患者,女,24岁。因与家人争吵,1小时前服下杀虫药100 ml,家人发现后紧急送入医院。途中出现恶心、呕吐、腹痛。入院查体:口吐白沫,全身颤抖,皮肤湿冷,神志尚清晰。体温36.9 ℃,脉搏126次/分,呼吸22次/分,血压110/82 mmHg,双侧瞳孔明显缩小,约1 mm,对光反射减弱。医师诊断为急性有机磷中毒。

任务要求

1. 请根据患者中毒情况,制订合适的救治方案。
2. 请结合患者中毒表现和临床诊断,推荐适宜的解救药物。

一、认识有机磷酸酯类中毒

有机磷酸酯类可通过呼吸道、皮肤、黏膜、消化道等多种途径侵入人体内,迅速与胆碱酯酶结合成稳定且不易水解的磷酰化胆碱酯酶,从而使胆碱酯酶失去活性,导致乙酰胆碱不能被水解而聚集,过度激动胆碱受体,引起一系列的中毒症状。

有机磷酸酯类中毒分为急性中毒和慢性中毒两种。急性中毒:轻度中毒以M样症状为主,血浆胆碱酯酶活性降至50%~70%;中度中毒同时出现M样、N样症状,血浆胆碱酯酶活性降至30%~50%;重度中毒除M样、N样症状加剧外,还可出现明显的中枢神经系统症状,血浆胆碱酯酶活性降至30%以下。有机磷酸酯类急性中毒的临床表现见表3-14-3。急性中毒死亡的主要原因为呼吸中枢麻痹及循环衰竭。慢性中毒多发生在长期接触农药的人员,主要表现为神经衰弱、腹胀、多汗,偶见肌束颤动及瞳孔缩小等,检查血中胆碱酯酶活性持续降低。

表3-14-3 有机磷酸酯类急性中毒的临床表现

作用			中毒表现
M样症状	促进腺体分泌		大汗淋漓,流涎,口腔及鼻腔有泡沫样分泌物,肺部有湿啰音
	兴奋平滑肌	呼吸道	支气管痉挛、呼吸困难,严重者肺水肿
		胃肠道	恶心、呕吐、腹痛、腹泻、大便失禁
		膀胱	尿失禁
	兴奋虹膜括约肌		瞳孔缩小、视物模糊
	心脏抑制		心肌收缩力减弱、心率减慢
	血管扩张		血压下降
N样症状	N_M受体		肌肉震颤、抽搐、呼吸性麻痹
	N_N受体		心动过速、血压升高
中枢神经系统症状:先兴奋后抑制			躁动不安、失眠、谵妄、昏迷、血压下降、呼吸抑制、循环衰竭

二、识别解毒药的作用特点

有机磷酸酯类中毒常用的解毒药有阿托品和胆碱酯酶复活药。轻度中毒可单独应用阿托品或胆碱酯酶复活药控制症状;中度、重度中毒则需阿托品与胆碱酯酶复活药合用。

(一) 阿托品

阿托品为治疗有机磷酸酯类中毒的特异性解毒药。该药通过与乙酰胆碱竞争M受体,使乙酰胆碱不能与M受体结合,从而阻断乙酰胆碱的作用,迅速控制有机磷酸酯类中毒的M样症状。同时阿托品能通过血-脑屏障,消除部分中枢神经系统症状,改善呼吸中枢抑制。但对N_M受体激动引起的骨骼肌震颤、呼吸肌麻痹等无效,也无复活胆碱酯酶的作用。

阿托品的用量可根据病情每 10~30 分钟或每 1~2 小时给药 1 次(给药剂量见表 3-14-4),直到 M 样症状明显好转或患者出现"阿托品化"表现为止。阿托品化即临床出现瞳孔扩大、口干、皮肤干燥和颜面潮红、肺部湿啰音消失及心率加快。阿托品用量过大可产生中毒,出现躁动、幻觉、谵妄、全身潮红、高热、心律失常甚至昏迷等。

(二) 胆碱酯酶复活药

胆碱酯酶复活药是一类能使失活的胆碱酯酶恢复活性的药物,常用的有氯解磷定和碘解磷定,给药剂量见表 3-14-4。胆碱酯酶复活药既可与磷酰化胆碱酯酶中的磷酰基结合使胆碱酯酶游离,恢复水解乙酰胆碱的活性,又可直接与游离的有机磷酸酯类结合,生成无毒的化合物经肾排出体外,从而阻止有机磷酸酯类继续抑制胆碱酯酶的活性。

胆碱酯酶复活药能明显减轻 N 样症状,迅速控制肌束颤动;对中枢神经系统症状也有一定的改善作用,可促使昏迷患者较快苏醒;但对中毒时体内积聚的乙酰胆碱无直接对抗作用,对 M 样症状效果差,所以须与 M 受体阻断药合用。

表 3-14-4 有机磷酸酯类中毒解毒药的剂量

药物名称	用药阶段	轻度中毒	中度中毒	重度中毒
阿托品	开始	2~4 mg,皮下注射,每 1~2 小时一次	4~10 mg,静脉注射,立即;1~2 mg,每 30 分钟一次,静脉注射	10~20 mg,静脉注射,立即;2~5 mg,静脉注射,每 10~30 分钟一次
	阿托品化后	0.5 mg,皮下注射,每 4~6 小时一次	0.5~1 mg,皮下注射,每 4~6 小时一次	0.5~1 mg,皮下注射,每 2~6 小时一次
氯解磷定	首剂	0.5~0.75 g,肌内注射	0.75~1.5 g,肌内注射或稀释后缓慢静脉注射	1.5~2.5 g,分两处肌内注射或稀释后缓慢静脉注射
	以后	需要时,1 小时后重复 1 次	每小时重复给药 0.5~1.0 g,如病情显著好转,可停药观察	每 0.5~1 小时重复给药 1.0~1.5 g,如病情显著好转,可停药观察
碘解磷定	首剂	0.4~0.8 g,稀释后静脉滴注或缓慢静脉注射	0.8~1.6 g,稀释后缓慢静脉注射	1.6~2.4 g,稀释后缓慢静脉注射
	以后	必要时 2~4 小时重复 1 次	每小时重复给药 0.4~0.8 g,如病情显著好转,可停药观察	每小时重复给药 0.8~1.6 g,如病情显著好转,可停药观察

碘解磷定可引起咽痛及腮腺肿大等不良反应,注射过快可引起恶心、呕吐、眩晕、视物模糊,严重者可发生乏力、头痛、阵挛性抽搐,甚至抑制呼吸中枢,引起呼吸衰竭。氯解磷定可肌内注射,不良反应较碘解磷定小。

三、理解解毒药应用原则

阿托品、胆碱酯酶复活药的用药原则为尽早、重复、首剂足量使用。中、重度有机磷酸酯类中毒必须两者同时使用,阿托品使用要达到阿托品化。

考证聚焦 》》》

单项选择题

患者,男,46岁,农民,在田间喷洒农药2小时后,昏倒在地,家属将患者急送医院。查体:血压 90/60 mmHg,心率 24 次/分,昏迷,角膜反射消失,瞳孔缩小如针尖样大,两肺满布湿啰音。下列对该患者的处理,不恰当的是(　　)。

A. 反复用肥皂水清洗皮肤、头发和指甲缝隙

B. 立即脱去患者的外衣

C. 用清水反复洗胃

D. 根据医嘱给予阿托品和氯解磷定

E. 持续鼻导管给氧

四、理解解毒药使用注意事项

1. 在阿托品使用过程中,应密切观察患者的体温、心率、脉搏、瞳孔、分泌物等变化,并随时调整剂量。伴有体温升高的中毒患者应物理降温,并慎用阿托品。

2. 急性有机磷酸酯类中毒后应及早使用胆碱酯酶复活药,否则磷酰化胆碱酯酶不容易被解离,胆碱酯酶难以复活,形成酶"老化"的现象。一旦"老化",即使再用胆碱酯酶复活药,也难以恢复酶的活性。

3. 胆碱酯酶复活药对不同有机磷酸酯类中毒的疗效存在差异,如对内吸磷、苯硫磷、对硫磷等中毒的疗效较好,对敌敌畏、敌百虫中毒的疗效稍差,而对乐果中毒无效。

4. 胆碱酯酶复活药在碱性溶液中可以水解生成剧毒的氰化物,所以不能与碱性药物合用。

5. 胆碱酯酶复活药用量不宜超过 8 g/24 h,否则可直接抑制胆碱酯酶。

赛场直击

全国职业院校技能大赛药学技能赛项
处方调剂与用药指导模块试题单
考核时间：10 分钟　题目分值：12 分

处方笺　　　　　　　　　　　　　　　　　　　急诊

科室：急诊　　　　　　门诊号：×××　　　　费别：××

姓名：××　　　　　　性别：女　　　　　　　年龄：26 岁

临床诊断：急性有机磷中毒　　　　　　　　　日期：××

Rp：

　　硫酸阿托品注射液　　　1 mg×10 支

　　用法：3 mg　　静脉注射　　每 15 分钟 1 次

　　碘解磷定注射液　　　0.5 g×4 支

　　用法：1.0 g　　静脉注射　　每 2 小时 1 次

　　10% 葡萄糖注射液　　250 ml×1 瓶

　　用法：静脉滴注

医师：张×　　　审核：李×　　　药价：××
调配：刘×　　　核对/发药药师：陈×

答题要求

1. 对处方做出合理性审核。
2. 对于合理处方，要说明处方中各药的药理作用、作用机制、联合用药的理由，并进行用药交代。对于不合理处方，要点评处方的规范性和适宜性，详尽指出处方中的所有不规范或/和不适宜之处并说明理由，同时给出合理性建议。

任务三　镇静催眠药中毒的药物治疗

镇静催眠药选择性抑制中枢神经系统，随着剂量增加，依次出现镇静、催眠、抗惊厥作用，有些药物甚至产生麻醉作用。导致急性镇静催眠药中毒的主要原因是误服、自杀以及临床上一次应用剂量过大。慢性中毒则主要因长期滥用所致。据美国中毒控制中心协会 2013 年统计数字,镇静催眠药和抗精神病药物是与过量死亡相关联的五大类药物中的一类。国内 1997—2003 年对中国医科大学附属第一医院急诊科中毒患者急性中毒病例的回顾性研究显示,所有中毒原因中药物中毒最常见,占 42.8%,而镇静催眠药占其中的 30.3%。由于镇静催眠药在世界范围内的普遍使用,中毒事件和因处置不当引起的死亡很常见。镇静催眠药包括苯二氮䓬类、巴比妥类以及非苯二氮䓬类药物。

岗位模拟 »»»

任务情境

患者,男,27 岁。因感情受挫,一次性服用 1.5 g 苯巴比妥,入院时深度昏迷,瞳孔散大,呼吸微弱。诊断为苯巴比妥中毒。

任务要求

请根据患者中毒情况,制订合适的抢救措施。

一、苯二氮䓬类镇静催眠药中毒

苯二氮䓬类药物为 1,4- 苯并二氮杂䓬的衍生物,目前临床上常用的有 20 多种。根据作用维持时间的长短,分为三类。① 长效类:地西泮、氟西泮、氯氮䓬等。② 中效类:氯硝西泮、奥沙西泮、硝西泮、阿普唑仑等。③ 短效类:三唑仑等。

苯二氮䓬类药物可与中枢神经系统不同部位的 $GABA_A$ 受体复合物上的苯二氮䓬类结合位点结合,促进 γ- 氨基丁酸(GABA)与 $GABA_A$ 受体结合,增加 Cl⁻ 通道开放频率而增加 Cl⁻ 内流,产生中枢抑制作用。

(一)认识苯二氮䓬类药物中毒

过量使用苯二氮䓬类药物可致中枢严重抑制,发生中毒。本类药物中毒的主要症状为嗜睡、头晕、言语含糊不清、意识模糊、反应迟钝、共济失调等,偶可发生过敏性皮疹、白细胞减少症和中毒性肝炎,很少出现昏迷、呼吸抑制等,如果出现,应考虑同时服用了其他镇静催眠药或饮酒等因素。

(二)识别解毒药作用特点

苯二氮䓬类药物中毒时除使用非特异性解毒药如吸附药(活性炭)、导泻药(硫酸钠)、利尿药(呋塞米、甘露醇)外,还应根据中毒程度,选用特异性解毒药氟马西尼、纳洛酮及中枢兴奋药。

1. **氟马西尼** 氟马西尼是特异性苯二氮䓬受体阻断药,能快速逆转昏迷,首次静脉注射剂量是 0.3 mg。如在 60 秒内未达到所需的清醒程度,可重复使用直至患者清醒或达总量 2 mg。若再度出现昏睡,可每小时静脉注射 0.1~0.4 mg 药物。滴注的速度应个体化,根据所要求的清醒程度进行调整。

2. **纳洛酮** 为特异性阿片受体阻断药,有催醒和解除镇静催眠药对呼吸、循环抑制的作用。每次 0.4~0.8 mg 静脉注射,可根据病情间隔 15 分钟重复一次。

3. **中枢兴奋药** 深度昏迷或出现呼吸抑制时,可应用盐酸哌甲酯(利他林)、贝美格等中枢兴奋药。盐酸哌甲酯 40~100 mg 肌内注射,必要时每 0.5~1 小时重复应用,直至苏醒。贝美格 50 mg 稀释于 25% 葡萄糖注射液中,静脉注射,每 3~5 分钟一次,如不苏醒,可用贝美格 200~300 mg 稀释后静脉滴注。

知识拓展

从吗啡到纳洛酮
——化学的"神奇魔法",新药的不竭源泉

在药物发现中,哪怕是最微小的结构变化也能将一个普通的药物转变成一个"神奇"的药物。对于阿片受体的配体,精心设计的微小分子变化可将激动剂转化为拮抗剂,而拮抗剂可以用于治疗阿片类药物成瘾。

吗啡结构中氮原子上的甲基被烯丙基置换后则成为烯丙吗啡(纳洛芬)。烯丙吗啡对 κ 阿片受体是部分激动剂,对 μ 受体是拮抗剂。给吗啡过量者使用烯丙吗啡,烯丙吗啡与吗啡竞争阿片受体,可以防止吗啡对呼吸系统和神经系统的抑制。

羟吗啡酮结构中氮原子上的甲基被烯丙基置换后则成为纳洛酮。纳洛酮为阿片受体阻断药,与阿片受体的亲和力大于吗啡和脑啡肽,能竞争性结合而拮抗内源性和外源性阿片样物质介导的各种效应,主要用于阿片类药物过量中毒或用于阿片药成瘾的诊断,还可应用于窒息、休克、昏迷、药物中毒等疾病的救治。

(三) 理解解毒药应用原则

苯二氮䓬类镇静催眠药中毒在清除毒物、对症治疗的基础上可使用特效解毒药氟马西尼。

(四) 理解解毒药使用注意事项

1. 长期使用苯二氮䓬类镇静催眠药的患者,若快速注射氟马西尼,会出现戒断症状,如焦虑、心悸、恐惧等,故应缓慢注射。
2. 在重症监护情况下,对大剂量或长时间使用苯二氮䓬类药物的患者,只要缓慢给予氟马西尼并根据个体情况调整剂量,便不会引起戒断症状。如果出现意外的过度兴奋体征,可静脉注射 5 mg 地西泮或 5 mg 咪达唑仑,并根据患者的反应谨慎调整用量。
3. 使用氟马西尼的患者清醒后,由于残留的苯二氮䓬类药物仍在发挥作用,所以不得进行高空作业或驾驶等危险工作。
4. 镇静催眠药中毒使用导泻药时,不宜选用硫酸镁。
5. 使用中枢兴奋药抢救时,应严格掌握用量,以免引起惊厥。

考证聚焦

最佳选择题

患者,女,55岁,因家庭纠纷服用大量氯硝西泮意图自杀,具体用量不详,入院时深度昏迷、呼吸减弱、血压偏低。诊断为苯二氮䓬类中毒,考虑用氟马西尼解救,下列说法不正确的是(　　)。

A. 用0.9%氯化钠注射液稀释
B. 快速静脉注射给药
C. 不在输液中加入其他药物
D. 可重复使用
E. 如氟马西尼用量过大,患者出现过度兴奋,可再给予地西泮

二、巴比妥类镇静催眠药中毒

巴比妥类药物为巴比妥酸的衍生物,根据作用维持时间长短,可分为四类。① 长效类:苯巴比妥;② 中效类:异戊巴比妥;③ 短效类:司可巴比妥;④ 超短效类:硫喷妥。

巴比妥类药物可结合$GABA_A$受体的巴比妥类受点,增加GABA与$GABA_A$受体的亲和力,延长Cl^-通道开放时间而增加Cl^-内流,增强GABA的抑制作用,阻断脑干网状结构上行激活系统,使大脑皮质出现弥漫性抑制。

(一) 认识巴比妥类中毒

巴比妥类药物的中毒反应与剂量相关。轻度中毒发生于2~5倍催眠剂量,中度中毒发生于5~10倍催眠剂量,严重中毒发生于服用10~20倍催眠剂量。呼吸衰竭是巴比妥类镇静催眠药中毒致死的主要原因。

1. **中枢神经系统症状**　轻度中毒时,可有眩晕、语言迟钝、共济失调、感觉障碍、瞳孔缩小或扩大、血压下降、恶心、呕吐等;重度中毒时可先出现中枢兴奋症状,后转为中枢抑制,甚至昏迷、死亡。

2. **呼吸系统症状**　重度中毒时,呼吸中枢受抑制,严重时出现不规则呼吸、潮式呼吸等。

3. **循环系统症状**　血流动力学及微循环发生改变,可出现血管扩张、血管通透性增加、血压下降,甚至休克。

(二) 理解中毒治疗策略

本类药物中毒无特效解毒药,主要是对症处理。可使用高锰酸钾洗胃、呋塞米利尿、硫酸钠导泻、快速输液等措施清除毒物,加速毒物的排泄。重度中毒出现呼吸抑制时可使用尼可刹米等呼吸兴奋药。静脉滴注5%的碳酸氢钠碱化尿液可促进药物排出。禁用硫酸镁导泻;应严格掌握中枢兴奋药的用量。

赛场直击

全国职业院校技能大赛药学技能赛项
处方调剂与用药指导模块试题单
考核时间：10 分钟 题目分值：12 分

处方笺 　　　　　　　　　　　　急诊

科室：急诊　　　门诊号：×××　　　费别：××

姓名：××　　　性别：男　　　年龄：45 岁

临床诊断：苯二氮䓬类药物急性中毒　　日期：2024 年 11 月 12 日

Rp:

氟马西尼注射液　0.5 mg×1 支

用法：0.3 mg　静脉注射

氯化钠注射液（0.9%）　500 ml/瓶 ×1 瓶

用法：500 ml　静脉滴注　每日 1 次

呋塞米注射液　2 ml：20 mg×1 支

用法：20 mg　静脉滴注　每日 1 次

盐酸纳洛酮注射液　1 ml：1 mg×2 支

用法：0.6 mg　静脉注射　每半小时 1 次

医师：张 ×　　审核：李 ×　　　　药价：××
调配：刘 ×　　核对/发药药师：陈 ×

答题要求

1. 对处方做出合理性审核。

2. 对于合理处方，要说明处方中各药的药理作用、作用机制、联合用药的理由，并进行用药交代。对于不合理处方，要点评处方的规范性和适宜性，详尽指出处方中的所有不规范或/和不适宜之处并说明理由，同时给出合理性建议。

任务四　金属和类金属中毒的药物治疗

金属和类金属及其合金在工农业生产、国防建设、科技发展和日常生活中应用广泛，尤其在建筑业、汽车、航空航天、电子和其他制造工业以及在油漆、涂料和催化剂生产过程中大量使用。金属一般指具备特有光泽而不透明、具有延展性及导热导电性的一类物质。狭义的金属为由金属元素组成的单质。金属通常分为黑色金属(铁、锰、铬及其合金)和有色金属(铅、汞、铬、镍、铝等)。类金属是在元素周期表对角线上的几种元素,其性质介于金属和非金属之间,也叫准金属、半金属、亚金属或似金属,通常包括硼、硅、锗、硒、碲、钋、砷和锑。经流行病学调查分析,重金属和类金属中毒的主要病因包括职业暴露、环境污染、吸入性烟雾、生活接触、投毒等。常见的金属和类金属中毒有铅中毒、汞中毒、砷中毒等。

岗位模拟

任务情境

患者,男,25岁,为新任职于某化工厂的水银电解槽看槽工。入职3日后出现发热,体温最高达38℃,口中有金属味,头晕乏力,头痛、食欲不振、腹胀、腰部、背部、臀部出现大量红色斑丘疹,刺痒;大便次数增多,3~4次/日,活动时感胸闷、憋气。尿汞为0.855 μmol/L,为标准值的17倍,临床诊断为急性汞中毒。

任务要求

请根据患者中毒情况,制订合适的救治方案。

一、认识金属和类金属中毒

铅、汞、砷等金属和类金属通过皮肤接触、呼吸道、胃肠道等途径过量进入人体后,与细胞的某些活性基团结合,导致酶等生物活性物质功能障碍,产生严重中毒。中毒的主要机制是使体内多种生物酶的活性减弱甚至丧失。如铅能抑制δ-氨基戊酸脱水酶(ALAD)、粪卟啉原氧化酶、亚铁络合酶等巯基酶的活性,造成卟啉代谢障碍,影响血红蛋白的合成,导致贫血。常见金属和类金属中毒的临床表现见表3-14-5。

表3-14-5 常见金属和类金属中毒的临床表现

金属和类金属	急性中毒	慢性中毒
铅	以消化系统症状为主,表现为恶心、呕吐、口内有金属味、食欲缺乏、腹痛等,严重者可出现中毒性肝病、中毒性肾病和贫血,甚至抽搐、谵妄和昏迷等中毒性脑病	主要为职业性铅中毒,表现为全身乏力、肌肉关节酸痛、口内有金属味、胃肠绞痛等。部分患者出现血压升高、多汗、少尿,齿龈边缘出现蓝黑色铅线等
汞	多因短期吸入高浓度汞蒸气引起,最初仅出现口中有金属味,继而出现头痛、发热、皮疹等症状;经口服中毒患者可出现胃肠炎和急性腐蚀性口腔炎,口腔和咽喉灼痛,并有恶心、呕吐、腹痛、腹泻等消化道症状	由长期接触低浓度的汞蒸气而引起。最早出现神经衰弱症状,如头晕、头痛、健忘、多梦等,部分患者有心悸、多汗等神经系统紊乱的现象。病情发展到一定程度时出现三大典型表现:易兴奋症、意向性震颤(腱反射活跃)和口腔炎。口腔卫生不良者在龈缘处有蓝黑色汞线出现

续表

金属和类金属	急性中毒	慢性中毒
砷	主要由口服砒霜或长期接触砷化物所致。主要表现为急性胃肠炎、意识障碍、中毒性肝炎和肾功能损害等	表现为皮肤黏膜病变、多发性神经炎、肝功能损害等,指(趾)甲出现白色横纹(Mess纹)说明有砷吸收

二、识别解毒药的作用特点

金属、类金属解毒药是能与金属、类金属螯合形成稳定可溶性的螯合物,并使金属、类金属失去毒性的药物,也称为金属螯合剂。常用的金属螯合剂分子中含有—SH、—NH$_2$、—COOH、—OH等基团,可与组织内的金属离子螯合后成为可溶的、无毒或低毒的化合物排出体外。

1. **二巯丁二钠** 二巯丁二钠的结构中具有两个与金属离子亲和力高的活性巯基,既能与血浆中游离的金属离子螯合成无毒的络合物,又能夺取与酶结合的金属离子,使酶复活,对锑的螯合作用最强。临床上用于治疗锑、汞、铅、砷的中毒及预防钴、镉、镍中毒,对遗传性铜代谢障碍性疾病(肝豆状核变性病)有排铜及改善症状的作用。本药的使用剂量和疗程见表3-14-6。

知识拓展

重金属广谱解毒药物:二巯丁二酸
——来自中国的贡献

20世纪50年代,我国南方诸省血吸虫病肆虐,当时世界上只有一种治疗血吸虫病的特效药——酒石酸锑钾,但是毒性很强,很多患者在注射药物过程中"毒发身亡"。中国科学院上海药物研究所丁光生与谢毓元、梁猷毅等科学家经过反复实验筛选,找到了安全、强效的"解药"——二巯丁二酸。在该药基础上,丁光生等人对口服二巯丁二酸进行了系统药理研究,它毒性低、易吸收,对治疗多种金属中毒均有明显疗效。该药的钠盐于1977年被载入中国药典。1991年,美国FDA正式批准二巯丁二酸用于儿童铅中毒,这是我国研制的化学药品首次被美国批准仿制。

2. **二巯丙醇** 二巯丙醇是解救急慢性砷、汞中毒的首选药物,但对铁、镉、硒中毒无效。二巯丙醇与金属离子的络合物不稳定,络合物解离后可再出现毒性,应重复给药。本药的使用剂量和疗程见表3-14-6。常见不良反应有恶心、呕吐、头痛、唇和口腔灼热感、咽和胸部紧迫感、流泪、流涕、流涎、多汗、腹痛、肢端麻木和异常感觉、肌肉和关节酸痛等。

3. **依地酸钙钠** 依地酸钙钠能与多种金属结合成为稳定而可溶的络合物,由尿中排泄,适用于多种金属中毒的解毒。临床上主要用于治疗急慢性无机铅中毒,对铜、锌、锰、镉及某些放射性元素(如镭、铀、钍等)均有解毒作用,但对锶无效。本药的使用剂量和疗程见表 3-14-6。

4. 青霉胺 青霉胺是青霉素的降解产物,为含巯基的氨基酸。能络合铜、铁、汞、铅、砷等重金属,形成稳定、可溶性的复合物由尿排出。但其驱铅作用不及依地酸钙钠,驱汞作用不及二巯丙醇。临床上仅用于轻度重金属中毒或其他络合剂有禁忌时选用。本药的使用剂量和疗程见表 3-14-6。本药不良反应发生率较高且较严重,可见消化系统、神经系统、血液系统不良反应,肝、肾毒性及过敏反应等。

表 3-14-6 常用金属及类金属解毒药的剂量和疗程

药品名称	用法用量	疗程
二巯丁二钠	成人常用量为 1 g,临用时配成 10% 的溶液,立即缓慢静脉注射,10~15 分钟注射完毕。儿童为 20 mg/kg	慢性中毒:连续 5~7 日;或连续 3 日,停药 4 日为一疗程,按病情可用 2~4 疗程
二巯丙醇	肌内注射,按体重 2~3 mg/kg,最初 2 日每 4 小时注射一次,第 3 日每 6 小时注射 1 次,以后每 12 小时注射一次	一个疗程为 10 日
依地酸钙钠	静脉滴注:1 g/d,加入 5% 葡萄糖注射液 250~500 ml 中,静脉滴注 4~8 小时。肌内注射:用 0.5 g 加 1% 盐酸普鲁卡因注射液 2 ml,稀释后作深部肌内注射,1 次 / 日	连续用药 3 日,停药 4 日为一疗程
青霉胺	口服给药,1 g/d,4 次 / 日	5~7 日为一疗程;停药 2 日后,可开始下一疗程,一般需要 1~3 个疗程

三、理解解毒药应用原则

1. 铅中毒确诊后应立即进行驱铅治疗。方法是给予金属螯合剂如依地酸钙钠、二巯丁二钠、喷替酸钙钠。胃肠绞痛时,可用 10% 葡萄糖酸钙 10 ml 缓慢静脉注射。钙能与铅竞争肠道结合蛋白上的共同结合位点,抑制铅的吸收。通过补钙可以减少铅与肠道结合蛋白的结合,达到预防和治疗铅中毒的目的。

2. 驱汞治疗是汞中毒的治疗原则。急性汞中毒时应及早注射大剂量的驱汞药物。按照病情用药 3~7 日后,停药 2~3 日。重度中毒患者需用药几个疗程,到尿汞接近正常为止。慢性汞中毒的用药原则是小剂量、间歇用药,长期用药。具体用药视病情而定。

3. 依地酸钙钠解毒以短期间歇疗法为原则,长期连续使用则排毒率低,不良反应大。

考证聚焦 >>>>

最佳选择题

患者用 40 g 汞剂在家中厨房(约 4 m^2)进行蒸汞,以此炼银,整个过程无通风。次

日患者头痛、恶心、发热,全身出现红色斑丘疹。入院诊断为急性汞中毒,立即进行驱汞治疗,应选用下列哪个药物?（　　）

A. 氟马西尼

B. 纳洛酮

C. 二巯丙醇

D. 阿托品

E. 氯解磷定

四、理解解毒药使用注意事项

1. 二巯丁二钠临用时用氯化钠注射液或 5% 葡萄糖注射液配制成 10% 溶液,立即静脉注射,因本药易分解,分解物有毒,故不可静脉滴注。

2. 依地酸钙钠用药期间应注意检查尿常规,若出现管型、蛋白、白细胞等应立即停药,停药后可逐渐恢复正常。

3. 青霉胺用药前应做青霉素皮肤过敏试验,用药期间应定期检查血常规和肝、肾功能。长期用药时需加服维生素 B_6,每日 25 mg。

赛场直击 》》》

全国职业院校技能大赛药学技能赛项
用药咨询与慢病管理模块——问病荐药题单
考核时间:20 分钟　题目分值:15 分

一、试题背景

患者,男,25岁,为某蓄电池厂工人,从事铅作业 3 年。2 年前开始出现间断性头晕,口腔内经常有甜味,偶有腹部绞痛、便秘,去医院职业病科就诊。

二、答题要求

1. 根据试题背景和患者陈述,收集病情信息,如疾病史、就医史、用药史、过敏史、家族史。

2. 根据病情信息,进行疾病评估,判断患者可能患有的疾病,给出判断依据。

3. 结合疾病症状推荐主治药物和联用药物,说明推荐理由。

4. 自选 1 个推荐的主治药物进行用药交代,说明药物用法用量、常见不良反应、用药注意事项和贮藏方法等。

5. 现场解答患者随机提出的用药问题(至少 3 个)。

思考题

1. 急性中毒的一般救治措施有哪些?

2. 有机磷酸酯类中毒有哪些特效解毒药?

3. 苯二氮䓬类镇静催眠药急性中毒时该如何抢救?

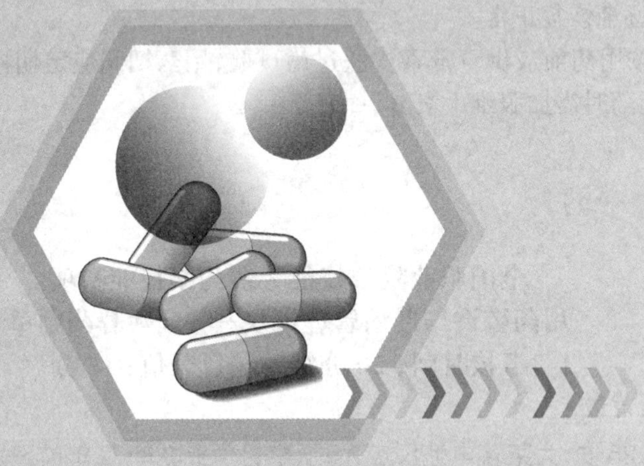

模块四
合理用药技能提升

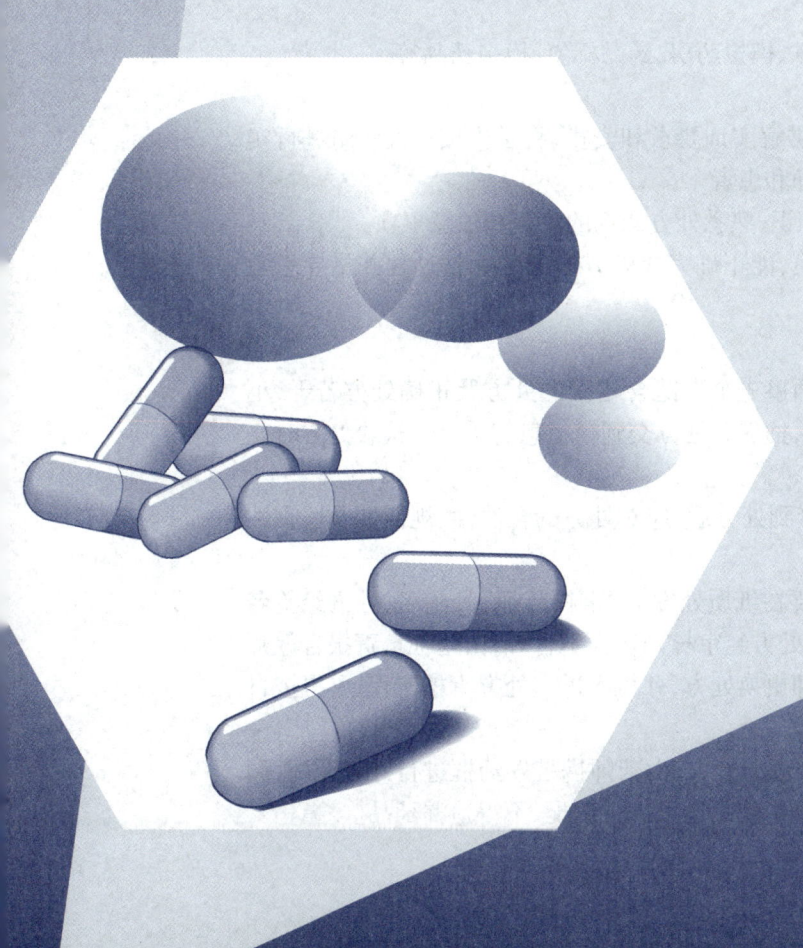

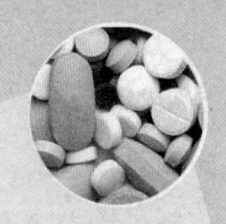

项目一
合理用药综合技能提升

任务一 实施处方调剂服务

【实训目的】

1. 能力目标 能完成处方审核、调配、复核、包装标示、发药等处方调剂的任务;能正确指导患者使用处方中药物。

2. 素质目标 养成严谨求实的工作态度,为将来从事药学服务岗位工作奠定良好的基础。

【实训准备】

多媒体教室、实训处方、模拟药房、药品标签、模拟药品等。

【实训要求】

进入实训室,由教师讲解实训要求和安排,将学生按2人一组进行实训分组,分别模拟担任药师和患者。

1. 结合所学的处方知识,熟悉处方调剂的流程和注意事项。

2. 通过小组模拟表演,能正确完成处方调剂的完整过程并指导患者用药。

【实训步骤】

1. 接收处方 由教师事先准备隐含错误的处方及正确处方若干,小组随机抽签得到一张处方,抽签后处方交到模拟患者手上。接收处方时要求具有基本礼仪。

2. 审核处方 药师接到处方后,应对处方的合法性、规范性及适宜性进行审核。

若判断处方合理,需要在纸质处方上"审核药师"处签名,处方经签名后方可进入调配环节。若处方经审核判定为不合理,由药师负责报告教师并说明不合理理由,由教师更换处方,并再次进入处方审核流程,不得擅自更改或调配代用药品处方。

3. 调配处方 审核合理的处方,由药师携带发药框进行处方调配,调配时注意自上而下,按处方中药品逐条进行调配,不得遗漏药品。

调配过程中药师需要对照处方,拿取和处方药品信息一致的药品,并对药品名称、剂型、规格、数量等信息进行初步核对。

需要拆零的药品,药师需用药匙准确数取药品或称取药品进行分装,严禁用手直接取药或不经称量估计取药。

4. 核对检查　发药前,药师严格按照"四查十对"要求进行核对检查,检查无误后在处方上"核对药师"处签名确认,并根据处方记载的用法用量,正确书写药袋或粘贴标签。

5. 发药、用药指导　首先确认患者身份,要求药师呼唤患者姓名,待取药者身份确认后再进行发药。

发药时,由药师对照处方,逐一交代每种药品的名称、数量,指导使用方法和注意事项。对于特殊的药品保存方法、用法用量等重要信息,应详细说明,直至取药患者完全理解。

6. 用药咨询　发药结束后,如患者有疑问,药师应尽量解答患者问题。

7. 健康指导　结合患者病情,进行有针对性的健康指导。

【实训评价】

从处方库中随机选取一个处方,模拟完成处方调剂服务,按照表4-1-1完成实训技能的考核。

表4-1-1　实施处方调剂服务实训评价

项目		分值	评价要点	得分
基础能力 (20分)	仪容仪表	10分	1. 着工作服,举止得体(0~5分) 2. 仪容仪表符合药师职业要求(0~5分)	
	沟通表达	10分	1. 语言清晰,声音适度(0~3分) 2. 讲解清楚、重点突出,耐心引导患者表达(0~7分)	
专业能力 (60分)	审核处方	15分	1. 审核判断(0~5分) 2. 理由陈述(0~10分)	
	调配处方	10分	1. 药品名称、剂型(0~5分) 2. 药品规格(0~2分) 3. 药品数量(0~3分)	
	核对检查	10分	1. 四查十对(0~5分) 2. 核对后签名(0~2分) 3. 标签书写粘贴(0~3分)	
	发药与指导	25分	1. 呼唤患者姓名(0~2分) 2. 介绍药品名称与种类(0~3分) 3. 介绍用法用量(0~5分) 4. 介绍不良反应(0~5分) 5. 进行用药指导(0~5分) 6. 进行健康指导(0~3分)	
职业素养 (20分)	工作态度	10分	认真负责、严谨细致(0~10分)	
	服务意识	10分	关心患者、讲解详细(0~10分)	
合计				

模块四 合理用药技能提升

【实训思考】

处方审核作为事前用药评价方式,对促进临床合理用药有什么作用?

任务二 实施问病荐药服务

【实训目的】

1. 能力目标 能依据常见普通疾病的典型特点,有针对性地完成患者的病情信息收集并进行疾病评估;能完成患者治疗药物的推荐以及用药指导方案的制订与实施。

2. 素质目标 养成严谨的工作作风,培养"以患者为中心"的职业素养。

【实训准备】

多媒体教室、常见疾病案例、模拟药房、药品标签、模拟药品等。

【实训要求】

进入实训室,由教师讲解实训要求和安排,将学生按2人一组进行实训分组,分别模拟担任药师和患者。

1. 结合病例资料模拟完成问病,完成病情信息收集及疾病评估。
2. 结合患者情况和评估结果,推荐合适的治疗药物并进行用药指导。
3. 解答患者提出的用药相关问题,并进行健康教育。

【实训步骤】

由教师事先准备案例若干,小组随机抽取一个案例。

1. 小组讨论分析病例资料,设计问病内容并完成角色扮演,收集患者的疾病信息。
2. 小组讨论评估疾病并推荐正确的治疗药物,同时设计患者关于疾病或药物的可能问题。
3. 角色演练完成对患者的药物使用指导、健康指导,并解答患者提出的问题。

【实训评价】

任意选取一个案例,角色扮演进行问病荐药,按照表4-1-2完成实训技能的考核。

表4-1-2 实施问病荐药服务实训评价

项目		分值	评价要点	得分
基础能力(20分)	仪容仪表	10分	1. 着工作服,举止得体(0~5分) 2. 仪容仪表符合药师职业要求(0~5分)	
	沟通表达	10分	1. 语言流畅,语速适中,表达清晰(0~3分) 2. 术语规范,讲解通俗易懂,沟通顺畅、有逻辑(0~7分)	
专业能力(60分)	信息收集与疾病评估	15分	1. 病情资料:疾病史、就医史、用药史、过敏史、其他情况等(0~5分) 2. 疾病评估:疾病判断准确(0~5分) 3. 疾病评估理由:疾病判断理由正确、充分(0~5分)	

续表

项目		分值	评价要点	得分
专业能力(60分)	药物推荐与用药指导	25分	1. 药物推荐：所推荐药物适宜患者病情(0~6分) 2. 推荐理由：所推荐药物针对该疾病的作用机制描述正确，适应证描述正确(0~9分) 3. 用药指导：用法、用量，常见不良反应，用药注意事项等指导正确、清楚(0~10分)	
	问题设计、解答与健康指导	20分	1. 设计的患者问题与疾病或其治疗药物使用高度相关(0~6分) 2. 解答患者的问题科学合理(0~6分) 3. 有针对性地纠正患者的错误认知或做法(0~8分)	
职业素养(20分)	工作态度	10分	认真负责、严谨细致(0~10分)	
	临床思维	10分	以患者为中心，联系患者实际情况(0~10分)	
合计				

【实训思考】

本次问病荐药角色演练中还存在哪些问题？未来工作中如何改进？

任务三　实施慢性病用药服务

【实训目的】

1. 能力目标　能结合不同类型慢性病的典型特点及其用药处方，完成患者基本信息收集，有针对性地设计其处方用药的指导方案以及健康指导方案并实施。

2. 素质目标　能结合慢性病特点设计有针对性的用药服务内容，提升"具体问题具体分析"的临床思维。

【实训准备】

模拟药房；常见慢性病病例（高血压、高脂血症、糖尿病、骨质疏松症、高尿酸血症、甲亢、支气管哮喘、消化性溃疡）及其用药处方。

【实训要求】

1. 根据病例资料，正确收集患者基本信息和疾病信息。

2. 结合患者病情和处方用药信息，正确设计所服用药物的用药指导要点并模拟实施。

3. 针对患者情况，正确设计除药物干预之外的健康教育要点并模拟实施。

【实训步骤】

1. 分组领取慢性病病例资料并收集患者基本信息和疾病信息要点。

2. 分析其用药处方内容，设计用药指导要点和健康教育要点。

3. 各组模拟展示设计的用药指导及健康教育内容。

【实训评价】

任意选取一个慢性病案例，实施慢性病用药服务模拟训练，按照表4-1-3完成实训技能的考核。

表 4-1-3 实施慢性病用药服务实训评价

项目		分值	评价要点	得分
基础能力(20分)	仪容仪表	10分	1. 着工作服,举止得体(0~5分) 2. 仪容仪表符合药师职业要求(0~5分)	
	沟通表达	10分	1. 语言流畅,语速适中,表达清晰(0~3分) 2. 术语规范,讲解通俗易懂,沟通顺畅、有逻辑(0~7分)	
专业能力(60分)	信息收集	10分	1. 患者基本信息:年龄、性别、体重指数、职业、生活饮食习惯等(0~3分) 2. 疾病信息:症状出现的时间、性质、程度、诱发及缓解因素、并发症;现病史、其他病史、用药史、家族史、过敏史等(0~7分)	
	用药指导	25分	1. 用法、用量(0~7分) 2. 药物作用机制(0~6分) 3. 常见不良反应(0~6分) 4. 用药注意事项(0~6分)	
	健康指导	25分	1. 疾病相关知识(0~12分) 2. 生活饮食习惯(0~13分)	
职业素养(20分)	工作态度	10分	认真负责、严谨细致(0~10分)	
	临床思维	10分	用药指导和健康教育要点具有针对性和系统性(0~5分) 点评具有针对性、系统性,具有改进作用(0~5分)	
合计				

【实训思考】

总结本次实训任务完成中的优点与不足,思考如何在将来做好慢性病用药服务工作。

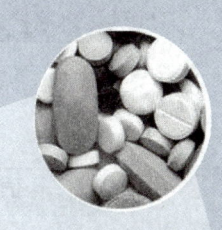

项目二
合理用药综合技能应用

任务一 普通感冒的问病荐药

【实训目的】

1. **能力目标** 能收集感冒患者的病情信息并进行疾病评估;能完成普通感冒患者治疗药物的推荐并指导使用。

2. **素质目标** 通过对感冒患者开展有针对性的问病荐药,提升理论联系实际的临床思维以及解决实际问题的能力。

【实训准备】

模拟药房;常用感冒药的药盒及说明书。

典型病例:患者,男,40岁,公交车司机。1日前因受凉出现鼻塞、流清鼻涕、怕冷、喉部干、痒,频繁咳嗽但无痰,在家测体温37.9 ℃。否认就医史和用药史,无其他疾病史、无过敏史。

【实训要求】

1. 结合病例资料模拟完成问病,完成病情信息收集及疾病评估。

2. 结合患者具体情况和疾病评估,推荐合适的治疗药物并进行用药指导。

3. 解答患者提出的用药相关问题,并进行健康指导。

【实训步骤】

1. 小组讨论分析病例资料,设计感冒问病内容并完成角色扮演,收集感冒患者的疾病信息。

2. 小组讨论评估疾病并推荐正确的治疗药物,同时设计患者关于感冒或治疗药物的可能问题。

3. 角色演练完成对感冒患者的药物使用指导、健康指导,并解答患者提出的问题。

【实训评价】

请根据病例,实施普通感冒的问病荐药,按照表4-2-1完成实训技能的考核。

表 4-2-1 普通感冒的问病荐药实训评价

项目		分值	评价要点	得分
基础能力(20分)	仪容仪表	10分	1. 着工作服,举止得体(0~5分) 2. 仪容仪表符合药师职业要求(0~5分)	
	沟通表达	10分	1. 语言流畅,语速适中,表达清晰(0~3分) 2. 术语规范,讲解通俗易懂,沟通顺畅、有逻辑(0~7分)	
专业能力(60分)	信息收集与疾病评估	10分	1. 病情资料:疾病史、就医史、用药史、过敏史、其他情况等(0~3分) 2. 疾病评估:疾病判断准确(0~4分) 3. 疾病评估理由:疾病判断理由正确、充分(0~3分)	
	药物推荐与用药指导	30分	1. 药物推荐:所推荐药物适宜患者病情(0~10分) 2. 推荐理由:所推荐药物针对感冒的作用机制描述正确,适应证描述正确(0~10分) 3. 用药指导:用法、用量,常见不良反应,用药注意事项等指导正确、清楚(0~10分)	
	问题设计、解答与健康指导	20分	1. 设计的患者问题与感冒或感冒药物使用高度相关(0~6分) 2. 解答患者的问题科学合理(0~6分) 3. 有针对性地纠正患者的错误认知或做法,并进行必要的健康宣教(0~8分)	
职业素养(20分)	工作态度	10分	认真负责、严谨细致(0~10分)	
	临床思维	10分	以患者为中心,联系患者实际情况(0~10分)	
合计				

【实训思考】
如果该患者患有2级高血压并正在用药控制中,有哪些类型的感冒药不能选用,为什么?

任务二 消化性溃疡的问病荐药

【实训目的】
1. 能力目标 能收集消化性溃疡患者的病情信息并进行疾病评估;能完成消化性溃疡患者治疗药物的推荐并指导使用。
2. 素质目标 通过完成消化性溃疡患者问病荐药训练,提升理论联系实际的临床思维以及解决实际问题的能力。

【实训准备】
模拟药房;常用消化性溃疡用药的药盒及说明书。
典型病例:患者,男,35岁,农民。因间断上腹痛5年,加重1周来诊。患者5年前开始上腹胀痛,空腹时明显,进食后可自行缓解,有时夜间痛醒,无放射痛,有嗳气、反酸,常因进食不当和生气诱发,冬春季节易发病。

【实训要求】

1. 结合病例资料模拟完成问病,完成病情信息收集及疾病评估。
2. 结合患者情况和疾病评估结果,推荐合适的治疗药物并进行用药指导。
3. 解答患者提出的用药相关问题并进行健康指导。

【实训步骤】

1. 小组讨论分析病例资料,设计消化性溃疡问病内容并完成角色扮演,收集消化性溃疡患者的疾病信息。
2. 小组讨论评估疾病并推荐正确的治疗药物,同时设计患者关于消化性溃疡或治疗药物存在的可能问题。
3. 角色演练完成对消化性溃疡患者的药物使用指导、健康指导,并解答患者提出的问题。

【实训评价】

请根据病例,对消化性溃疡患者开展问病荐药,按照表 4-2-2 完成实训技能的考核。

表 4-2-2 消化性溃疡的问病荐药实训评价

项目		分值	评价要点	得分
基础能力 (20分)	仪容仪表	10分	1. 着工作服,举止得体(0~5分) 2. 仪容仪表符合药师职业要求(0~5分)	
	沟通表达	10分	1. 语言流畅,语速适中,表达清晰(0~3分) 2. 术语规范,讲解通俗易懂,沟通顺畅、有逻辑(0~7分)	
专业能力 (60分)	信息收集与疾病评估	10分	1. 病情资料:疾病史、就医史、用药史、过敏史、其他情况等(0~3分) 2. 疾病评估:疾病判断准确(0~4分) 3. 疾病评估理由:疾病判断理由正确、充分(0~3分)	
	药物推荐与用药指导	30分	1. 药物推荐:所推荐药物适宜患者病情(0~10分) 2. 推荐理由:所推荐药物针对该疾病的作用机制描述正确,适应证描述正确(0~10分) 3. 用药指导:用法、用量、常见不良反应,用药注意事项等指导正确、清楚(0~10分)	
	问题设计、解答与健康指导	20分	1. 设计的问题与消化系统疾病或消化性溃疡药物使用高度相关(0~6分) 2. 解答患者的问题科学合理(0~6分) 3. 有针对性地纠正患者的错误认知或做法,并进行必要的健康宣教(0~8分)	

续表

项目		分值	评价要点	得分
职业素养（20分）	工作态度	10分	认真负责、严谨细致（0~10分）	
	临床思维	10分	以患者为中心,联系患者实际情况（0~10分）	
合计				

【实训思考】

对消化性溃疡的治疗应该如何选取药物？请说明联合用药的理由。

任务三　缺铁性贫血的问病荐药

【实训目的】

1. 能力目标　能收集缺铁性贫血患者疾病信息并做出疾病评估；能给缺铁性贫血患者推荐治疗药物并指导使用。

2. 素质目标　合理实施用药指导，养成严谨求实的工作态度；有针对性地开展健康指导，提升"以患者为中心"的服务意识。

【实训准备】

模拟药房；实训所用抗贫血药的药盒及说明书。

典型病例：患者，男，48岁。头晕、头痛、乏力、面色苍白2年。入院后检查血常规：红细胞计数 4.15×10^{12}/L、血红蛋白 90 g/L、平均红细胞体积 61 fL、平均红细胞血红蛋白含量 18.9 Pg。

【实训要求】

1. 结合病例资料模拟完成问病，完成病情信息收集及疾病评估。
2. 结合患者情况和疾病评估结果，推荐合适的治疗药物并进行用药指导。
3. 解答患者提出的用药相关问题并进行健康指导。

【实训步骤】

1. 小组讨论分析病例资料，通过角色扮演收集缺铁性贫血患者病情信息并做出疾病评估。

2. 结合患者病情推荐正确的治疗药物，同时设计患者关于缺铁性贫血或治疗药物的可能问题。

3. 角色演练完成对缺铁性贫血患者的药物使用指导、健康指导，并解答患者提出的问题。

【实训评价】

请根据病例，模拟对缺铁性贫血患者进行问病荐药，按照表 4-2-3 完成实训技能的考核。

表 4-2-3 缺铁性贫血的问病荐药实训评价

项目		分值	评价要点	得分
基础能力（20分）	仪容仪表	10分	1. 着工作服，举止得体(0~5分) 2. 仪容仪表符合药师职业要求(0~5分)	
	沟通表达	10分	1. 语言流畅，语速适中，表达清晰(0~3分) 2. 术语规范，讲解通俗易懂，沟通顺畅、有逻辑(0~7分)	
专业能力（60分）	信息收集与疾病评估	10分	1. 病情资料：疾病史、就医史、用药史、过敏史、其他情况等(0~3分) 2. 疾病评估：疾病判断准确(0~4分) 3. 疾病评估理由：疾病判断理由正确、充分(0~3分)	
	药物推荐与用药指导	30分	1. 药物推荐：所推荐药物适宜缺铁性贫血患者病情(0~10分) 2. 推荐理由：所推荐药物针对缺铁性贫血的作用机制描述正确，适应证描述正确(0~10分) 3. 用药指导：用法、用量，常见不良反应，用药注意事项等指导正确、清楚(0~10分)	
	问题设计、解答与健康指导	20分	1. 设计的患者问题与缺铁性贫血或其治疗药物使用高度相关(0~6分) 2. 解答患者的问题科学合理(0~6分) 3. 有针对性地纠正患者的错误认知或做法，并进行必要的健康宣教(0~8分)	
职业素养（20分）	工作态度	10分	认真负责、严谨细致(0~10分)	
	服务意识	10分	关心患者、讲解详细(0~10分)	
合计				

【实训思考】
结合患者的病情，药师应从哪些方面指导缺铁性贫血的患者合理使用铁剂？

任务四　荨麻疹的问病荐药

【实训目的】
1. 能力目标　能收集荨麻疹患者的病情信息并进行疾病评估；能完成荨麻疹患者治疗药物的推荐以及指导方案的制订与实施。
2. 素质目标　通过对荨麻疹患者有针对性的药物治疗方案制订与实施，提升理论联系实际的临床思维以及解决实际问题的能力。

【实训准备】
模拟药房；常用抗过敏药的药盒及说明书。

典型病例:患者,男,17岁。全身散在红色风团伴瘙痒4日,风团大小不等,部分融合成片,反复发生,划痕试验阳性,近期有病毒性感冒史。

【实训要求】

1. 结合病例资料模拟患者陈述,进行问病并完成病情信息收集和疾病评估。
2. 结合患者具体情况和疾病症状,推荐合适的治疗药物并进行用药指导。
3. 解答患者提出的用药相关问题并进行健康指导。

【实训步骤】

1. 角色扮演完成荨麻疹患者的问病,收集疾病信息。
2. 小组讨论评估疾病并推荐正确的治疗药物,同时设计患者关于疾病或药物的可能存在的问题。
3. 情境模拟完成荨麻疹患者的药物使用指导、健康指导,并解答患者提出的问题。

【实训评价】

请根据病例,完成荨麻疹的问病荐药,按照表4-2-4完成实训技能的考核。

表4-2-4 荨麻疹的问病荐药实训评价

项目		分值	评价要点	得分
基础能力(20分)	仪容仪表	10分	1. 着工作服,举止得体(0~5分) 2. 仪容仪表符合药师职业要求(0~5分)	
	沟通表达	10分	1. 语言流畅,语速适中,表达清晰(0~3分) 2. 术语规范,讲解通俗易懂,沟通顺畅、有逻辑(0~7分)	
专业能力(60分)	信息收集与疾病评估	10分	1. 病情资料:疾病史、就医史、用药史、过敏史、其他情况等(0~3分) 2. 疾病评估:疾病判断准确(0~4分) 3. 疾病评估理由:疾病判断理由正确、充分(0~3分)	
	药物推荐与用药指导	30分	1. 药物推荐:所推荐药物适宜患者病情(0~10分) 2. 推荐理由:所推荐药物针对该疾病的作用机制描述正确,适应证描述正确(0~10分) 3. 用药指导:用法、用量,常见不良反应,用药注意事项等指导正确、清楚(0~10分)	
	问题设计、解答与健康指导	20分	1. 设计的问题与荨麻疹及其治疗药物使用高度相关(0~6分) 2. 解答患者的问题科学合理(0~6分) 3. 有针对性地纠正患者的错误认知或做法,并进行必要的健康宣教(0~8分)	
职业素养(20分)	工作态度	10分	认真负责、严谨细致(0~10分)	
	临床思维	10分	以患者为中心,联系患者实际情况(0~10分)	
合计				

【实训思考】
1. 急性荨麻疹的风团有哪些特点？
2. 荨麻疹的治疗原则有哪些？

任务五　冠心病的处方用药

【实训目的】
1. **能力目标**　理解冠心病处方审核要点及常见错误处方类型，能正确审核冠心病用药处方的合理性；能正确阐释合理处方中各药物的作用与作用机制、联合用药理由、用药指导等内容；能正确指出不合理处方中的问题并说明理由，同时给出合理性建议。
2. **素质目标**　严格按照常用临床用药依据以及审方流程审核处方，树立规范执业意识。

【实训准备】
模拟药房；冠心病处方；实训所用治疗药物的药盒及说明书。

处方1

处方笺　　　　　　　　　　　　　普通

科室：×× 　门诊号：××× 　费别：××
姓名：×××　性别：男　　年龄：××
临床诊断：冠心病　　　　日期：××
　Rp：
　　罗红霉素缓释胶囊 150 mg×6 粒 ×1 盒
　　　　　Sig：300 mg　qd　po
　　单硝酸异山梨酯片 40 mg×48 片 ×1 盒
　　　　　Sig：40 mg　qd　po
　　硝酸甘油片 0.5 mg×100 片 ×1 瓶
　　　　　Sig：10 mg　tid　po

医师：×× 　审核：　　　　药价：
调配：　　　核对/发药药师：

处方 2

处方笺　　　　　　　　　　　　　　　　普通

科室：心内科　　　门诊号：×××　　费别：××

姓名：×××　　　性别：男　　　　年龄：62 岁

临床诊断：稳定型心绞痛　　　　　日期：××

Rp：

　　单硝酸异山梨酯缓释片 40 mg×14 片 ×2 盒

　　　　　Sig：40 mg　qd　po

　　硝酸甘油片 0.5 mg×50 片 ×1 瓶

　　　　　Sig：0.5 mg　prn　舌下

　　阿托伐他汀钙片 20 mg×7 片 ×4 盒

　　　　　Sig：20 mg　qd　p.n.

医师：×××　　审核：　　　　药价：

调配：　　　　核对/发药药师：

【实训要求】

1. 对处方做出合理性审核。

2. 如为合理处方，说明处方中各药的药理作用、作用机制、联合用药的理由，并进行用药指导。

3. 如为不合理处方，要点评处方的规范性和适宜性，详尽指出处方中的所有不规范或/和不适宜之处并说明理由，同时给出合理性建议。

【实训步骤】

1. 完成处方合理性审核。

2. 解释合理处方的用药依据及用药指导内容。

3. 完成不合理处方的点评及修改建议。

【实训评价】

请根据病例，实施冠心病的处方审核，按照表 4-2-5 完成实训技能的考核。

表 4-2-5　冠心病的处方用药实训评价

项目		分值	评价要点	得分
基础能力 (20 分)	仪容仪表	10 分	1. 着工作服，举止得体(0~5 分) 2. 仪容仪表符合药师职业要求(0~5 分)	
	沟通表达	10 分	1. 语言流畅，语速适中，表达清晰(0~3 分) 2. 术语规范，讲解通俗易懂，沟通顺畅、有逻辑(0~7 分)	

续表

项目		分值	评价要点	得分
专业能力 (60分)	处方合理性判断	10分	处方合理性判断正确,每个5分,共10分	
	合理处方	30分	1. 正确说明处方中各药的药理作用、作用机制(0~10分) 2. 正确说明联合用药的理由(0~5分) 3. 正确进行用药指导,说明用法、用量、服用时间、主要不良反应及用药注意事项等,同时给予患者健康指导(0~15分)	
	不合理处方	20分	1. 正确点评该处方属于不规范处方或/和不适宜处方(0~5分) 2. 正确指出处方中的所有不规范或/和不适宜之处并说明理由,同时给出合理性建议(0~15分)	
职业素养 (20分)	工作态度	10分	认真负责、严谨细致(0~10分)	
	规范意识	10分	遵守处方审核依据、遵循处方审核流程(0~10分)	
合计				

【实训思考】
1. 冠心病二级预防用药应遵从"ABCDE"方案,请解释该方案的内容。
2. 冠心病的药物选用原则及使用注意事项分别有哪些?

任务六 感染性疾病的处方用药

【实训目的】
1. 能力目标 理解抗菌药物处方审核要点及常见错误处方类型,能正确审核抗菌药物处方的合理性;能正确阐释合理处方中各药物的作用与作用机制、联合用药理由、用药指导等内容;能正确指出不合理处方中的问题并说明理由,同时给出合理性建议。
2. 素质目标 严格遵循抗菌药物使用依据、管理规定以及审方流程审核处方,提高合理使用抗菌药物的意识。

【实训准备】
模拟药房;抗菌药物处方;抗菌药物的药盒及说明书。

处方1

处方笺　　　　　　　　　　　　　　普通

科室:儿科　　门诊号:×××　　费别:××
姓名:×××　　性别:男　　年龄:××

临床诊断:支原体肺炎　　　　　　日期:×･×

Rp:

　　阿奇霉素颗粒 0.1 g × 42 袋

　　　　　Sig:0.3 g　po　bid

医师:×･×　　　审核:　　　　药价:
调配:　　　　　核对/发药药师:

处方 2

处方笺

普通

科室:呼吸内科　　　门诊号:×××　　　费别:×･×
姓名:×××　　　　性别:女　　　　　年龄:45 岁
临床诊断:上呼吸道感染　　　　　　日期:×･×

Rp:

　　阿莫西林胶囊　　0.25 g × 36 粒

　　　　　Sig:0.5 g　tid　po

　　罗红霉素片　　　0.15 g × 12 片

　　　　　Sig:0.15 g　bid　po

　　复方氨酚烷胺胶囊 0.25 g:0.1 g × 12 粒

　　　　　Sig:1 粒　bid　po

医师:×･×　　　审核:　　　　药价:
调配:　　　　　核对/发药药师:

【实训要求】

1. 对处方做出合理性审核。

2. 如为合理处方,说明处方中各药的药理作用、作用机制、联合用药的理由,并进行用药指导。

3. 如为不合理处方,要点评处方的规范性和适宜性,详尽指出处方中的所有不规范或/和不适宜之处并说明理由,同时给出合理性建议。

【实训步骤】
1. 完成处方合理性审核。
2. 解释合理处方的用药依据及用药指导内容。
3. 完成不合理处方的点评及修改建议。

【实训评价】

请根据处方,实施抗菌药物处方审核,按照表4-2-6完成实训技能的考核。

表 4-2-6　感染性疾病处方用药实训评价

项目		分值	评价要点	得分
基础能力 (20分)	仪容仪表	10分	1. 着工作服,举止得体(0~5分) 2. 仪容仪表符合药师职业要求(0~5分)	
	沟通表达	10分	1. 语言流畅,语速适中,表达清晰(0~3分) 2. 术语规范,讲解通俗易懂、沟通顺畅、有逻辑(0~7分)	
专业能力 (60分)	处方合理性判断	10分	处方合理性判断正确,每个5分,共10分	
	合理处方	30分	1. 正确说明处方中各药的药理作用、作用机制(0~10分) 2. 正确说明联合用药的理由(0~5分) 3. 正确进行用药指导,说明用法、用量、服用时间、主要不良反应及用药注意事项等,同时给予患者健康指导(0~15分)	
	不合理处方	20分	1. 正确点评该处方属于不规范处方或/和不适宜处方(0~5分) 2. 正确指出处方中的所有不规范或/和不适宜之处并说明理由,同时给出合理性建议(0~15分)	
职业素养 (20分)	工作态度	10分	认真负责、严谨细致(0~10分)	
	规范意识	10分	遵守处方审核依据、遵循处方审核流程(0~10分)	
合计				

【实训思考】
1. 抗菌药物的耐药机制有哪几种?
2. 抗菌药物临床联合应用的指征有哪些?

任务七　高血压的慢性病管理

【实训目的】

1. 能力目标　能完成高血压患者基本信息的收集;能结合患者情况与用药处方,有针对性地设计并实施用药指导和健康指导方案。

2. 素质目标　合理实施用药指导,养成严谨细致的工作态度;有针对性地开展健康指导,提升"以患者为中心"的服务意识。

【实训准备】

模拟药房;实训所用降压药的药盒及说明书。

典型病例:患者,男,48岁,素来体胖。3年前因头痛、失眠就诊,血压142/98 mmHg,初诊为高血压病,医师建议药物干预并监测血压,患者未予以重视,未采纳医师建议。今患者头痛、失眠加重,并伴左上肢时有麻木,血压148/104 mmHg,未见其他并发症,确诊为高血压病2级,给予厄贝沙坦氢氯噻嗪片150 mg/12.5 mg,每日口服1次控制血压。患者身高175 cm,体重88 kg,办公室工作,几乎不运动,抽烟25年,未戒,爱喝酒,喜食油腻食物且口味偏重。其父母均有高血压病多年,无其他疾病史、无过敏史。

【实训要求】

1. 根据病例资料,模拟完成高血压患者基本信息和疾病信息收集。
2. 根据患者病情和用药信息,对服用药物进行正确的用药指导。
3. 针对患者情况,进行药物干预之外的健康指导。

【实训步骤】

1. 分组讨论分析病例资料,进行角色演练,完成患者基本信息和疾病信息收集。
2. 小组讨论制订该高血压患者的用药指导方案和健康指导方案。
3. 角色扮演实施该高血压患者的用药指导和健康指导。

【实训评价】

请根据病例,实施高血压的药物治疗方案制订与实施,按照表4-2-7完成实训技能的考核。

表4-2-7 高血压的慢性病管理实训评价

项目		分值	评价要点	得分
基础能力(20分)	仪容仪表	10分	1. 着工作服,举止得体(0~5分) 2. 仪容仪表符合药师职业要求(0~5分)	
	沟通表达	10分	1. 语言流畅,语速适中,表达清晰(0~3分) 2. 术语规范,讲解通俗易懂,沟通顺畅、有逻辑(0~7分)	
专业能力(60分)	信息收集	10分	1. 患者基本信息:年龄、性别、体重指数、职业、生活饮食习惯等(0~3分) 2. 疾病信息:症状出现的时间、性质、程度、诱发及缓解因素、并发症;现病史、其他病史、用药史、家族史、过敏史等(0~7分)	
	用药指导	30分	1. 用法、用量(0~8分) 2. 药物作用机制(0~7分) 3. 常见不良反应(0~8分) 4. 用药注意事项(0~7分)	
	健康指导	20分	1. 疾病相关知识(0~10分) 2. 饮食生活习惯(0~10分)	

续表

项目		分值	评价要点	得分
职业素养(20分)	工作态度	10分	认真负责、严谨细致(0~10分)	
	服务意识	10分	关心患者、讲解详细(0~10分)	
合计				

【实训思考】

1. 结合患者目前高血压水平和心血管危险因素,该患者血压的危险等级应该属于哪一类型?

2. 若该患者在严格执行生活方式干预的基础上,遵医嘱服药3个月后血压无明显改善,可进一步加用的一线降压药有哪些?

任务八 糖尿病的慢性病管理

【实训目的】

1. **能力目标** 能完成糖尿病患者基本信息的收集;能结合患者情况与用药处方制订糖尿病患者用药指导方案并合理实施;能结合糖尿病患者具体情况,实施有针对性的健康指导。

2. **素质目标** 养成严谨求实的工作态度,提升关爱患者的药学服务职业道德。

【实训准备】

模拟药房;实训所用降糖药的药盒及说明书。

典型病例:患者,男,50岁。因发现血糖升高1个月就诊。患者1个月前单位体检发现空腹血糖7.5 mmol/L,至医院就诊,行OGTT提示空腹血糖7.8 mmol/L,餐后2小时血糖12.8 mmol/L。近半年体重减轻6 kg。医师诊断:2型糖尿病。开具药物为:盐酸二甲双胍片500 mg,po,bid(早晚餐后即刻);磷酸西格列汀片100 mg,po,qd。请做用药指导与健康指导。

患者基本情况:身高165 cm,体重80 kg。办公室职员,平日无体育锻炼。自述其母亲、姐姐均患有"糖尿病"。患高血压病2年,最高血压170/100 mmHg,未规律用药。否认肝炎、结核等传染病史,否认药物过敏史,否认既往糖尿病史。吸烟20余年,20支/日。

【实训要求】

1. 根据病例资料,模拟完成糖尿病患者基本信息和疾病信息。
2. 根据患者病情和用药信息,对患者正在服用的药物进行用药指导。
3. 针对患者情况进行疾病相关知识和日常生活管理的健康指导。

【实训步骤】

1. 分组讨论分析病例资料,进行角色扮演,完成该糖尿病患者基本信息和疾病信息收集。

2. 小组讨论制订该糖尿病患者的用药指导和健康指导方案。

3. 角色扮演实施该糖尿病患者的用药指导和健康指导。

【实训评价】

请根据病例，实施糖尿病的慢性病管理，按照表 4-2-8 完成实训技能的考核。

表 4-2-8　糖尿病的慢性病管理实训评价

项目		分值	评价要点	得分
基础能力 (20 分)	仪容仪表	10 分	1. 着工作服，举止得体(0~5 分) 2. 仪容仪表符合药师职业要求(0~5 分)	
	沟通表达	10 分	1. 语言流畅，语速适中，表达清晰(0~3 分) 2. 术语规范，讲解通俗易懂，沟通顺畅、有逻辑(0~7 分)	
专业能力 (60 分)	信息收集	10 分	1. 患者基本信息：年龄、性别、体重指数、职业、生活饮食习惯等(0~3 分) 2. 疾病信息：症状出现的时间、性质、程度、诱发及缓解因素、并发症；现病史、其他病史、用药史、家族史、过敏史等(0~7 分)	
	用药指导	30 分	1. 用法、用量(0~8 分) 2. 药物作用机制(0~7 分) 3. 常见不良反应(0~8 分) 4. 用药注意事项(0~7 分)	
	健康指导	20 分	1. 疾病相关知识(0~10 分) 2. 饮食生活习惯(0~10 分)	
职业素养 (20 分)	工作态度	10 分	认真负责、严谨细致(0~10 分)	
	服务意识	10 分	关心患者、讲解详细(0~10 分)	
合计				

【实训思考】

1. 案例中患者患高血压病 2 年但一直未规律用药，作为将来药师的你，如何对患者进行健康指导？

2. 糖尿病患者在日常生活中有哪些注意事项？

任务九　血脂异常的慢性病管理

【实训目的】

1. 能力目标　能完成血脂异常患者基本信息的收集；能正确制订血脂异常患者用药指导方案并合理实施；能结合血脂异常患者具体情况，实施有针对性的健康指导。

2. 素质目标　合理实施用药指导，养成严谨细致的工作态度；有针对性地开展健康指导，提升"以患者为中心"的服务意识。

【实训准备】

模拟药房;实训所用调脂药的药盒及其说明书。

典型病例:患者,男,45 岁,银行会计。身高 170 cm,体重 82 kg,无冠心病和外周血管病的症状。每日吸烟 20 支,未服用药物,高脂饮食,规律锻炼。父亲体健,母亲 47 岁时发生心肌梗死。祖父 52 岁时因心肌梗死猝死。体格检查:血压 142/85 mmHg,脉搏 66 次 / 分,颈动脉搏动两侧对称,无杂音;无颈部肿物;无腹部杂音;无跟腱黄色瘤。空腹血糖、肝肾功能、TSH 正常。血脂相关筛查:TG 1.94 mmol/L;TC 8.3 mmol/L;HDL-C 0.8 mmol/L;LDL-C 2.2 mmol/L。医师为其开具阿托伐他汀钙片 20 mg,qd。

【实训要求】

1. 根据病例资料,模拟完成患者基本信息和疾病信息收集。
2. 根据患者病情和用药信息,对服用药物进行正确的用药指导。
3. 针对患者情况,进行药物干预之外的健康指导。

【实训步骤】

1. 分组讨论分析病例资料,进行角色演练,完成该血脂异常患者基本信息和疾病信息收集。
2. 小组讨论制订该血脂异常患者的用药指导和健康指导方案。
3. 角色扮演实施该血脂异常患者的用药指导和健康指导。

【实训评价】

请根据病例,实施血脂异常的慢性病管理,按照表 4-2-9 完成实训技能的考核。

表 4-2-9　血脂异常的慢性病管理实训评价

项目		分值	评价要点	得分
基础能力 (20 分)	仪容仪表	10 分	1. 着工作服,举止得体(0~5 分) 2. 仪容仪表符合药师职业要求(0~5 分)	
	沟通表达	10 分	1. 语言流畅,语速适中,表达清晰(0~3 分) 2. 术语规范,讲解通俗易懂,沟通顺畅、有逻辑(0~7 分)	
专业能力 (60 分)	信息收集	10 分	1. 患者基本信息:年龄、性别、体重指数、职业、生活饮食习惯等(0~3 分) 2. 疾病信息:症状出现的时间、性质、程度、诱发及缓解因素、并发症;现病史、其他病史、用药史、家族史、过敏史等(0~7 分)	
	用药指导	30 分	1. 用法、用量(0~8 分) 2. 药物作用机制(0~7 分) 3. 常见不良反应(0~8 分) 4. 用药注意事项(0~7 分)	
	健康指导	20 分	1. 疾病相关知识(0~10 分) 2. 饮食生活习惯(0~10 分)	

续表

项目		分值	评价要点	得分
职业素养 (20分)	工作态度	10分	认真负责、严谨细致(0~10分)	
	服务意识	10分	关心患者、讲解详细(0~10分)	
合计				

【实训思考】

1. 结合患者目前的血脂水平和心血管危险因素,该患者属于ASCVD风险评估哪一级?

2. 若该患者在严格执行生活方式干预的基础上,遵医嘱服药1个月后复诊,血脂无明显改善,可联合应用的调脂药物有哪些?

参考文献

[1] 曹红.临床药物治疗学[M].3版.北京:人民卫生出版社,2020.
[2] 姜远英,文爱东.临床药物治疗学[M].5版.北京:人民卫生出版社,2022.
[3] 王开贞,李卫平.药理学[M].8版.北京:人民卫生出版社,2019.
[4] 葛均波,李兰娟,王卫平.内科学[M].9版.北京:人民卫生出版社,2018.
[5] 步宏,李一雷.病理学[M].9版.北京:人民卫生出版社,2018.
[6] 陈忠,杜俊蓉.药理学[M].9版.北京:人民卫生出版社,2022.
[7] 杨宝峰,陈建国.药理学[M].9版.北京:人民卫生出版社,2018.
[8] 万学红,卢雪峰.诊断学[M].9版.北京:人民卫生出版社,2018.
[9] 陈灏珠.实用内科学[M].16版.北京:人民卫生出版社,2022.
[10] 陈新谦,金有豫,汤光.新编药物学[M].18版.北京:人民卫生出版社,2018.
[11] 冯变玲.药事管理学[M].7版.北京:人民卫生出版社,2022.
[12] 陈地龙,姚晓敏.药学服务实务[M].2版.北京:中国医药科技出版社,2021.
[13] 国家药品监督管理局执业药师资格认证中心.药学综合知识与技能[M].8版.北京:中国医药科技出版社,2023.
[14] 国家药品监督管理局执业药师资格认证中心.国家执业药师资格考试大纲[M].8版.北京:中国医药科技出版社,2023.
[15] 张庆,曹红.药学服务综合实训[M].北京:中国医药科技出版社,2019.
[16] 李俊.临床药理学[M].6版.北京:人民卫生出版社,2018.
[17] 贾建平,陈生弟.神经病学[M].8版.北京:人民卫生出版社,2018.
[18] 杜小莉,梅丹.医疗机构处方审核要点专家共识[M].北京:人民卫生出版社,2023.
[19] 国家基本药物临床应用指南和处方集编委会.国家基本药物临床应用指南(化学药品和生物制品)[M].北京:人民卫生出版社,2019.
[20] 卢晓阳,马葵芬.药师处方审核要点[M].北京:人民卫生出版社,2023.
[21] 王增武,刘静,李建军,等.中国血脂管理指南(2023年)[J].中国循环杂志,2023,38(3):237-271.
[22] 中国老年医学学会高血压分会,北京高血压防治协会,国家老年疾病临床医学研究中心(中国人民解放军总医院,首都医科大学宣武医院).中国老年高血压管理指南2023[J].中华高血压杂志,2023,31(6):508-538.
[23] 中华人民共和国国家卫生健康委员会.成人高脂血症食养指南(2023年版)[J].全科医学临床与教育,2023,21(7):581-583.
[24] 中华人民共和国国家卫生健康委员会.成人高血压食养指南(2023年版)[J].全科医学临床与教育,2023,21(6):484-485,507.
[25] 中华医学会糖尿病学分会.中国2型糖尿病防治指南(2020年版)(上)[J].中国实用内科杂志,2021,41(8):668-695.
[26] 中华医学会糖尿病学分会.中国2型糖尿病防治指南(2020年版)(下)[J].中国实用内科杂志,2021,41(9):757-784.
[27] 中华医学会心血管病学分会,中国医师协会心血管内科医师分会,中国医师协会心力衰竭专业委员会,等.中国心力衰竭诊断和治疗指南2024[J].中华心血管病杂志,2024,52(3):235-275.
[28] 国家卫生计生委合理用药专家委员会,中国药师协会.冠心病合理用药指南(第2版)[J].中

国医学前沿杂志(电子版),2018,10(6):1-130.

[29] 国家卫生计生委合理用药专家委员会,中国药师协会.心力衰竭合理用药指南(第2版)[J].中国医学前沿杂志(电子版),2019,11(7):1-78.

[30] 中国医师协会中西医结合医师分会内分泌与代谢病学专业委员会.高尿酸血症和痛风病证结合诊疗指南(2021-01-20)[J].世界中医药,2021,16(2):183-189.

[31] 中国老年保健协会阿尔茨海默病分会(ADC)指南小组.中国阿尔茨海默病痴呆诊疗指南(2020年版)[J].中华老年医学杂志,2021,40(3):269-283.

[32] 中国医师协会中西医结合医师分会内分泌与代谢病学专业委员会.甲状腺功能亢进症病证结合诊疗指南(2021-01-20)[J].世界中医药,2021,16(2):193-196.

郑重声明

高等教育出版社依法对本书享有专有出版权。任何未经许可的复制、销售行为均违反《中华人民共和国著作权法》，其行为人将承担相应的民事责任和行政责任；构成犯罪的，将被依法追究刑事责任。为了维护市场秩序，保护读者的合法权益，避免读者误用盗版书造成不良后果，我社将配合行政执法部门和司法机关对违法犯罪的单位和个人进行严厉打击。社会各界人士如发现上述侵权行为，希望及时举报，我社将奖励举报有功人员。

反盗版举报电话　　(010)58581999　58582371
反盗版举报邮箱　　dd@hep.com.cn
通信地址　　北京市西城区德外大街4号
　　　　　　高等教育出版社知识产权与法律事务部
邮政编码　　100120

读者意见反馈

为收集对教材的意见建议，进一步完善教材编写并做好服务工作，读者可将对本教材的意见建议通过如下渠道反馈至我社。

咨询电话　　400-810-0598
反馈邮箱　　gjdzfwb@pub.hep.cn
通信地址　　北京市朝阳区惠新东街4号富盛大厦1座
　　　　　　高等教育出版社总编辑办公室
邮政编码　　100029

资源服务提示

授课教师如需获取本书配套教辅资源，请登录"高等教育出版社产品信息检索系统"(http://xuanshu.hep.com.cn/)搜索下载，首次使用本系统的用户，请先进行注册并完成教师资格认证。

高教社高职医药卫生教师QQ群：191320409